住院医师规范化培训、专科医师培训参考用书

神经外科会诊指导手册

THE NEUROSURGICAL CONSULT BOOK

原　著　RISHENG XU

JORDINA RINCON-TORROELLA

ANN LIU

主　译　杨　军　吴　超

副主译　林国中　司　雨　耿仁强

北京大学医学出版社

SHENJING WAIKE HUIZHEN ZHIDAO SHOUCE

图书在版编目(CIP)数据

神经外科会诊指导手册 / (美) 许日升 (RISHENG XU), (美) 乔丁 · 林孔 - 托罗埃拉 (JORDINA RINCON-TORROELLA), (美) 刘安 (ANN LIU) 原著 ; 杨军，吴超主译 . — 北京 : 北京大学医学出版社，2024.3
书名原文 : THE NEUROSURGICAL CONSULT BOOK
ISBN 978-7-5659-3116-1

Ⅰ . ①神… Ⅱ . ①许… ②乔… ③刘… ④杨… ⑤吴… Ⅲ . ①神经外科学—诊疗—手册 Ⅳ . ① R651-62

中国国家版本馆 CIP 数据核字 (2024) 第 058632 号

北京市版权局著作权合同登记号：图字：01-2024-0798

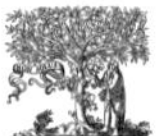

Elsevier (Singapore) Pte Ltd.
3 Killiney Road, #08-01 Winsland House I, Singapore 239519
Tel: (65) 6349-0200; Fax: (65) 6733-1817

神经外科会诊指导手册

主　　译：杨　军　吴　超
出版发行：北京大学医学出版社
地　　址：（100191）北京市海淀区学院路38号　北京大学医学部院内
电　　话：发行部 010-82802230；图书邮购 010-82802495
网　　址：http：//www.pumpress.com.cn
E-mail：booksale@bjmu.edu.cn
印　　刷：北京信彩瑞禾印刷厂
经　　销：新华书店
责任编辑：冯智勇　　**责任校对：**靳新强　　**责任印制：**李　啸
开　　本：889 mm × 1194 mm　1/32　　**印张：**14　　**字数：**527千字
版　　次：2024年3月第1版　2024年3月第1次印刷
书　　号：ISBN 978-7-5659-3116-1
定　　价：88.00元

译者名单

杨　军（北京大学第三医院）
吴　超（北京大学第三医院）
林国中（北京大学第三医院）
司　雨（北京大学第三医院）
于国强（北京大学第三医院）
耿仁强（龙口市人民医院）
于　涛（北京大学第三医院）
刘　彬（北京大学第三医院）
庄　昱（北京大学第三医院）
萧宇森（北京大学医学部）
任情森（北京大学第三医院）
韩芸峰（北京大学第三医院）
陈志永（北京大学第三医院秦皇岛医院）
匡德利（北京大学第三医院秦皇岛医院）
范鹏郎（北京大学第三医院秦皇岛医院）
黄　鑫（北京大学第三医院）
马千权（北京大学第三医院）
李　凡（北京大学第三医院）
孙　雨（北京大学第三医院）
朱明珂（北京大学第三医院）
刘　鑫（航天中心医院）
蒋海辉（北京大学第三医院）
陈素华（北京大学第三医院）
马长城（北京大学第三医院）
谢京城（北京大学第三医院）
陈晓东（北京大学第三医院）
张　嘉（北京大学第三医院）
尹晓亮（北京大学第三医院）
马国佛（北京大学第三医院）
杨辰龙（北京大学第三医院）
姚　尧（北京大学第三医院延庆医院）
刘　鹏（北京大学第三医院）
王英杰（北京大学第三医院）
陈　新（北京大学第三医院）
陈　勇（北京大学第三医院）
王　涛（北京大学第三医院）
尹晓亮（北京大学第三医院）

原著者名单

Nancy Abu-Bonsrah, MD
A. Karim Ahmed, MD
Tej D. Azad, MD/MS
Lydia Ju-mi Bernhardt, MD
James Feghali, MD
Landon J. Hansen, MD/PhD
Alice L. Hung, MD
Brian Y. Hwang, MD
Wataru Ishida, MD
Christina Jackson, MD
Christopher M. Jackson, MD
Yike Jin, MD
Brendan F. Judy, MD
Jawad M. Khalifeh, MD
Jennifer E. Kim, MD
Ryan P. Lee, MD
Kurt Lehner, MD
Ann Liu, MD
Daniel Lubelski, MD
Andrew Luksik, MD
Dimitrios Mathios, MD
Jose Luis Porras, MD
Jordina Rincon-Torroella, MD
Yuanxuan Xia, MD
Risheng Xu, MD/PhD
Wuyang Yang, MD/MS

The Johns Hopkins Department of Neurosurgery
Baltimore, Maryland, USA

译者前言

神经外科的工作充满各种挑战，作为神经外科日常工作的重要组成部分，会诊工作亦是如此，尤其对于低年资神经外科医师。出色地完成神经外科会诊工作依赖于医师的责任心、坚实的神经外科知识基础以及缜密的临床思维。

神经外科会诊工作不仅仅涉及神经外科常见慢性病，更多的是面对急诊患者、危重患者，还有很多疑难患者，会诊医师需要在短时间内识别疾病并给出诊疗建议。出色地完成会诊工作不仅对于对低年资住院医师，甚至对于高年资医师来说也是很大的挑战。

北京大学第三医院作为北京大学医学部神经外科方向住院医师及专科医师培训基地，做好住院医师的会诊培训工作是我们的工作重点之一，也是提高在培医师临床胜任力的重要途径。我们一直重视住院医师的会诊培训工作，但是现实的情况是，目前尚缺乏用于神经外科会诊的指导用书和参考资料。

我们注意到了《神经外科会诊指导手册》这本书，此书总结了临床上常见的神经外科典型会诊经验，每个案例中包含了会诊中的各个阶段的要点，包括会诊信息、典型影像、会诊前思考点、重要的辅助检查、会诊分级、病情评估、治疗计划及学习要点（包含了本疾病的最新知识更新和诊疗指南）等，内容简洁、便携且符合临床思维的逻辑性。本书内容丰富，总结的典型案例涉及创伤、神经系统肿瘤、脑血管病、脊髓脊柱、脑积水、术后并发症、小儿神经外科等各个神经外科亚专业。不仅如此，本书中还对神经外科常见的操作进行了详细讲解。

通过我们的努力，将《神经外科会诊指导手册》中文版呈现给大家，给大家提供一本便携、精简、内容丰富且实用的神经外科会诊手册。

杨　军　吴　超

感谢所有不知疲倦地为患者工作的神经外科住院医师们，感谢我们所爱的人无与伦比的支持。

原著序言

在过去的 10 年里，神经外科的诊疗取得了前所未有的进展。我们看到，基于这些进展，患者的治疗效果得以显著改善。《神经外科会诊指导手册》一书为神经外科医师提供了有极大临床价值和最新诊疗进展的实用资料。本书提供的病例资源，不仅可以满足神经外科医师的学习、提高，也适用于其他相关学科不同阶段的从业者。

本书是由约翰 · 霍普金斯神经外科培训项目的住院医师们编写的，最初的目的是为了帮助他们的同龄人更好地总结知识及规范诊疗。早期学习依赖于那些在他们之前的学生的经验，基于这种出发点，Jordina Rincon-Torroella、Ann Liu 和 Risheng Xu 博士开始以一种容易被低年资住院医师接受的方式，组织并总结他们的会诊经验。他们的坚定追求很快促成了一个学术团体的形成，吸引更多的住院医师加入进来并共同努力，他们的工作也得到了约翰 · 霍普金斯神经外科学院的支持。他们的努力促成了《神经外科会诊指导手册》的问世。本书对于神经外科专业住院医师来说，有潜力成为一个有价值的参考资料。本书对于为参加美国神经外科委员会（American Board of Neurological Surgery，ABNS）口试（Oral Exam）做准备的低年资神经外科医师、医学生、高年资医师，以及不同职业阶段和实践环境范围的神经外科医师来说，都是可以参考的医学资源。

这本基于案例的学习工具用书的架构和内容独树一帜，有望成为一种创新的、受到广泛欢迎的教育资源。本书每一个病例包含不同疾病会诊内容的全流程，旨在指导学习者对各种神经外科问题进行全面的管理，这些问题都是在神经外科实践中遇到的常见的会诊问题。书中内容注重诊疗的细节，为学员提供一个实用的框架来制订有效的会诊分级计划，并在满足会诊时效的同时，强调了“会诊前思考点”和床边查看患者的要点。每一个会诊案例都提供了典型的影像学图像，以指导决策，会诊案例中也提供了及时的推理和关键评估“手术与否”。此外，每一个病例最后还包括全面的“学习要点”，以赋予读者具体的管理和相关的预后知识，为未来的治疗做计划。当住院医师的阅读时间有限时，像这样有助于关注相关管理的参考资料是非常实用的。每个章节中提供的参考文献对那些准备参加 ABNS 口试的考生，以及那些希望探索相关文献的人具有特别价值。我们希望这本书能成为帮助您成长的实用资源。

Judy Huang, MD, Henry Brem, MD
Baltimore, Maryland

致 谢

此书来源于临床实践，是集体智慧和集体努力的结晶，并得到了许多老师和朋友的帮助。

非常感谢我们临床一线的同事们，他们提供了他们宝贵而有限的空闲时间来撰写本书。

我们特别感谢出版社编辑在指导和审查每部分内容方面提供的专业知识；我们要感谢我们所有的带教老师。作为神经外科晚辈，我们要永远感谢老师们慷慨地分享他们的经验和知识。如果没有他们提供的患者及诊疗经验，这本书就不可能完成。

最后，我们感谢爱思唯尔（Elsevier）在世界各地的神经外科教育中所发挥的作用，以及对这一事业的支持。

原著前言

《神经外科会诊指导手册》是由神经外科住院医师编写，并且是为住院医师和其他一线医疗工作者所编写的参考用书。

神经外科住院医师的工作充满挑战，但作为住院医师，我们不怕面对困难、长时间工作或处理危重患者。对神经外科患者的临床监护和外科管理技能的掌握是对神经外科解剖学和手术技术详细研究的结合。然而，在很大程度上，职业的成长仍然是基于我们的带教老师的带教和前辈的经验。

许多外科手术管理和临床技能都是在手术室之外学习的，包括两个最重要的经验或教训：如何稳定危重患者和何时不做手术。我们可以在网络以及专业书籍上获取疾病诊疗的详尽指导，然而，我们觉得缺少一个直接而简洁的资源，它可以清楚地呈现在临床工作中遇到的案例，比如一个会诊申请单或会诊电话。

几年前，我们还都是低年资住院医师，在巴尔的摩一个寒冷的冬天，在医院度过了漫长的一天之后，我们三个人去吃了一碗拉面。我们经常在吃饭时交流和分享我们的学习生活，包括教训和成功的经验。我们萌生了一个想法，就是把我们在从事住院医师工作期间的经验总结起来，作为后来者的参考资料，后来者可以快速查阅并且可以在医院从事会诊工作时使用。这就是《神经外科会诊指导手册》一书的诞生原因。

现在，在我们三位住院医师和同事们的共同努力下，本书终于完成了。它向您展示了我们共同的经验，内容包含了小儿神经外科、创伤、肿瘤、脊髓脊柱、血管和术后并发症等内容，书中会告知读者如何快速分类识别神经外科患者的初始表现，每个典型案例中也包含了典型影像学资料的识别要点、重要的临床研究和指南，以及手术中的要点等。

无论您的学科背景或经验如何，我们希望您喜欢这本书，它能为您在神经外科患者管理中提供切实的帮助。

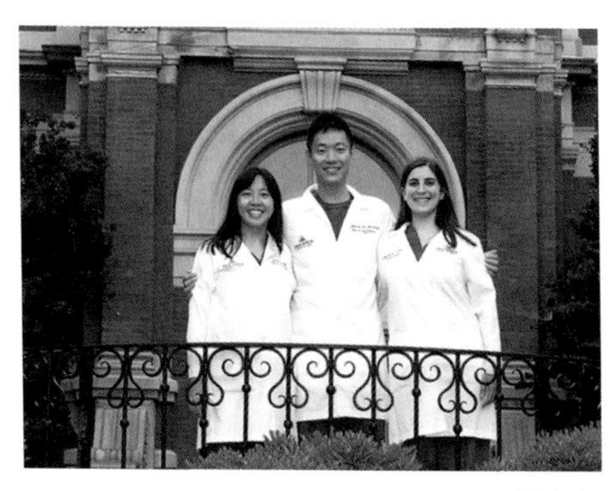

Risheng, Jordina, Ann

荐 语

《神经外科会诊指导手册》基于真实案例，内容丰富精彩，各个培训阶段的神经外科医师在值班时会遇到类似的病例。案例内容简明、全面、可参考性强。能读到这本书的青年医师是幸运的，当我还是年轻大夫的时候并没有这种资源。祝贺Rincon-Torroella, Xu 和Liu 三位共同主编所做的工作及贡献！

AVIVA ABOSCH, MD, PHD
Nancy A. Keegan and Donald R. Voelte, Jr. 神经外科教授、主任
内布拉斯加大学医学中心神经外科主任

该书阐明了提高外科手术效率的关键临床原则，是神经外科住院医师的良好工具书。

LOLA B. CHAMBLESS, MD, FAANS
神经外科副教授
范德比尔特大学医学中心神经外科住院医师培训项目主任

我预计此书将是神经外科培训医师不可或缺的参考用书。

EDWARD CHANG, MD
Jeanne Robertson 特聘教授
加州大学旧金山分校神经外科学系主任

我仍然记得我作为一个住院医师的时候，如果面临太多的值班任务，会诊的工作会让我变得不知所措。本书为住院医师提供了一个包含神经外科常见会诊工作的资料库，对会诊申请、影像学表现、临床体征、管理计划和学习要点进行了快速总结。这本手册肯定会成为广受神经外科医师欢迎的口袋书。

MICHAEL T. LAWTON, MD
总裁兼首席执行官
神经外科教授、主任
神经血管中心主任
Barrow 神经疾病中心

不管你是在值班的忙碌中，还是行走在各个会诊病例之间，本书对各级对住院医师来说，是一本简洁、可参考性强、涵盖各类神经外科疾病管理要点的参考资料。

MICHAEL LIM, MD
神经外科教授、主任
肿瘤学、神经病学、耳鼻喉科和放射肿瘤学教授
斯坦福大学医学院医学中心

这是一本指导你如何一步步诊断和管理神经外科常见会诊病例的手册。难能可贵的是，本书由神经外科住院医师编写，面向的读者也是住院医师。每一个病例都以“会诊信息”开始，并带领读者按照实际的会诊流程进一步学习相关的影像学检查、病情评估、会诊分级和疾病的管理决策。书中的病例都来源于约翰·霍普金斯大学的神经外科住院医师所看到的真实的会诊病例。这是一本出色的著作，在未来几年将成为住院医师值班时的“必备品”。

WILLIAM J. MACK, MD, MS, FAANS, FACS, FAHA
学术事务副主席，神经外科教授
美国南加州大学凯克医学院神经科学研究生项目

我清楚地记得，我第一次去急诊科评估一位颅脑枪击伤患者时的情形。当我到达诊室去做快速检查、查看影像学结果，并与其照护人快速沟通时，我内心非常紧张，能感觉到我的心跳。掌握临床检查方法和对神经外科疾病病理机制的理解是一个渐进的过程，这个过程起于住院医师阶段之前，并在完成培训后继续进行。这本书说明了这些会诊工作对我们所有人的重要性，其中最重要的一点是，我们要对患者的安全负责。从我第一次会诊以及之后的会诊经历，我深刻意识到一本好的会诊手册的重要性——这本书将会在你的职业生涯中产生重要的影响，更好地指导临床工作，更好地维护医学的神圣和践行对患者的承诺。

ALFREDO QUIÑONES-HINOJOSA, MD, FAANS, FACS
William J. and Charles H. Mayo 教授
神经外科主任

会诊工作是神经外科住院医师、主治医师以及各级别医师的日常工作。在一个人的职业生涯中不可能接触到所有的神经外科疾病，但这本书提供了各类型神经外科疾病的信息、鉴别诊断、检查和管理原则，内容高度实用。如果我是一名低年资医师，本书是一个宝贵的资源，我想在第一时间得到！

JAMES T. RUTKA, MD, PHD
多伦多大学神经外科医师
Journal of Neurosurgery 杂志主编

对于经常处理神经外科急症的从业者来说，本书将是一本必备书籍。本书的作者提供了疾病诊疗的最新指南，以更好地处理神经外科疾病。与此同时，书中提供了案例的典型影像学图片以及推荐的检查。此书内容简洁易读，也易于理解，它将丰富神经外科知识库并成为一本重要的参考用书。

DANIEL M. SCIUBBA, MD, MBA
霍夫斯特拉大学朱克医学院神经外科教授、主任
神经外科高级副主席
诺斯韦尔健康中心，神经科学研究所联合主席

神经外科的职业道路漫长且孤独。在无数个值班的夜晚，我们会面临无数个危重症患者，需要我们做出瞬间的决定。每一个决定都可以决定患者的预后，所以备感压力。本书不仅仅是一本参考用书，而是一本指导医师如何处理神经外科会诊工作的指南。在看到会诊申请单及查看会诊患者时，指导会诊医师如何沉着、冷静、针对性地做出对患者最有效的决策，是本书的最终目的。本书将作为一本充满理性元素的参考书，有助于后来的神经外科医师在思考广义的神经外科问题的同时，能够提高团队协作能力，也能提高他们的职业信心。

NICHOLAS THEODORE, MD, FACS, FAANS
Donlin M. Long 教授
神经外科、骨科 & 生物医学工程学教授
神经外科脊柱项目主任
卡耐基外科创新中心联席主任
约翰·霍普金斯大学 HEPIUS 实验室联合主任兼创始人

目　录

第一部分　创伤

第二部分　神经系统肿瘤

第三部分　脑血管病

第四部分 脊髓脊柱

第五部分 小儿神经外科

第六部分 脑积水

第七部分 功能神经外科

第八部分 术后并发症

第九部分 神经外科操作

第一部分

创　伤

1 摔伤后渐进性意识障碍

会诊信息

3 岁女性患者，跌倒后摔伤头部，Glasgow 昏迷评分（GCS）逐渐降低，颅脑 CT 提示大量颅内血肿。

初始影像

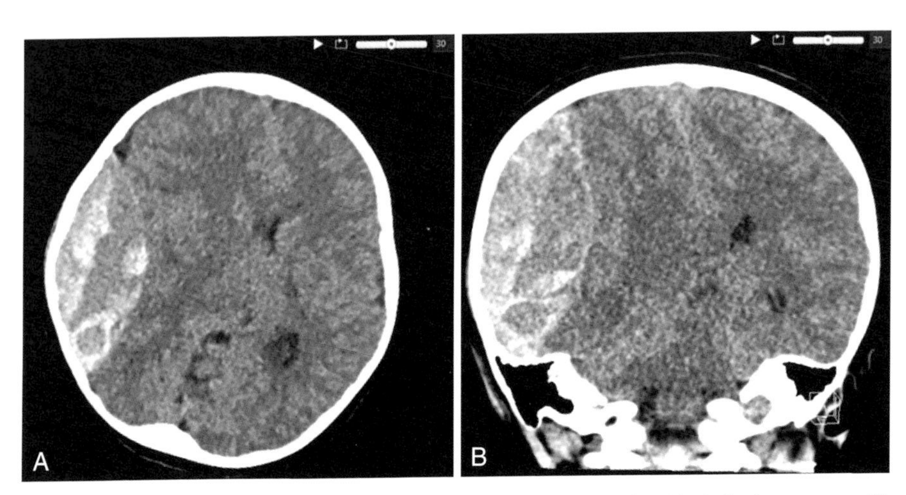

图 1.1 颅脑平扫 CT 轴位（A）和冠状位（B）可以看到右侧顶部长径大于 8.5 cm 的硬膜外血肿及 1.0 cm 中线移位；注意在高密度血块中出现的“漩涡征”或低密度区域，这提示存在活动性出血

会诊前思考点

- 患儿目前的 GCS 是多少？神经系统查体如何？
- 患儿是否还合并其他部位外伤？
- 目前患儿血流动力学是否稳定？
- 患儿既往是否合并某些疾病？是否合并某些出血性疾病或者口服某类抗凝或抗血小板药物，并且需要进行逆转治疗？
- 是否存在非意外创伤的因素？

- 需要完善哪些实验室检查?
- 包括高渗疗法在内的哪些干预措施已经实施？
- 患者最后一次吃东西或喝东西是什么时候？
- 患儿父母 / 法定监护人在吗？

现病史

患者为 3 岁女童，既往体健，因跌倒后头部后方摔伤就诊于急诊科。患儿父母诉患者被一个球绊倒后头后方撞击到地面，患儿立即哭了起来。父母否认患儿当时有意识丧失，并说患儿很快就恢复了正常。然而，在接下来的几个小时里，患儿逐渐变得淡漠少言、反应迟钝，被带到最近的急诊科进行评估。根据急诊描述，患者最初神志清楚、四肢活动自如，随后患者出现一次非胆汁性、非血性呕吐，GCS 急性恶化至 8 分（E2V2M4）。急诊科进行了气道保护性的气管插管，并紧急行头颅 CT 检查，显示右顶部厚 3.5 cm、混合密度的超急性期硬膜外血肿，伴有 1 cm 中线移位及早期小脑幕切迹疝表现。

生命体征

体温（T）36.9℃，心率（HR）107 次 / 分（正常 70 ~ 130 次 / 分），呼吸（RR）33 次 / 分（正常 20 ~ 34 次 / 分），血压 77/45 mmHg（正常 80 ~ 100 mmHg）。

相关实验室检查

血钠（Na）141 mmol/L，血肌酐（Cr）0.3 mg/dl，血红蛋白（Hb）11.4 g/dl，血小板（Plt）410 × 10^9/L，国际标准化比值（INR）1.05，凝血酶原时间（PT）10.6 s，活化部分凝血活酶时间（aPTT）26 s。

Glasgow 昏迷评分

运动：2；语言：1；睁眼：1；气管插管状态（T）；GCS 总分：4T。

体格检查

气管插管及镇静状态下进行检查

头颅无畸形、无开放性损伤表现

右侧瞳孔散大、对光反射消失，左侧瞳孔直径 2 mm，对光反射灵敏

角膜、咳嗽和呕吐反射存在

肢体刺激呈过伸反应

会诊分级

这是一名儿童患者，头部创伤后表现为典型的“中间清醒期”，随后精神状态进行性改变，现在患儿意识障碍且需要气管插管。查体可见右侧瞳孔散大固定和显著的去脑强直，这些发现高度提示患者颅内存在急性病变，导致脑组织受压并出现脑疝。头部 CT 显示右侧顶部硬膜外巨大血肿，伴明显“漩涡征”（图 1.1），即高密度血肿内出现低密度区域，提示存在活动性出血[5]。颅内出血呈现典型的硬膜外血肿的特点：为“双凸镜”状且血肿不跨越颅缝。血肿引起了显著的占位效应，伴有 1 cm 的中线移位，临床和影像学上均出现了脑疝的表现。基于这些发现，患者需要接受紧急手术，进行血肿清除和脑组织减压。与此同时，应紧急启动床边降颅压治疗，并建立静脉通路和动脉置管，以为手术做准备。手术后患者需要转入儿科重症监护室进一步治疗。这是一例需要紧急手术的会诊案例。

病情评估

这是一例 3 岁女性患者，既往体健，头部摔伤后出现中间清醒期，随即出现神经系统功能恶化，头颅 CT 提示右顶部巨大硬膜外血肿，临床表现和影像学表现均提示患者出现脑疝。

治疗计划

- 床头抬高 ≥ 30°
- 予以过度通气，终末二氧化碳分压目标值 25 ~ 35 mmHg[4]
- 启动高渗治疗[3]
  - 高渗盐水 6.5 ~ 10 ml/kg，血清钠目标值为 145 ~ 160 mmol/L
  - 予以甘露醇（成人更常用）1 g/kg，血清渗透压目标值＜320 mOsm
- 插入动脉导管和 Foley 导管
- 急诊行右侧开颅及硬膜外血肿清除术
  - 要点：
    - 马蹄形头枕（对于成年人可使用有创头架固定），开颅钻及铣刀
    - 依据骨性标志精准开颅
    - 麻醉方面：应用抗生素预防感染，应用左乙拉西坦预防癫痫，应用甘露醇降颅压，二氧化碳分压目标 25 ~ 35 mmHg（可于血肿清除后恢复正常），不需要使用类固醇药物
- 手术后转入儿科重症监护室并进行其他部位损伤情况排查

学习要点

- 硬膜外血肿通常表现为典型的“中间清醒期”，随后因颅压升高，迅速出现神经功能恶化[6]。
- 多数硬膜外血肿起源于动脉出血，最经典的原因是脑膜中动脉的断裂或破裂；静脉窦破裂导致的出血一般进展较慢，可能需要手术修补；如血肿跨越静脉窦或邻近静脉窦，建议完善含有静脉期血管显像的影像学进行评估。
- 手术干预的临床及影像学指征包括[1,7]：
  - 精神状态改变，Glasgow 昏迷评分（Glasgow Coma Scale，GCS）迅速下降，或 GCS ≤ 8
  - 出现颅内压增高的征象，瞳孔异常，局灶的神经功能障碍
  - 血肿厚度 ＞ 10 mm
  - 占位效应明显，伴中线移位
- 没有手术指征、不需要手术的患者需要在 ICU 密切监测，6 ~ 8 h 复查头颅 CT 以判断血肿的变化[1]。如果患者症状轻微并且符合以下条件，可以选择保守治疗：
  - 硬膜外血肿量 ＜ 30 ml
  - 血肿厚度 ＜ 15 mm
  - 中线移位 ＜ 5 mm
  - GCS ＞ 8，且无局灶神经功能障碍
- 缩短患者从出现神经系统症状到接受手术之间的时间至关重要，患者不良的预后和血肿清除时间的延迟密切相关，对于成年人，这个时间间隔不应超过 2 h[1,2]。
- 在用颅骨固定装置将患者头部固定在手术床前，需要通过影像学检查认真评估患者的颅骨骨折情况，如果在患者已存在骨折的颅骨上拧入螺钉，会导致额外的颅骨骨折和颅内损伤，也会影响颅骨固定装置的稳定性。

（Yuanxuan Xia，Jennifer E. Kim 著　任情森 译　吴　超 审校）

参考文献

1. Bullock MR, Chesnut R, Ghajar J, et al. Surgical management of acute epidural hematomas. *Neurosurgery*. 2006;58(3 suppl):S7–iv.
2. Gerlach R, Dittrich S, Schneider W, Ackermann H, Seifert V, Kieslich M. Traumatic epidural hematomas in children and adolescents: outcome analysis in 39 consecutive unselected cases. *Pediatr Emerg Care*. 2009;25(3):164–169.
3. Kochanek PM, Carney N, Adelson PD, et al. Guidelines for the acute medical management of severe traumatic brain injury in infants, children, and adolescents--second edition. *Pediatr Crit Care Med*. 2012;13(suppl 1):S1–S82.
4. Kukreti V, Mohseni-Bod H, Drake J. Management of raised intracranial pressure in children with traumatic brain injury. *J Pediatr Neurosci*. 2014;9(3):207–215.
5. Osborn AG. Craniocerebral trauma. In: *Diagnostic Neuroradiology*. St. Louis: Mosby; 1994:204–205.
6. Sartor K, Haehnel S, Kress B. *Direct Diagnosis in Radiology. Brain Imaging*. New York: Georg Thieme Verlag; 2008.
7. Schutzman SA, Barnes PD, Mantello M, Scott RM. Epidural hematomas in children. *Ann Emerg Med*. 1993;22(3):535–541.

2 晕厥后摔伤

会诊信息

77 岁女性患者，晕厥，3 天前有摔伤史，颅脑 CT 提示脑内出血性病变。

初始影像

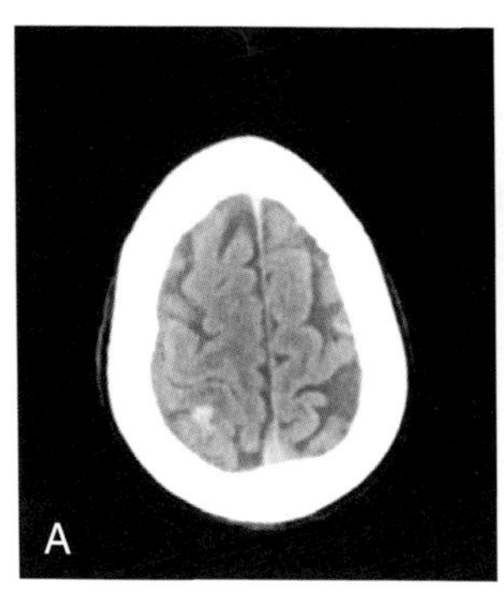

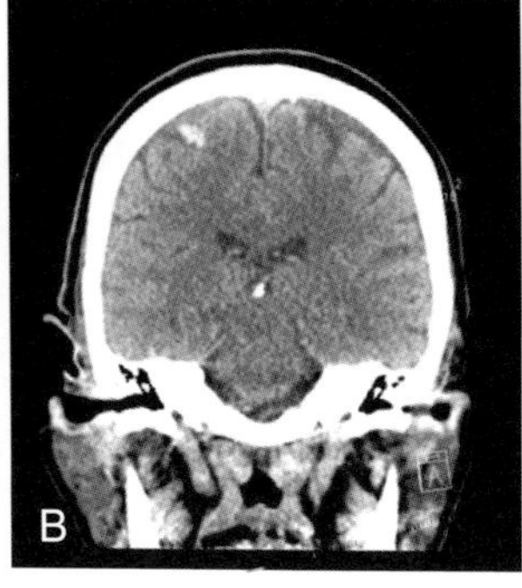

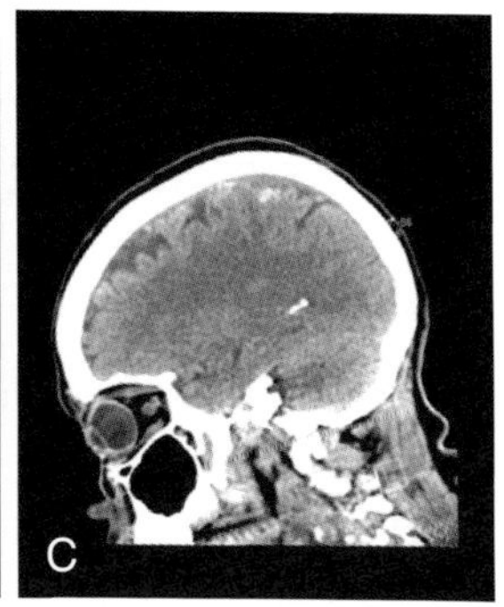

图 2.1　颅脑平扫 CT 轴位（A）、冠状位（B）及矢状位（C）可以看到右侧顶叶少许蛛网膜下腔出血，未见颅骨骨折及颅内占位性病变表现

会诊前思考点

- 患者晕厥的病因是什么？为什么摔伤后 3 天才来就诊？
- 患者的基线功能状态和神经系统检查结果如何？
- 患者目前的神经系统检查如何？
- 患者蛛网膜下腔出血的特点是否与潜在的动脉瘤或血管异常有关？
- 患者服用过抗凝剂吗？如果有，是否给予逆转剂？
- 凝血相关实验室检查是否已完善？
- 患者是否合并颈椎外伤等其他部位外伤，是否需要排查？

现病史

77 岁女性患者，既往有腕管综合征、痛风、慢性疼痛和冠心病病史，平素每日口服阿司匹林（ASA）81 mg，因左肘部痛风发作就诊急诊科。询问病史时，她顺便说道，3 天前她曾出现过头晕后意识丧失，撞到了头部并否认摔倒时有任何头痛。鉴于此病史，我们对她进行了头部 CT 检查，结果显示右侧顶叶蛛网膜下腔出血。患者此次就诊主要症状为左臂疼痛，仅诉近 1 年内持续存左侧肢体和感觉异常，她否认有任何头痛、恶心、呕吐、视力改变、癫痫样活动或语言变化的病史。患者自诉她最后一次服用 ASA 是在今天早上，并否认使用了其他抗凝或抗血小板药物。

生命体征

T 36.9℃，HR 91 次 / 分，BP 119/83 mmHg，SpO_2 96%。

相关实验室检查

Na 142 mmol/L，Glu 85 mg/dl，Plt 201 × 10^9/L，INR 1.1，PT 11.0 s。

体格检查

对人物、地点和时间定向力正常
双侧瞳孔等大等圆，对光反射灵敏
双侧眼球运动正常，伸舌居中，面纹对称
右上肢肌力 5/5 级
左上肢肌力 4/5 级，检查时疼痛受限，但处于基线水平
双侧下肢肌力 5/5 级
轻触觉正常

会诊分级

患者为偶发的创伤性蛛网膜下腔出血，没有中线移位或占位效应。患者的神经系统正处于基线水平，无头痛。出血部位位于大脑凸面，提示出血为创伤性，而非动脉瘤性。考虑到出血体积小，自创伤后没有新的神经系统症状 [6, 8]，不需输血小板来逆转阿司匹林 [9]。由于患者服用了阿司匹林，可以每隔 6 h 复查头部 CT 来评估出血性进展 [9]。这是一种非紧急的、非手术的会诊。

病情评估

这是一名 77 岁女性，有慢性疼痛、左臂痛风和每日阿司匹林的服用史。表现为左肘疼痛，可能是由于痛风发作，但 3 天前有头晕和晕厥。其 GCS 15，检查时无局灶性神经功能缺陷。头部 CT 显示为孤立的、局灶性右顶叶凸面创伤性蛛网膜下腔出血，无占位效应，预期血肿进展风险较低。

治疗计划

- 目前无神经外科手术指征
- 进一步排查晕厥病因
- 6 h 后复查颅脑 CT
- 可维持阿司匹林药物使用
- 神经外科门诊随访 2 周

学习要点

- 提示蛛网膜下腔出血的外伤性病因的放射学表现包括：脑组织浅表脑沟内的局部出血、邻近颅骨骨折、脑挫伤或外伤性损伤的外部证据[10]。
- 颅脑平扫 CT 可筛查出外伤 48 h 内几乎所有颅内出血的病例[1, 2, 5]。
- 越来越多的文献表明，轻度孤立性创伤性蛛网膜下腔出血（表现为 GCS 13 ~ 15）为良性病程，不需要神经外科干预或 ICU 住院。对于无局灶性神经功能障碍的患者，常规重复颅脑 CT 通常显示无病情进展[4]。然而，服用抗凝或抗血小板药物的患者出血进展风险更高，需要进行更密切的监测，复查颅脑 CT 的时间和频次因病情变化而异。
- 中度至重度创伤性蛛网膜下腔出血、多灶性创伤性蛛网膜下腔出血、多发性创伤、精神状态低迷或神经系统功能下降的患者，高度可疑脑肿胀及颅内压升高者，需要进入 ICU 监护，必要时进行气管插管气道保护及颅内压监测。
- 在创伤性蛛网膜下腔出血患者中使用抗癫痫药物预防癫痫尚未得到很好的定论。但针对严重创伤性脑损伤患者，建议使用抗癫痫药物以减少早期创伤后癫痫发作的发生率（在 7 天内）。药物的选择、持续时间和剂量的选择因患者病情而异。由于抗癫痫药物的潜在副作用会影响 GCS 的准确性，癫痫预防可能不是必要的。

• 在创伤性蛛网膜下腔出血患者中重新启动抗凝药物和抗血小板药物治疗的时间尚未得到充分的研究，应个体化判断，以平衡抗凝药物的指征与出血的临床严重程度。

（Yuanxuan Xia，Jennifer E. Kim 著　任情森 译　吴　超 审校）

参考文献

1. Barber S, Gasco J, Nader R, et al. Subarachnoid hemorrhage and Vasospasm. In: Gasco J, Nader R, eds. *The Essential Neurosurgery Companion*. 1st ed. 2012. (Thieme).
2. Boesiger BM, Shiber JR. Subarachnoid hemorrhage diagnosis by computed tomography and lumbar puncture: are fifth generation CT scanners better at identifying subarachnoid hemorrhage? *J Emerg Med*. 2005;29(1):23–27.
3. Carney N, Totten AM, O'Reilly C, et al. Guidelines for the management of severe traumatic brain injury, 4th ed. *Neurosurgery*. 2017;80(1):6–15.
4. Joseph B, Aziz H, Pandit V, et al. A three-year prospective study of repeat head computed tomography in patients with traumatic brain injury. *J Am Coll Surg*. 2014;219(1):45–51.
5. Latchaw RE, Silva P, Falcone SF. The role of CT following aneurysmal rupture. *Neuroimaging Clin*. 1997;7(4):693–708.
6. Naidech AM, Liebling SM, Rosenberg NF, et al. Early platelet transfusion improves platelet activity and may improve outcomes after intracerebral hemorrhage. *Neurocritical Care*. 2012;16(1):82–87.
7. Nassiri F, Badhiwala JH, Witiw CD, et al. The clinical significance of isolated traumatic subarachnoid hemorrhage in mild traumatic brain injury: a meta-analysis. *J Trauma Acute Care Surg*. 2017;83(4):725–731.
8. Nishijima DK, Zehtabchi S, Berrong J, Legome E. Utility of platelet transfusion in adult patients with traumatic intracranial hemorrhage and preinjury antiplatelet use: a systematic review. *J Trauma Acute Care Surg*. 2012;72(6):1658–1663.
9. Schnüriger B, Inaba K, Abdelsayed GA, et al. The impact of platelets on the progression of traumatic intracranial hemorrhage. *J Trauma*. 2010;68(4):881–885.
10. van Gijn J, Rinkel GJ. Subarachnoid haemorrhage: diagnosis, causes and management. *Brain*. 2001;124(Pt 2):249–278.

3 跌倒后精神状态改变

会诊信息

69 岁女性，摔倒后精神状态改变，颅脑 CT 显示脑出血。

初始影像

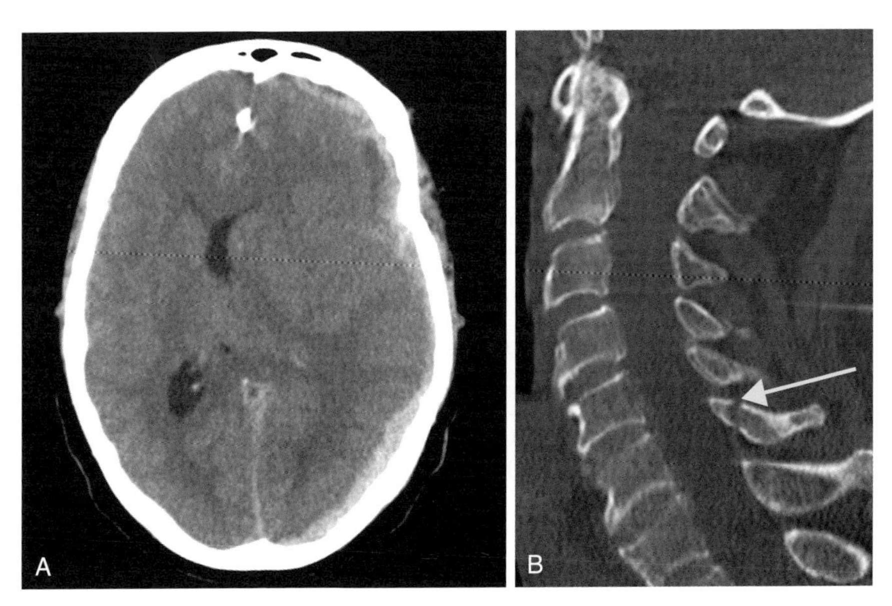

图 3.1　颅脑平扫轴位 CT（A）显示左侧半球硬膜下出血，厚度 8 mm，中线结构移位 7 mm，无颅骨骨折。颈椎 CT 平扫（B）显示 C6 棘突骨折，未延伸至关节面

会诊前思考点

- 患者目前的 GCS 是多少？气道保护功能如何？
- 患者的神经功能基线水平怎么样？
- 患者是否服用抗凝药？如果是，是否使用了拮抗剂？
- 有无凝血功能检验结果？
- 患者有哪些合并症可能会导致手术风险（如心脏起搏器、慢性心力衰竭、严重慢性阻塞性肺疾病）?

- 受伤机制是什么？是否伴有颈椎损伤?
- 是否需要紧急手术?

现病史

69 岁女性，有血管疾病史，曾置入多个血管支架（非心脏支架，规律服用阿司匹林 325 mg，氯吡格雷 75 mg，当天已服药），合并严重慢性阻塞性肺疾病、慢性心力衰竭（射血分数未知，未服用利尿剂）及酗酒史。当天跌倒后出现精神状态异常，头部 CT 显示广泛的左侧硬膜下血肿，伴有明显占位效应和中线移位；颈椎 CT 显示 C6 棘突骨折。

患者女儿报告说，患者在就诊前 4 h（当天早上）摔倒，撞到了头部。她最初并没有意识丧失，还能告诉丈夫扶她起来。患者后来变得嗜睡、唤醒困难。其女儿最终用抚摩胸口的办法唤醒了她。患者变得语无伦次，对自己、地点或时间的定向力出现障碍。她的女儿否认在摔倒前后有任何类似癫痫发作的表现。到达医院后患者变得更加烦躁和意识模糊。

生命体征

T 36.9 ℃，HR 107 次 / 分，BP 126/92 mmHg，SpO_2 93%。

相关实验室检查

Na 128 mmol/L，Plt 147 × 10^9/L，INR 1.0，PT 1.0 s，aPTT 25.4 s。

Glasgow 昏迷评分

运动：6；语言：3；睁眼：4；GCS 总分：13。

体格检查

自主睁眼

语言混乱、找词困难

对人物、地点和环境定向力正常

瞳孔等大等圆，对光反射灵敏

双侧眼球运动正常

双侧上肢遵嘱活动

双侧下肢遵嘱活动

佩戴颈托

会诊分级

患者左侧有大量硬膜下血肿，中线移位 7 mm。患者伴有意识障碍，较发病前神经功能状态明显下降。目前接受双重抗血小板治疗，是病情恶化的高危人群。患者有持续颅内出血和神经功能下降的风险。发病前，患者身体状态尚可，正在参加水上课程。经过与其家人充分沟通，决定对其行左侧硬膜下血肿清除术。为了让患者做好手术准备，医生通过输注血小板来纠正血小板功能缺陷并开始预防性给予抗癫痫药物。鉴于患者仍能定向、清醒并听从命令，GCS 为 13，患者无须在急诊科紧急气管插管。因为患者颈椎受伤，将告知麻醉师在手术室气管插管时应继续佩戴颈托。患者棘突骨折范围较小，椎板受累程度极小，将使用硬颈托进行为期 6 周的保守治疗，并在门诊接受随访。患者血清钠水平为 128 mmol/L，这种情况是否长期存在尚不清楚，可能与酗酒有关。因此，患者低钠血症将逐步纠正。这是一次紧急、需要手术的会诊。

病情评估

这是一名 69 岁的女性，有血管病变和多个非心脏支架病史（服用阿司匹林和氯吡格雷），合并严重慢性阻塞性肺疾病、慢性心力衰竭和酗酒病史。当天摔倒后出现进行性精神状态改变，CT 显示左侧硬膜下血肿，中线移位 7 mm，并可见 C6 棘突骨折。与患者家属讨论后，决定对急性硬膜下血肿进行手术治疗。

治疗计划

- 术前输入 1 单位血小板，术中加配血小板 1 单位
- 即刻给予左乙拉西坦 1 g，以后每 12 h 1 g
- 始终佩戴硬颈托
- 开始使用生理盐水补钠，将继续每 6 h 检测一次血钠
- 插入动脉导管监测血压和留置 Foley 导尿管
- 急诊行左侧开颅硬膜下血肿清除术
  - 是否行硬脑膜扩大成形术和骨瓣移除将取决于潜在脑水肿的严重程度和（或）术者的判断
  - 要点：
    - 头架（或马蹄形头枕）
    - 无须术中神经系统监测
    - 准备开颅钻和铣刀

- 准备人工硬脑膜
- 麻醉：使用抗生素、左乙拉西坦和血小板。如果有脑疝的危险，可考虑合理使用甘露醇。保持 PCO_2 30 mmHg，直到完成脑内减压。

- 术后入住神经重症监护病房
- 手术后进行晕厥病因检查和三级创伤调查
- 暂停阿司匹林和氯吡格雷；重新服用的时间取决于适应证和与处方提供者的会诊

学习要点

- 根据创伤性脑损伤外科治疗组的观点 [1]：
  - CT 扫描显示硬膜下血肿厚度大于 10 mm 或中线移位大于 5 mm，无论患者的 GCS 状况如何，都应进行手术清除。
  - 所有非手术治疗的昏迷中的急性硬膜下血肿患者（GCS 低于 9）都应接受颅内压（intracranial pressure，ICP）监测。
  - GCS＜9、血肿厚度小于 10 mm 且中线移位小于 5 mm 的患者，如果 GCS 从受伤到入院之间下降了 2 分或更多，和（或）尽管进行了最大程度的医疗干预，ICP 超过 20 mmHg，应接受手术清除血肿。
- 手术时机被认为是影响血肿清除术预后的重要预测因素。在《新英格兰医学杂志》的一项研究中 [3]，4 h 内接受手术的患者死亡率为 30%，而 4 h 后接受手术的患者死亡率为 90%。
- 对于急性硬膜下血肿患者，必须注意对头部和脊柱进行评估，以明确伴随的颈部损伤。
- 如果将患者头部固定在头架上进行手术，评估颅骨是否有骨折至关重要，以避免头钉损伤颅内结构或导致骨折加重。
- 任何凝血异常疾病都应该在手术前使用药物或血液制品进行治疗（表 3.1）[3]。
- 当有家属在场时，必须讨论治疗目标和干预的积极性，以评估手术是否符合患者的意愿，以充分知情同意。

表 3.1　手术室常见的抗血栓药物

药物名称	作用机制	半衰期（h）	逆转策略	术前允许的最后一次用药时间
普通肝素	抗凝血酶Ⅲ介导的对因子 Xa 和因子Ⅱa 的抑制	1 ~ 2	鱼精蛋白	静脉注射：2 ~ 6 h 皮下注射：12 ~ 24 h
低分子量肝素；依诺肝素	抗凝血酶Ⅲ介导的对 Xa 因子的选择性抑制	2	鱼精蛋白（仅部分有效）	24 h
华法林	维生素 K 拮抗剂	20 ~ 60	维生素 K； 4- 因子 PCC； FFP	5 d
达比加群	直接凝血酶抑制剂	8 ~ 15	依达赛珠单抗； 4- 因子 PCC； 血液透析	24 ~ 48 h
利伐沙班	直接因子 Xa 抑制剂	5 ~ 13	4- 因子 PCC	24 ~ 48 h
阿哌沙班	直接因子 Xa 抑制剂	12	4- 因子 PCC	24 ~ 48 h
阿司匹林	环氧合酶抑制剂	3 ~ 10	输注血小板	7 d
氯吡格雷	不可逆的 ADP 受体拮抗剂	8	输注血小板	5 ~ 7 d
普拉格雷	不可逆的 ADP 受体拮抗剂	7	输注血小板	5 ~ 7 d
替格瑞洛	可逆和非竞争性 ADP 受体拮抗剂	9	输注血小板	5 ~ 7 d

使用的主要抗血栓药物和推荐的逆转剂
改编自 ACS 抗血栓药物治疗的围手术期管理指南[2]。
ADP：二磷酸腺苷；PCC：凝血酶原复合物；FFP：新鲜冰冻血浆。

（Risheng Xu，Jennifer E. Kim 著　姚　尧 译　吴　超 审校）

参考文献

1. Bullock, et al. Surgical management of acute subdural hematomas. *Neurosurgery*. 2006;58(3 suppl):S16–S24; discussion Si-iv.
2. Hornor, et al. American College of Surgeons' guidelines for the perioperative management of antithrombotic medication. *J Am Coll Surg*. 2018;227(5):P521–P536.
3. Seelig, et al. Traumatic acute subdural hematoma: major mortality reduction in comatose patients treated within four hours. *N Engl J Med*. 1981;304(25):1511.

4 车祸后意识障碍

会诊信息

机动车碰撞引发的急性创伤，2 岁男童，GCS 3 分。

初始影像

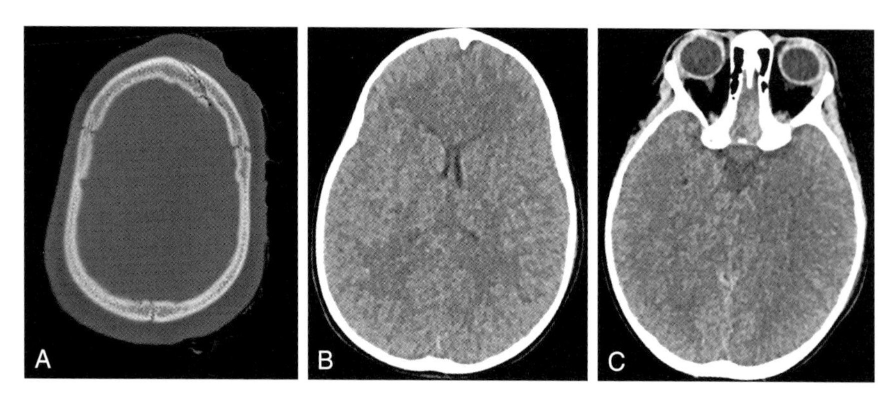

图 4.1 横断面平扫 CT 示左额部骨折伴轻度移位（A），未见颅内明显出血（B，C）

会诊前思考点

- 患者目前神经系统查体情况如何？患者是否已气管插管？
- 患者 GCS 为何如此低？患者目前是否瘫痪、是否镇静状态？
- 影像学检查结果能否解释查体结果？
- 患者是否合并其他部位损伤？
- 患者是否有异常的检验结果可以解释他如此低的 GCS?
- 需立即采取什么措施来改善患者的情况？
- 患者家属是否到场?
- 采取什么手术操作可以改善患者的预后或管理？
- 患者是否需其他的影像学检查？

现病史

一名既往体健的 2 岁男性儿童坐在汽车后排座椅并被良好固定，这辆车以大约 60～80 km 的时速追尾了另一辆车。尽管患儿被适当地固定在了座椅上，但汽车座椅底部固定装置在撞击中断裂，座椅移动至前排座椅之前。患者当场陷入昏迷，GCS 为 3 分，瞳孔不等大，医务人员在现场予以气管插管。在前往急诊科的途中建立了骨内血管通路。急诊 CT 显示左额骨骨折轻微移位，无额外颅内异常。

生命体征

T 35 ℃，HR 112 次 / 分（正常 80～130 次 / 分），RR 23 次 / 分（正常 25～35 次 / 分），BP 97/62 mmHg（正常 SBP 80～100 mmHg），经皮 SpO_2 98%（呼吸机辅助通气）。

相关实验室检查

Na 140 mmol/L，Hb 10.2 g/dl，血小板 402×10^9/L，INR 1.2，PT 11.9 s，aPTT 20.0 s。

Glasgow 昏迷评分

运动：4；语言：1；睁眼：1；GCS 总分：6T。

体格检查

气管插管状态，肌肉僵直，检查时镇静状态
左额部头皮撕裂伤，多处擦伤
硬颈托固定
双侧瞳孔等圆，右侧 1 mm，左侧 3 mm，双侧反应弱
双侧角膜反射灵敏
无明显咳嗽或呕吐反射
刺激右上肢呈屈曲反射
刺激左上肢呈过伸反射
刺激双下肢呈屈曲反射

会诊分级

患者左额骨骨折轻度移位，未发现颅内出血。患者神经系统查体提示神

经功能很差，与头部 CT 结果（基本正常）不相符。初步查体未发现全身其他部位的创伤。目前没有检验结果提示精神状态差与代谢性疾病有关。根据损伤机制和临床表现，高度怀疑弥漫性轴索损伤和颅内压升高。他需要紧急安置颅内压监护，并同时需要床旁干预以降低颅内压，包括高渗治疗和过度通气。患者将被送入儿科重症监护室，放置颅内压监护仪，随后需要进行脑部和颈椎的 MRI 检查（图 4.2），以评估 CT 阴性的脑损伤和颈椎韧带损伤。将用硬颈托固定颈部，这是需要紧急处理的会诊。

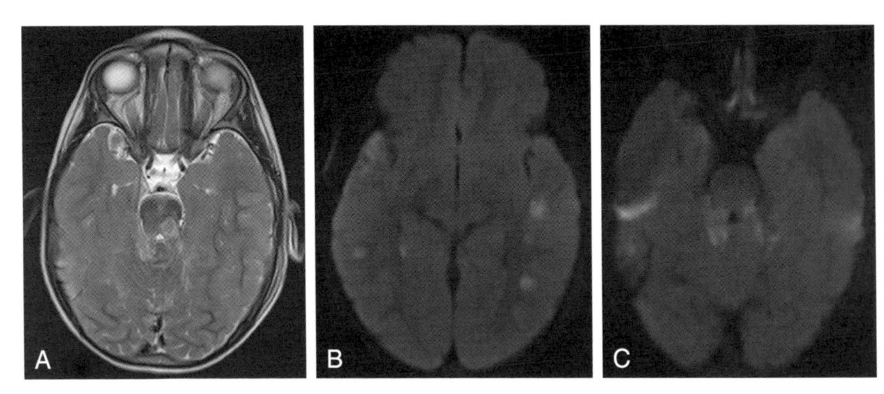

图 4.2 轴位 T2 加权序列脑 MRI（A）显示左侧大脑后部多发高信号。弥散加权序列显示灰白质边界（B）和脑干（C）周围的弥散受限区域。符合弥漫性轴索损伤表现

病情评估

这是一名 2 岁的男童，在一次高速机动车碰撞后受伤。据报道，他在车祸现场 GCS 为 3 分，在车祸现场行气管插管，到达急诊科时 GCS 为 6T。头部 CT 显示左额最轻度移位骨折和双侧创伤性蛛网膜下腔出血。由于他的神经系统查体非常严重，但影像学上没有占位性病变或血肿，因此需要考虑弥漫性轴索损伤和颅内压升高的可能。他需要颅内压监测仪来评估和指导下一步治疗。与患者的父亲讨论了手术的风险和益处，患者家属充分知晓并希望进行手术。

治疗计划

- 预防性癫痫用药
- 避免低血压
- 颈托固定稳妥

- 将床头抬高至 30° 或以上
- PCO_2 目标为 30 ~ 35 mmHg 的过度通气
- 高渗治疗：
  - 高渗盐水，血钠目标 145 ~ 160 mmol/L
  - 成人可以考虑使用甘露醇
- 动脉导管和尿管的留置；考虑留置深静脉导管
- 紧急颅内压监测仪放置在右额部。由于患者需要左额裂伤缝合，这两个手术都可以在手术室进行。对于成年人来说，这个过程通常在床旁进行。
  - 要点：
    - 马蹄形头托
    - 小儿颅骨钻
    - 颅内压监测装置
    - 麻醉：使用抗生素、抗癫痫药物，暂不使用血液制品，PCO_2 目标 30 ~ 35 mmHg，无须使用类固醇激素
- 手术后入住儿科重症监护室

学习要点

- 创伤时大脑在颅骨内移动和旋转，在灰白质交界处形成的剪切力导致了弥漫性轴索损伤的发生。弥漫性轴索损伤最常见于机动车碰撞，在所有严重头部创伤中约占 50%[1]。
- 在最初的创伤评估中，弥漫性轴索损伤通常在 CT 或 MRI 上不明显。对于点状出血的评估，MRI 具备更高的敏感性，MRI 对检测非出血性病变也有更好的敏感性[3, 4]。接诊急诊重度颅脑外伤时最急需完善的影像学检查是 CT 扫描[2]。
- 带有弥散加权序列的脑 MRI 是评估弥漫性轴索损伤的首选方式，它主要显示皮层下白质边界周围、胼胝体和脑干的弥散受限区域和 flair 序列异常的区域[1, 3]。
- 重度创伤性脑损伤定义为 GCS ≤ 8 的患者。除非有重大禁忌证，当患者发生重度创伤性脑损伤或发现即将发生脑疝的征象时，建议放置 ICP 监测装置。及时监测和治疗颅内高压与改善严重创伤性颅脑损伤患者的病例预后密切相关[2]。
- 表 4.1 总结了 2019 年儿科重度创伤性颅脑损伤管理指南。

表 4.1 脑外伤协会指南的建议

推荐	不推荐	证据不足以推荐
• 应用颅内压监测仪，控制 ICP＜20 mmHg • 行脑室外引流 • 维持 CPP＞40 mmHg • 紧急时应用高渗盐水（3%），或持续输注高渗盐水，或多次单剂量注射 23.4% 高渗盐水用于难治性 ICP • 预防性抗癫痫 7 天 • 适度低体温（32～33℃）以控制 ICP • 高剂量巴比妥类药物治疗血流动力学稳定的难治性颅内高压患者 • 颅骨减压术用于疝出或难治性颅内压	• 首次 24 h 后常规复查 HCT，除非颅内压增高或神经功能恶化 • 避免持续（＞72 h）血清 Na＞170 mmol/L（增加血小板减少和贫血的风险），避免持续血清 Na＞160 mmol/L（增加深静脉血栓形成的风险） • ICP 明显升高时给予咪达唑仑或芬太尼（增加脑灌注不足的风险） • 持续输注异丙酚 • 类固醇激素	• PO_2 监测 • 使用甘露醇 • 维持 CPP＞40 mmHg • 止痛剂，镇静剂，神经肌肉阻断剂 • 左乙拉西坦与苯妥英预防癫痫 • 在受伤后 48 h 内预防性重度过度通气至 PCO_2＜30 mmHg • 相比于体温正常，不建议预防性地应用适度低温（32～33℃）

（Kochanek，P. M.，Tasker，R. C.，Carney，N.，et al.（2019）. Guidelines for the Management of Pediatric Severe Traumatic Brain Injury，Third Edition：Update of the Brain Trauma Foundation Guidelines，Executive Summary. Pediatric Critical Care Medicine，20：280）。

CPP：脑灌注压（cerebral perfusion pressure）；HCT：头 CT（head computed tomography）；ICP：颅内压（intracranial pressure）

（Landon J. Hansen，Jennifer E. Kim 著　刘　鑫 译　吴　超 审校）

参考文献

1. Gentry L. MR imaging of head trauma: review of the distribution and radiopathologic features of traumatic lesions. *Am J Roentgenol*. 1988;150:663–672.
2. Kochanek PM, Tasker RC, Carney N, et al. Guidelines for the management of pediatric severe traumatic brain injury, third edition: update of the brain trauma foundation guidelines, executive summary. *Pediatr Crit Care Med*. 2019;20:280.
3. Parizel P, Ozsarlak O, Van Goethem J, et al. Imaging findings in diffuse axonal injury after closed head trauma. *Eur Radiol*. 1998;8:960.
4. Provenzale J. Imaging of traumatic brain injury: a review of the recent medical literature. *Am J Roentgenol*. 2010;194:16–19.

5 颅脑枪击伤后意识障碍

会诊信息

24 岁男性患者，头部枪击伤，GCS 为 7 分。

初始影像

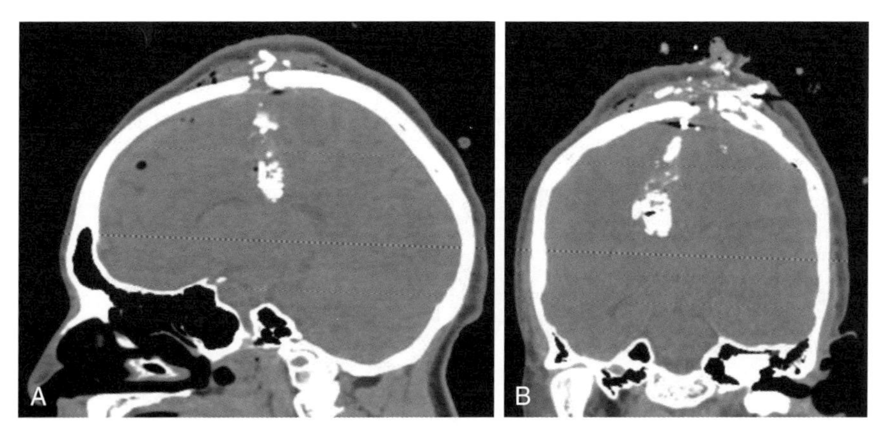

图 5.1 颅脑平扫 CT 矢状位（A）和冠状位（B）可显示枪伤的范围，子弹由颅骨顶部进入颅内，颅骨碎片和弹片通过双侧顶叶和额叶皮质延伸至右侧丘脑 / 基底节区域。颅内可见散在积气和出血

会诊前思考点

- 患者目前的 GCS 是多少？神经系统检查如何？
- 患者血流动力学是否稳定？
- 患者是否存在其他部位损伤或者其他部位的枪击伤？
- 患者是否正在接受抗凝治疗？如果是，是否已经应用逆转药物？
- 凝血相关实验室检查是否已经完善？
- 判断上矢状窦受损伤的范围，应完善何种检查？
- 为了更好地评估病情，需要实施哪种影像学检查？

- 急诊行开颅探查、减压手术及颅内压监测是否可使患者获益？
- 患者预后如何？
- 需要对此患者采取何种医学管理措施？

现病史

24 岁男性患者，头顶部枪伤，经救护车送往急诊科。急救人员称患者在现场存在轻微活动，GCS 为 7 分，患者在院前便进行了气管插管。颅脑 CT（图 5.1）显示子弹在头顶部附近进入，弹道穿过上矢状窦，弹片延伸至右侧丘脑 / 基底节区。广泛的粉碎性颅骨骨折累及双侧颞骨，碎骨片散在分布至顶叶和额叶皮质以及包括胼胝体在内的皮质下白质。颅脑 CT 血管造影（CTA）和静脉造影（CTV）显示大脑前动脉（ACA）远端和大脑中动脉（MCA）分支变窄，子弹射入点下方的上矢状窦存在 2.8 cm 未显影区（图 5.2）。创伤组医生已在床边对患者进行了评估，体格检查和全身影像学检查均无其他损伤。

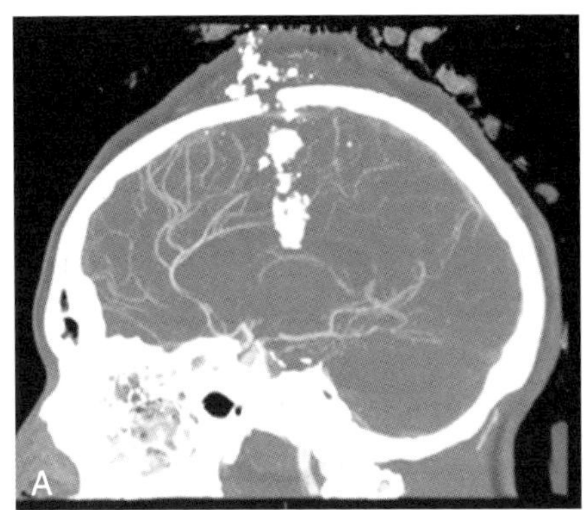

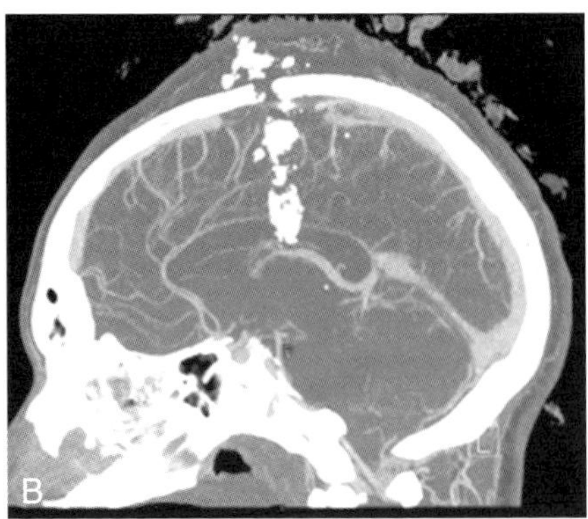

图 5.2　矢状位 CTA（A）和 CTV（B）可见矢状窦损伤和血栓形成，上矢状窦存在 2.8 cm 的未显影区

生命体征

T 37.4 ℃，HR 74 次 / 分，RR 18 次 / 分，BP 137/91 mmHg，SpO_2 100%（呼吸机辅助通气）。

相关实验室检查

Na 141 mmol/L，Hb 8.5 g/dl，血小板 277×10^9/L，INR 1.4，PT 14.3 s，aPTT 29.6 s。

Glasgow 昏迷评分

运动：2；语言：1；睁眼：1；GCS 总评分：4T。

体格检查

气管插管 + 镇静 / 麻醉状态
非过度通气状态
瞳孔圆形，变大，反应迟钝
无角膜反射
存在微弱的咳嗽和呕吐反射
双侧上肢伸直
双侧下肢可见轻微活动
头顶部可见大面积开放性伤口，并见脑组织从伤口内溢出

会诊分级

患者头部有一处孤立的穿透性枪伤，子弹从上矢状窦上方的头顶部进入。头颅平扫 CT 不足以确定上矢状窦或其他大血管的损伤，因此需要进行 CTA/CTV 检查，评估静脉窦的损伤（图 5.2）。由于神经系统检查提示神经功能差，颅内无占位性血肿，且矢状窦受累，患者不太可能从手术干预中获益，应寻求最大限度的医疗管理。为了治疗脑肿胀继发的颅内压升高，患者立即接受了两轮 23% 高渗盐水和 1 g/kg 甘露醇的脱水治疗。持续给予患者注射高渗盐水和异丙酚维持治疗。患者不合并其他部位外伤及枪伤。患者颅脑穿透性损伤将接受抗生素治疗，头皮伤口需要彻底冲洗和闭合，入院后即开始静脉注射苯妥英钠预防癫痫发作。患者需转往神经重症监护室进一步治疗，并计划在床边放置颅内压监测仪，以帮助指导医疗管理。这是一例紧急会诊案例，需要立即进行治疗。

病情评估

患者为 24 岁男性，头顶部枪伤，最初 GCS 为 7 分，现在为 4 分。颅脑 CT 显示子弹穿过上矢状窦，伴大面积颅骨骨折，子弹碎片嵌在右侧丘脑 / 基底节。颅脑 CTA 和 CTV 显示上矢状窦严重受损。患者目前没有占位性血肿或单侧脑组织肿胀这种需要紧急开颅减压的情况。然而，由于颅脑穿透性损伤，患者颅内压升高的风险极高，需要颅内压监测以指导进一步的医疗管理。

治疗计划

- 转往神经重症监护室
- 每小时评估一次神经功能
- 每 6 h 测一次血钠，血钠目标为大于 155 mmol/L，同时予以高渗盐水输注，必要时弹丸式推注给药
- 监测 Hb 水平，输血目标为 Hb 不低于 7 g/dl
- 收缩压＜160 mmHg
- 尿量目标值为 0.5 ml/（kg · h）
- 预防性应用抗癫痫药物
- 开放性穿通伤使用头孢吡肟和万古霉素预防感染
- 监测脑脊液漏的情况
- 放置动脉导管、中心静脉导管及 Foley 导尿管
- 伤口清创缝合
- 6 h 后复查头部 CT，评估间隔变化
- 床旁放置颅内压监测仪
- 颅内压升高的医学处理包括床头≥30°，高渗治疗，过度通气，必要时使用神经麻醉药
- 与家属沟通病情治疗及预后

学习要点

- 对于刚刚进行气管插管 GCS 较低的患者，应始终保持适当的镇静，使用肌松药物，或使用去极化肌肉松弛剂（如琥珀胆碱）。
- 头部的枪伤会造成极高的死亡率，＞70% 的患者在事故现场死亡，有机会转运的患者中，超过 50% 的人死于转运途中，在成功到达医院的患者中，只有不到一半的人需要进行神经外科干预。总体死亡率大于 90%。复苏后 GCS 是死亡率和良好预后的最强预测因素[1]。
- 颅骨骨折伴硬脑膜窦损伤通常是大出血的主要因素。硬脑膜静脉窦损伤是出血的直接风险，并可继发静脉性脑水肿，通常与不良预后相关[2, 6]。
- 总的来说，创伤性静脉窦损伤造成的死亡风险＞40%。上矢状窦后 1/3 损伤时患者死亡率接近 100%，前部和中部损伤较后部损伤死亡率低[3, 7, 8]。
- 保留的子弹碎片不构成感染的风险。只有在需要进行手术清创或清除血肿，且子弹在手术区域附近，可以在不损害任何关键结构的情况下，才

应清除子弹碎片。继发脓肿形成、局灶性癫痫发作、感染或弹片移位是清除弹片的其他指征[5,9]。

- 子弹碎片可以迁移到关键的结构或阻塞脑脊液通路，导致脑积水，但较罕见（4%的病例）。这可以通过动态影像学检查来监测[9,10]。
- 如果损伤严重，以至于存在广泛活动性渗血，提示手术可能风险极大。另一种方法是进行撕裂伤紧急修复，并用紧密的敷料加压包扎止血，并尝试维持血流动力学稳定。
- 戊巴比妥镇静可用于控制严重创伤性脑损伤患者的难治性颅内压升高，最终用于本病例。尽管使用了最佳的药物治疗，但顽固性颅内高压可能需要颅骨切除术减压[4]。
- 虽然颅脑枪击患者预后较差，但该患者恢复良好。患者进行了临时气管切开术和经皮造瘘胃管放置，经长时间住院和积极的康复治疗，患者恢复到正常的意识和语言功能水平，上肢肌力完全恢复，下肢肌力较入院时好转，强调了早期干预的重要性。
- 表5.1总结了严重创伤性脑损伤治疗指南。

表 5.1 严重创伤性脑损伤治疗指南

推荐	不推荐	证据不足以推荐
Ⅱa 级 • 单侧额颞顶大骨瓣减压术（＞12 cm ×15 cm）治疗脑疝或难治性颅内高压 • 预防癫痫（治疗 7 天） • 伤后前 5 天进行基础热量替代治疗 **Ⅱb 级** • ICP 监测用于严重创伤性脑损伤，ICP＞22 mmHg 时予以降颅压治疗 • 高剂量巴比妥酸盐治疗血流动力学稳定的难治性颅内高压患者 • 维持 CPP＞60～70 mmHg • 如患者机械通气状态，则经胃空肠喂养 **Ⅲ级** • 如初始 GCS＜6，则进行 EVD • 使用带抗菌药物涂层浸渍的 EVD 导管，以防止感染	**Ⅰ级** • 使用皮质醇激素 **Ⅱa 级** • 双额减压颅骨切除术（未发现能改善预后，但会减少颅内压和 ICU 住院时间） • 聚维酮碘口腔护理（增加吸入性肺炎的风险） • 伤后（＞7 天）苯妥英钠或丙戊酸钠预防性治疗创伤后癫痫发作 **Ⅱb 级** • 早期预防性低温治疗 • 延长预防性过度通气至 PCO_2＜25 mmHg • 输注苯巴比妥，抑制脑电爆发，预防颅内高压 • 延长异丙酚持续输注的时间	• 对所有 GCS 3～8 分和 CT 异常的患者进行 ICP 监测 • 对 CT 正常、年龄＞40 岁的运动障碍患者进行 ICP 监测 • 过度通气作为降低颅内压的一种临时措施 • 由于推测 CBF 降低，损伤后 24 h 避免过度通气 • 颅内压升高时，甘露醇浓度为 0.25～1 g/kg。如果没有 ICP 监护，仅用于小脑幕切迹疝或进行性神经系统恶化的患者 • 左乙拉西坦与苯妥英一起预防癫痫发作

（续表）

• 低剂量肝素或 LMWH 可用于预防深静脉血栓，尽管有出血增加的风险 • 颈静脉球监测动静脉氧，维持静脉氧饱和度 > 50% • 50 ~ 69 岁患者维持 SBP > 100 mmHg；15 ~ 49 岁和 70 岁以上患者保持 SBP > 110 mmHg	Ⅲ级 • 积极尝试用液体和血管升压药维持 CPP > 70 mmHg（呼吸衰竭的风险）	• 没有预防 DVT 的首选药物、剂量或时机

(Carney, N. et al.(2017). Guidelines for the management of severe traumatic brain injury, fourth edition. *Neurosurgery 80*, 6–15). Ⅰ级 = 基于Ⅰ类研究高质量证据，Ⅱa 级 = 基于 2 类研究中等质量证据，Ⅱb 级 = 基于 2 类研究低质量直接证据，Ⅲ级 = 基于 2 类间接证据研究或 3 类研究。CBF：脑血流量，CPP：脑灌注压，DVT：深静脉血栓形成，EVD：脑室外引流，GCS：Glasgow 昏迷评分；ICP：颅内压，ICU：重症监护病房，LMWH：低分子量肝素，SBP：收缩压

（Landon J. Hansen，Jennifer E. Kim 著 王英杰 译 吴 超 审校）

参考文献

1. Aarabi B, et al. Predictors of outcome in civilian gunshot wounds to the head. *J Neurosurg*. 2014;120:1138–1146.
2. Benifla M, et al. Dural sinus obstruction following head injury: a diagnostic and clinical study. *J Neurosurg Pediatr*. 2016;18:253–262.
3. Bizhan A, Mossop C, Aarabi JA. Surgical management of civilian gunshot wounds to the head. *Handb Clin Neurol*. 2015;127:181–193.
4. Carney N, et al. Guidelines for the management of severe traumatic brain injury, fourth edition. *Neurosurgery*. 2017;80:6–15.
5. Hammon WM. Analysis of 2187 consecutive penetrating wounds of the brain. *J Neurosurg*. 1971;34:142–144.
6. Heary RF, Hunt CD, Krieger AJ, et al. Nonsurgical treatment of compound depressed skull fractures. *J Trauma*. 1993;35:441.
7. Kim YS, et al. Traumatic dural venous sinus injury. *Korean J Neurotrauma*. 2015;11:118–123.
8. Meier U, et al. The traumatic dural sinus injury: a clinical study. *Acta Neurochir (Wien)*. 1992;119(1–4):91–93.
9. Negrotto M, et al. Multidirectional spontaneous migration of intracranial bullet: a case report and literature review. *Neurosurgery Case Review*. 2019;2:019.
10. Zafonte R, et al. Moving bullet syndrome: a complication of penetrating head injury. *Arch Phys Med Rehabil*. 1998;79:1469–1472.

6 晕厥跌倒后颈部疼痛

会诊信息

一名 75 岁男性晕厥跌倒伴有齿状突骨折。

初始影像

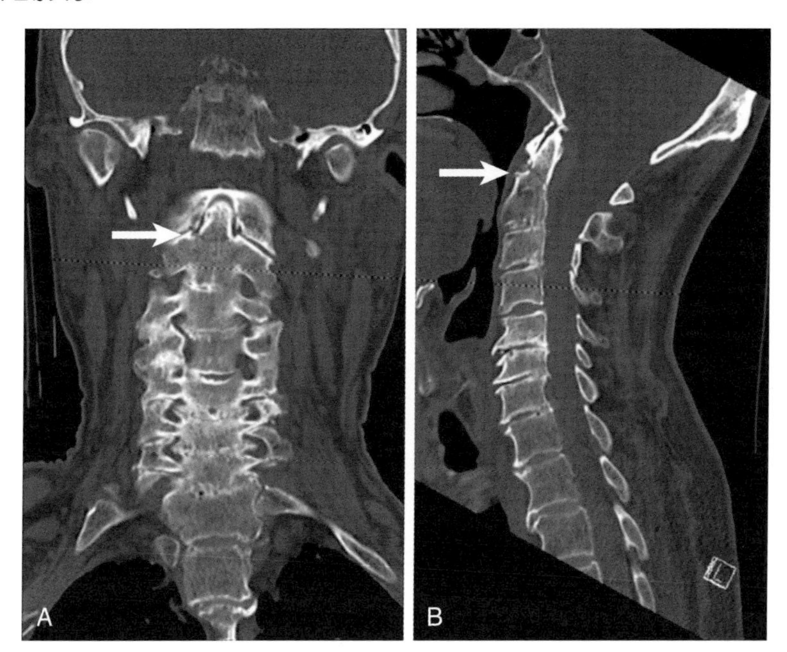

图 6.1　颈椎平扫 CT 冠状面（A）和矢状面（B）显示Ⅱ型齿状突骨折，无骨质移位

会诊前思考点

- 患者是否有其他损伤？
- 患者血流动力学是否稳定？
- 患者神经系统检查情况如何？
- 患者是否佩戴了颈托？
- 患者骨折是否稳定？是否需要手术？

- 患者有哪些合并症？是否有出血性疾病？是否服用了需要逆转的抗凝剂或抗血小板药物？
- 已经送检了哪些实验室检查？还有哪些实验室检查待完善？

现病史

75 岁男性患者，既往体健，在一次无人目击的晕厥跌倒后被送往急诊室。患者独居在家，是他患有脑瘫的女儿的主要照顾者。当他下楼为女儿拿饮料时，不慎滑倒跌倒。他短暂失去意识，但在恢复意识后能够呼叫急救服务。目前诉颈部、右肘和右腰部疼痛，但否认有任何无力、麻木、刺痛或大小便困难。他以前从未有过晕厥跌倒，并否认有任何先兆症状，如头痛或胸痛。他每天服用阿司匹林 81 mg 用于一般心脏疾病预防，最后一次服用是在当天早上（大约 8 h 前）。患者头颅、胸部、腹部和骨盆的 CT 检查显示Ⅱ型齿状突骨折（图 6.1）、无移位的右侧颧弓骨折和右侧腰部血肿。在这种情况下请神经外科会诊。

生命体征

T 36.6℃，HR 77 次 / 分，RR 21 次 / 分，BP 148/78 mmHg，SpO_2 98%。

相关实验室检查

Hb 13.3 g/dl，WBC 9.8×10^9/L，Plt 174×10^9/L，谷氨酸 104 μmol/L，肌钙蛋白 0.03 ng/ml。

体格检查

硬颈托固定颈部

神志清楚，对人物、地点和时间定向力正常

瞳孔等大等圆，对光反射灵敏

双眼外展运动正常，面纹对称，伸舌居中

双侧上肢：三角肌 / 肱二头肌 / 肱三头肌 / 腕关节屈曲 / 腕关节伸展 / 骨间肌肌力 5/5 级

双侧下肢：髋关节屈曲 / 膝关节屈曲 / 膝关节伸展 / 背伸 / 跖屈 / 足趾伸展肌力 5/5 级

浅感觉正常

双侧霍夫曼征阴性

双侧无踝阵挛

无肌张力亢进
双侧足趾自然下垂
脊柱中线触诊无压痛
右侧腰部淤斑，可触及皮下血肿
右侧眼眉、肘部和膝关节有轻微擦伤

会诊分级

该患者影像学表现为齿状突骨折，但神经功能完好，颈部疼痛轻微。在影像学上，重要的是要注意骨折有无移位，有无成角、牵拉或压缩。然而，Ⅱ型齿状突骨折是不稳定的，通常需要手术治疗[4]。但考虑到患者的临床表现和持续的右腹侧方血肿，他需要术前进一步评估。将对患者晕厥原因进行检查，包括心电图、基本血液检查（如全血细胞计数和基本代谢检查）和超声心动图。停用阿司匹林，并且必须始终佩戴硬颈托（如迈阿密 J 型颈托）。可进行颈椎 MRI 检查，以评估是否存在硬膜外血肿和韧带损伤。这是一次非紧急但需要手术的会诊。

病情评估

这是一名 75 岁的男性，既往体健，摔倒后失去意识。颈椎 CT 显示Ⅱ型齿状突骨折。其他伤包括右颧弓无移位骨折和右腰皮下血肿。患者每天服用 81 mg 阿司匹林进行心脏病预防，当天早上最后一次服用。目前，颈部疼痛轻微，否认任何无力、麻木、刺痛或肠道 / 膀胱不适。幸运的是，他的神经功能完好无损。

治疗计划

- 入住神经外科或创伤病房
- 停用阿司匹林
- 始终佩戴硬颈托
- 腹壁血肿处理：动态监测 Hb 水平、腹部加压包扎
- 由耳鼻喉 / 整形 / 口腔颌面外科评估颧弓骨折
- 术前检查评估和晕厥检查
- 进行颈椎 MRI 检查以评估硬膜外血肿或韧带损伤
- 进行颈部 CT 血管造影以评估椎动脉解剖结构以便进行手术计划
- 在术前评估完善、晕厥检查和影像学检查完成后，计划进行手术治疗

学习要点

- 在年轻人群中，齿状突骨折通常由高能量创伤（例如机动车碰撞）引起；在老年人中，大多数是由于低能量冲击跌倒和骨密度降低所致[3]。
- 根据常用的 Anderson-D'Alonzo 分类方案，齿状突骨折分为三种类型（表 6.1，图 6.2）[1,5]。
- 颈椎 CT 是首选的影像学检查方法。当计划进行后路内固定治疗时，也可以选取 CT 血管造影以更好地评估椎动脉。
- 手术治疗包括[6]：
  - 前路融合手术，包括齿状突螺钉（前路齿状突骨融合）和经口咽齿状突切除术。
  - C1-C2 后路内固定融合（这可以减少颈椎 50% 的旋转度）。
- 老年人齿状突骨折的管理具有挑战性[2]。老年人不能耐受刚性头环固定，死亡率高达约 26%。硬颈托是一种替代方案，但融合率较低。总体而言，尽可能选择手术治疗[6]；在手术适应证不佳的情况下可以考虑保守治疗。
- 正常齿状突解剖变异应与齿状突骨折进行鉴别，包括以下两种情况[4]：
  - 与Ⅰ型齿状突骨折鉴别的解剖变异：持续未融合的终末小骨（齿状突尖和齿状突的骨化中心在发育过程中未能融合）。
  - 与Ⅱ型齿状突骨折鉴别的解剖变异：游离齿状突（枢椎齿状突骨骺与枢椎椎体在发育过程中未能融合）。

表 6.1　齿状突骨折的 Anderson-D'Alonzo 分类及治疗

类型	断裂位置	稳定性	治疗
Ⅰ	齿状突尖端	稳定	• 保守治疗 • 硬颈托（如迈阿密 J 型）使用 6 ~ 12 周后，几乎 100% 的病例实现融合
Ⅱ	齿状突基底	不稳定	• 必要时手术治疗 • 可选保守治疗： - Halo 背心固定用于年轻（≤ 50 岁）患者 - 硬颈托适用于手术条件差的老年患者
Ⅲ	C2 椎体 ± C2 关节面	一般是稳定的	• 保守或者手术治疗 • 硬颈托（如迈阿密 J 型）在 50% ~ 65% 的病例中实现融合 • Halo 背心固定融合率在 85% ~ 99%

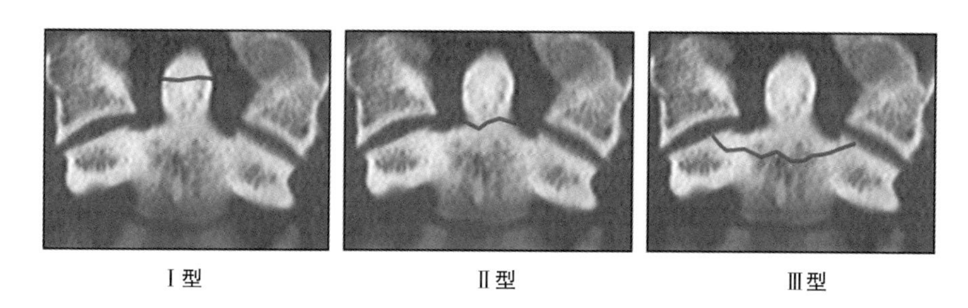

图 6.2 Ⅰ、Ⅱ、Ⅲ型齿状突骨折示意图

（Yuanxuan Xia，Jennifer E. Kim 著 司 雨 译 吴 超 杨 军 审校）

参考文献

1. Anderson LD, D'Alonzo RT. Fractures of the odontoid process of the axis. 1974. *J Bone Joint Surg Am*. 2004;86(9):2081.
2. Guan J, Bisson EF. Treatment of odontoid fractures in the aging population. *Neurosurg Clin N Am*. 2017;28(1):115 123.
3. Ochoa G. Surgical management of odontoid fractures. *Injury*. 2005;36(suppl 2):B54–B64.
4. Robinson AL, Möller A, Robinson Y, Olerud C. C2 fracture subtypes, incidence, and treatment allocation change with age: a retrospective cohort study of 233 consecutive cases. *BioMed Reserach International*. 2017:8321680. 2017.
5. Ryken TC, Hadley MN, Aarabi B, et al. Management of isolated fractures of the axis in adults. *Neurosurgery*. 2013;72(suppl 2):132–150.
6. Wagner SC, Schroeder GD, Kepler CK, et al. Controversies in the management of geriatric odontoid fractures. *J Orthop Trauma*. 2017;31(suppl 4):S44–S48.

7 外伤后颈部疼痛

会诊信息

一名 60 岁男性被撞伤，经检查发现患有 C1 椎体爆裂性骨折。

初始影像

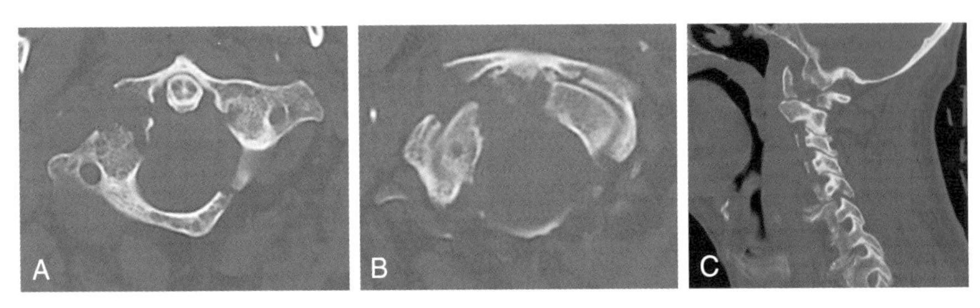

图 7.1 脊柱轴位 CT 显示 C1 后弓骨折，C1 右后外侧块移位（A）和前弓骨折（B）。矢状位显示右侧横突爆裂骨折导致前后移位（C）

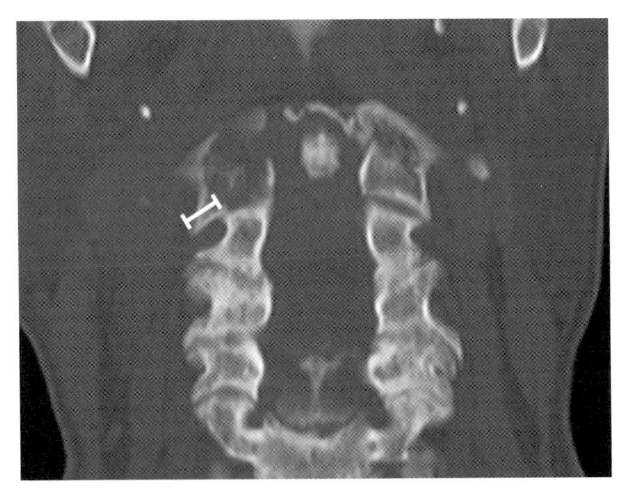

图 7.2 冠状位 CT 显示 C1 右侧块相对于 C2 上关节面侧方移位 8 mm（根据 Spence 原则，应考虑存在寰椎横韧带损伤）

会诊前思考点

- 该患者的损伤机制是什么?
- 患者是否有神经功能障碍?
- 影像学上确切的骨折类型是什么?这是稳定性骨折还是不稳定性骨折?
- 是否有其他损伤，包括其他脊柱骨折?
- 是否佩戴了硬颈托?
- 患者是否需要进行 MRI 检查以评估韧带损伤或硬膜外血肿?
- 是否有椎动脉损伤?是否行 CT 血管造影（CTA）评估血管系统?
- 患者是否有手术适应证?他是否正在服用任何抗凝剂或抗血小板药物?

现病史

60 岁男性，有高血压、高脂血症和左眼失明的病史，被一辆机动车撞倒后送往急诊室。他到达时 GCS 为 15 分，检查时可活动四肢，并诉颈部疼痛。初步检查显示多处颌面部骨折，并存在让人担心的 6 cm × 4 cm 的咽后、椎前血肿。由于担心患者出现气道梗阻，急诊科耳鼻喉科团队紧急为患者气管插管。脊柱 CT 扫描显示 C1 爆裂骨折，C1 与 C2 侧块半脱位。颈部 CTA 显示颈动脉或椎动脉无任何夹层。患者每天服用 81 mg 阿司匹林。

生命体征

T 37.6℃，HR 72 次 / 分，RR 16 次 / 分，BP 106/47 mmHg，SpO_2 99%（呼吸机辅助呼吸）。

相关的实验室检查

Na 137 mmol/L，Hb 12.7 g/dl，Plt 221 × 10^9/L，INR 1.0，PT 10.0 s，aPTT 20.7 s。

体格检查

气管插管，镇静
保持硬颈托固定
眼睛对声音有反应
左侧瞳孔手术后改变
右侧瞳孔圆形，对光反射灵敏
右眼眶周围肿胀，右面部裂伤

四肢遵嘱活动

双侧上肢：三角肌 / 肱二头肌 / 肱三头肌 / 腕关节屈曲 / 腕关节伸展 / 骨间肌肌力 5/5 级

双侧下肢：髋屈曲 / 膝屈曲 / 膝伸展 / 足背伸 / 足跖屈 / 足趾伸展肌力 5/5 级

双侧霍夫曼征阴性

双侧踝阵挛阴性

会诊分级

患者寰椎骨折不稳定，需要手术；然而他的复合伤使得他的临床治疗变得复杂。影像学显示为 4 型 Jefferson 骨折，齿突完整，寰齿间距（atlanto-dens interval，ADI）正常。然而，根据 Spence 原则，右侧 C1 侧块在 C2 侧块上移位 8 mm，提示寰椎横韧带（TAL）损伤。患者神经功能几乎正常，所有肌群的活动肌力正常。此时，其椎前血肿和气道保护是首要考虑因素，他将在创伤科入院，在外科重症监护室密切监测，并可能对其椎前动脉进行栓塞，以治疗其不断扩大的咽后血肿。他应严格采取脊柱预防保护措施，并始终佩戴硬颈托。

病情评估

这是一位 60 岁的男性，有高血压、高脂血症和左眼视力丧失病史，被一辆机动车撞倒后就诊。影像显示为 Jefferson 骨折 4 型，右侧 C1 侧块向后外侧移位，横韧带损伤。患者还有椎前血肿，伴有活动性造影剂外渗和可能的气道压迫，已气管插管进行气道保护。患者颈部佩戴硬颈托，检查时无局灶性神经功能缺失。在急诊治疗中，患者的气道保护和纵隔损伤的管理是首要任务。一旦患者病情稳定，神经外科将继续跟踪患者并进一步手术治疗。

治疗计划

- 在创伤科入住外科重症监护室
- 由于他的活动性椎前血肿，没有采取急诊神经外科干预
- 每小时进行一次神经系统检查
- 严格遵守脊柱预防措施，包括始终佩戴硬颈托（例如迈阿密 J 型）并采用轴线翻身法为患者翻身
- 进行脊柱 MRI 平扫检查，以评估韧带断裂和硬膜外血肿
- 由耳鼻喉 / 整形外科 / 口腔颌面外科会诊面部骨折
- 在病情稳定后进行脊柱固定手术

学习要点

- 对寰椎骨折的初步评估应侧重于确定骨折是稳定的还是不稳定的。有多种 C1 骨折分类，但 Jefferson 分类使用最为广泛（表 7.1）[1]。
- 要进行的重点测量包括：
  - ADI（男性正常范围＜3 mm，女性＜2.5 mm；＞5 mm 为不稳定）[2]
  - 双侧 C1 侧块在 C2 侧块上的位移（根据“Spence 原则”，如果≥7 mm 则为不稳定）[4]
  - 如果这些测量值异常，则高度怀疑 TAL 损伤，应将骨折视为不稳定。
- 寰椎骨折的治疗取决于骨折类型和是否存在 TAL 损伤 [3]：
  - 无移位的寰椎前弓或后弓骨折和侧块骨折可用外部颈椎固定装置治疗。
    - 使用 8～12 周硬颈托、枕下下颌固定器和头环背心外固定器可获得＞96% 的成功愈合率。
  - 无TAL损伤的寰椎前后弓联合骨折可用外部颈椎固定装置治疗 10～12周。
  - 有 TAL 损伤的寰椎前后弓联合骨折可用头环外固定器单独治疗 12 周，或采用手术治疗，通常是 C1-2 稳定和融合。
- 手术时机也取决于患者的整体状况。如果患者神经系统完好，但有其他更紧急的医疗问题，可用颈椎固定装置固定患者，直到病情稳定。

表 7.1　C1 骨折 Jefferson 分型

类型	描述	稳定性
1 型	单纯后弓骨折	稳定
2 型	单纯前弓骨折	稳定
3 型	前后弓骨折，通常为双侧	稳定性取决于横韧带的完整性
4 型	侧块骨折	不稳定

（Wuyang Yang，Jennifer E. Kim 著　张　嘉 译　司　雨 审校）

参考文献

1. Jefferson G. Fracture of the atlas vertebra. Report of four cases, and a review of those previously recorded. *BJS (British J Surgery)*. 1919;7(27):407–422.
2. Kakarla UK, Chang SW, Theodore N, Sonntag VKH. Atlas fractures. *Neurosurgery*. 2010;66(suppl_3):A60–A67.
3. Ryken TC, Aarabi B, Dhall SS, et al. Management of isolated fractures of the atlas in adults. *Neurosurgery*. 2013;72(suppl_3):127–131.
4. Spence KFJ, Decker S, Sell KW. Bursting atlantal fracture associated with rupture of the transverse ligament. *J Bone Joint Surg*. 1970;52(3):543–549.

8 工伤事故后背部疼痛

会诊信息

38 岁男性，背部严重创伤后剧烈疼痛。

初始影像

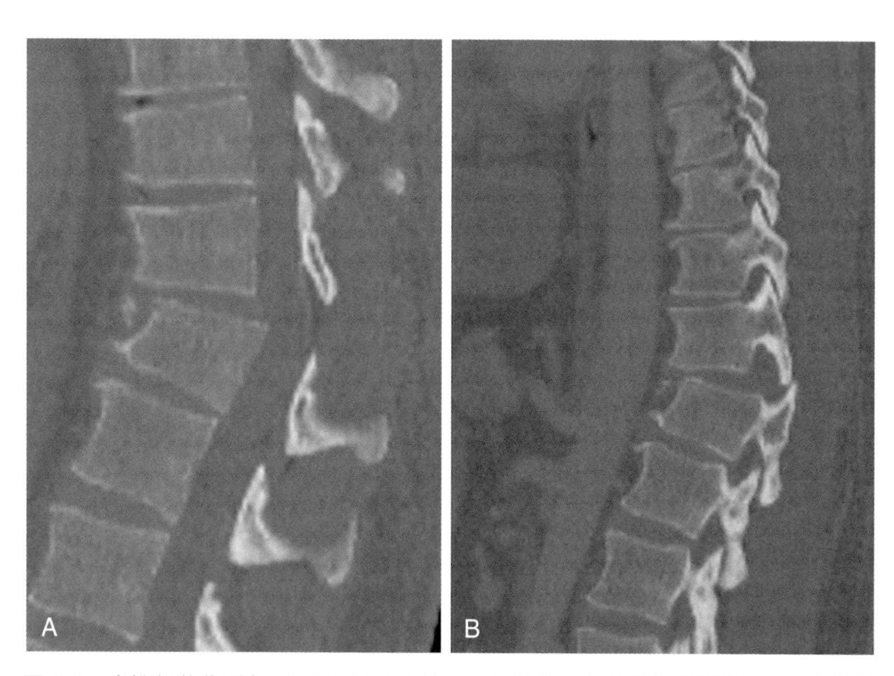

图 8.1 胸椎矢状位平扫 CT 显示（A）T11-T12 所有 3 个柱的骨折脱位，T12 泪滴状骨折，T12 椎体上 - 前终板断裂，T12 椎体后移位，T11-T12 椎板间距离明显增大，以及（B）双侧小关节上移位。这些发现符合合并不稳定屈伸损伤或软组织损伤的 Chance 骨折

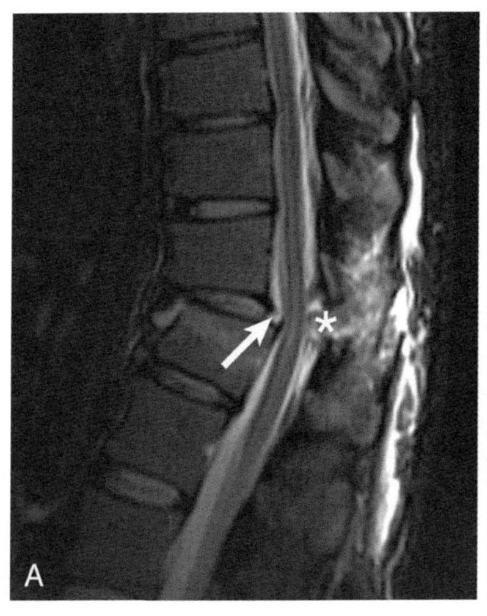

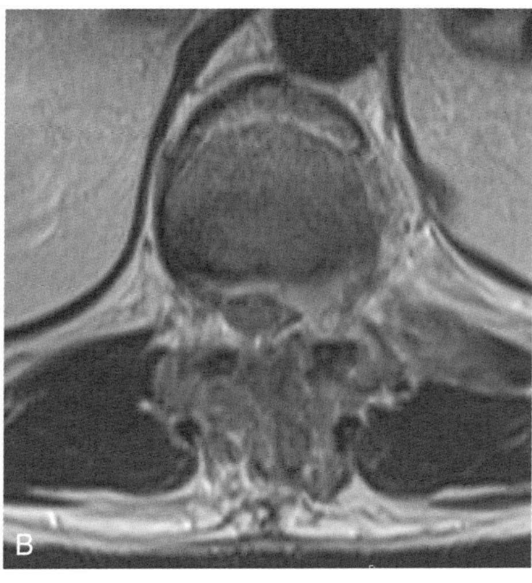

图 8.2 胸椎 MRI 的 STIR 序列（A）显示了前、后纵韧带（箭头）以及后棘突韧带复合体（星号）的破坏。T12 水平轴向 T2 加权 MRI（B）显示中度椎管狭窄

会诊前思考点

- 该患者的损伤机制是什么？有目击者吗？
- 在送往医院的途中进行了哪些治疗？
- 患者是否接受了创伤团队的评估？
- 患者还有其他损伤吗？哪一个最关键？他的血流动力学是否稳定？
- 是否有颅内或颈椎 / 腰椎损伤的风险？他目前的临床和神经状态如何？
- 他是否在使用任何抗凝药物或抗血小板药物？

现病史

一名 38 岁的男性建筑工人，无重大疾病史，1 h 前在工作中发生事故后出现严重的中下背部疼痛。一辆重约 3000 kg 的挖掘机翻倒，撞到他的颈部，将他推入约 1 米深的沟里，并将他以弯曲的姿势压倒在地上。他被急救人员救出并送往急诊室。他否认意识丧失，在恢复活动之前，他有几分钟无法移动双腿。目前，他感到疼痛十分剧烈（VSA 10 分），是由中下背部向前放射的搏动性疼痛。他否认腿部疼痛、感觉异常、无力、二便失禁或鞍区麻木。他未服用任何抗凝或抗血小板药物。他最后一次经口摄入是 8 h 前喝的一杯水。

生命体征

T 37.7 ℃，HR 62 次 / 分，RR 20 次 / 分，BP 130/84 mmHg，2 L/min 吸氧条件下指尖血氧 96%。

相关的实验室检查

Hb 15.3 g/dl，血小板 294×10^9/L，INR 0.9，aPTT 23.7 s。

体格检查

神清，对人物、地点和时间定向力正常，因背痛而轻度不适
已使用硬颈托固定颈部
双侧上肢肌力 5/5 级
双侧下肢肌力 5/5 级
轻触和针刺感觉大致正常，无感觉障碍
本体感觉正常
无踝阵挛，霍夫曼征阴性
双侧下肢反射 2+，足趾下垂
肛门括约肌张力存在
会阴和肛周感觉正常

美国脊髓损伤协会（ASIA）损伤程度量表

ASIA E 级。

胸腰椎损伤分级及严重程度评分（TLICS）（表 8.1）

形态：4；后棘突韧带复合体完整性：3；神经状态：0；总分：7

会诊分级

根据损伤机制，该患者是一名高风险创伤患者。患者需要创伤团队进行全面的一级和二级评估。脊柱的屈伸损伤通常合并腹部损伤（50%），这些损伤可能会延迟出现[1]。患者具有不稳定的胸脊柱损伤，并有很高的神经恶化风险。患者颅内和颈部损伤的风险高。如果患者尚未接受全神经轴的 CT 检查，则需要进一步完善。急诊部门和创伤团队在评估和管理期间应使用全面的脊柱保护性预防措施。应使用颈托固定，直到可以安全摘除。还将密切监测是否出现脊髓 / 神经源性休克。这是一次紧急的、需要手术的会诊。

表 8.1 胸腰椎损伤分级及严重程度评分（TLICS）（引自 Lee 等[2]）

Ⅰ	骨折形态	压缩型	1	CT
		爆裂型	2	
		剪力 / 旋转型	3	
		牵张型	4	
Ⅱ	后棘突韧带复合体的完整性	完整	0	CT/MRI
		可疑	2	
		受损	3	
Ⅲ	神经功能	无损伤	0	体格检查
		神经根损伤	2	
		脊髓完全性损伤	2	
		脊髓不完全性损伤	3	
		马尾损伤	3	
治疗建议		手术	0 ~ 3	非手术治疗
			4	依据病情而定
			≥5	手术治疗

病情评估

这是一名 37 岁的男性，表现为严重的创伤性不稳定的 T11-T12 Chance 骨折，ASIA E 级，TLICS 评分为 7。他目前神经系统正常，血流动力学稳定，主诉为胸部神经根疼痛。如果被创伤团队排除其他危及生命的损伤，他将需要紧急手术来固定胸椎结构。

治疗计划

- 全面的创伤评估
- 严格的脊柱保护性预防措施（硬颈托、轴向翻身、使用脊柱板进行转运、卧床休息、平卧）
- 动脉测压和 Foley 导尿管留置；如果需要升压药，应留置中心静脉导管
- 平均动脉压 > 85 mmHg 以维持脊髓灌注
- 术前实验室检查，包括血型鉴定和交叉配血；术前备血（2 U 红细胞）
- 在创伤评估清楚后，急诊进行后路胸腰椎融合术，矫正后凸畸形和小关节脱位（图 8.3）
  - 要点：
    - Jackson 手术床
    - 术中神经监测：MEP/SSEP/EMG
    - 透视、术中 CT
    - 高速磨钻
    - 脊柱融合器械

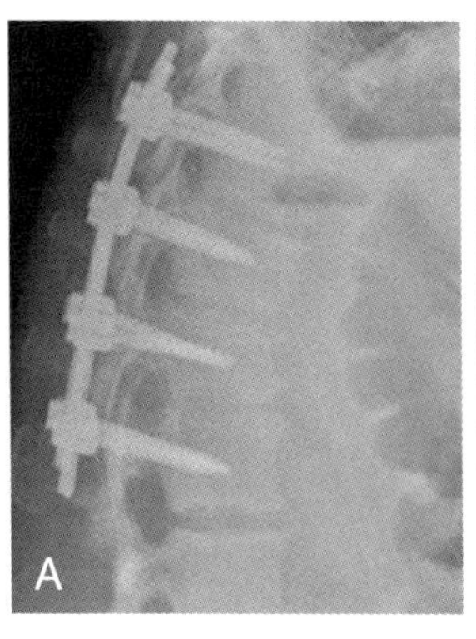

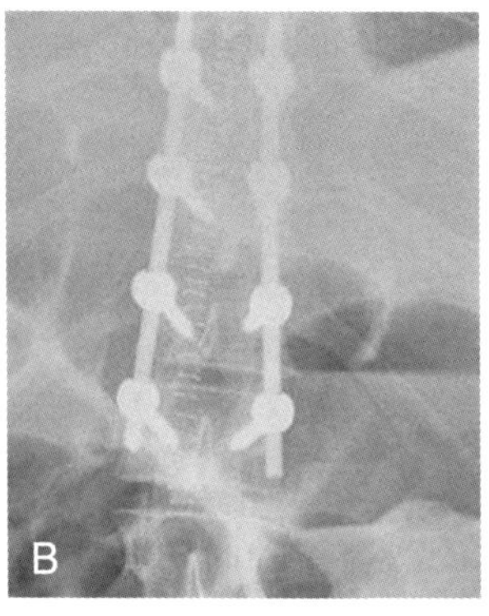

图 8.3　胸腰椎术后侧位（A）和前后位（B）X 线片可显示 T11 至 L1 的内固定

- 移植用骨
- 麻醉：平均动脉压＞85 mmHg 以维持脊髓灌注，特别是在诱导期间

■ 术后入住神经重症监护病房

学习要点

- 在严重创伤的情况下，对伴随损伤进行评估至关重要。因此，在证明没有颈椎损伤之前，应假定存在颈椎损伤。
- Chance 骨折是由屈伸损伤机制引起的。通常是三柱损伤，伴有前柱受压和后柱牵张。在同一患者中可以同时存在骨质和软组织损伤。
- 在神经外科干预之前，始终要考虑创伤的 ABC（气道、呼吸、循环）三因素。无论神经状态如何，患者在考虑手术之前必须保持血流动力学稳定。在手术之前，必须保持严格的脊柱保护性预防措施。
- 对于 T6 水平及以上损伤的患者，必须密切监测神经源性休克的迹象，包括低血压、心率异常和呼吸困难。在此期间，通过提高平均动脉压来保持良好的脊髓灌注至关重要。
- 胸腰椎损伤分级及严重程度评分（TLICS）是管理胸腰椎损伤患者的指南（表 8.1）[2]。

（Brian Y. Hwang，Jennifer E. Kim 著　陈素华 译　司　雨 审校）

参考文献

1. Bourne JT, Baker ADL, Khatri M. A combined bony and soft tissue, thoracic chance fracture: late displacement following conservative treatment. *Case Reports in Orthopedics*. 2017; 2017:6528673.
2. Lee JY, Vaccaro AR, Lim MR, et al. Thoracolumbar injury classification and severity score: a new paradigm for the treatment of thoracolumbar spine trauma. *J Orthop Sci*. 2005;10:671–675.

9 车祸后左上肢和颈部疼痛

会诊信息

73 岁女性，机动车交通事故后颈部和左上肢疼痛。CT 显示 C6-7 左侧小关节突骨折。

初始影像

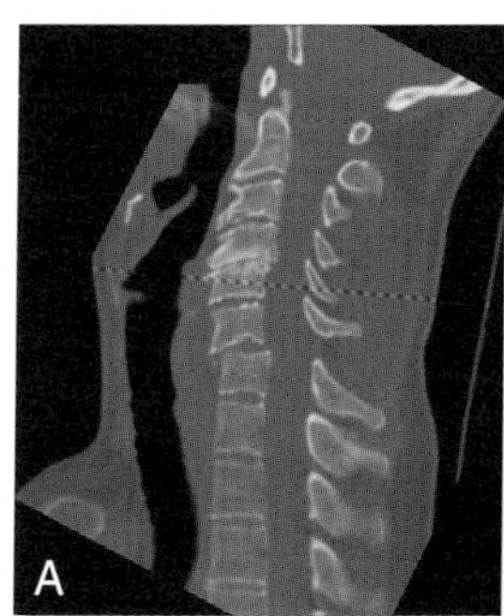

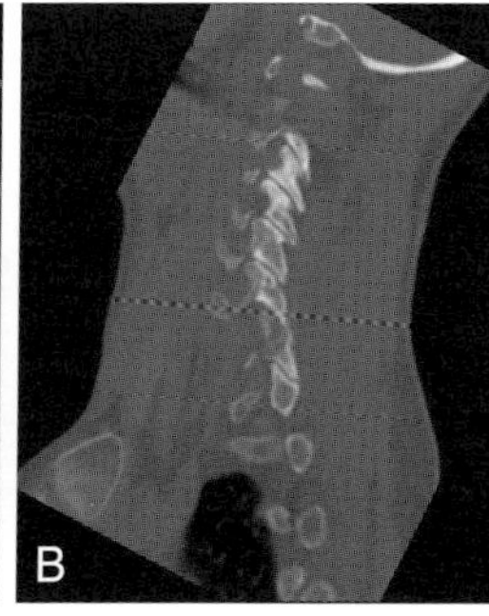

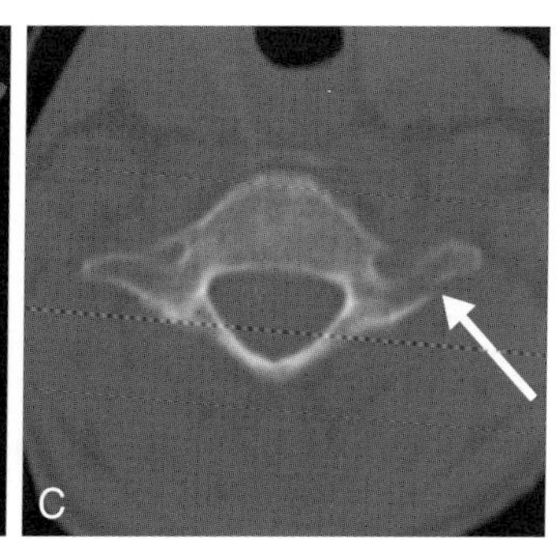

图 9.1 颈椎平扫矢状位 CT（A）显示 C6 相对 C7 椎体向前移位 3 mm，后柱骨折移位。左侧矢状位（B）显示 C6 左侧下关节突位于 C7 骨折的上关节突上。轴位（C）显示左侧 C7 关节突骨折穿过横突并进入 C7 横突孔（箭头）

会诊前思考点

- 该患者的受伤机制是什么？患者是否系了安全带？
- 患者是否经过了创伤团队的评估？
- 患者是否还有合并伤，哪种伤最严重？
- 患者是否有颅内损伤的担忧？
- 患者目前的临床和神经状态如何？是否血流动力学稳定？
- 患者是否有既往病史、手术或药物（如抗凝剂和抗血小板药物）史使她的治疗变得复杂？

现病史

一名 73 岁的女性，既往健康状况良好，在 3 小时前的机动车事故后出现颈部和左上肢疼痛。她在车中系了安全带，当时她的车辆以大约每小时 20 英里的速度追尾了另一辆车，感觉到自己的脖子向前用力一拉，否认失去意识或头部受到撞击。伤后即刻出现严重的颈部疼痛，疼痛放射到左臂和指尖。她被送到当地的急诊室，行颈部 X 线检查发现“异常”，然后被转诊到到我院的三级创伤中心。

她目前诉颈部疼痛（VAS 4 分），左臂存在放射至手指的刺痛和麻木，左臂轻度无力。她否认其他部位疼痛、异常感觉或无力，事故后无二便功能障碍，否认使用任何抗凝剂或抗血小板药物。创伤团队已经对她进行了评估，她没有其他合并伤，头部 CT 未见异常。

生命体征

T 36.7℃，HR 113 次 / 分，RR 18 次 / 分，BP 149/70 mmHg，SpO_2 99%。

相关的实验室检查

Hb 13.2 g/dl，血小板 214×10^9/L，INR 1.0，aPTT 28.4 s。

Glasgow 昏迷评分

运动：6；语言：5；睁眼：4；GCS 总分：15。

体格检查

神清，对人物、地点和时间定向力正常
因颈部疼痛而不适
已佩戴颈托
瞳孔等大等圆，对光反射灵敏
眼球运动正常，面纹对称，伸舌居中

	三角肌	肱二头肌	肱三头肌	腕屈肌	腕伸肌	握力
右上肢肌力	5/5	5/5	5/5	5/5	5/5	5/5
左上肢肌力	5/5	5/5	4/5	4+/5	5/5	4+/5

双下肢肌力均为 5/5 级

左侧 C6、C7 分布区域存在轻触觉和针刺觉减退（主观感觉减退 20%），但除此之外感觉正常

无阵挛，霍夫曼征阴性、双侧足趾下垂

全身反射 2+，张力存在

会阴 / 肛门周围感觉正常

美国脊髓损伤协会（ASIA）损伤程度量表

ASIA E 级。

会诊分级

该患者血流动力学稳定，但检查发现左侧 C7 神经根麻痹和左侧 C6-C7 分布区感觉异常。她患有不稳定的颈椎前屈旋转损伤，需要严格的颈椎保护措施。可以对她的颈椎进行 MRI 检查，以确认是否有韧带损伤并评估是否存在血肿或椎间盘突出。由于骨折延伸到左侧横突孔，她还需要对颈部进行 CT 血管检查（CTA），以评估潜在的血管损伤。她需要紧急手术来复位、减压和稳定关节。这是一次紧急的、需要手术的会诊。

补充检查

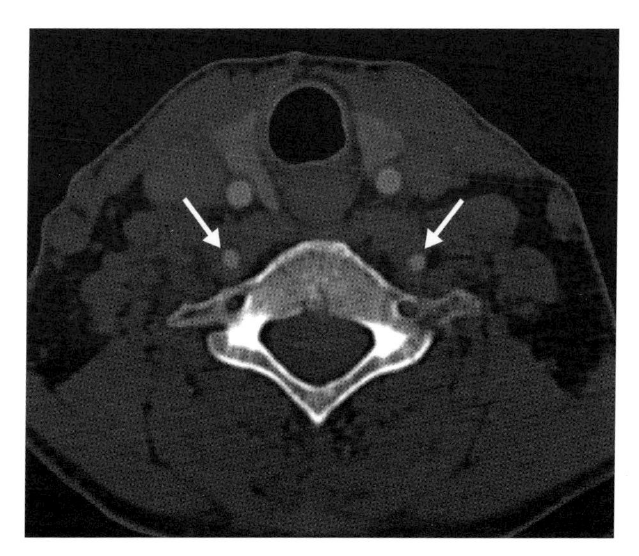

图 9.2 颈部 CTA 显示，在 C6-C7 水平，椎动脉（箭头）位于椎体前方。椎动脉通畅，无夹层或狭窄迹象

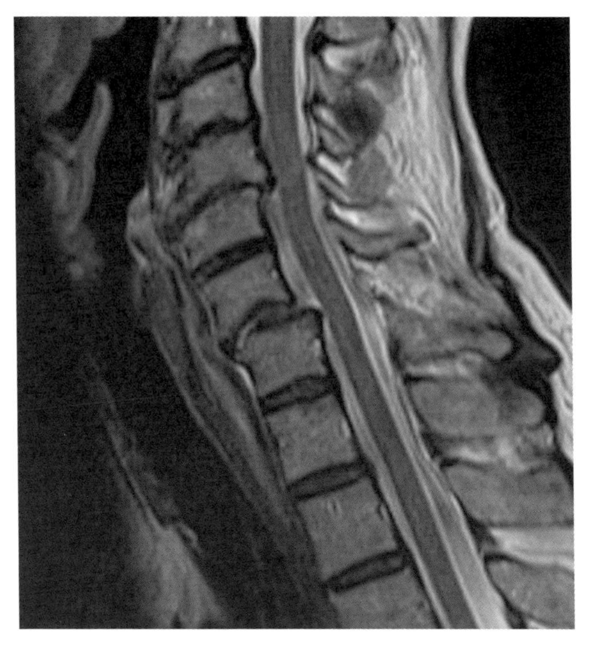

图 9.3　颈椎平扫 MR 矢状位 T2 加权像显示 C6-C7 水平后纵韧带、黄韧带和棘间韧带断裂。无脊髓信号异常或明显的椎管狭窄

下颈椎损伤分类和严重程度量表（SLICS）(表 9.1)

骨折形态：4

椎间盘韧带复合体的完整性：2

神经状态：1

总分：7

病情评估

这是一名 73 岁的女性，在机动车事故后出现 C6-C7 半脱位、左侧 C6 关节突和左侧 C7 关节突骨折。检查发现她有三头肌麻痹和左侧 C6-C7 神经根分布区的症状。她的颈椎平扫 MRI 检查显示 C6 和 C7 的后纵韧带、黄韧带和棘间韧带断裂。颈部 CTA 检查未见血管异常。没有合并其他部位损伤，否认使用抗凝剂或抗血小板药物。患者为不稳定的颈椎损伤（SLICS 评分为 7），需要手术治疗。考虑到患者的年龄和损伤模式，牵引和闭合复位在提供神经根减压、融合和持久的稳定性方面可能效果较差。

表 9.1 下轴颈椎损伤分类系统（SLICS）（引自 Vaccaro 等[1]）

三个独立的预测因子				
Ⅰ	骨折形态	正常 压缩型 爆裂型 牵张型 旋转 / 平移	0 1 2 3 4	CT
Ⅱ	椎间盘韧带复合体完整性	完整 可疑 破坏	0 1 2	CT/MRI
Ⅲ	神经功能	完整 神经根损伤 完全脊髓损伤 不完全脊髓损伤 神经损伤部位持续压迫脊髓	0 1 2 3 +1	体格检查
治疗建议		手术	0 ~ 3 4 ≥5	保守 待定 手术

治疗计划

- 始终佩戴硬颈托
- 术前实验室检查，包括血型筛查；为手术准备 2 个单位的红细胞
- 急诊行颈椎后路减压和 C5-T2 融合（图 9.4）
  - 手术注意要点：
    - Mayfield 头架固定
    - 术中神经监测：MEP/SSEP/EMG
    - 脊柱融合器械
    - 高速磨钻和（或）超声骨刀
    - 术中透视检查

学习要点

- 小关节是颈椎的主要稳定结构，特别是在屈曲和旋转时。小关节骨折和脱位可能很微小隐匿。要始终密切评估矢状位片上的脊髓后外侧线和后棘突线
- 当下位关节突位于下方椎体的上位关节突上方时，则为关节突脱位。当下位关节突位于下方椎体的上位关节突前方时，则发生关节突交锁。

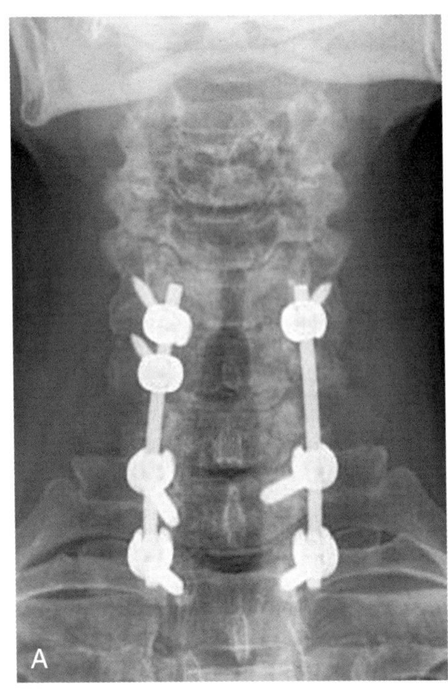

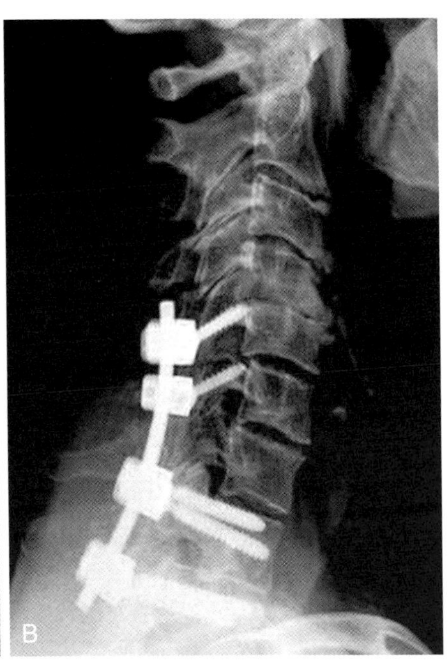

图 9.4　颈椎前后位（A）和侧位（B）X 线片显示 C5-T2 内固定装置，左侧 C6-C7 小关节突骨折和半脱位复位

- 这些关节损伤可以通过闭合复位和支具固定或开放复位和内固定来治疗。治疗方法的选择取决于患者病史和检查、损伤严重程度以及是否存在相关的脊髓损伤。在单侧小关节损伤中，高 BMI、骨折脱位 > 2 mm 以及神经损伤的存在与非手术治疗失败的高风险相关[1]。
- 在创伤病例中，当进行颈椎手术固定时，确保在固定前没有颅骨骨折。
- 下颈椎损伤分类系统（Subaxial Cervical Spine Injury Classification System，SLICS）是管理下颈椎损伤患者的指南（表 9.1）。

（Brian Y. Hwang，Jennifer E. Kim 著　马千权 译　司　雨 审校）

参考文献

1. Vaccaro AR, Hulbert RJ, Patel AA, et al. The subaxial cervical spine injury classification system: a novel approach to recognize the importance of morphology, neurology, and integrity of the disco-ligamentous complex. *Spine*. 2007;32:2365–2374.
2. van Eck CF, Fourman MS, Abtahi AM, Alarcon L, Donaldson WF, Lee JY. Risk factors for failure of nonoperative treatment for unilateral cervical facet fractures. *Asian Spine J*. 2017;11:356–364.

10 低冲击创伤后背部疼痛

会诊信息

56岁女性，跌落伤，CT示T12爆裂骨折。

初始影像

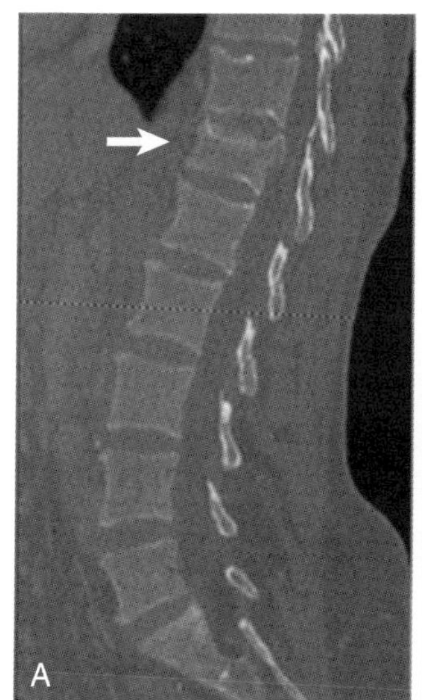

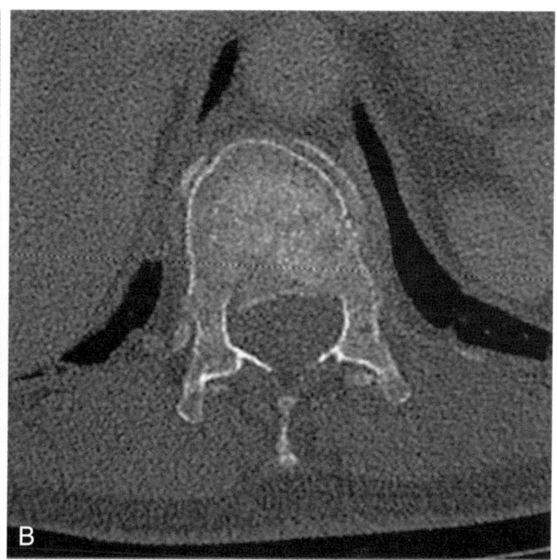

图10.1 矢状位（A）和轴位（B）腰椎平扫CT显示T12椎体（箭头）爆裂骨折，高度丢失约30%，椎体后缘后移4 mm

会诊前思考点

- 该患者的损伤机制是什么？
- 患者是否有神经功能缺损？
- 患者合并什么样的疼痛？
- 患者的基线状态和行走状态如何？
- 创伤团队是否对患者进行了评估？
- 是否怀疑同时有颈椎或腰椎损伤？患者是否戴颈托？

现病史

一名 56 岁的女性，有骨质疏松病史，正在服用钙剂和唑来膦酸，从座位上跌倒后出现症状。患者当时坐在在船上，一个波浪将她震到空中，然后跌落，臀部着地，否认头部撞击或意识丧失。伤后即刻出现持续的腰背痛，但在跌倒后能够自行起身并行走。目前她否认有任何根性疼痛、麻木、感觉异常、无力或二便问题（包括潴留或失禁）。腰椎平扫 CT 显示 T12 椎体急性爆裂性骨折，高度损失约 30%，椎体后缘后移 4 mm，T11-T12 处脊髓轻度受压。创伤团队已经对她进行了评估，她没有其他合并损伤。

生命体征

T 35.6℃，HR 80 次 / 分，BP 110/62 mmHg，SpO_2 98%。

相关的实验室检查

Na 143 mmol/L，Hb 10.3 g/dl，血小板 343×10^9/L，INR 1.1，aPTT 27.6 s。

体格检查

神清，对人物、地点及时间定向力正常
颈部硬颈托固定在位
双侧上肢肌力 5/5 级
双侧下肢肌力 5/5 级
全身反射 2+
病理征阴性
足趾自然下垂
全身轻触觉正常

会诊分级

患者神经系统完好（无局部缺损，所有肌肉群力量正常，无脊髓损伤或神经根损伤迹象）。根据所在机构、MRI 的可用性以及外科医生的判断，可以选择胸部和腰椎 MRI 平扫以评估韧带断裂或潜在病变。患者血流动力学稳定，并且疼痛已经通过口服止痛药得到了良好的控制，因此在获得进一步检查结果之前，她可以在急诊室进行观察。这是一个非紧急、但可能需要手术的会诊，需要等待影像学检查结果。

病情评估

这是一名 56 岁的女性，有骨质疏松病史，因从坐着的位置跌倒后出现症状，影像学检查显示 T12 椎体急性爆裂性骨折，无明显高度损失和后移。没有严重的椎管狭窄。胸腰椎平扫 MRI 没有显示任何潜在的病理病变、韧带断裂或明显的脊髓压迫的证据。患者神经系统完整，疼痛通过口服止痛药得到了良好的控制。她的 TLICS 评分为 2，表明损伤稳定（形态：2，后韧带复合体完整性：0，神经状态：0）。

治疗计划

- 目前不需要急诊神经外科干预
- 建议使用胸腰椎支具以提供舒适感（例如胸腰椎骶骨支具 /TLSO）；一些外科医生可能会要求患者在下床时始终佩戴支具
- 早期活动，指导脊柱注意事项（避免扭转、屈曲或抬重物动作）
- 患者可以从急诊出院，进行门诊随访和站立 / 屈伸位胸腰椎 X 线检查
- 骨质疏松症门诊评估和管理

学习要点

- 创伤性压缩骨折通常是高能量轴向负荷的结果。爆裂骨折是一种压缩骨折，导致椎体后皮质骨折和骨性后移进入椎管。
- 目前存在多种分类系统来描述胸腰椎骨折，例如 Denis、Magerl 和胸腰椎损伤分类评分（Thoracolumbar Spine Injury Classification Score，TLICS[2]）。
  - TLICS 旨在标准化指导临床管理（手术与非手术）（表 10.1）。这种评分考虑了损伤或骨折形态、神经缺损以及后韧带复合体（PLC）的损伤。评分＜4 倾向于非手术治疗，4 为两者均可，＞4 倾向于不稳定，需要手术治疗[3]。
  - TLICS 后来促进了 AOspine 胸腰椎损伤分类系统的产生，该系统旨在通过更详细地考虑骨折形态、神经缺损和韧带损伤来标准化严重程度[4]。
- 传统上，保守治疗包括早期使用 TLSO 或其他支具。然而，最近的证据表明，在没有神经缺损的患者中，支具可能不是必需的[1]。矫形支具的使用应根据具体情况而定。
- MRI 可用于评估韧带损伤，并评估潜在的病变，如使患者易发生病理性骨折的恶性肿瘤。

- 低冲击力或轻微创伤引起的骨折（定义为脆性骨折）与骨质疏松有关。门诊检查骨质密度异常包括血液检查（钙、维生素 D、甲状旁腺激素、男性睾酮水平）和 DEXA 扫描（双能 X 线吸收测定法）。
- 在胸腰椎交界处的骨折，如本例，可能需要更密切的随访以监测不稳定或畸形的发展（如脊柱后凸或侧凸畸形），如出现上述情况则需要进行手术治疗。

表 10.1 胸腰椎损伤分类评分（TLICS）

损伤形态	压缩	1
	爆裂	2
	剪切	3
	牵张	4
PLC 完整性	完整	0
	怀疑或不确定的损伤（水肿 / 增强）	2
	确定的损伤（断裂）	3
神经受损	完整	0
	神经根损伤	2
	完全脊髓损伤	2
	不完全脊髓损伤	3
	马尾综合征	3
TLICS 评分	＜4 分保守治疗	
	4 分待定	
	＞4 分手术治疗	

Adapted from the treatment algorithm for thoracolumbar injury by the Spine Trauma Study Group.[3]

（Jennifer E. Kim 著 司 雨 译 吴 超 杨 军 审校）

参考文献

1. Bailey CS, Urquhart JC, Dvorak MF, et al. Orthosis versus no orthosis for the treatment of thoracolumbar burst fractures without neurologic injury: a multicenter prospective randomized equivalence trial. *Spine J.* 2014;14(11):2557–2564.
2. Ghobrial GM, Maulucci CM, Harrop JS. *Evaluation, Classification, and Treatment of Thoracolumbar Spine Injuries. Youmans and Winn Neurological Surgery.* 7th ed. Philadelphia, PA: Elsevier; 2017:253–2545.e2.
3. Vaccaro AR, Lehman RA, Hurlbert RJ, et al. A new classification of thoracolumbar injuries: the importance of injury morphology, the integrity of the posterior ligamentous complex, and neurologic status. *Spine.* 2005;30(20):2325–2333.
4. Vaccaro AR, Oner C, Kepler CK, et al. AOSpine thoracolumbar spine injury classification system: fracture description, neurological status, and key modifiers. *Spine.* 2013;38(23):2028–2037.

11 车祸后呕吐及颈部疼痛

会诊信息

20 岁男性，机动车事故后受伤，救护车转运 / 意识障碍史，伴呕吐和颈部疼痛。

初始影像

无。

会诊前思考点

- ABC 评估过了吗？
- 创伤中心人员给患者查体了吗？
- 做过什么影像学检查？
- 他的症状是因为颅内出血吗？
- 患者是否佩戴硬颈托？

现病史

一名 20 岁男性因机动车事故受伤后被救护车送至医院。他驾驶速度不快，但没有系安全带，另一辆车从侧面撞来，安全气囊有效弹出。患者有短暂的意识丧失，之后他便自行从车中钻出。急救人员说，他当时在现场可行走，但精神恍惚。到达急诊室时，患者 GCS 为 14 分，伴有间歇性呕吐。再次查体时，创伤中心人员检查出颈椎触痛。

生命体征

T 36.9℃，HR 90 次 / 分，血压 138/52 mmHg，SpO_2 99%。

相关实验室检查

结果暂未出。

Glasgow 昏迷评分

运动：6；语言：4；睁眼：4；GCS 总分：14。

体格检查

神清，对人物、地点及时间定向力正常
左前额擦伤
颈部硬颈托固定
双侧瞳孔等大等圆，对光反射灵敏
眼球运动无异常，面纹对称，伸舌居中
旋前肌漂移征阴性
双侧上肢肌力 5/5 级
双侧下肢肌力 5/5 级
轻触觉无异常
霍夫曼征或阵挛阴性
足趾自然下垂
下颈椎触痛
无安全带勒痕

会诊分级

对于所用创伤患者，ABC 是初始评估的关键。此患者在不吸氧的状态下呼吸平稳，血流动力学稳定，血压和心率都平稳。考虑到受伤机制，应由创伤外科医生进行初级、二级和三级评估检查。由于他的血流动力学稳定且 GCS 14 分，患者可以在急诊室继续观察，同时进行进一步检查。他精神亢奋且伴呕吐，所以应该优先做头部 CT 以排除颅内原因。这是一个急会诊。

初始治疗计划

- 创伤评估（如果尚未进行）
- 急查头颅及颈椎平扫 CT
- 颈托固定直到情况可以允许解除
- 全血细胞计数，脑钠肽前体，凝血因子
- 血液酒精含量和尿液毒检
- 缓解恶心症状
- 在头部影像学检查完成前，避免应用镇静剂
- 禁食、静脉输液

影像学检查

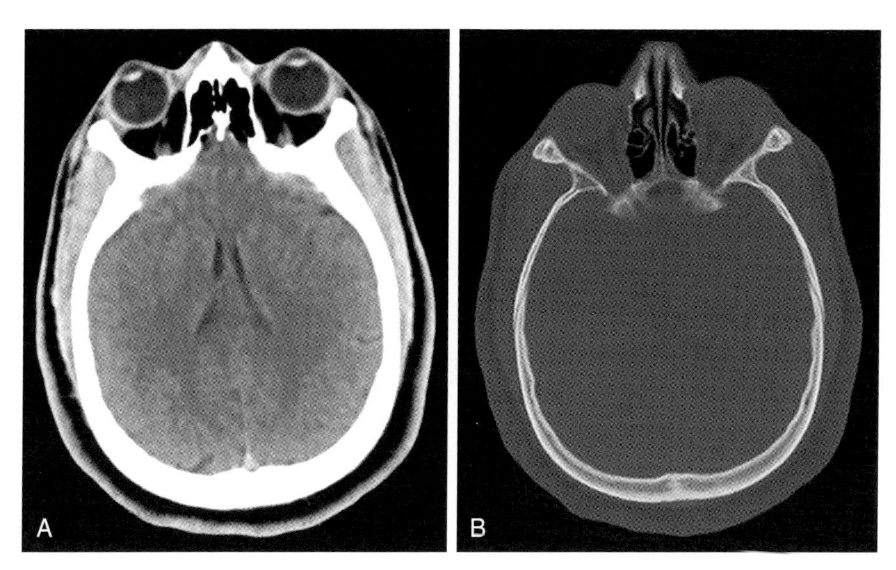

图 11.1　头颅和颌面部横断面 CT 平扫。（A）脑实质窗未见颅内异常。（B）骨窗未见眼眶、颌面、颅骨或颅底骨折的证据

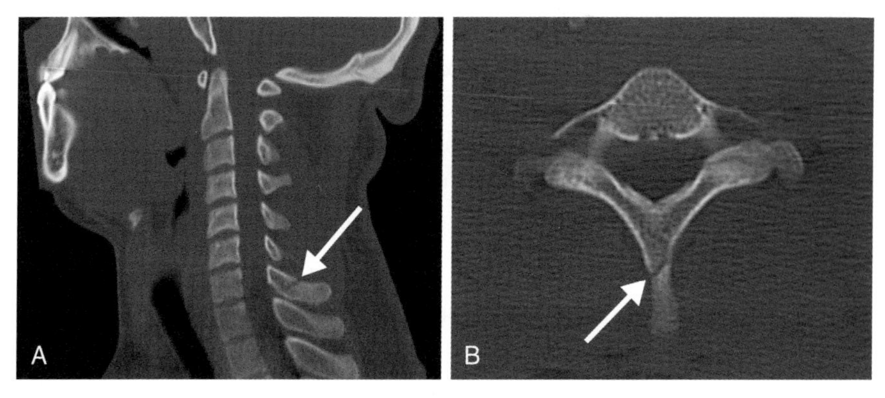

图 11. 2　颈椎 CT 平扫。（A）矢状面显示 C7 棘突（箭头）急性骨折，未见对线不良或椎体高度降低。（B）横断面显示棘突呈线性无移位骨折（箭头），骨折线未累及椎板

病情评估

一名 20 岁男性，在机动车事故后出现短暂性意识丧失、精神亢奋、呕吐和颈部疼痛。头部 CT 未见异常，但颈椎 CT 显示 C7 棘突骨折，未累及椎板，特征符合“铲土者骨折”。他没有局灶性神经病变、肢体无力或感觉异常。他头部外伤后呈现精神亢奋和恶心，影像学检查呈阴性，应关注有无脑震荡。

治疗计划

- 无须神经外科急诊手术干预
- 无须复查头部影像学检查
- 硬颈托持续固定 6 周并临床随访
- 如果病情稳定，患者可出院，按脑震荡后综合征予以出院后指导。如持续不适，可留院观察一天。

学习要点

脑震荡[1, 2]

脑震荡定义为有临床症状但无影像学异常的创伤性脑损伤。目前脑震荡症状是以 2008 年疾病控制中心（CDC）和美国急诊医师学会（ACEP）制定的成人轻度创伤性脑损伤（traumatic brain injury，TBI）临床指南为指导意见。指南定义脑震荡常见于在受伤 24 h 内急诊就诊的 16 岁以上成年人、非贯通性脑损伤、GCS ≥ 14。最重要的是：

- 对于伴有意识丧失、创伤后遗忘或出现以下症状之一的患者，建议进行头部 CT 检查：60 岁以上、头痛、恶心、记忆丧失、癫痫发作、GCS ＜15、局灶性神经功能受损、凝血功能障碍或锁骨以上部位创伤时。
- 轻度脑损伤且头部影像学检查未见异常的患者发生颅内异常的风险非常低，可出院并接受脑震荡后综合征相关咨询。这些症状包括头痛、恶心、头晕、眩晕、对光或噪音敏感、疲劳、睡眠障碍、记忆力和注意力不集中、易怒、焦虑、抑郁和情绪不稳定。
- 脑震荡后恢复正常活动或运动的建议通常采用六阶段计划，特别是对积极参加比赛的年轻运动员。进入下一阶段之前需要在不出现上述症状的前提下完全能耐受上一阶段的行为。
  - 第一步：回到正常的活动中（如学校或工作）
  - 第二步：轻度有氧运动

- 第三步：中等运动量的运动
- 第四步：剧烈的非对抗性运动
- 第五步：训练和充分对抗
- 第五步：竞赛

铲土者骨折[3, 4]

- 铲土者骨折是发生在颈椎下部或胸椎上部的棘突撕脱性骨折。C7 和 T1 是最常见的受累节段。
- 这种骨折首次提出是在 20 世纪 30 年代因澳大利亚的工人在铲黏土时骨折而得名。如今，铲土者骨折很少见，通常被忽视，特别是在 X 线片上。它主要发生在挥鞭伤、屈曲过度、对棘突的直接打击，或在运动中受伤时使手臂向上猛抬。
- 这是一种稳定骨折。查体时，在骨折水平触诊颈椎和胸椎时通常有点状压痛，但没有任何局灶性神经功能受损。
- 治疗包括保守治疗、镇痛，如果患者有无法忍受的疼痛（尽量减少颈部屈曲可减轻疼痛），则采用颈托固定。
- 车祸后患者多节段棘突骨折应怀疑为高能创伤，应进行细致检查和进一步影像学检查。

（JordinaRincon-Torroella，Jennifer E. Kim 著　刘　鑫 译　吴　超 审校）

参考文献

1. Jagoda, et al. Clinical policy: neuroimaging and decision making in adult mild traumatic brain injury in the acute setting. *Ann Emerg Med*. 2008;52(6):714–748.
2. Marshall S, et al. TBI Expert Consensus Group. Updated clinical practice guidelines for concussion/mild traumatic brain injury and persistent symptoms. *Brain Inj*. 2015;29(6):688–700.
3. de Boer P, et al. The clay shoveler's fracture: a case report and review of the literature. *Emerg Med*. 2016;51(3):292–297.
4. Venable JR, et al. Stress fracture of the spinous process. *JAMA*. 1964;190:881–885.

第二部分

神经系统肿瘤

12 头痛、恶心和言语困难

会诊信息

51 岁女性，可疑癫痫发作，伴头痛、恶心、言语困难，MRI 示颅内巨大占位。

初始影像

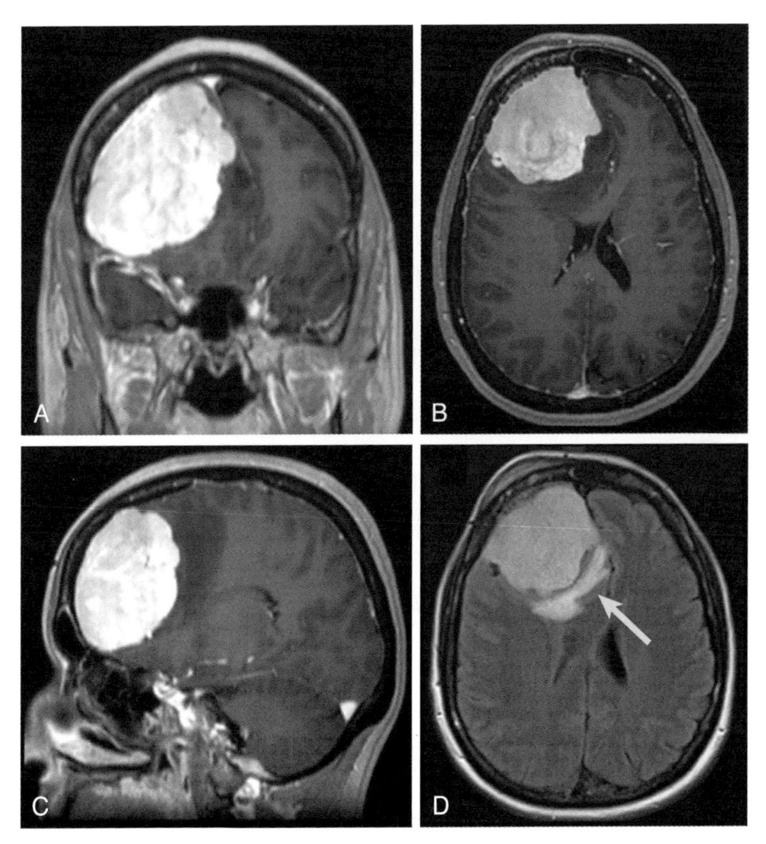

图 12.1 冠状位（A）、横断位（B）和矢状位（C）T1 加权增强 MRI 显示右额叶凸面巨大的均匀增强的脑外病变。肿块对周围脑实质造成明显的占位效应，中线移位，脑室系统受压。轴向 T2 加权 MRI FLAIR 序列（D）显示显著的肿瘤相关血管源性水肿（箭头）

会诊前思考点

- 患者的精神状态和神经系统检查结果如何？
- 神经系统检查结果是和占位效应还是癫痫发作相关？
- 患者症状持续了多久？
- 患者是否有活跃的癫痫发作？
- 患者是否接受过抗癫痫药物治疗？这是否会影响神经系统检查？
- 患者是否需要入院？
- 患者是否需要额外的影像学检查？

现病史

51 岁女性患者，既往体健，当天早些时候因可能的癫痫发作而出现言语困难，随后前往急诊科就诊。发作持续 3 min，自行缓解。患者对此表示担忧，并呼叫紧急医疗服务。患者在送往医院的途中未接受任何抗癫痫药物。在急诊科，她没有任何额外的癫痫样活动发作。经进一步询问，患者自述 3 个月来出现进行性恶心、头痛和伴轻度意识模糊的间歇性痫性发作。她否认出现新发肢体无力、麻木或视力变化，并认为其精神状况处于基线水平。她否认使用任何抗血小板或抗凝药物。在急诊科进行了头部平扫 CT 和脑部增强 MRI，显示右额叶脑外一巨大增强病变（图 12.1）。

生命体征

T 36.7℃，HR 66 次 / 分，BP 117/78 mmHg，SpO_2 99%。

相关实验室检查

Na 137 mmol/L，Cr 0.9 μmol/L，Plt 183×10^9/L，INR 1.0，PT 1.0 s，aPTT 25.4 s。

体格检查

神清，对人物、地点及时间定向力正常

左前额擦伤

颈部硬颈托固定

双侧瞳孔等大等圆，对光反射灵敏

眼球运动无异常，面纹对称，伸舌居中

旋前肌漂移征阴性

双侧上肢肌力 5 级
双侧下肢肌力 5 级
轻触觉正常
右前额突起坚硬、无压痛

会诊分级

该患者表现为新发现的右额叶脑外巨大肿块，符合脑膜瘤表现。除右前额有无压痛骨性突起外，患者的体格检查和神经系统检查正常。该患者的肿瘤体积巨大（ ＞3 cm ），瘤周水肿明显，对周围脑有压迫效应。鉴于患者年龄相对年轻，肿瘤体积较大、伴有脑水肿、占位效应明显，且有症状，建议手术以明确诊断、解除占位效应和缓解症状。患者的 MRI 进一步显示帽状腱膜下间隙和邻近肿瘤的颅骨均有强化（ 图 12.1B ）。在此病例中，可以进行 CT 检查以更好地评估颅骨受累情况，检查提示肿瘤存在骨浸润（ 图 12.2A ）。在手术切除过程中，广泛受累的颅骨可能需要切除并做颅骨成形术。

患者在急诊科开始接受地塞米松治疗。尽管她未再发生言语困难，但她可能已出现了癫痫发作，因此开始接受左乙拉西坦治疗。这是一次非紧急但需要手术的会诊。

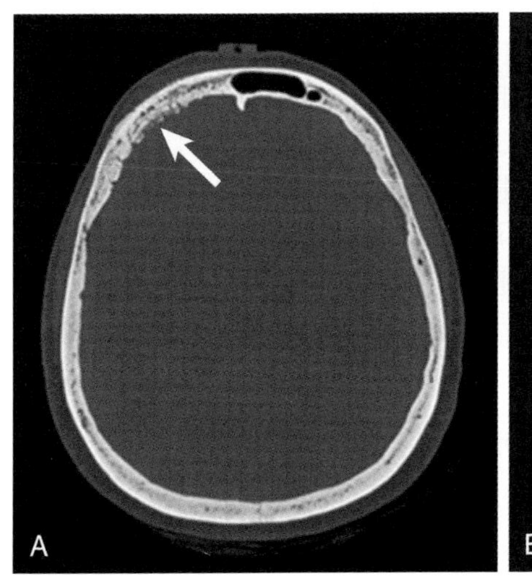

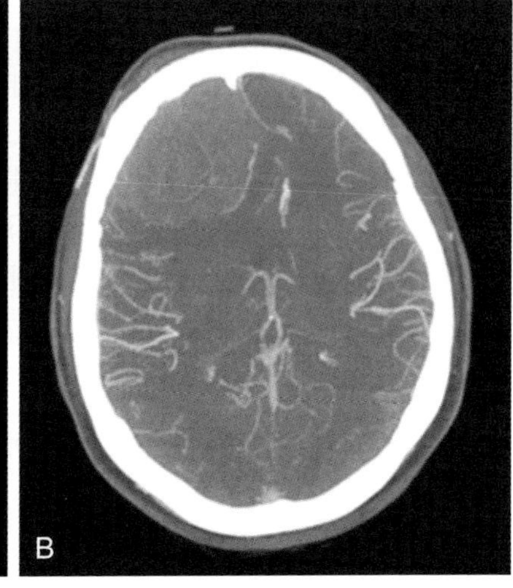

图 12.2 颅脑平扫 CT（ A ）显示骨质增生和提示可能存在肿瘤累及颅骨伴不规则和骨浸润的表现（ 箭头 ）。轴向 CTA（ B ）显示由于肿瘤的占位效应导致大脑前动脉移位

病情评估

这是一名51岁女性患者，既往体健，因头痛、恶心和可能的癫痫发作而就诊，被新诊断为右额脑外巨大占位。MRI检查符合脑膜瘤表现，并伴有明显的瘤周脑组织水肿和中线移位。患者的神经系统完好，她将需要手术治疗。

治疗计划

- 手术计划：进行右额开颅、肿瘤切除减压术以明确诊断、颅内减压
- 继续使用左乙拉西坦、地塞米松和质子泵抑制剂治疗
- 由于患者神经功能完好，此次可出院，近期门诊就诊并接受手术

学习要点

- 出现新发脑肿物的患者的处理应从详细的临床病史开始，包括症状的发作、持续时间和特性。临床检查包括对精神状态和颅神经、运动、感觉和小脑功能的全面神经学评估。神经系统评估中发现的任何缺陷均与肿瘤位置、相关瘤周水肿和血管受累相关[2]。
- 脑膜瘤是最常见的原发性颅内肿瘤，分为WHO 1、2级（不典型）、3级（间变性）。2级和3级脑膜瘤有较高的复发倾向，极少数情况下可转移。鉴别包括血管外皮细胞瘤和硬脑膜转移癌。
- 与散发性脑膜瘤相比，放射相关脑膜瘤更可能为非典型、恶性和多灶性。
- 据文献中最大的系统性综述报道，患有幕上脑膜瘤的患者的术前癫痫发作率为29.2%。69.3%的术前癫痫患者在术后无癫痫发作。然而，12.3%的患者术后会新发癫痫发作[1]。瘤周水肿明显的肿瘤与癫痫发作风险增加有关。患有颅后窝脑膜瘤的患者通常不会进行癫痫的预防治疗。
- 在瘤周水肿导致局灶性神经功能缺损或颅内压升高症状的患者中，可给予皮质类固醇以减轻脑水肿。然而，许多脑膜瘤患者可能很少或没有相关的血管源性水肿，即使是在肿瘤较大的情况下。当有指征时，地塞米松的起始剂量为4 mg，每6小时一次。术后可逐渐减少或停用类固醇。
- 颅脑CT可用于评估肿瘤邻近的颅骨、骨质增生或钙化。这对预测是否进行颅骨重建非常重要。
- 对于毗邻上矢状窦的矢状窦旁区脑膜瘤，可获得MR或CT静脉造影等血管影像，进一步评估肿瘤与上矢状窦的关系及窦侵犯范围。由于静脉

梗死的高风险，神经外科医生在切除肿瘤时应避免牺牲静脉窦，而是倾向于保留静脉窦，较小残留的肿瘤可通过辅助放疗或重复手术进行治疗[3]。

- 治疗方案取决于患者的临床表现、影像学特征、肿瘤生长模式以及其他病史和合并症（图 12.3）。在无症状患者中，通常倾向于观察，尤其是在 85 岁以上的老年患者中。手术减压的适应证包括有症状的肿瘤、体积较大的肿瘤并伴随明显瘤周水肿或肿瘤迅速增大。
- Simpson 量表旨在对肿瘤切除进行分类，并提供研究复发率的工具[6]。
- 很少建议术前栓塞。在选定的病例中，脑血管造影可用于在结扎静脉窦前确认窦闭塞，在小脑幕脑膜瘤中可显示扩大的 Bernasconi-Cassinari 动脉。
- 到目前为止，认为化疗无疗效。
- 根据治疗方式、肿瘤位置、切除范围和分级，复发率具有高度变异性[4]。
- 脑膜瘤随访的一般建议见表 12.1[3]

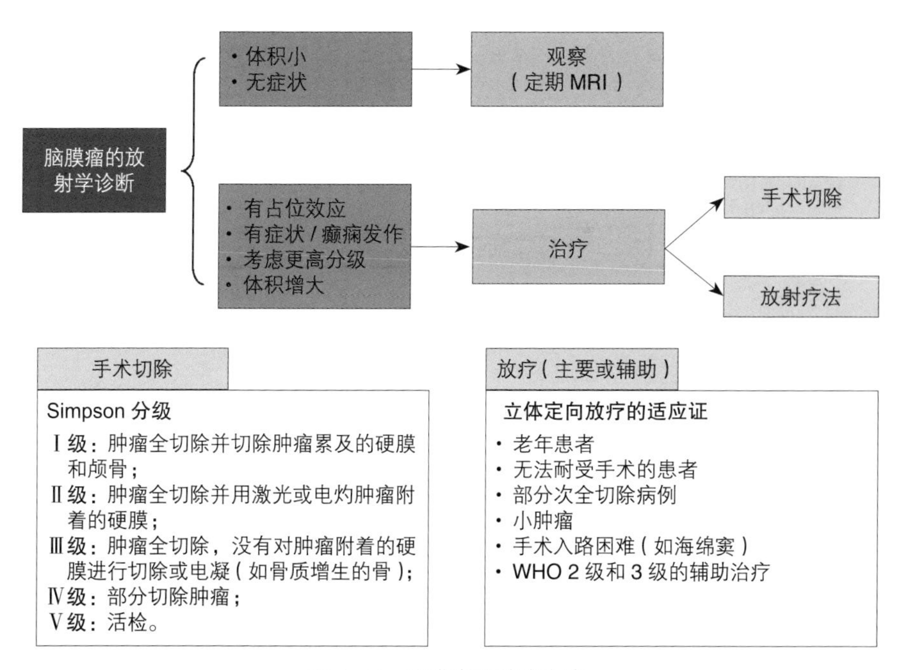

图 12.3 脑膜瘤的治疗方案

表 12.1 关于脑膜瘤患者随访的欧洲神经肿瘤协会（EANO）指南

无症状	6 个月内首次 MRI 然后每年一次，持续 5 年 然后每半年一次
WHO 1 级（全切）	术后 48 h 或 3 个月内获得基线 MRI 然后每年一次，持续 5 年 然后每半年一次
WHO 1 级（次全切除）	48 h 内获得基线 MRI 6 个月时 12 个月时 然后每年一次
WHO 2 级或 3 级	对于进展迅速的肿瘤，每 6 个月一次或每 3 个月一次

（Christina Jackson，JordinaRincon-Torroella 著　萧宇森 译　杨　军 审校）

参考文献

1. Englot DJ, Magill ST, Han SJ, Chang EF, Berger MS, McDermott MW. Seizures in supratentorial meningioma: a systematic review and meta-analysis. *J Neurosurg*. 2016;124(6):1552–1561.
2. Fogh SE, Johnson DR, Barker 2nd FG, et al. Case-based review: meningioma. *Neurooncol Pract*. 2016;3(2):120–134.
3. Goldbrunner R, Minniti G, Preusser M, et al. EANO guidelines for the diagnosis and treatment of meningiomas. *Lancet Oncol*. 2016;17(9):e383–e391.
4. Mendenhall WM, Morris CG, Amdur RJ, Foote KD, Friedman WA. Radiotherapy alone or after subtotal resection for benign skull base meningiomas. *Cancer*. 2003;98(7):1473–1482.
5. Rogers L, Barani I, Chamberlain M, et al. Meningiomas: knowledge base, treatment outcomes, and uncertainties. A RANO review. *J Neurosurg*. 2015;122(1):4–23.
6. Simpson D. The recurrence of intracranial meningiomas after surgical treatment. *J Neurol Neurosurg Psychiatry*. 1957;20(1):22–39.

13 幻嗅和异常味觉发作

会诊信息

25 岁男性患者，因颅内占位性病变从外院转来，MRI 检查待完善。

初始影像

无。

会诊前思考点

- 患者的症状和表现是什么？
- 患者有哪些合并症？
- 患者的 GCS 是多少？
- 目前诊治流程已经进展到哪一步？
- 病变位于何处，其周围有哪些重要结构？
- 患者是否需要手术？需要紧急手术还是择期手术？
- 患者是否有进一步出现癫痫的风险？

现病史

一名 25 岁、既往体健的男性患者，因"头晕加重伴恶心 2 天"到外院就诊。患者自诉有几次突然发作的幻嗅和味觉感觉异常，每次发作约持续 60 秒，并可自行缓解。患者否认有任何相关的意识丧失。根据患者在外院急诊科做的颅脑 CT 结果显示，左额叶后部有一个边界清晰的低密度病灶，没有合并出血。外院给予患者口服左乙拉西坦，并紧急将患者转到我院急诊科。

在我院急诊科，患者未再发作幻嗅和味觉感觉异常。追问病史，患者数月前开始出现轻度头痛，患者否认有任何视力视野变化、肢体麻木无力或语言障碍症状。否认使用过任何抗血小板或抗凝药物，包括含有阿司匹林在内治疗头痛的药物。

生命体征

T 36.2℃，HR 88 次 / 分，RR 18 次 / 分，BP 131/73 mmHg，SpO_2 100%。

相关实验室检验

Na 139 mmol/L，K 4.3 mmol/L，INR 1.0，aPTT 25.9 s。

Glasgow 昏迷评分

运动：6；语言：5；睁眼：4；GCS 总分：15。

体格检查

神清，时间、地点定向力正常
言语流利，对答切题
双侧瞳孔等大同圆，对光反射灵敏
视力视野正常
眼球运动正常，面纹对称，伸舌居中
轻瘫试验阴性
双侧上肢肌力 5/5 级
双侧下肢肌力 5/5 级
浅感觉正常

会诊分级

这是一个年轻、平素健康的患者，主因新诊断颅内占位性病变来院。他的一过性幻嗅和味觉感觉异常与颞叶局灶性癫痫发作有关。患者体格检查未见异常，包括良好的语言能力，且无视野缺损，而且自他在急诊室开始服用抗癫痫药物以来再无癫痫发作过。患者目前没有头痛、呕吐或视物模糊等颅内压增高相关表现。

患者外院颅脑 CT 无法获得。在我院急诊科进行的脑部 MRI 显示，左侧额颞岛叶可见一病灶，在 T2/FLAIR 序列上呈高信号，增强后无明显强化，无明显弥散受限（图 13.1）。综合病变影像学特征、患者年龄及临床表现，初步诊断为低级别胶质瘤。患者需要接受手术治疗，以明确病理诊断和实现颅内减压，力争在保护神经功能的前提下实现肿瘤全切。由于患者经过抗癫痫药物治疗后，其临床症状控制良好，患者可以出院观察并及时接受择期手术。出院后，他将继续服用左乙拉西坦，并开始逐步减少皮质类固醇用量。如果患者有任何新发症状或再次出现癫痫发作，应立即返回急诊科接受治疗。有关手术的风险和获益将在日后门诊就诊过程中与患者及其家属一起讨论。这是一个非紧急但需要手术的会诊。

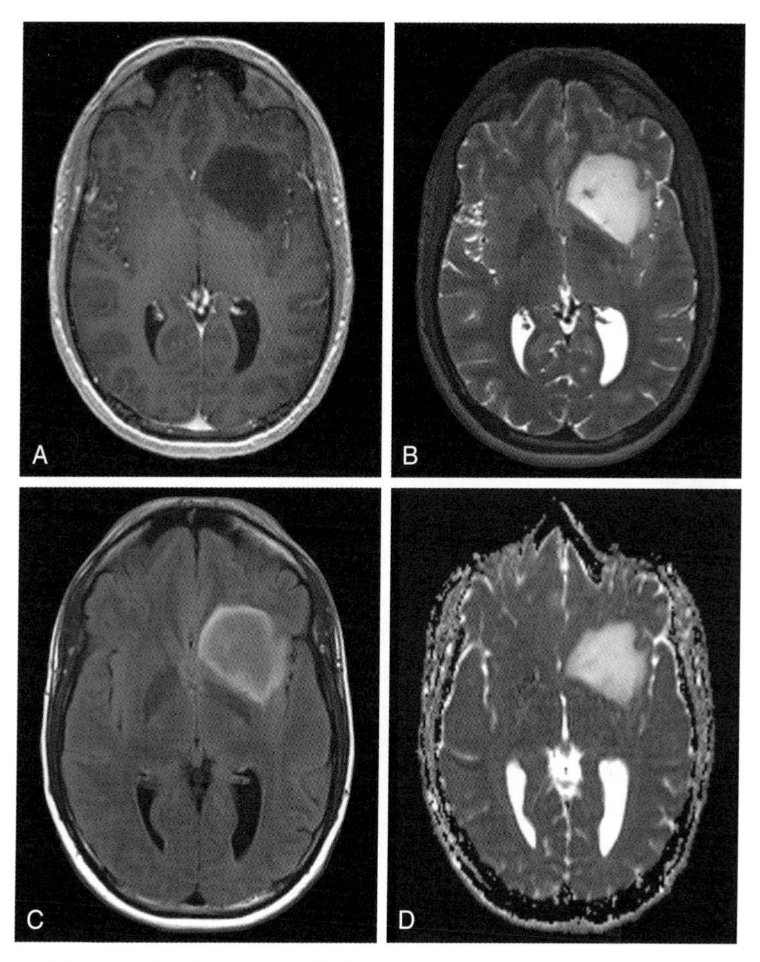

图 13.1 颅脑 MRI（平扫 + 增强）轴位片显示左侧额颞叶有一个边界清楚、直径 5 cm 的病灶，同时累及岛叶及基底节区，有轻度占位效应。病灶在 T1 序列上呈低信号，无明显强化（A），在 T2 序列上呈高信号（B）。T2/FLAIR 序列无明显周围水肿（C），ADC 序列未见弥散受限（D）

病情评估

这是一个 25 岁的男性患者，平素身体健康，主要症状为颞叶 / 岛叶癫痫发作，影像学检查提示左额颞占位，考虑低级别胶质瘤可能性大。目前患者癫痫已经得到控制，其他方面没有症状，计划需要手术治疗。

治疗计划

- 出院观察，如有不适及时返院
- 继续服用左乙拉西坦
- 地塞米松逐渐减量服用 2 周
- 服用类固醇激素期间应用质子泵抑制剂
- 门诊就诊商议手术计划
- 依据术前脑部平扫及增强 MRI 制订导航计划
  - 鉴于肿瘤特殊位置，可考虑行功能磁共振检查
- 制订左额开颅术手术计划
  - 要点：
    - 头架
    - 术中神经电生理监测
    - 术中唤醒
    - 术中磁共振
    - 神经导航
    - 超声吸引器
    - 显微镜
    - 双极电凝
    - 术中超声
    - 麻醉：抗生素、地塞米松、左乙拉西坦、甘露醇，如果气管插管则进行过度通气。如果考虑进行术中唤醒，与麻醉医师共同协作非常重要
    - 术后需要入住神经重症监护室

病情追踪

在充分讨论了随诊观察与手术切除各自的优缺点后，患者及其家人决定进行手术治疗。随后患者接受了左额开颅术，肿瘤实现近全切除。术中应用了神经电生理监测、超声和术中 MRI 来指导切除肿瘤（图 13.2）。患者术后无任何功能缺失，并于术后第 2 天出院。病理结果符合弥漫性星形细胞瘤，IDH 突变型（WHO 2 级）。

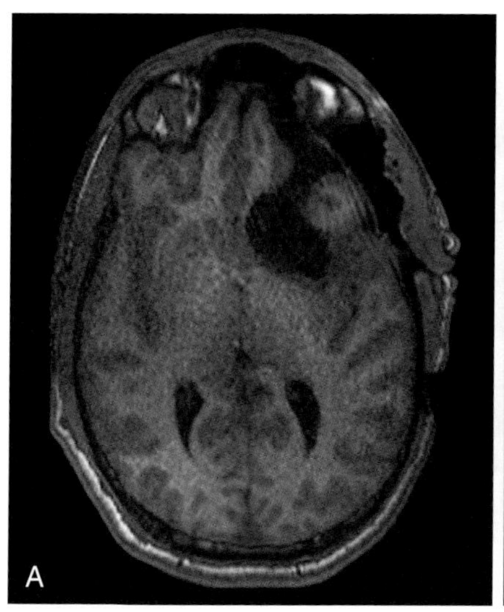

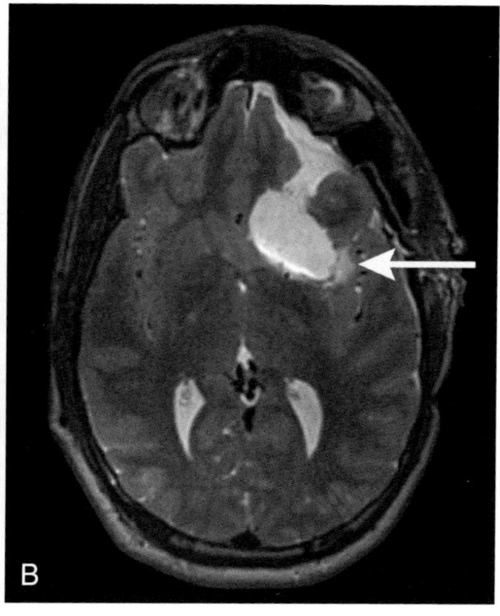

图 13.2　术中平扫 MR 轴位片 T1（A）和 T2（B）序列显示：通过额叶皮层造瘘形成手术通道对肿瘤进行了良好的切除。颞叶前方有一个小块 T2 异常信号区域（箭头所示）。病理学检查结果为弥漫性星形细胞瘤，IDH 突变（WHO 2 级）

学习要点

- 根据 2021 年更新的世界卫生组织（WHO）中枢神经系统肿瘤分类指南，中枢神经系统肿瘤同时纳入了组织学和分子标志物特征进行分级[5,7]。
- 在过去的 10 年中，我们在日常工作中引入的脑肿瘤标准化基因分析改变了诊断胶质瘤的方式。这集中体现在了 2021 年 WHO 脑肿瘤分类指南中。目前主要依据分子标志物来定义脑肿瘤诊断，成人弥漫性胶质瘤主要分为以下 3 个类型：
  - 星形细胞瘤，IDH 突变型
  - 少突胶质细胞瘤，IDH 突变和 1p/19q 联合缺失型
  - 胶质母细胞瘤，IDH 野生型
- 在 IDH 突变型的星形细胞瘤中，如本例患者，肿瘤可以分为 WHO 2 级、3 级或 4 级。
- 低级别胶质瘤好发于 20 ~ 40 岁年龄段的人群，没有性别趋势。
- 胶质瘤临床表现和症状各不相同，主要取决于侵入周围脑实质或引发梗阻性脑积水的占位效应。约 80% 的患者是以癫痫为首发症状。这些与肿瘤有关的癫痫常表现为单纯或复杂的部分性发作，伴有或不伴有继发的全

身性发作，约 50% 以上的病例药物治疗效果不佳[8]。其他患者可能表现为轻度的认知或行为改变，局灶性神经功能缺失，或颅内压升高导致的临床症状或体征，如头痛或视乳头水肿。然而，患者也可能无任何症状，神经系统检查无明显异常[6]。

- 通过 CT 或 MRI 来区分低级别和高级别胶质瘤是不精确的，但可作为初步评估。在 CT 扫描中，低级别胶质瘤表现为弥漫的低密度区。在 MRI 上，低级别胶质瘤在 T1 序列上通常呈均一的低信号，T2/FLAIR 序列上呈均一的高信号，几乎没有占位效应或周围水肿信号，病变一般无强化。这与 3 级和 4 级胶质瘤不同，因为高级别胶质瘤常表现为肿瘤异质性增加，对比增强后显著强化，弥散加权成像上呈弥散受限，以及灌注加权 MRI 上的相对脑血容量增加。正电子发射断层扫描（PET）或磁共振波谱检查可用于辅助鉴别诊断[2, 5-6]。
- 肿瘤轻度强化和瘤内钙化是少突胶质细胞瘤的特征。少突胶质细胞瘤常携带 IDH 突变和 1p19q 联合缺失，属于低级别胶质瘤。这类肿瘤常位于皮层下方，好发于年轻患者，以癫痫为首发症状。少突胶质细胞瘤的预后较好，对化疗敏感[3]。
- 一般来说，患者一旦诊断为低级别胶质瘤，通常建议采用最大限度的安全手术切除而不是观察，因为手术可以提高总体生存期，延缓恶性转化，并减轻临床症状[1, 2, 6]。术中神经电生理监测、超声或术中磁共振等辅助手段有助于确保最大限度地安全切除肿瘤。有证据表明，对位于非功能区域的胶质瘤进行超全切除术可以显著延迟肿瘤恶性转化。在术中唤醒手术中，应用皮层和皮层下电刺激技术可以提高肿瘤切除程度，并降低术后神经功能缺失的发生率[4]。
- 在部分 WHO 2 级胶质瘤病例中，放疗和化疗可作为手术后的辅助治疗。早期放疗可以改善无进展生存期，但不会改善总体生存期；然而放疗有可能会导致长期的神经认知功能障碍。对于高危患者，如 40 岁以上或肿瘤未能全切的患者，使用烷化剂（如替莫唑胺）化疗可改善无进展生存期和总体生存期[6]。
- 尽管低级别胶质瘤患者的病情进展缓慢，生存期比高级别胶质瘤患者长，但弥漫性星形细胞瘤最终都有可能会发展为高级别胶质瘤，导致患者预后不良。

（Lydia Ju-mi Bernhardt，JordinaRincon-Torroella 著　于国强 译　杨　军 审校）

参考文献

1. Aghi M, Nahed B, Sloan A, Ryken T, Kalkanis SN, Olson JJ. The role of surgery in the management of patients with diffuse low grade glioma: a systematic review and evidence-based clinical practice guideline. *J Neurooncol.* 2015;125(3):503–530. https://doi.org/10.1007/s11060-015-1867-1.
2. Delgado-López PD, Corrales-García EM, Martino J, Lastra-Aras E, Dueñas-Polo MT. Diffuse low-grade glioma: a review on the new molecular classification, natural history and current management strategies. *Clin Transl Oncol.* 2017;19:931–944. https://doi.org/10.1007/s12094-017-1631-4.
3. Engelhard HH, Stelea A, Mundt A. Oligodendroglioma and anaplastic oligodendroglioma: clinical features, treatment, and prognosis. *Surg Neurol.* 2003;60(5):443–456. https://doi.org/10.1016/s0090-3019(03)00167-8.
4. Eseonu CI, Rincon-Torroella J, ReFaey K, et al. Awake craniotomy vs craniotomy under general anesthesia for perirolandic gliomas: evaluating perioperative complications and extent of resection. *Neurosurgery.* 2017;81(3):481–489. https://doi.org/10.1093/neuros/nyx023.
5. Ferris SP, Hofmann JW, Solomon DA, Perry A, Perry A. Characterization of gliomas: from morphology to molecules; 2017:257–269. https://doi.org/10.1007/s00428-017-2181-4.
6. Forst D, Nahed B, Loeffler J, Batchelor T. Low-grade gliomas. *Oncol.* 2014:403–413.
7. Louis DN, Perry A, Wesseling P, et al. The 2021 WHO classification of tumors of the central nervous system: a summary. *Neuro Oncol.* 2021;23(8):1231–1251. https://doi.org/10.1093/neuonc/noab106.
8. Rudà R, Bello L, Duffau H, Soffietti R. Seizures in low-grade gliomas: natural history, pathogenesis, and outcome after treatments. *Neuro Oncol.* 2012;14:55–64.

14 头痛和右臂无力

会诊信息

70 岁男性，CT 检查新发现颅内占位。

初始影像

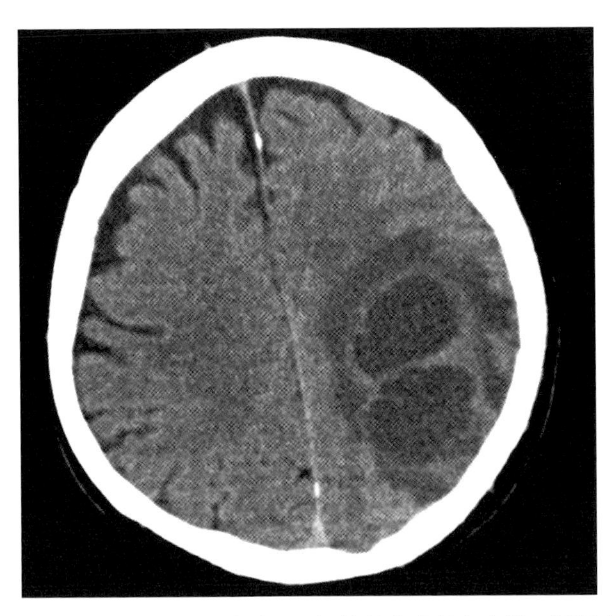

图 14.1 颅脑平扫 CT 轴位显示左侧额 - 顶 - 枕的大片低密度影，周围有水肿。中线轻度移位

会诊前思考点

- 患者神经系统检查情况如何？是否有精神状态变差或相关的神经系统缺陷？
- 患者出现症状多久了？最近的症状是否有变化？
- 患者是否有癫痫发作？
- 患者是否有其他恶性肿瘤的病史？

- 患者是否需要手术干预？如果需要，手术时机是什么时候？
- 患者是否存在可能使手术风险增加的并发症（例如心脏起搏器植入、心力衰竭、严重的慢性阻塞性肺病）？
- 患者是否需要住院？

现病史

一位70岁的男性，既往有帕金森病、高血压和糖尿病病史，因右上肢无力和头痛1周来到急诊科。患者发病前无任何诱因。患者的头痛在清晨加重，最初口服乙酰氨基酚有效，但现在口服药物仍然存在持续头痛。无力症状在过去的1周没有恶化，但也无缓解趋势，因此他来急诊就诊。他的妻子注意到患者在走路时行走不稳。患者否认肢体麻木、视力变化、癫痫样活动，也没有其他恶性肿瘤的病史。患者没有服用任何抗血小板或抗凝药物。急诊头部CT显示左侧额-顶-枕低密度影（图14.1）。随后的脑部MRI平扫和增强检查（图14.2）显示一个不均匀的强化占位，伴周围水肿和中心坏死。

生命体征

T 37℃，HR 64次/分，BP 139/80 mmHg，SpO_2 95%。

相关实验室检验

Na 136 mmol/L，血肌酐1.1 mg/dl，INR 1.0，aPTT 25.9 s。

体格检查

神清，对人物、地点和时间定位正常
四肢遵循指令灵活运动
能很好地重复说出三个物体中的两个
瞳孔等大同圆，对光反射灵敏
眼球运动正常
面纹对称，伸舌居中
对视时右侧偏盲
右侧旋前肌漂移征阳性
右上肢肌力4+/5级
右下肢肌力5/5级
左侧上、下肢肌力5/5级
轻触觉正常

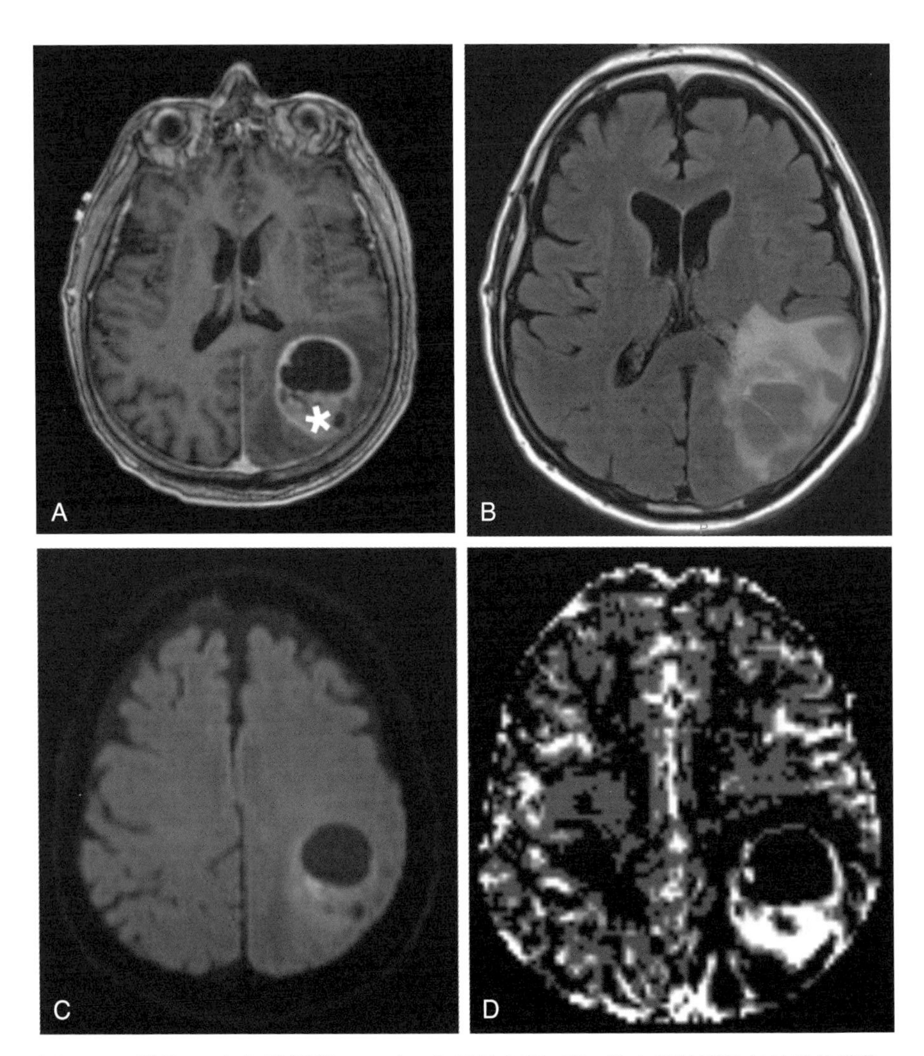

图 14.2　轴位 T1 加权脑增强 MRI（A）显示左额 - 顶 - 枕内部的不均匀的强化肿物，中央有坏死区域。轴位 T2 加权 FLAIR 像（B）显示代表周边相关水肿的 T2 高信号。并可见与病灶后缘的结节性强化（图 A 中的 *）相关的弥散受限（C）和脑血容量增加（D）

会诊分级

患者出现了新诊断的左侧额 - 顶 - 枕部增强的颅内占位，伴新发生的右上肢无力。该占位的 MRI 表现考虑为高级别胶质瘤，并需与转移瘤鉴别。患者没有其他恶性肿瘤病史，但需要做胸部、腹部和盆腔增强 CT 以排除原发病灶。患者表现出与该占位相关的神经功能缺失，包括右侧视野缺损和右侧上肢无力。他需要进行手术以确定病变性质并减压。鉴于患者有轻微症状，他将被收入神经外科病房，并给予皮质类固醇和抗癫痫药物。由于他没有服用抗血小板或抗凝药物，因此可以在住院期间尽早手术。这是一个非紧急但需要手术的会诊。

病情评估

这是一位 70 岁的男性患者，有帕金森病、高血压和糖尿病病史，出现了为期 1 周的右上肢无力和右侧视野缺损。检查发现左侧额 - 顶 - 枕部有一不均匀的增强占位，考虑为高级别胶质瘤，也需和转移瘤鉴别。

治疗计划

- 收入神经外科病房
- 地塞米松 4 mg，每 6 小时一次
- 左乙拉西坦 1 g，每 12 小时一次
- 质子泵抑制剂
- 进行带导航协议的脑部 MRI，以准备手术干预
- 考虑到他的年龄和合并症，由内科进行术前手术风险评估
- 制订左侧开颅切除肿瘤的手术计划
  - 要点：
    - 头架
    - 术中神经电生理监测
    - 高速开颅钻和铣刀
    - 神经导航
    - 考虑术中超声引导
    - 鉴于患者的年龄，硬膜可能很薄弱，考虑使用硬膜替代材料
    - 在计划皮肤切口和骨窗时，需考虑可能需要再次手术以处理肿瘤复发
    - 麻醉方面：抗生素、地塞米松、左乙拉西坦、甘露醇，过度通气

病情追踪

该患者进行了胸部、腹部和盆腔 CT 检查，未发现其他病变，支持胶质瘤的诊断。他接受了左顶开颅手术，成功切除了肿瘤。术后患者情况良好，2 天后出院康复治疗。在接下来的 2 周中，他的肌力逐渐恢复。病理证实为 IDH 野生型的胶质母细胞瘤，无 MGMT- 启动子甲基化。患者继续服用抗癫痫药物并在 2 周内缓慢减少了皮质类固醇的用量。他在放射科和肿瘤内科进一步就诊，接受了 Stupp 方案的辅助治疗。

学习要点

- 对于新诊断的脑内占位的患者，鉴别诊断包括原发性脑肿瘤、转移瘤、脑脓肿、淋巴瘤和炎症性病变。如果患者的神经系统完好，或症状轻微，可经类固醇治疗后改善，可推迟手术，在门诊进行随访并制订手术计划。
- 恶性星形细胞瘤涵盖了高级别的星形细胞瘤（IDH 突变型）、胶质母细胞瘤（IDH 野生型）和胶质肉瘤等类型。胶质母细胞瘤是成人中枢神经系统最常见的原发性恶性肿瘤。
- 高级别胶质瘤的 MRI 特征包括肿块不均匀强化，其中央坏死区呈低信号。T2 FLAIR 像常显示明显的周围水肿。弥散和灌注成像以及 MR 波谱可作为辅助诊断手段，帮助肿瘤与感染性或炎症性病变鉴别。
- 围手术期预防性使用抗癫痫药和类固醇是有争议的。目前尚无一致的指南，这些药物的使用取决于患者的症状、水肿的程度和癫痫发作的风险[4, 11]。
- 对于低手术风险的患者，建议进行手术切除进行确诊并减压。回顾性研究表明，在高级别胶质瘤中，只要术后没有出现新的长期神经功能缺失，手术切除的范围增加能提高生存率[1-3, 7]。
- 随机、前瞻性、对照、多中心试验的结果是只有 4 种治疗方法被 FDA 批准用于胶质母细胞瘤：Stupp 方案、卡莫司汀载荷生物可降解聚合物、贝伐单抗和用 NovoTTF-100A 设备（OPTUNE TM, Novocure, Portsmouth, NH）进行电场治疗。当前的标准治疗方案是安全的全部切除手术，继以 Stupp 方案——先用替莫唑胺进行辅助化疗，再单独使用替莫唑胺[8]。可以再补充肿瘤电场治疗[9]。
- 即使得到最佳治疗，胶质母细胞瘤的中位生存期也不到 2 年。

- 肿瘤复发必须与放射性坏死或假性进展区分开来。假性进展主要指与肿瘤进展相似的 MRI 变化，有或没有相关临床症状。假性进展可能与放疗、化疗或实验性免疫疗法的治疗反应有关。对于这些情况的特定诊断方法有限，常常需要通过手术来区分并指导进一步的治疗策略[10]。
- 高级别胶质瘤有利的预后因素包括年轻、良好的术前 Karnofsky 表现状况评分、IDH（异柠檬酸脱氢酶）1 或 IDH2 突变（相对于野生型），以及 MGMT（O6- 甲基鸟嘌呤 -DNA 甲基转移酶）- 启动子甲基化[1,5]。
- 胶质母细胞瘤传统上被归类为 WHO 4 级胶质瘤。2021 年 WHO 对中枢神经系统肿瘤的分类进行了调整，除了组织学特征外还包括重要的分子参数。胶质母细胞瘤现在被定义为 IDH 野生型的弥漫性胶质瘤。相反，携带 IDH 突变的弥漫性胶质瘤被归类为“星形细胞瘤，IDH 突变型”。“星形细胞瘤，IDH 突变型”可以是 WHO 2 级、3 级或 4 级。“胶质母细胞瘤，IDH 野生型” 被认为是 WHO 4 级。需要注意的是，2021 年的 WHO 脑肿瘤分类还合并了给弥漫性胶质瘤带来不良预后的关键分子标志物。因此，除了 IDH 野生型外，胶质母细胞瘤还可能携带特征性的分子标志物如 TERT 启动子突变、EGFR 基因扩增或 +7/-10 染色体拷贝数变化等[5]。
- 分子标志物的出现使脑瘤得以进一步分类，对中线胶质瘤和少突胶质瘤进行了具体定义[5]。
- 中线胶质瘤被定义为出现在中线结构中并携带 H3K27M 突变的弥漫性胶质瘤。这种突变与不良预后有关[5]。
- 少突胶质瘤是弥漫浸润性胶质瘤，其定义是存在 1p19q 编码缺失和 IDH 突变。根据其组织学特征，它们被归类为 WHO 2 级和 3 级少突胶质瘤[5]。
  - 少突胶质瘤的预后优于星形细胞瘤，对化疗的反应也更好。对于少突胶质瘤的最佳治疗仍在进行临床试验的评估中。
  - WHO 2 级少突胶质瘤通常采用单纯手术治疗或手术后续以辅助治疗。
  - WHO 3 级少突胶质瘤通常采用手术治疗，续以 PCV [甲基苄肼 /CCNU（洛莫司汀）/ 长春新碱] 辅助化疗方案和放疗。放疗的使用和时机仍在研究中。鉴于替莫唑胺的耐受性要好得多，目前也被作为 PCV 的替代方案，正进行研究和使用[6]。

（Christina Jackson，JordinaRincon-Torroella 著　于国强 译　杨　军 审校）

参考文献

1. Brown TJ, Brennan MC, Li M, et al. Association of the extent of resection with survival in glioblastoma: a systematic review and meta-analysis. *JAMA Oncol.* 2016;2(11):1460–1469. https://doi.org/10.1001/jamaoncol.2016.1373.
2. Chaichana KL, Jusue-Torres I, Navarro-Ramirez R, et al. Establishing percent resection and residual volume thresholds affecting survival and recurrence for patients with newly diagnosed intracranial glioblastoma. *Neuro Oncol.* 2014;16(1):113–122. https://doi.org/10.1093/neuonc/not137.
3. Grabowski MM, Recinos PF, Nowacki AS, et al. Residual tumor volume versus extent of resection: predictors of survival after surgery for glioblastoma. *J Neurosurg.* 2014;121(5):1115–1123. https://doi.org/10.3171/2014.7.JNS132449.
4. Jessurun CAC, Hulsbergen AFC, Cho LD, Aglio LS, Nandoe Tewarie RDS, Broekman MLD. Evidence-based dexamethasone dosing in malignant brain tumors: what do we really know? *J Neurooncol.* 2019;144(2):249–264. https://doi.org/10.1007/s11060-019-03238-4s.
5. Louis DN, Perry A, Wesseling P, et al. The 2021 WHO Classification of Tumors of the Central Nervous System: a summary. *Neuro Oncol.* 2021;23(8):1231–1251. doi:10.1093/neuonc/noab106.
6. Penas-Prado M, Wu J, Cahill DP, et al. Proceedings of the Comprehensive Oncology Network Evaluating Rare CNS Tumors (NCI-CONNECT) oligodendroglioma workshop. *Neurooncology Advance.* 2019;2(1):dz048. Published 2019 Dec 6. https://doi.org/10.1093/noajnl/vdz048.
7. Sanai N, Polley MY, McDermott MW, Parsa AT, Berger MS. An extent of resection threshold for newly diagnosed glioblastomas. *J Neurosurg.* 2011;115(1):3–8. https://doi.org/10.3171/2011.2.jns10998.
8. Stupp R, Mason WP, van den Bent MJ, et al. Radiotherapy plus concomitant and adjuvant temozolomide for glioblastoma. *N Engl J Med.* 2005;352(10):987–996. https://doi.org/10.1056/NEJMoa043330.
9. Stupp R, Taillibert S, Kanner AA, et al. Maintenance therapy with tumor-treating fields plus temozolomide vs temozolomide alone for glioblastoma: a randomized clinical trial. *JAMA.* 2015;314(23):2535–2543. doi:10.1001/jama.2015.16669.
10. Tsakiris C, Siempis T, Alexiou GA, et al. Differentiation between true tumor progression of glioblastoma and pseudoprogression using diffusion-weighted imaging and perfusion-weighted imaging: systematic review and meta-analysis. *World Neurosurgery.* 2020;144:e100–e109. https://doi.org/10.1016/j.wneu.2020.07.218.
11. Wu AS, Trinh VT, Suki D, et al. A prospective randomized trial of perioperative seizure prophylaxis in patients with intraparenchymal brain tumors. *J Neurosurg.* 2013;118(4):873–883. https://doi.org/10.3171/2012.12.JNS111970.

15 具有黑色素瘤既往史的新发癫痫

会诊信息

64 岁男性，有黑色素瘤病史，出现癫痫发作。颅脑 CT 考虑为颅内占位 / 肿胀。

初始影像

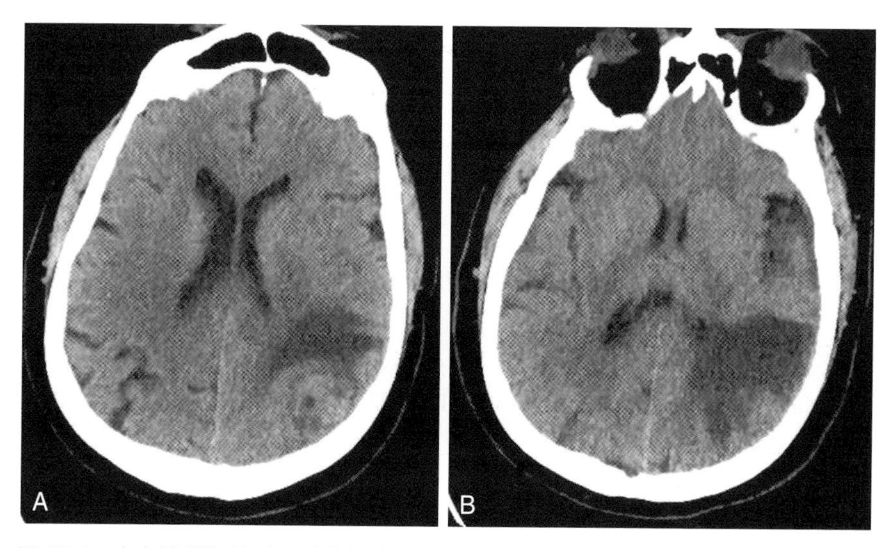

图 15.1　在急诊科初诊时，轴位颅脑 CT 平扫显示（A）3.5 cm × 3 cm 的左顶叶大片混合密度病灶及（B）周围低密度水肿区域

会诊前思考点

- 患者当前神经系统检查和精神状态如何？
- 患者的癫痫发作症状是什么？他还在发作吗？
- 患者的黑色素瘤病史如何？他以前是否有肿瘤转移？
- 患者的基本生活自理和功能水平如何？他的预期生存期是多久？他是否有其他合并症？
- 患者是否服用抗凝药或抗血小板药物？

现病史

一名 64 岁的男性，曾有转移性黑色素瘤病史，目前正在接受免疫治疗，在一次全面强直 - 阵挛性发作后来到急诊科就诊。当天早些时候，患者做饭时发现右手变得笨拙，随后进展为全身抽搐和失去意识，持续数分钟。他没出现尿失禁或大便失禁，也没有咬舌，目前否认头痛、恶心、呕吐或语言障碍。据他妻子观察，他神经系统情况已恢复发作前的状态。

患者于 3 年前腹股沟处发现可疑病变，后进一步诊断为黑色素瘤。病灶被切除后，患者拒绝接受辅助治疗。1 年前，他的肺部发现了多处转移灶，他又接受了右肺中叶切除术。胸腔手术后，他开始针对 BRAF- 阴性的黑色素瘤使用 nivolumab 治疗。他没做放疗，在最后一次肿瘤学随访中也没有发现新的转移病灶。

急诊科颅脑平扫 CT 显示一个新发现的左顶叶混合密度病变伴周围水肿，提示为一处脑内占位。

生命体征

T 37.1℃，HR 52 次 / 分，BP 145/75 mmHg，SpO_2 97%（呼吸室内空气）。

相关实验室检验

Na 137 mol/L，Glu 105 mg/dl，Plt 532×10^9/L，INR 0.9，PT 11.0 s，aPTT 26.2 s。

体格检查

神清，对人物、地点和时间定向力正常

四肢遵嘱活动，运动正常

瞳孔等大等圆，对光反射灵敏

眼球运动正常，面纹对称，伸舌居中

对视时视野完全

旋前肌漂移征阴性

双侧上肢肌力 5/5 级

双侧下肢肌力 5/5 级

轻触觉正常

会诊分级

该患者有转移性黑色素瘤病史，因癫痫大发作来诊。急诊科头部 CT 显示有一左顶叶占位。他的临床表现和影像学结果都考虑与脑转移瘤有关。他需要入院治疗以稳定病情并制订手术计划。在临床上，他的身体状况良好，没有神经系统的缺陷，适合在住院病房进行护理。对于出现持续的意识障碍的患者，可考虑采用更高级别的护理，如重症监护室。如果患者出现持续的意识状态改变，可考虑进行脑电图（EEG）检查，以评估是否有非惊厥性癫痫状态。

在患者临床情况稳定后，有必要做脑部 MRI 平扫及增强检查以进一步确定病变的特征。此外，为了确定肿瘤分期，患者还需要进行胸部、腹部和骨盆的 CT 增强扫描。颅脑 CT 结果提示该患者有相关的血管源性水肿表现，可从皮质醇治疗中获益。考虑到患者癫痫发作的形成，还要服用抗癫痫药物。该患者一般健康状况良好，没有其他需要术前治疗的严重合并症。接下来需要对肿物进行手术切除和确诊。这是一个非紧急、但需要手术的咨询会诊。

后续影像

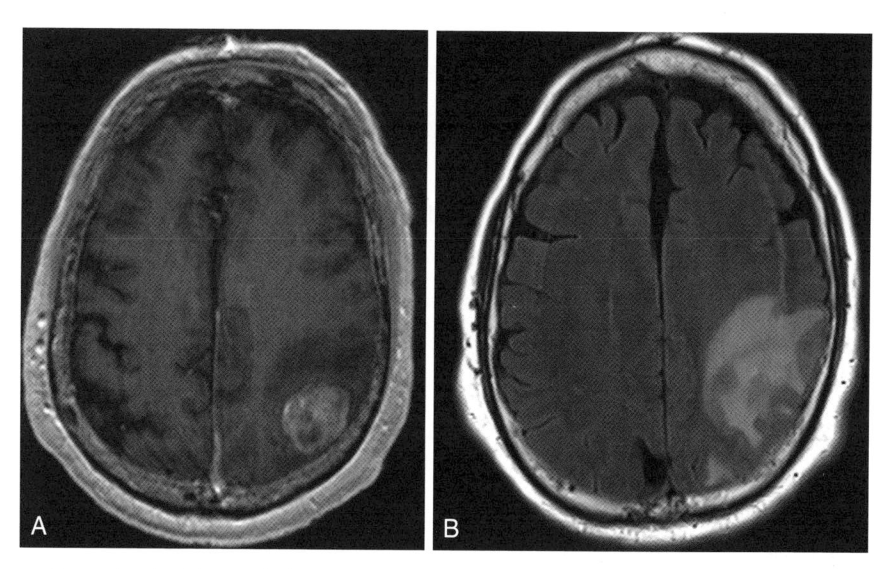

图 15.2 （A）轴位 T1 增强 MRI 显示一左顶叶不均匀强化占位。（B）轴位 T2 加权 FLAIR 序列显示周围明显的血管源性水肿

评估

这是一名 64 岁的男性，有转移性黑色素瘤病史，出现全面强直 - 阵挛性发作，在头部 CT 和 MRI 上发现有新的病变，考虑为脑转移瘤。

治疗计划

- 收入神经外科病房
- 皮质醇（地塞米松 4 mg，每 6 小时一次）
- 质子泵抑制剂
- 抗癫痫药物（左乙拉西坦 1 g，每 12 小时一次）
- 带导航协议的脑部 MRI 平扫和增强扫描
- 胸部、腹部和骨盆增强 CT 以确定肿瘤分期
- 向肿瘤科咨询原发病处理及辅助治疗
- 制订左侧开颅切除肿瘤的手术计划
  - 要点：
    - 颅骨固定头架
    - 神经导航
    - 可考虑术中神经电生理监测或清醒开颅
    - 冰冻和永久性病理标本
    - 止血药物
    - 麻醉：皮质醇、抗癫痫药、抗生素、甘露醇，PCO_2 降至 30 mmHg
  - 术后将患者转入神经重症监护室，并继续使用皮质醇、抗癫痫药，早期下床，并在术后 48 h 内进行 MRI 检查（图 15.3）。

学习要点

- 脑转移瘤是最常见的脑瘤类型。
- 15% 的癌症患者会因脑转移瘤症状就诊[4]。
- 按发生率排序，常见的脑转移瘤的来源依次是：肺癌、乳腺癌、肾细胞癌、胃肠道癌和黑色素瘤。
- 既往来看，脑转移瘤患者的预后很差，全脑放疗（whole brain radiation therapy，WBRT）后的中位生存期为 3～6 个月[3]。然而，新的化疗药物的发现和免疫疗法的出现，使更多患者得到了长期生存。

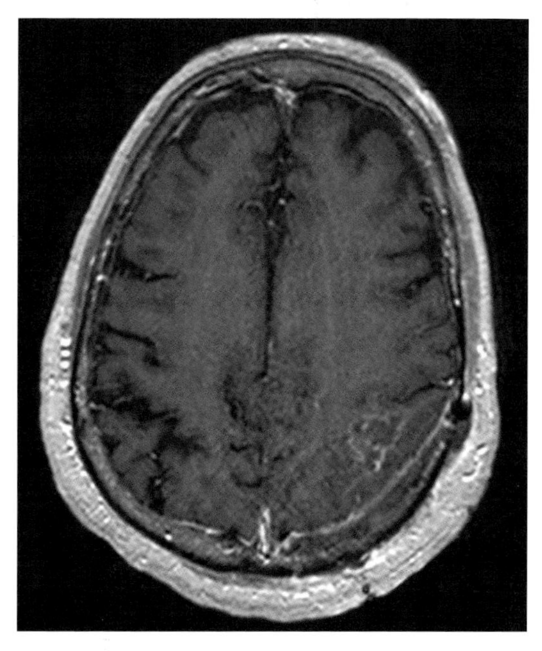

图 15.3 术后的增强脑 MRI 轴位 T1 像显示之前看到的占位被全切，没有残留的肿瘤。病理结果符合转移性黑色素瘤

- 在脑转移瘤的治疗中要考虑几个因素，包括病灶的数量和大小、位置以及与之相关的神经系统症状。2019 年 Congress of Neurological Surgeons 指南的建议如下 [1, 2, 5]：
- 对于幕上非功能区的孤立病变，手术切除后进行放疗是目前的 1 级建议。因此，对于发现有脑转移病灶的患者，应请放射肿瘤学团队会诊。
- 对于单个脑转移瘤，建议进行肿瘤整体切除而不是分块切除，以减少术后软脑膜受累的风险。
- 孤立脑转移瘤手术切除术后进行立体定向放射手术（stereotactic radiosurgery，SRS）以减少局部复发率。
- 对于病灶少于 4 个且总体积小于 7 cm^3 的患者，考虑使用 SRS 而不是 WBRT。与 WBRT 相比，SRS 在神经认知方面的损伤副作用较少。
- 对于有多个病灶的患者，如果总体积＞7 cm^3，有＞15 个转移灶，或者转移灶的大小或位置不适合手术切除或 SRS，可以使用 WBRT。对于有症状的病灶也可以考虑进行手术以减少占位效应。

- 对于不适合手术的患者，或病灶最大直径小于 3 cm、外科手术无法切除的患者，可以考虑单独进行放射手术[3]。
- 目前不推荐对所有脑转移瘤进行常规化疗。然而基于病理情况和体内其他转移病灶的存在，应根据具体情况考虑。同样，随着新的靶向分子和免疫治疗药物的出现，它们在脑转移瘤的整体治疗中的作用也需要重视。应咨询神经肿瘤学专家以获得进一步辅助治疗的帮助。
- 皮质醇可用于存在肿瘤相关的血管源性水肿的患者（3 级推荐）。地塞米松是治疗的首选。
- 对于有幕上转移灶但无癫痫发作的患者，不常规推荐使用抗癫痫药物预防癫痫发作（3 级推荐）。

（Alice L. Hung，JordinaRincon-Torroella 著　于国强 译　杨　军 审校）

参考文献

1. Ammirati M, Nahed BV, Andrews D, Chen CC, Olson JJ. Congress of neurological surgeons systematic review and evidence-based guidelines on treatment options for adults with multiple metastatic brain tumors. *Neurosurgery*. 2019;84(3):E180–E182.
2. Gaspar LE, Prabhu RS, Hdeib A, et al. Congress of neurological surgeons systematic review and evidence-based guidelines on the role of whole brain radiation therapy in adults with newly diagnosed metastatic brain tumors. *Neurosurgery*. 2019;84(3):E159–E162.
3. Kalkanis SN, Kondziolka D, Gaspar LE, et al. The role of surgical resection in the management of newly diagnosed brain metastases: a systematic review and evidence-based clinical practice guideline. *J Neurooncol*. 2010;96(1):33–43.
4. Mintz AP, Cairncross JG. Treatment of a single brain metastasis: the role of radiation following surgical resection. *JAMA*. 1998;280(17):1527–1529.
5. Nahed BV, Alvarez-Breckenridge C, Brastianos PK, et al. Congress of neurological surgeons systematic review and evidence-based guidelines on the role of surgery in the management of adults with metastatic brain tumors. *Neurosurgery*. 2019;84(3):E152–E155.

16 脑部病变伴精神状态改变

会诊信息

53 岁女性，有静脉吸毒病史，被发现时倒地，无反应，颅脑 CT 提示脑内多发病变伴脑积水。

初始影像

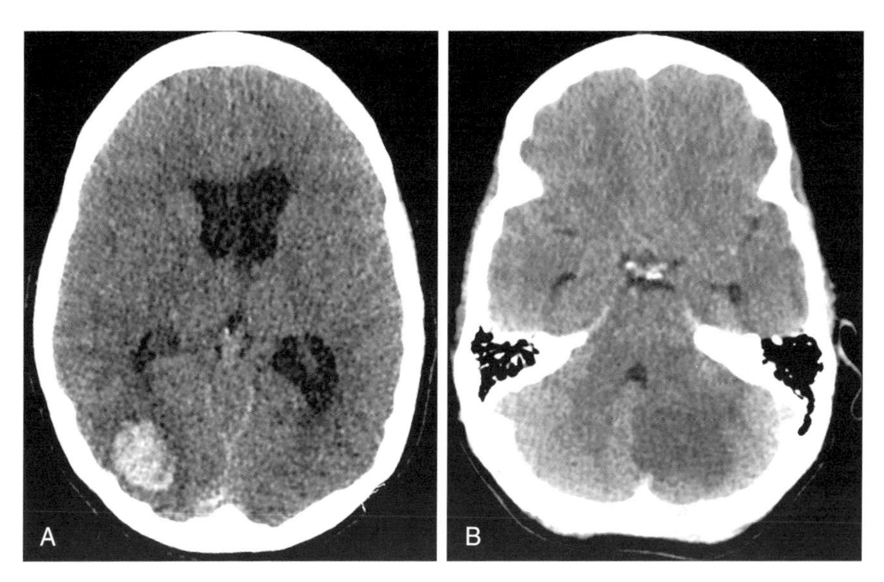

图 16.1 轴位平扫颅脑 CT 显示，右侧顶枕部有一个 3 cm 的出血性病灶，侧脑室增大（A），左侧小脑有 3.5 cm 低密度病灶，周围水肿，轻度压迫第四脑室（B）

会诊前思考点

- 患者目前的 GCS 是多少？她能够保护自己的气道吗？
- 患者无反应的原因是什么（如药物作用、癫痫发作或急性水肿导致脑干受压）？
- 患者脑部病变的病因是什么？她需要做什么检查？

- 患者是否需要紧急放置脑室外引流管？是否需要急诊手术？
- 患者是否正在接受抗凝治疗或抗血小板治疗？

现病史

一名53岁女性，有高血压、静脉注射毒品（intravenous drug use，IVDU）、吸烟史和酗酒病史，并曾因戒酒而住院，合并双相情感障碍并伴有精神状态的改变。当天早些时候，有人目睹她走路怪异，然后倒地不起。当时，她全身颤抖，左眼斜视。一名目击者拨打了急救电话。急救人员将患者送往急诊科。没有家属或朋友提供更多病史。

生命体征

T 36.6℃，HR 120次/分，BP 176/100 mmHg，RR 29次/分，SpO_2 93%（100% O_2 吸氧）。

相关实验室检查

Na138 mmol/L，血糖192 mg/dl，血肌酐1.4 μmol/L，乳酸14.4 mmol/L（正常值0.5 ~ 2.2 mmol/L）。

Hb 10.2g/dl，WBC 18.3×10^9/L，Plt 203×10^9/L，INR 1.04，PT 1.0 s，aPTT 26.8 s。

尿液毒理学筛查呈可卡因和吗啡阳性。

未检测到乙醇。

Glasgow 昏迷评分

运动：5；语言：1；睁眼：1；GCS总分：7T。

体格检查

气管插管、镇静状态

佩戴硬颈托

眼睛紧闭，不听从命令

瞳孔等大等圆，对光反射灵敏

双侧角膜反射存在

咳嗽和吞咽反射存在

双上肢刺痛可定位

双下肢刺痛屈曲

会诊分级

患者的精神状态呈严重抑制状态，可能的病因包括使用麻醉剂、癫痫发作和（或）脑积水。她在急诊室接受了气管插管和紧急心肺复苏。在神经系统检查中，她可以定位，脑干反射完好。急诊头颅 CT 检查显示，右侧顶枕部出血，颅后窝肿块和脑室扩大。虽然她可能需要放置脑室外引流管（external ventricular drain，EVD），但目前她的第四脑室仍然可见。她的精神状态改变还有其他原因可解释，这些原因可以很快得到解决。最容易逆转的原因是她吸毒，她接受了纳洛酮治疗。她最初全身颤抖和左眼斜视的表现，以及其幕上出血病变，考虑到可能是癫痫发作，她接受了劳拉西泮和左乙拉西坦负荷量治疗，她还接受皮质类固醇（大剂量地塞米松）治疗与她的脑部病变相关的水肿。如果这些干预措施不能改善她的临床体检结果，那么就必须将脑积水考虑为主要病因，她可能需要接受 EVD。患者需要入住神经重症监护病房，进行密切监护。这是一种紧急且可能需要手术的会诊。

病情评估

这是一名 53 岁的女性吸烟者，患有 IVDU 病史，表现为精神状态低落。影像学提示右侧顶枕部和颅后窝病变以及轻度脑积水。她入院时的 GCS 为 7T，有吸毒和癫痫发作的病史。同时涉及幕上和幕下的多发病变，需要重点与转移瘤进行鉴别。

病情追踪

在接受纳洛酮、大剂量激素和抗癫痫药物治疗 1 h 后，患者的体格检查情况有所改善，听到声音时她能睁开眼睛，四肢也能遵嘱活动。因此，她最初的症状很可能是由于吸毒和可能的癫痫发作引起的，而非脑积水。

治疗计划

- 入住神经重症监护病房，每小时进行一次神经系统检查。
- 使用纳洛酮以继续逆转阿片类药物
- 监测药物戒断情况
- 如果精神状况恶化，继续服用左乙拉西坦，并进行脑电图检查
- 针对病变相关水肿，使用地塞米松 4 mg，每 6 h 一次
- 质子泵抑制剂
- 尽量减少镇静剂

- 暂停机械通气
- 每隔 6 h 复查一次头部 CT，评估出血情况和和脑积水情况
- 一旦临床情况稳定，就需要进行额外的影像学检查，以开始肿瘤学检查：
  - 完善平扫和增强脑磁共振成像（采用神经导航方案）
  - 胸部（Chest）、腹部（abdomen）和盆腔（pelvis）增强 CT（CT CAP）

住院治疗经过

在患者的神经系统检查结果改善之后，她接受了脑部磁共振成像（平扫+增强）（图 16.2）和 CT CAP 增强来进一步评估病情。MRI 结果显示，她的右顶枕有一个 3 cm 大的出血性肿块，左侧小脑有一个 3.5 cm 大的囊性、但有强化的病变。中度血管源性水肿导致第四脑室轻度受压。CT CAP 显示左肺上叶不均匀强化肿块，大小为 2.5 cm × 3.7 cm，向左侧肺门延伸。还有一个左肾上腺结节，怀疑可能有肿瘤转移。

随着时间的推移，她的病情不断好转，并成功拔除了气管插管。肿瘤科会诊考虑到有必要控制她的症状，缓解脑干受压，并解决脑积水问题，医生决定首先对她的脑部病变进行治疗。介入治疗组就可能进行的肺部活组织穿刺活检进行了会诊，考虑到诊断用组织将在脑部手术中获得，暂不行肺活检。患者接受了右顶枕开颅和枕下开颅以切除肿瘤，病理显示为肺腺癌。患者术后恢复良好。她顺利出院，并计划在切除部位进行辅助放射治疗，并由肿瘤科对其肺部原发疾病进行随访。

学习要点

- 脑转移瘤是最常见的脑肿瘤。大约 8.5% 的肺癌、乳腺癌、肾癌、结直肠癌或黑色素瘤患者会出现脑转移[4]。
- 近年来，由于诊断和筛查工具越来越先进，以及原发肿瘤的生存率逐渐提高，脑转移瘤发病率不断上升。因此，脑转移瘤的治疗也变得更加积极，以手术和立体定向放射外科作为第一线治疗，以改善病情和无进展生存期[1-3]。
- 20% 的脑转移瘤发生于颅后窝，预后更差[6]。按欧洲神经肿瘤协会（European Association of Neuro-Oncology，EANO）的指南[5]，对于符合以下情况的患者，应考虑进行手术切除：
  - 1 ~ 3 个新诊断的转移病灶（尤其是在功能区的、有症状的、但可以通过手术切除的病灶）

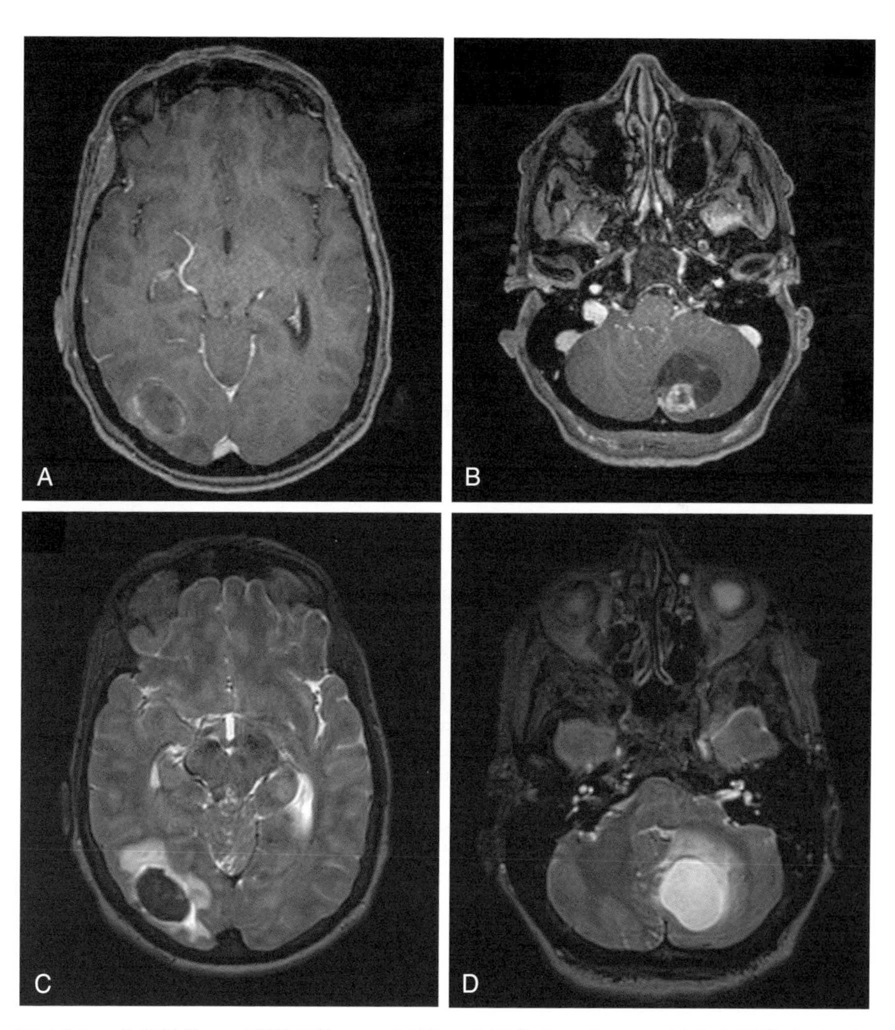

图 16.2 术前轴位 T1 增强颅脑 MRI 显示，右顶枕有一个 3 cm 的出血性肿瘤（A），左侧小脑半球有一个 3.5 cm 的不均匀增强囊性病变（B）。术前 T2 脑部 MRI 显示右侧顶枕部病灶有中度水肿（C），小脑病变周围的中度血管源性水肿导致第四脑室受压（D）。请注意，在 T2 脑部 MRI 上，出血呈低信号，囊液呈高信号

  - 直径≥3 cm的有症状或无症状病灶
  - 有明显水肿和（或）占位效应的病灶
  - 伴有脑积水的颅后窝病灶，如本病例
- 对因颅后窝肿瘤导致脑积水的患者，手术切除通常是脑积水的可靠治疗方法。类固醇（在轻症病例中）或EVD（在更严重的病例中）也可用于暂时缓解症状。
- 精神状态改变可由多种因素引起，包括癫痫、代谢异常、用药和脑积水。在可能的情况下，应该首先解决可以快速逆转的药理学或代谢原因。
- 对于需要手术治疗转移性脑病变以控制疾病或缓解症状的患者，根据肿瘤学团队的建议，可以推迟对原发部位的活检。

（Dimitrios Mathios，Jordina Rincon-Torroella 著 林国中 译 杨 军 审校）

参考文献

1. Aoyama H, Tago M, Shirato H, & Japanese Radiation Oncology Study Group 99-1 (JROSG 99-1) Investigators. Stereotactic radiosurgery with or without whole-brain radiotherapy for brain metastases: secondary analysis of the JROSG 99-1 randomized clinical trial. *JAMA Oncol*. 2015;1(4):457–464.
2. B Brennan C, Yang TJ, Hilden P, et al. A phase 2 trial of stereotactic radiosurgery boost after surgical resection for brain metastases. *Int J Radiat Oncol Biol Phys*. 2014;88(1):130–136. https://doi.org/10.1016/j.ijrobp.2013.09.051.
3. Churilla TM, Chowdhury IH, Handorf E, et al. Comparison of local control of brain metastases with stereotactic radiosurgery vs surgical resection: a secondary analysis of a randomized clinical trial. *JAMA Oncol*. 2019;5(2):243–247.
4. Gavrilovic IT, Posner JB. Brain metastases: epidemiology and pathophysiology. *J Neuro Oncol*. 2005;75(1):5–14.
5. Soffietti R, Abacioglu U, Baumert B, et al. Diagnosis and treatment of brain metastases from solid tumors: guidelines from the European Association of Neuro-Oncology (EANO). *Neuro Oncol*. 2017;19(2):162–174.
6. Sunderland GJ, Jenkinson MD, Zakaria R. Surgical management of posterior fossa metastases. *Journal Neurooncology*. 2016;130(3):535–542.

17 意外事故后偶见鞍区占位

会诊信息

23 岁女性机动车事故后头痛。MRI 显示鞍区肿块。

初始影像

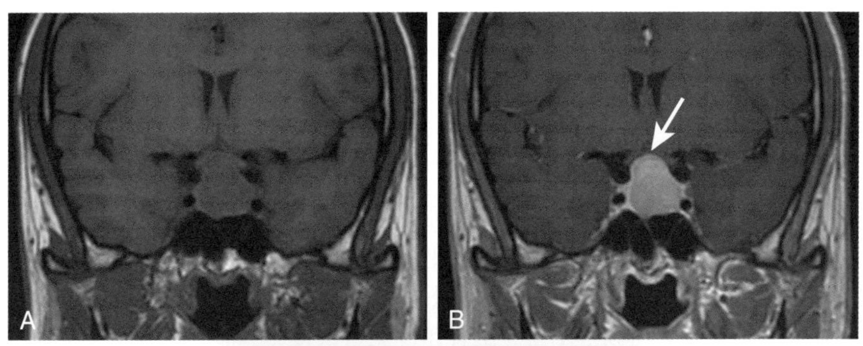

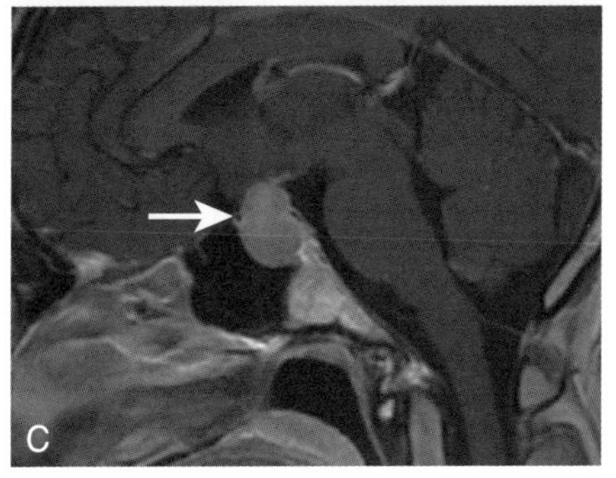

图 17.1 颅脑平扫和增强 MRI。（A）T1 序列冠状位显示鞍区等信号强度肿块。（B）T1 冠状位增强图像显示垂体窝内 2 cm × 2 cm 均匀强化肿块，并邻近视觉通路（箭头）。（C）T1 矢状位增强图像显示肿块鞍上部分与前交通动脉复合体的关系（箭头）

会诊前思考点

- 患者的生命体征如何?
- 患者的神经系统查体结果如何?
- 患者在车祸中还合并有其他损伤吗?
- 鞍区肿块是首次发现吗?
- 患者是否有视力丧失?
- 患者目前的症状是与鞍区肿块有关吗?鞍区肿块是偶然发现的吗?
- 患者还有哪些其他症状?是否与内分泌异常有关?
- 肿块是否引起任何压迫症状(如视力丧失)?
- 患者是否需要立即接受激素替代治疗?
- 患者是否需要急诊手术?或者是否需要在门诊进行更详尽的检查?
- 患者是否在接受抗血小板或抗凝药治疗?

现病史

一名 23 岁的大学生,既往无重大疾病史,在发生机动车事故后被紧急送到急诊科。发生车祸时,该患者正坐在汽车前排,系好安全带,汽车行驶在湿滑的路面上,突然以每小时 60 公里的速度撞向路边。碰撞后安全气囊没有打开,她的头撞到了车窗。患者述说无意识丧失,能够在没有帮助的情况下离开汽车。急诊科的完整创伤检查显示其他损伤为阴性,颈椎成像无明显异常。然而,她的头部 CT 显示鞍区肿块。患者有头痛和轻度恶心,但否认有任何视力丧失、刺痛、麻木或无力。尽管接受了镇痛药物治疗,但她仍持续头痛,因此急诊团队获取了其脑部 MRI,显示一个 2 cm × 2 cm 的增强鞍区肿块。

进一步询问,患者自述有 6 个月闭经史,近 10 年每周头痛。她的头痛位于前额,通常在明亮的灯光下加重。这些症状伴随恶心,在使用对乙酰氨基酚后缓解。她有痤疮病史,6 个月前服用了螺内酯。在开始使用螺内酯后,她出现停经。2 个月后停药,但直到 2 周前月经才恢复。患者将其归因于药物,未接受任何进一步检查。患者否认任何视力变化、疲乏、冷或热不耐受、体重变化、多尿、多饮、溢乳或手足大小变化。她未接受抗凝或抗血小板药物治疗。

生命体征

T 36.8℃,HR 87 次 / 分,BP 103/64 mmHg,SpO_2 99%。

相关实验室检查

Na 137 mmol/L、Glu 99 mg/dl、Hb 10.5 g/dl、WBC 5.4×10^9/L、Plt 168×10^9/L、INR 1.0、aPTT 25.7 s。

β-hCG 阴性

血液中乙醇（－）

尿液毒理学（－）

体格检查

神清，对人物、地点及时间定向力正常

四肢遵嘱活动

瞳孔等大等圆，对光反射灵敏

眼球运动正常，面纹对称，伸舌居中

视野完好

旋前肌漂移征阴性

双侧上肢力量 5/5 级

双侧下肢力量 5/5 级

轻触觉正常

面容和体型正常，手足大小正常

会诊分级

该患者在遭受头部碰撞后出现轻度头痛和恶心，可能与脑震荡相关。最初的头部 CT 没有显示任何颅骨骨折或颅内出血，但有鞍区肿块，这促使急诊团队获取了全脑 MRI，MRI 结果提示为偶发垂体大腺瘤。肿块内无出血，患者未诉视力改变，视野完好。由于不考虑脑垂体卒中，可以当做门诊患者处理，进行正式的眼科和内分泌评估。患者无内分泌型垂体腺瘤的临床体征或症状（例如：体重变化、溢乳、手足尺寸变化）；然而，许多垂体大腺瘤患者伴有全垂体功能低下，需要激素替代治疗。她的妊娠试验结果为阴性，她的闭经史可能与螺内酯治疗、催乳素分泌或性激素分泌受损相关。请内分泌团队会诊，并进行血液检查，以加快门诊检查。她的 TSH、FSH、LH、随机皮质醇、IGF 正常，催乳素轻度升高至 41.3 μg/L。这是一次可能需要择期手术的非紧急会诊。

病情评估

这是一名 23 岁女性，有接受螺内酯治疗痤疮和间歇性闭经的病史，在机动车事故后到急诊科就诊。头部碰撞后出现头痛和恶心，MRI 检查发现偶发垂体腺瘤。

治疗计划

- 神经外科和耳鼻喉科团队门诊随访，以确定潜在的手术计划
- 门诊专用垂体 MRI 与颌面 CT 联合头颈部 CT 血管造影（图 17.2）
- 眼科视野的门诊随访
- 从急诊科出院回家，等待内分泌评估
- 如果出现新的危险信号，如突然头痛、视力下降、疲劳、精神状态改变或低血压，应返院采取预防措施
- 脑震荡症状随访

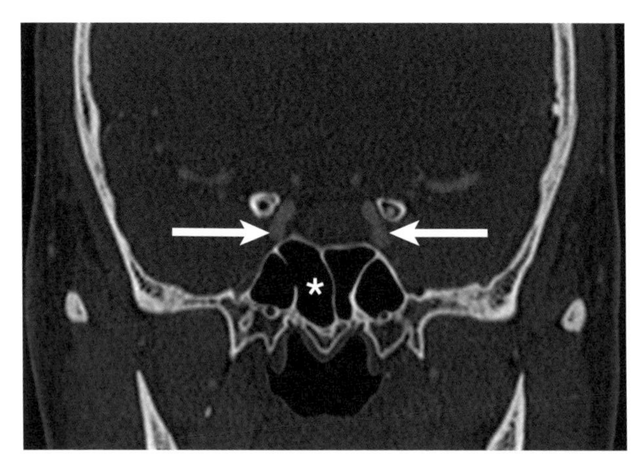

图 17.2　头颅颌面部 CT 与头颈部 CT 血管造影有助于评价骨性结构、蝶鞍气化（星号）及颈内动脉与肿瘤的关系（箭头）。这对于术中导航也非常有用

病情追踪

在急诊进行评估后，内分泌团队认为患者的催乳素略微升高可能是由于垂体柄效应，她的肿块是无功能的垂体腺瘤，无全垂体功能减退。患者出院，并接受门诊随访。患者接受了眼科视野检查，显示轻度左侧颞上视野缺损。医生与患者讨论了手术切除的风险和受益。鉴于她的年龄较小，影像学上有

视神经抬高和压迫，以及她的眼部缺陷，建议进行手术。患者成功接受了联合耳鼻喉科与神经外科的内镜经鼻蝶入路垂体大腺瘤切除手术（图 17.3）。

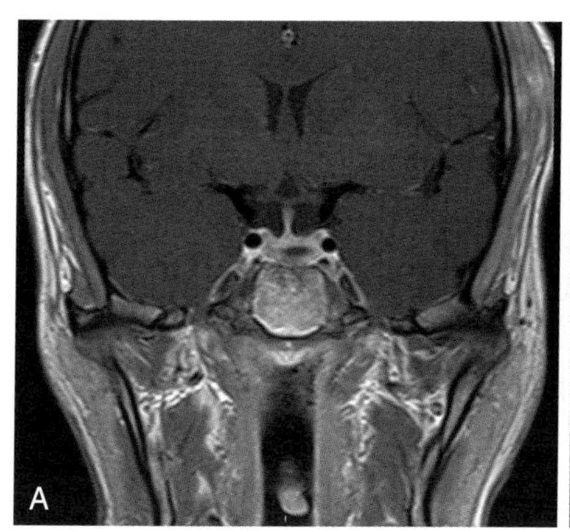

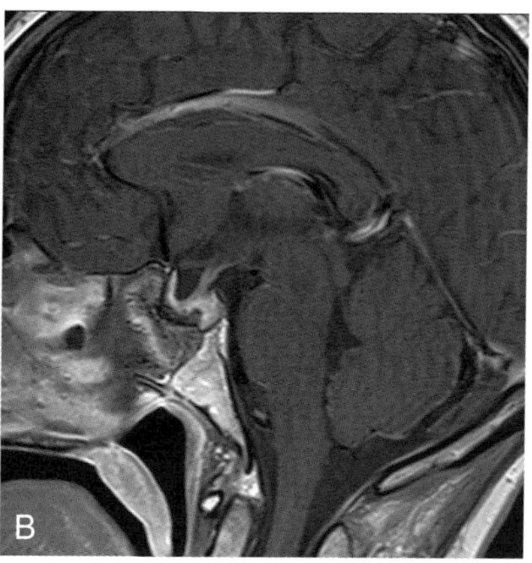

图 17.3 术后冠状位（A）和矢状位（B）增强 MRI 显示肿瘤切除和视神经减压效果良好

学习要点

- 根据 2013 年至 2017 年美国中央脑肿瘤登记研究（Central Brain Tumor Registry of the United States，CBTRUS），所有中枢神经系统（CNS）肿瘤中 16.9% 为垂体瘤。在女性和年轻患者中更常见。如 15 ~ 39 岁青壮年 CNS 肿瘤中 28% 为垂体瘤 [11]。
- 垂体瘤可包括无功能垂体腺瘤（non-functioning pituitary adenomas，NFPA）、激素分泌性或功能性垂体腺瘤、垂体细胞瘤和垂体癌（转移性垂体腺瘤）。需要和多种鞍区和鞍上病变进行鉴别（如颅咽管瘤、脑膜瘤和 Rathke 囊肿）。
- 小于 1 cm 的垂体腺瘤归类为微腺瘤，而 1 cm 或以上的为大腺瘤。这是大小的区别，而不是激素分泌的区别。
- 垂体腺瘤的临床和手术复杂性需要耳鼻喉科、神经外科、内分泌和眼科团队的多学科合作，共同进行诊断和管理。
- 常规内分泌评估在垂体瘤的诊断和随访中至关重要。
  - 垂体腺瘤患者的催乳素水平升高可能是由于垂体柄效应或催乳素瘤引起的。垂体柄效应是由于垂体柄受压导致多巴胺分泌减少，对催乳素分泌的抑制作用受损的结果。垂体柄效应导致中度催乳素升高（<100 μg/L），

而高催乳素升高（＞200 ~ 250 μg/L）通常提示泌乳素腺瘤（表 17.1）[1,2,5,7]。
  - 垂体腺瘤中垂体后叶轴的改变并不常见。如果诊断时存在尿崩症，其他病变如颅咽管瘤或生殖细胞瘤的可能性更大。
- 垂体卒中是与垂体瘤有关的神经外科急症，将在第 18 章中讨论。

无功能垂体腺瘤（NFPA）[1]

- NFPA 是最常见的垂体病变类型。NFPA 的鉴别包括激素分泌性垂体腺瘤和其他鞍区和鞍上病变，如颅咽管瘤、脑膜瘤、下丘脑错构瘤、胶质瘤、生殖细胞肿瘤、转移瘤或鼻腔鼻窦恶性肿瘤。
- NFPA 通常是大腺瘤，表现为视力丧失、垂体功能减退、颅神经功能障碍或头痛等局部压迫征象。随着目前脑成像的广泛应用，许多 NFPA 是偶然诊断的。
- NFPA 的治疗包括手术切除、观察、药物治疗和（或）放疗。
  - 对有症状的 NFPA，强烈建议采用显微镜、内镜或联合入路进行手术减压。
  - 尽管存在争议，但是放射治疗或放射外科治疗在不适合手术或作为手术切除的辅助治疗（例如在残留或复发的肿瘤中）的患者中越来越多地成为替代方案。
  - 对无症状 NFPA 的治疗仍有争议。根据患者和肿瘤特征，无症状的 NFPA 既可以进行临床随访和定期影像学检查，也可以进行前期治疗。
- 在内分泌评价中，NFPA 通常与垂体功能减退（可能需要激素替代治疗）和高泌乳素血症相关。
  - 尽管 NFPA 中的高泌乳素血症通常来自垂体柄效应，但即使在临床上没有可疑的情况下，也有必要排除泌乳素腺瘤。
  - 当肿瘤大小或催乳素腺瘤症状与催乳素水平轻度升高之间存在差异时，建议稀释催乳素。
  - 稀释催乳素以消除钩状效应。钩状效应是一种实验室假象，当在一些催乳素测定中存在过量的抗体时可能发生，导致假性低催乳素值[7]。
- 推荐术前和术后进行眼科评估。相当比例的术前无压迫视神经萎缩的患者在减压后可有视力改善。但是，必须警告老年患者（＞65 岁）、长期症状（＞4 个月）或视神经萎缩患者改善的机会较低。
- 评价肿瘤与周围结构、肿瘤密度、是否存在囊肿或出血、海绵窦侵犯和血管解剖的关系在 NFPA 的处理和手术计划中至关重要。
  - 高分辨率 MRI 被推荐为 NFPA 的标准术前成像。

  - 不同的中心有专门的垂体成像方案，可能包括稳态进动结构相干序列（constructive interference steady state，CISS）或使用稳态采集序列的快速成像（fast imaging employing steady-state acquisition，FIESTA）。
  - 造影剂给药期间的动态成像也有助于区分肿瘤、正常垂体和周围结构。
  - MRI 可与 CT、CTA 或颌面部 CT 相辅相成，以评价血管结构的骨性解剖和位置。
- 术中导航是手术时的一种有用的辅助手段。
- NFPA 的治疗可能改善或恶化垂体功能，需要激素替代治疗。术后即刻尿崩症（diabetes insipidus，DI）和抗利尿激素分泌异常综合征（syndrome of inappropriate antidiuretic hormone secretion，SIADH）很常见，需要仔细监测尿量和血钠水平。
- 长期内分泌、眼科和影像学随访在 NFPA 的治疗中至关重要。
- 术后 NFPA 复发可高达 44% ~ 75%[1]，处理复发的 NFPA 可考虑观察、重复切除和（或）放射治疗 / 放射外科治疗。

分泌激素的功能性垂体腺瘤[2, 4, 8, 9]（表 17.2）

- 分泌激素的垂体腺瘤按发病率从高到低分别是泌乳素腺瘤、生长激素（GH）腺瘤、促肾上腺皮质激素（ACTH）腺瘤；促甲状腺激素（TSH）腺瘤少见；促性腺激素腺瘤罕见。
- 由于此种腺瘤可分泌激素，它们通常在体积很小时被确诊（如微腺瘤），但也可能在大腺瘤时被确诊。
- 这些肿瘤在组织学上是良性的，但它们强大的内分泌作用会导致严重的继发性疾病。
- 治疗的主要目标是降低激素负荷和缓解占位效应（如果肿瘤体积较大）。
- 药物治疗通常是泌乳素腺瘤的一线治疗方法。经蝶窦手术切除腺瘤，常被选择作为库欣综合征和肢端肥大症的一线治疗方法。药物治疗也可以作为其他分泌性垂体腺瘤的辅助或临时治疗，但根治很难。
- 放射治疗和放射外科治疗是一种有争议的辅助治疗方法。与常规放射治疗相比，立体定向放射手术可以更快地减少激素分泌，减少副作用。

表 17.1 催乳素值在评估催乳素瘤与垂体柄效应时的比较[2, 5, 7]

催乳素值
＜25 μg/L：催乳素正常
25 ~ 100 μg/L：垂体柄效应
＞200 ~ 250 μg/L：可能为泌乳素腺瘤

表 17.2 分泌型垂体腺瘤的主要特征 [3, 5, 6, 8-10]

类型（百分比）	典型症状	实验室诊断	治疗	目标（生化缓解）
泌乳素腺瘤（32%～66%）	女性：闭经、性欲减退、溢乳和不育 男性：性欲减退、勃起功能障碍和不育	催乳素升高	一线治疗：多巴胺激动剂（溴隐亭、卡麦角林） 如果药物治疗疗效不佳或不耐受，则手术切除 替代 / 辅助治疗：放疗 如果症状轻微和催乳素轻微升高，观察	血清催乳素正常化
生长激素分泌肿瘤（8%～16%）	肢端肥大症：手、足和舌增大、胰岛素抵抗、高血压、关节炎、腕管综合征、睡眠呼吸暂停、结肠肿瘤、心脏疾病	胰岛素样生长因子-1（IGF-1）水平和生长激素水平升高（不太可靠） 其他检查：口服葡萄糖耐量试验	一线治疗：手术切除 替代 / 辅助治疗： 生长抑素类似物（奥曲肽和兰瑞肽）、卡麦角林、培维索孟、放疗	有争议但常用：GH 最低值小于 1 μg/L（ng/ml）和 IGF-1 水平至正常年龄调整范围
促肾上腺皮质激素（ACTH）分泌肿瘤（2%～6%）	库欣综合征：肥胖、糖尿病、高血压、月亮面容、紫红色皮肤条纹、淤斑、骨质疏松、情绪障碍	筛选（3 次检测中至少 2 次呈阳性）： - 夜间唾液皮质醇水平升高 -24 h 无尿皮质醇 - 低剂量地塞米松抑制试验 区分垂体或异位 ACTH 分泌：大剂量地塞米松抑制和促肾上腺皮质激素释放激素刺激试验	一线治疗：手术切除 替代 / 辅助治疗：酮康唑、米非司酮、帕瑞肽、放疗 补救治疗：双侧肾上腺切除术（导致终生肾上腺功能不全，且有垂体瘤增大的风险 [Nelson 综合征]）	有争议但常用： 术后早期血清皮质醇达到最低值低于 2 μg/dl 可能预示根治性切除，而 2～5 μg/dl 预示缓解

（续表）

类型（百分比）	典型症状	实验室诊断	治疗	目标（生化缓解）
		在极少数情况下进行经岩骨采样，以区分垂体和异位来源		
促甲状腺激素分泌肿瘤（1%）	甲状腺功能亢进和甲状腺肿	血清游离T4和T3升高TSH升高或不适当的“正常”（未抑制）	一线治疗：抗甲状腺药物治疗后进行手术切除 替代/辅助治疗：生长抑素类似物	恢复正常甲状腺功能

（JordinaRincon-Torroella 著　萧宇森 译　马国佛 审校）

参考文献

1. Aghi MK, Chen CC, Fleseriu M, et al. Congress of Neurological Surgeons Systematic Review and Evidence-Based Guidelines on the Management of Patients With Nonfunctioning Pituitary Adenomas: Executive Summary. *Neurosurgery*. 2016;79(4):521–523.
2. Burke WT, Penn DL, Castlen JP, et al. Prolactinomas and nonfunctioning adenomas: preoperative diagnosis of tumor type using serum prolactin and tumor size [published online ahead of print, 2019 Jun 14]. *J Neurosurg*. 2019:1–8.
3. Hameed N, Yedinak CG, Brzana J, et al. Remission rate after transsphenoidal surgery in patients with pathologically confirmed Cushing's disease, the role of cortisol, ACTH assessment and immediate reoperation: a large single center experience. *Pituitary*. 2013;16(4):452–458.
4. Jane JA Jr, Catalino MP, Laws ER Jr. Surgical Treatment of Pituitary Adenomas. In: Feingold KR, Anawalt B, Boyce A, et al., eds. Endotext. South Dartmouth (MA): MDText.com, Inc.; October 4, 2019.
5. Kruse A, Astrup J, Gyldensted C, Cold GE. Hyperprolactinaemia in patients with pituitary adenomas. The pituitary stalk compression syndrome. *Br J Neurosurg*. 1995;9(4):453–457.
6. Laws ER, Vance ML, Jane JA Jr. TSH adenomas. *Pituitary*. 2006;9(4):313–315.
7. Melmed S, Casanueva FF, Hoffman AR, et al. Diagnosis and treatment of hyperprolactinemia: an Endocrine Society clinical practice guideline. *J Clin Endocrinol Metab*. 2011;96(2):273–288.
8. Mehta GU, Lonser RR. Management of hormone-secreting pituitary adenomas. *Neuro Oncol*. 2017;19(6):762–773.
9. Molitch ME. Diagnosis and Treatment of Pituitary Adenomas: A Review. *JAMA*. 2017;317(5):516–524.
10. Nieman LK, Biller BM, Findling JW, Murad MH, Newell-Price J, Savage MO, Tabarin A, Endocrine Society. Treatment of Cushing's Syndrome: An Endocrine Society Clinical Practice Guideline. *The Journal of clinical endocrinology and metabolism*. 2015;100(8):2807–2831.
11. Ostrom QT, Patil N, Cioffi G, Waite K, Kruchko C, Barnholtz-Sloan JS. CBTRUS Statistical Report: Primary Brain and Other Central Nervous System Tumors Diagnosed in the United States in 2013-2017. *Neuro Oncol*. 2020;22(12 Suppl 2):iv1–iv96.

18 突发性头痛和视力丧失

会诊信息

45 岁男性，头痛、呕吐、突发性视力丧失，检查发现鞍上占位。

初始影像

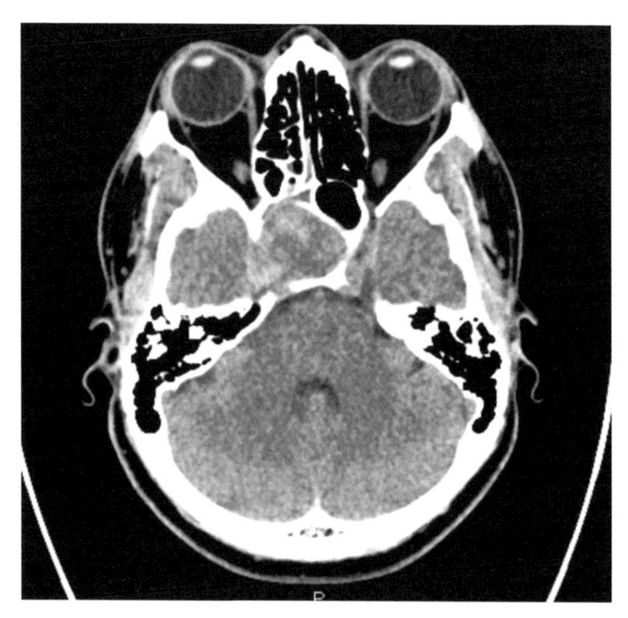

图 18.1 颅脑平扫 CT（轴位）显示，鞍区和鞍上病变内含不均匀高密度，提示出血性垂体病变

会诊前思考点

- 患者的神经系统检查结果如何？
- 患者的生命体征如何？
- 患者是否有已知的垂体腺瘤或鞍上肿物？
- 患者的症状是与鞍上肿物有关，还是鞍上肿物是偶然发现（例如排除卒中、颅内压升高）？

- 肿块是否引起脑积水？
- 患者症状的发展顺序如何？
- 患者是否需要立即接受激素替代治疗？血钠水平是多少？是否合并低血压？
- 患者是否需要急诊手术？
- 患者有哪些内科合并症？
- 患者是否正在使用抗血小板或抗凝药物？

现病史

一名 45 岁男性，既往无明显病史，到急诊科就诊，主诉头痛进行性加重 3 天，伴呕吐，现视物模糊 12 h 伴周边视野丧失。在过去几个月内，患者对热冷异常敏感，易疲劳，但既往未就诊。在急诊的 CT 上首次发现鞍上占位。患者否认有肢体无力、麻木、刺痛或言语困难。患者未使用任何抗凝或抗血小板药物。

生命体征

T 36.9℃，HR 90 次 / 分，BP 90/56 mmHg，SpO_2 99%。

相关实验室检查

Na 129 mmol/L，INR 1.0，PT 1.0s，aPTT 25.7s，Plt 168 × 10^9/L，游离 T_4 0.5 ng/dl（正常 0.8 ~ 1.8 ng/dl），TSH 0.89 μ[IU]/ml（正常 0.5 ~ 4.5 μ[IU]/ml），催乳素 26 ng/ml（实验室参考值 3 ~ 14.7 ng/ml），皮质醇（血清）1.7 μg/dl（实验室参考值 7 ~ 9 AM 4.6 ~ 23.4 ng/dl，4 ~ 6 PM 2.7 ~ 15.9 ng/dl）。

体格检查

神清，对人物、地点和时间定向力正常

轻度意识模糊

眼睛自然睁开

右瞳孔 5 mm，左瞳孔 3 mm；均为圆形且对光反射灵敏

双颞侧偏盲

轻度右上睑下垂，右眼越过中线朝向左侧看时活动受限

面纹对称，伸舌居中

旋前肌漂移征阴性

双侧手指和足趾能够遵嘱活动

轻触觉正常

会诊分级

该患者表现为头痛、恶心和视力改变，伴鞍上肿块。检查时，患者有明显的双颞侧偏盲伴部分右侧动眼神经麻痹，考虑垂体瘤卒中。他意识模糊，但呼吸顺畅。此外，尽管心电图正常，但其血压较低伴低钠血症，考虑为急性垂体功能减退。患者需要紧急输入应激剂量的类固醇和大剂量液体。一旦患者病情稳定并证实垂体卒中，立即进行增强与平扫的垂体 MRI 检查（图 18.2）。

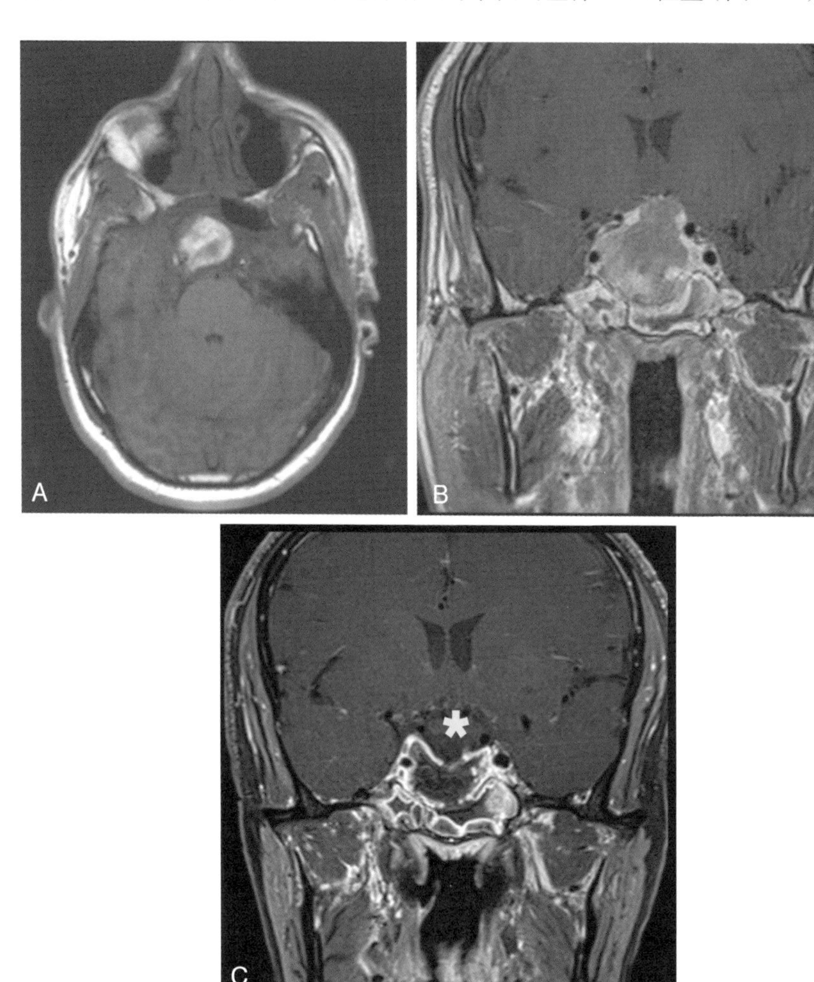

图 18.2　（A）平扫的轴位 T1 加权脑 MRI 显示鞍区不均匀高信号，符合垂体卒中表现。（B）冠状位脑增强 MRI 显示向鞍上延伸的巨大出血性肿块，压迫视神经和视交叉。（C）术后冠状位脑部增强 MRI 显示视交叉减压良好（*）

尽管基础的内分泌实验室检查已经送检，但仍需要评估患者的垂体功能障碍。请内分泌科会诊进行激素评价。他们注意到游离 T_4 较低，但TSH正常，与中枢性甲状腺功能减退一致。患者的随机皮质醇水平较低和低血压提示急性肾上腺功能不全。他患有轻度低钠血症，需要缓慢补钠。考虑到鞍区 / 鞍上肿块的大小，他的催乳素轻度升高可能是由于垂体柄效应。这一系列实验室检查结果提示非分泌性垂体大腺瘤。

建议急诊内镜经鼻蝶手术对垂体卒中进行减压，动员耳鼻喉科团队规划急诊手术。可请眼科评估视力和视野，但优先考虑手术减压。这是一次紧急和需要手术的会诊

病情评估

这是一名 45 岁男性，无重大病史，因重度头痛、呕吐、视物模糊和双颞侧偏盲 3 天到急诊科就诊，同时伴有低血压和低钠血症。相应的 MRI 显示鞍区出血性肿块，其表现符合垂体卒中伴肾上腺功能不全。他将需要立即进行激素替代治疗和急诊内镜经鼻蝶手术减压。

治疗计划

- 内分泌科会诊
    - 开始静脉应激剂量氢化可的松 100 mg 一次，然后 50 mg 每 6 小时一次
    - 质子泵抑制剂
    - 在开始氢化可的松治疗后 1 天进行甲状腺激素替代治疗，以避免急性肾上腺功能不全恶化
    - 其他内分泌实验室检查（IGF-1、GH、ACTH、游离睾酮）
    - 每 6 小时检查一次钠和尿比重
    - 密切监测出入量
- 急诊行颌面 CT 及 CT 血管成像，可在术前评估颈内动脉解剖及骨性结构
- 可行急诊内镜鼻内经蝶窦入路手术减压
    - 重点：
        - 颅骨固定架
        - 神经导航
        - 内窥镜套装：内窥镜、内窥镜颅底器械
        - 高速长磨钻
        - 组织吸切钻，侧切抽吸装置
        - 根据外科医生的偏好使用颅底重建材料

- 麻醉：SBP 100 ~ 160 mmHg，应激剂量类固醇，抗生素，可以考虑甘露醇帮助预防鞍上肿瘤切除术期间的脑脊液漏

- 术后入住神经重症监护室
- 眼科会诊

学习要点

- 虽然不常见，但垂体瘤卒中是神经外科急症，2% ~ 12% 的垂体腺瘤患者会发生[1-2]。它是一种临床诊断，患者通常表现为急性视力丧失、头痛和垂体功能障碍，这可能是致命的。也可能存在眼轻瘫和精神状态改变。
- 影像学上有瘤内出血但缺乏这些症状的垂体腺瘤不被认为是垂体瘤卒中。
- 垂体瘤卒中可由出血性或缺血性垂体腺瘤引起，或在罕见情况下由急性破裂的囊肿（如 Rathke 裂隙囊肿）引起。
- 表现为垂体腺瘤卒中和急性视力丧失的垂体腺瘤患者通常需要紧急神经外科治疗。当患者症状轻微时（例如，仅头痛），可选择保守治疗。
- 内分泌实验室检查项目包括 ACTH、皮质醇、催乳素、TSH、游离 T_4、IGF-1、LH、FSH、雌激素、孕激素（女性）、睾酮（男性）、血清钠和尿钠。与内分泌科团队的合作管理对这些患者是至关重要的。

手术管理

- 急性和严重视力丧失（24 ~ 72 h）、急性复视或电解质紊乱纠正后精神状态持续改变的患者首选急诊内镜或显微手术切除。
- 手术目标是视通路减压和血肿清除，最大限度地安全切除肿瘤。肿瘤完全切除不是首要目标，如有需要可分期行二次手术。
- 通过手术治疗，视力缺陷和眼轻瘫可能改善，但可能需要长期激素替代治疗。术后 74% ~ 94% 的视野 / 视力缺陷可改善。眼轻瘫恢复范围为 68% ~ 100%。垂体瘤卒中手术后激素恢复并不常见，文献中恢复率为 12% ~ 23%[2, 4]。

药物管理

- 可出现急性垂体功能减退症伴 Addisonian 危象或低钠血症。激素替代治疗至关重要。首选的类固醇是氢化可的松，因为它同时具有盐皮质激素和糖皮质激素的作用。在紧急情况下，应激剂量为 100 ~ 200 mg 一次，随后为 50 mg（静脉），每 6 小时一次，可进一步减量。

- 氢化可的松给药后 24 h 开始甲状腺替代治疗。在全垂体功能减退症患者中，必须在替代甲状腺激素之前替代皮质醇，以避免 Addisonian 危象。肾上腺功能不全所致的低钠血症在垂体瘤卒中比较常见。
- 如果严重低钠血症（Na＜125 mmol/L）或存在有症状的低钠血症（例如恶心、呕吐、精神状态改变），建议紧急纠正。为防止脑桥中央髓鞘溶解，应缓慢纠正低钠血症（0.5 mEq/h 或不超过 12 mEq/d）。激素替代是肾上腺皮质功能减退引起低钠血症的最终治疗方法。

保守治疗

- 仅有头痛、极轻度视力丧失或亚急性表现的患者可采用激素替代和支持疗法的药物进行保守治疗。如果泌乳素＞200 μg/L 并提示泌乳素腺瘤，药物治疗可能特别适用，因为泌乳素腺瘤对多巴胺激动剂高度敏感。
- 肿瘤缺血可能导致肿瘤梗死伴肿瘤体积缩小。但是，这些患者需要密切监测，因为有较小风险会发生再梗死。

（JordinaRincon-Torroella 著　萧宇森 译　林国中　杨　军 审校）

参考文献

1. Barkhoudarian G, Kelly DF. Pituitary apoplexy. *Neurosurgery Clinical North America*. 2019;30(4):457–463. https://doi.org/10.1016/j.nec.2019.06.001.
2. Fernandez A, Karavitaki N, Wass JA. Prevalence of pituitary adenomas: a community-based, cross-sectional study in Banbury (Oxfordshire, UK). *Clin Endocrinol (Oxf)*. 2010;72(3):377–382. https://doi.org/10.1111/j.1365-2265.2009.03667.
3. Grzywotz A, Kleist B, Möller LC, et al. Pituitary apoplexy - a single center retrospective study from the neurosurgical perspective and review of the literature. *Clin Neurol Neurosurg*. 2017;163:39–45. https://doi.org/10.1016/j.clineuro.2017.10.006.
4. Rutkowski MJ, Kunwar S, Blevins L, Aghi MK. Surgical intervention for pituitary apoplexy: an analysis of functional outcomes. *J Neurosurg*. 2018;129(2):417–424. https://doi.org/10.3171/2017.2.JNS1784.

19 头痛、视物模糊和脑室内肿瘤

会诊信息

20 岁女性，因“头痛、头晕”于外院就诊，颅脑 CT 提示脑积水，磁共振待检。

初始影像

待检。

会诊前思考点

- 患者的神经系统检查结果如何？她的意识状态是否有所下降？是否需要急诊干预（如脑室外引流）？
- 患者还有什么其他症状？症状的持续时间？最近症状有变化吗？
- 患者是否有其他医院的影像或报告？有何异常？
- 患者脑积水有多严重？她脑积水的潜在原因是什么？
- 患者是否需要手术？如果需要，手术时机如何掌握？

现病史

20 岁女性，既往体健。因“头痛 3 个月，恶心、头晕、行走不稳 1 天”急诊就诊。她的头痛是全头性的，间断性发作，但程度越来越重。在进一步询问时，她提到她的视力一直很模糊，2 周前，她去验光师那里配了一副新眼镜。她的父母来到医院，反馈说她的头痛症状在过去的 1 周里明显加重。她昨天开始出现恶心、头晕和行走不稳的症状，于是决定去急诊检查。她否认有呕吐、语言障碍、无力、麻木或感觉异常症状。患者诉每日服用避孕药，但否认任何其他药物治疗史，包括抗血小板药物、抗凝药物或含阿司匹林的治疗偏头痛的混合制剂。无法获取她在外院做的头部 CT 详细影像，但报告显示脑室增大，并没有明确的肿瘤证据。她被转到三级医疗中心做进一步检查。急诊科已预约脑部 MRI 检查，很快就能完成。

生命体征

T 37.3℃，HR75 次 / 分，BP 117/63 mmHg，SpO_2 99%。

相关实验室检查

Na 141 mmol/L，Glu 98 mg/dl，Plt 205 × 10^9/L，INR 0.9，aPTT 25.0 s。
β-hCG 阴性
尿液毒理学呈阴性

体格检查

痛苦面容，对人物、地点和时间定向力正常
四肢灵活地遵嘱活动
瞳孔等大等圆，对光反射灵敏；眼球运动正常
视野正常
面纹对称，伸舌居中
旋前肌漂移征阴性
双侧上肢肌力 5/5 级
双侧下肢肌力 5/5 级
轻触觉正常
宽基步态

会诊分级

患者有亚急性头痛病史，近期出现了视物模糊、恶心和行走不稳。她的妊娠试验和尿液毒理学检查均为阴性，血液化验值在正常范围内。患者描述外院头颅 CT 报告显示脑积水（未携带影像资料），考虑患者症状可能与颅内压进行性升高有关，她将接受视乳头水肿评估。外院头颅 CT 没有提到肿块或肿瘤，然而脑室内的小肿块很容易被漏诊，特别是由于肿瘤的等密度表现和筛查 CT 扫描时通常层厚较厚。

在急诊室进行脑部 MRI 平扫 + 增强（图 19.1）显示第三脑室有一个圆形、在 T1 和 T2 像呈等信号、无增强的病变，并伴有脑室扩大和轻度的室旁水肿，这与有症状的胶样囊肿符合，这种囊肿常常在室间孔水平阻碍脑脊液（CSF）流动。鉴于存在室旁水肿和颅内高压的症状，她将被送入监护病房（如急诊室或重症监护室）进行手术前准备。她的精神状况良好，脑室外引流可以暂缓症状。在此期间，她将接受非镇静类混合制剂止痛药以及乙酰唑胺治疗。

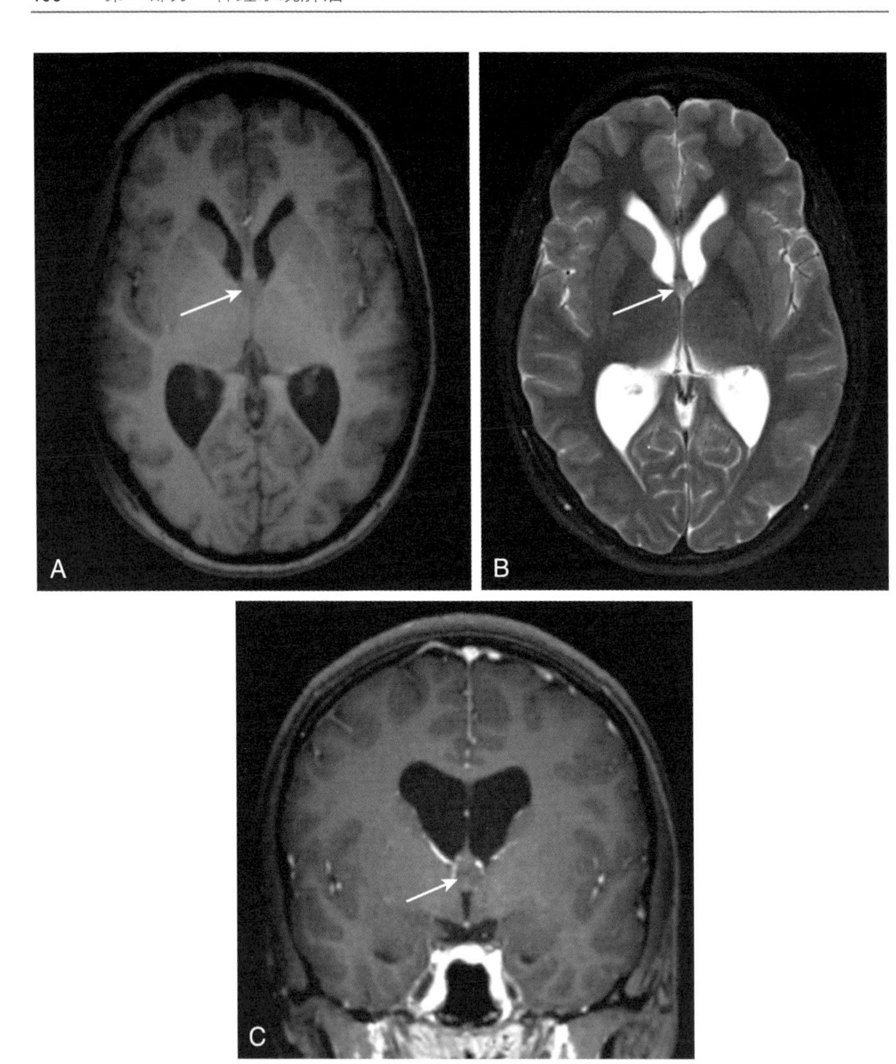

图 19.1 颅脑 MRI 显示，第三脑室有一个圆形小肿块（箭头），在轴位 T1 平扫上（A）和 T2 序列上（B）呈等信号，在冠状 T1 增强上不强化（C）。脑室扩大，伴有轻度室旁水肿

如果患者情况稳定，可扫描稳态进动结构相干（CISS）序列进行脑部 MRI 成像，以更好地评估肿物和 CSF 梗阻。这是一次紧急的手术会诊。

病情评估

这是一名 20 岁健康女性，亚急性头痛，视物模糊、恶心 1 天，伴头晕和行走不稳。脑部 MRI 显示第三脑室病变，与胶样囊肿相符，并继发梗阻性脑积水。

治疗计划

- 住神经外科病房，定期进行神经系统检查
- 评估视乳头水肿情况
- 非镇静性的镇痛混合制剂治疗头痛
- 考虑使用乙酰唑胺
- 平扫和增强脑 MRI（用于术中导航规划）
- 推荐进行 MR CISS 序列扫描（图 19.2）
- 内窥镜脑室内切除囊肿的计划
    - 要点：
        - 头架
        - 神经导航
        - 高速磨钻和开颅铣刀
        - 脑室穿刺通道
        - 内镜外显示设备和脑室内镜
        - 灌洗袋和内窥镜灌洗系统
        - 内窥镜器械：单极电凝、手术钳、剪刀
        - 温盐水以防出血
        - 如果术中出现重大并发症，应随时准备转为开放式手术，或在手术结束时放置脑室外引流管

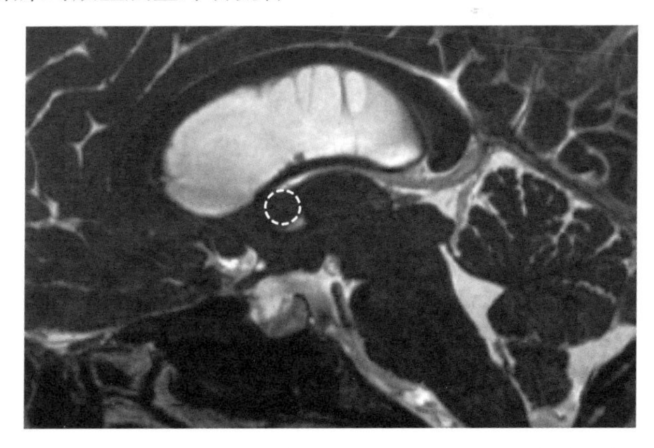

图 19.2 大脑中线矢状位 MRI CISS 序列显示一个在室间孔水平的等信号圆形种块（虚线圈）

学习要点

- 胶样囊肿是一种罕见的组织学良性的颅内肿瘤，起源于第三脑室顶部，并可在室间孔水平造成出口进行性梗阻，引起并发性脑积水。
- 胶样囊肿通常与脑实质呈等或低信号改变，但也可能与脑实质相比呈高信号，这取决于囊性内容物的密度[1]。
- 胶样囊肿典型表现是与体位变化相关联的阵发性头痛。随着 CT 和 MRI 的广泛应用，胶样囊肿往往在体检时发现。间断慢性头痛、视乳头水肿、共济失调和记忆力减退是常见症状[1, 3]。脑室扩大和亚急性症状的患者如果没有视觉下降或视乳头水肿的表现，可门诊密切观察并择期手术。
- 对于有症状的患者，治疗选择包括观察和手术。可与患者讨论每种治疗方案的获益和风险。
- 同时确诊患有脑积水的胶样囊肿患者急性恶化的风险很高，个别严重者可致死亡[2]。治疗脑积水的防法通常是切除囊肿。患者术后通常不需要脑室外引流管或分流[1, 2]。
- 治疗胶样囊肿的手术方式取决于脑室体积和术者的判断。一般来说，脑室增大的患者通常采用内镜切除病灶，而脑室较小的患者，可通过经胼胝体或经皮质经脑室入路显微外科切除[3, 4]。在这种手术后，记忆力减退的情况并不少见，可能与在手术过程中，穹隆部位受到牵拉有关。术后记忆障碍通常是一过性的[1]。
- 如果患者术前需要用脑室外引流管，则应在内镜手术前几个小时夹毕引流，这可以让脑室略微扩张，提供更大的手术空间，提高可视性。
- 脑室镜入路时出血是术中操作的主要问题，因为它可能难以控制并阻碍能见度。如果遇到这种情况，温盐水冲洗和耐心操作是关键。

（Dimitrios Mathios，JordinaRincon-Torroella 著　林国中 译　杨辰龙 审校）

参考文献

1. Desai KI, Nadkarni TD, Muzumdar DP, Goel AH. Surgical management of colloid cyst of the third ventricle--a study of 105 cases. *Surgery Neurology*. 2002;57(5):295–304. https://doi.org/10.1016/s0090-3019(02)00701-2.
2. de Witt Hamer PC, Verstegen MJ, De Haan RJ, et al. High risk of acute deterioration in patients harboring symptomatic colloid cysts of the third ventricle. *J Neurosurg*. 2002;96(6):1041–1045. https://doi.org/10.3171/jns.2002.96.6.10415.
3. Kone L, Chaichana KL, Rincon-Torroella J, Snyman C, Moghekar A, Quiñones-Hinojosa A. The impact of surgical resection on headache disability and quality of life in patients with colloid cyst. *Cephalalgia*. 2017;37(5):442–451.
4. Sethi A, Cavalcante D, Ormond DR. Endoscopic versus Microscopic transcallosal Excision of colloid cysts: a Systematic Review in the Era of Complete endoscopic Excision. *World Neurosurgery*. 2019;132:e53–e58.

20 进行性神经认知功能下降

会诊信息

27 岁女性，双侧下颌骨脱位。CT 示双额叶大面积病变。

初始影像

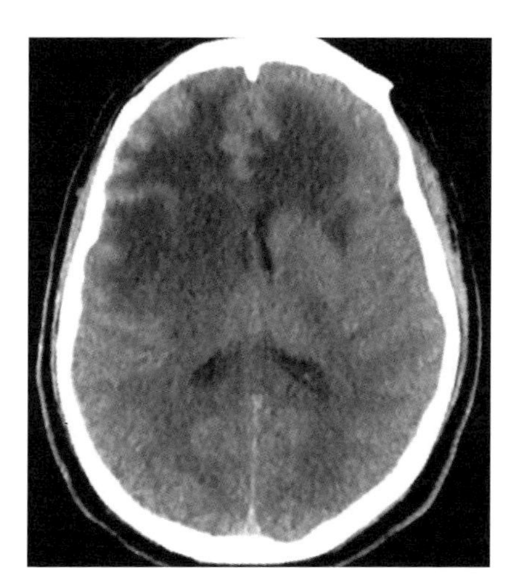

图 20.1 院外横断面平扫 CT 显示大面积双额弥漫性低密度病变，右侧脑室部分消失

会诊前思考点

- 患者神经系统查体情况如何？
- 患者还有什么其他症状？
- 患者症状是什么时候出现的？
- 患者有什么合并症吗？
- 是否有癌症、感染或自身免疫疾病的个人史或家族史？
- 患者是否因癫痫发作导致双侧下颌骨脱位？
- 患者平时基础状况如何?
- 到目前为止做了什么检查？
- 患者近期在服用抗血小板或抗凝血药物吗？

现病史

一位既往健康的27岁女性因双侧下颌骨脱位就诊于急诊科。由于下颌脱臼，她无法提供病史，因此，临床信息由其父母提供。患者平素和父母在一起生活，2个月前其父母发现患者出现进行性认知能力下降。主要表现为在工作中出现一些障碍，比如在货架备货时比之前要更困难，并且忘记日常活动的一些步骤，比如洗澡时忘记使用肥皂。2周前，她开始出现言语含糊不清、重复说话及专注力下降。他们带她去看社区医生，医生给她做了血液检查和脑MRI。脑MRI显示一个巨大的双额病变，并可疑恶性肿瘤，她正在接受快速门诊检查。

今晨，患者被发现说话困难，口无法完全闭合。她最初被送往外院的急诊科，颌面CT显示双侧下颌骨脱位和弥漫性双额低密度。患者随后被转移到我们三级医疗中心急诊室进行下颌关节复位。

目前，患者否认有任何头痛、局灶性无力、麻木、刺痛或视力改变。患者近期无外伤，无结缔组织疾病、恶性肿瘤或炎性疾病的个人或家族病史。她的家人否认她有任何无意识的动作、咬舌头或失去意识的发作。她没有服用任何抗凝血或抗血小板药物。

生命体征

T 36.6℃，HR 97次/分，BP123/95 mmHg，SpO_2 99%。

相关实验检查

Na139 mmol/L，Glu 94 mg/dl，Hb 16.5g/dl，WBC 6.4×10^9/L，Plt 234×10^9/L，INR 0.8，aPTT 24.3 s。

ESR 2 mm/h，CRP 0.1 mg/L。

尿液毒检阴性

β-hCG 阴性

体格检查

神清，人物、地点及时间定向力正常（因为无法说话，查体时让患者做选择）

能敏捷地遵嘱进行各种运动

双侧瞳孔等大等圆，对光反射灵敏

眼球运动正常，伸舌居中

口无法闭合，口齿不清，流口水
视野饱满
走路无偏移
双侧上肢肌力 5/5 级
双侧下肢肌力 5/5 级
轻触觉正常

会诊分级

患者表现为亚急性功能状态下降，患有大面积双额病变。因无外伤或已知结缔组织疾病的病史，且目前已知存在颅内病变，高度可疑双侧颌骨脱位可能是癫痫发作的表现。急诊头颅 MRI 显示双额叶病变，不完全环形强化（图 20.2）。她目前病情稳定，但需要入院评估癫痫发作情况，并进行完整的神经系统检查。鉴别诊断包括恶性肿瘤、感染或免疫疾病。虽然可能是恶性肿瘤（如胶质母细胞瘤或淋巴瘤），但考虑到患者的表现和病变的影像学特征，必须考虑其他病因。患者无发热，白细胞正常，炎症标志物阴性，感染可能性不大。在年轻健康的患者中，自身免疫病在所有鉴别诊断中可能性较大。鉴于患者目前病情稳定，无占位导致的脑疝表现，无须神经外科紧急干预，建议进行神经学评估以进一步治疗。如果检查结果仍未明确，患者可能需要进行脑活检。值得关注的是，腰椎穿刺虽然通常用于炎症和感染性疾病的诊断，但由于此患者病变的大小及其相关的占位效应，必须慎重考虑。

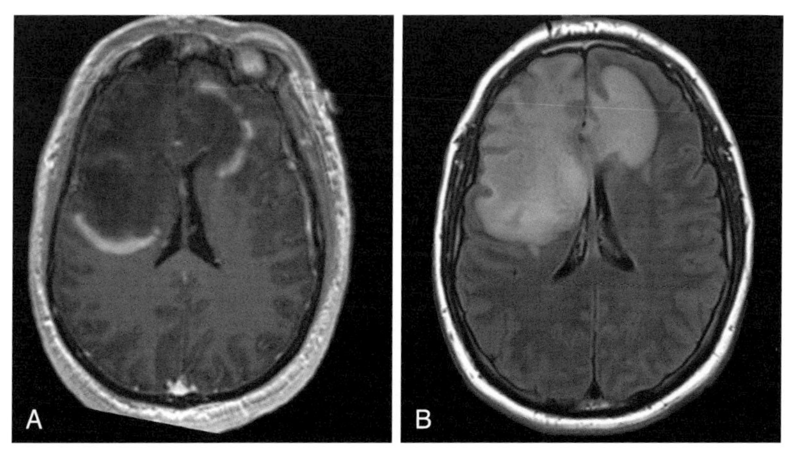

图 20.2 颅脑 MRI 平扫和增强显示大面积双额叶病变。（A）强化后序列显示浸润性 T1 低信号病灶，呈“开环”或不完全环形强化。（B）FLAIR 序列显示一个巨大的单发的高信号双额病变并累及胼胝体。肿瘤周围水肿相对较少

病情评估

患者为27岁女性，既往健康，近期诊断为双额叶大面积病变，病变不完全环形强化，亚急性神经功能下降，双侧下颌关节脱位。

治疗计划

- 神经内科会诊，并可能入住神经内科病房
- 神经内科会诊前，暂不开始抗癫痫和类固醇药物治疗
- 双侧下颌关节脱位请口腔科会诊
- 无神经外科急诊干预；如有需要，神经外科可进行病变活检

病情追踪

神经内科在急诊科对患者进行了评估，认为她的临床表现和影像学表现与炎症性疾病有关，她被收入神经科做了进一步检查。她的双侧下颌骨脱位采用了保守的下颌关节复位和加压包扎处理。患者入院后开始服用左乙拉西坦预防癫痫，常规脑电图显示双侧脑功能障碍，无癫痫发作。多项化验指标，包括LDH、ESR/CRP、C3/C4、抗ds-DNA、TSH、维生素B_{12}、外周血涂片、流式细胞学检测和炎症/自身免疫标志物均为阴性。考虑到病变的大小，右侧脑室受压明显，以及大容量腰穿释放脑脊液可能导致脑疝，腰椎穿刺被认为风险太大。颈椎和胸椎MRI未见其他脱髓鞘病变。胸部、腹部和骨盆的CT检查排除了其他原发性恶性肿瘤。

鉴于检查均为阴性和无法获得脑脊液，神经内科要求进行脑活检诊断。病理符合脱髓鞘病变表现，提示肿瘤样脱髓鞘病变。患者开始静脉药物治疗5天，她的神经系统查体情况有所改善，类固醇治疗完成后复查的脑MRI显示，对比增强几乎消失（图20.3）。患者出院接受口服类固醇和左乙拉西坦治疗，门诊随访。

学习要点

- 非创伤性下颌脱位非常罕见，但可在癫痫发作后出现，或作为神经退行性或神经功能障碍的症状，如亨廷顿舞蹈病或多发性硬化症。
- 在MRI显示的类似脑肿瘤的非典型脑病变中，在进行手术前有必要排除其他非肿瘤原因。这些患者需接受神经内科的详尽检查。如果其他侵入性程度较小的技术无法诊断，则可以进行开放或立体定向的脑活检。虽然立体定向活检可能存在出血和采样错误的风险，但据报道诊断率可达90%[6]。

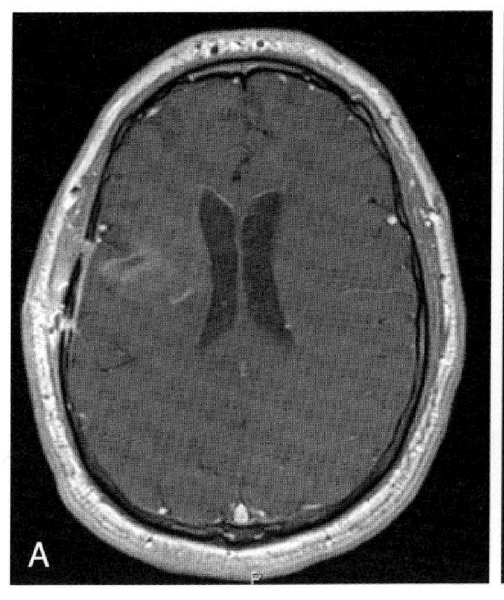

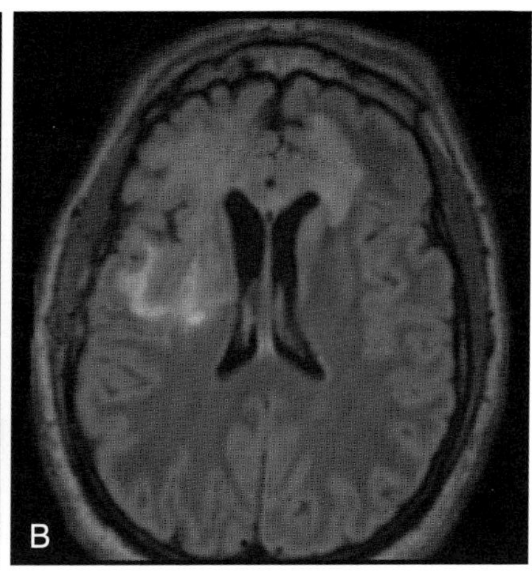

图 20.3 皮质类固醇治疗后 1 个月，MRI 横断面检查。（A）强化后序列显示增强显著降低。（B）FLAIR 序列显示 FLAIR 信号的高强度和大小减少。右侧脑室的占位效应已消除

- 患者的临床表现和既往病史对于评估脑肿瘤样病变至关重要[7]。提示脑损伤的非肿瘤特征包括：
  - 年轻
  - 高危性行为
  - 静脉用药
  - 前往流行传染病的国家旅行或曾接触过结核病患者
  - 自身免疫和（或）炎症性疾病的个人或家族病史
  - 发热，最近的牙科手术，耳鼻喉感染
  - 免疫抑制，包括糖尿病
  - 短暂性神经功能缺损
  - 皮疹、口腔和生殖器溃疡
  - 身体 CT 扫描异常（如原发癌症、炎性疾病）

多发性硬化症

- 肿瘤样多发性硬化症表现为较大（通常 > 2 cm）的孤立性病变，并伴有类似恶性肿瘤的占位效应。这是一种罕见的诊断，估计患病率为 1‰ ~ 2‰[2, 4]。
- 在 MRI 上，它典型地表现为“开环”或不完全环形强化。与高级别胶质瘤不同，病变相关的脑水肿很轻[3, 4]。

- 肿瘤样多发性硬化症患者通常需要活检进行组织诊断。一旦确诊，最初的治疗是使用皮质类固醇[2, 3]。
- 大多数患者表现出治疗后炎症和 MRI 强化程度的减轻（图 20.3）。对于复发性疾病患者，可以考虑长期使用疾病修饰药物[2]。
- 其他可能的炎症性脑损伤包括白塞病或神经结节病。

其他肿瘤样病变

- 颅内感染（如脓肿、结核、弓形虫病、神经囊尾蚴病）也可表现为环形强化、占位效应和水肿，影像学上类似胶质瘤。这些患者通常有其他感染症状，如发热、发冷、白细胞增多和炎症标志物（ESR/CRP）升高。症状发作的特异性和其他线索，如近期旅行和（或）免疫功能低下状态，也有助于区分感染与肿瘤。在这些病例中，立即开始使用抗微生物药物至关重要。然而，活检可能仍然是确诊和获得组织培养的最终手段[1, 5, 7]。
- 在先前诊断为脑肿瘤并接受放疗的患者中，治疗所致的坏死是另一种鉴别诊断。这些患者可表现为神经功能缺损加重、头痛、恶心和呕吐，影像学表现为病变体积增大、强化或占位效应。虽然这些症状与可能的肿瘤复发有关，但辐射坏死的伪进展表现更为相似。目前有多种方法来区分两者，但目前的金标准仍然是组织活检。
- 卒中的亚急性期也可显示强化，常被误认为肿瘤。然而，它们通常局限于某些血管分布区。血管性肿瘤有时可表现为出血，并且在初始影像中可被血液成分所隐藏。血管源性水肿和占位效应的病变，应怀疑为肿瘤[7]。一旦血液和炎症减少，再复查影像学，可能有助于区分血管病变和肿瘤病变。

（Alice L. Hung，JordinaRincon-Torroella 著 刘 鑫 译 杨 军 审校）

参考文献

1. Bradley D, Rees J. Brain tumour mimics and chameleons. *Practice Neurology*. 2013;13(6):359–371.
2. Brod SA, Lindsey JW, Nelson F. Tumefactive demyelination: clinical outcomes, lesion evolution and treatments. *Mult Scler J Exp Transl Clin*. 2019;5(2). 2055217319855755.
3. Given CA, 2nd, Stevens BS, Lee C. The MRI appearance of tumefactive demyelinating lesions. *AJR Am J Roentgenol*. 182(1), 195–199.
4. Kaeser MA, Scali F, Lanzisera FP, Bub GA, Kettner NW. Tumefactive multiple sclerosis: an uncommon diagnostic challenge. *J Chiropr Med*. 2011;10(1):29–35.
5. Khullar P, Datta NR, Wahi IK, Kataria S. Brain abscess mimicking brain metastasis in breast cancer. *J. Egypt. Natl. Cancer Inst*. 2016;28(1):59–61.
6. Lara-Almunia M, Hernandez-Vicente J. Symptomatic intracranial hemorrhages and frame-based stereotactic brain biopsy. *Surg. Neurol. Int*. 2020;11:218.
7. Omuro AM, Leite CC, Mokhtari K, Delattre JY. Pitfalls in the diagnosis of brain tumours. *Lancet Neurol*. 2006;5(11):937–948.
8. Verma N, Cowperthwaite MC, Burnett MG, Markey MK. Differentiating tumor recurrence from treatment necrosis: a review of neuro-oncologic imaging strategies. *Neuro Oncol*. 2013;15(5):515–534.

第三部分

脑血管病

21 意识丧失

会诊信息

70 岁男性，被发现倒地不醒，CT 显示大量脑出血。

初始影像

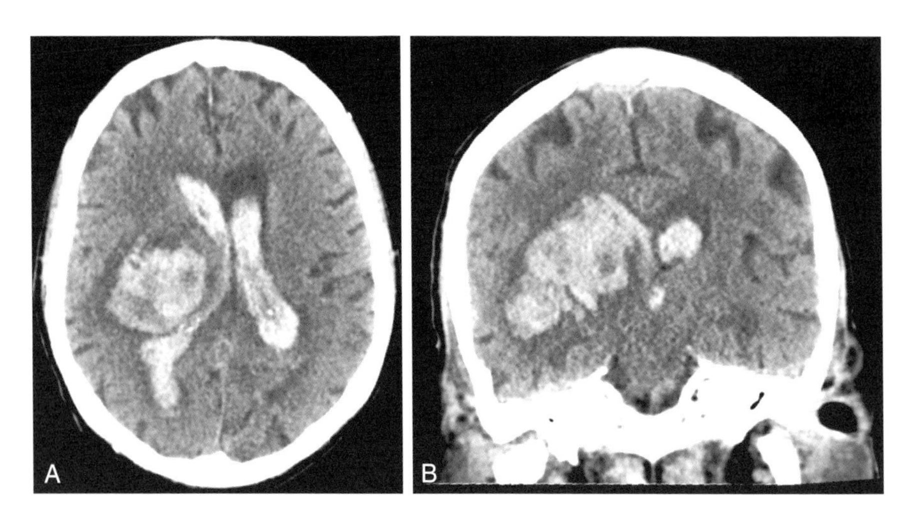

图 21.1 颅脑 CT 平扫（A）显示以右侧以豆状核为中心的 6 cm 大量脑出血，并延伸至丘脑和双侧侧脑室。冠状面（B）显示中线移位 10 mm 合并脑室扩大

会诊前思考点

- 患者出血的位置?
- 患者出血的机制是什么?
- 患者的 GCS 为多少? 需要气道保护吗?
- 检查是在镇静状态下进行的吗?
- 患者是否有颅内压升高或脑疝的征象? 如果有，是否已采取医疗措施? 是否存在可能需要进行脑室钻孔引流的脑室内出血或脑积水?
- 患者血压是多少? 这是一种高血压脑出血吗?

- 患者的病史是什么？是否有脑转移瘤或血管病变的病史？
- 患者是否正在服用任何抗血小板或抗凝药物？如果是，这些药物都被逆转了吗？患者是否适合进行外科手术或减压？
- 患者是否有定点的医疗保健机构对其进行指导？

现病史

一名 70 岁男性，既往有高血压、缺血性卒中和心肌梗死病史，平素每日服用阿司匹林 81 mg，在家里被发现昏迷不醒。现场评估他的 GCS 为 3 分，收缩压波动在 200 ~ 220 mmHg。行气管插管，并给予尼卡地平药物对症处理，然后被送往当地的急诊科。头部 CT 显示右侧以豆状核为中心 6 cm 的基底节出血，并向丘脑和侧脑室扩散。应用左乙拉西坦和甘露醇后，被紧急转到我们机构进一步治疗。

生命体征

T 36.7℃，HR 72 次 / 分，BP 114/60 mmHg（使用尼卡地平后），MAP 78 mmHg，SpO_2 100%（40%FiO_2 气管插管状态下）。

相关实验室检查

Na 139 mmol/L，Cr 4.5 mg/dl，肌钙蛋白 0.05 μg/L；Hb 8.0 g/dl，WBC 6.56×10^9/L，Plt 192×10^9/L，PT 10.6 s，INR 1.0，aPTT 25.5 s。

Glasgow 昏迷评分

运动：5；语言：1；睁眼：2；气管插管；GCS 总分：8T。

体格检查

气管插管，镇静和镇痛治疗
颈项强直
刺痛睁眼
双侧瞳孔等大等圆，对光反射灵敏
有咳嗽、呕吐和角膜反射
右上肢疼痛刺激可定位
右下肢疼痛刺激逃避
左上肢或下肢疼痛轻微至无运动
无外伤迹象

会诊分级

患者右侧基底节区大量出血，引起明显的占位效应，引发中线移位 10 mm 和右侧脑疝。结合他的高血压病史、接诊时血压升高以及出血位于基底节，考虑这很可能是一种自发性高血压脑出血。出血及周围水肿引起的占位效应将导致颅内压升高。在分诊期间继续采取医疗措施来治疗急性颅内压升高。

患者也有明显的继发性脑室出血和急性脑积水，停用镇静药物后仍反应较差，因此可以紧急放置脑室外引流（external ventricular drain，EVD）进行颅内压监测和脑脊液引流。应向患者家属讲明患者的病情，并获得知情同意。除非有明确的上级指示反对进一步措施（如不手术命令）或家庭成员反对，否则计划进行 EVD。实验室检查显示 Plt、PT、INR 和 aPTT 均正常。他平素口服阿司匹林，因此可以根据神经外科干预计划输注血小板。

一般来说，外科手术清除基底节血肿、去除出血占位效应有利于挽救生命，但可能不会改善预后。由于缺乏改善功能结局的有效证据，通常不使用手术清除。然而，是否手术是有争议的，一些中心开展了清除血肿和（或）去骨瓣减压术。

该患者将被送入神经重症监护病房以便于管理脑室外引流、密切控制血压并进一步检查以排除其他出血原因（包括血管病变或肿瘤）。这是一次紧急的手术会诊。

病情评估

这是一名 70 岁男性，有高血压、缺血性卒中和心肌梗死病史，被发现时无反应性，检查提示右侧基底节出血延伸至丘脑，合并脑室出血和脑积水。患者颅内压急性升高，GCS 低至 8T。急诊行脑室外引流（EVD）治疗颅内压升高和脑积水。

治疗计划

- 神经重症监护病房每小时进行神经系统检查
- 急性颅内高压的治疗：过度通气、床头抬高、高渗治疗、高渗盐水
- 放置动脉导管和 Foley 导尿管
- 血小板输注和术前使用抗生素后紧急放置 EVD
- 放置 EVD 后复查头部 CT 和 CT 血管造影，以排除潜在的血管畸形
- 维持 ICP ＜20 mmHg 和 CPP ＞50 ~ 70 mmHg

- 维持收缩压在 160 mmHg 以下，根据需要注射尼卡地平
- 维持钠含量升高（＞145 mmol/L）
- 禁食禁水，使用（等渗或高渗）静脉输液维持
- 心电图，肌钙蛋白
- 如果排除了神经外科原因导致的出血，神经内科会诊协助抗癫痫和出血性卒中的治疗
- 肌酐（4.5 mg/dl）的问题请肾脏病科会诊
- 一旦情况稳定，行颅脑 MRI 来评估其他原因的出血
- 如果药物治疗后 ICP 仍然难以纠正，可考虑行手术减压

学习要点

- 记得首先联系院前急救。
- 急性颅内压升高的初始处理包括床头抬高、高渗治疗、高渗盐水、高通气和镇静[4]。
- 对于 SBP 在 150 ~ 220 mmHg 之间且无急性血压治疗禁忌证的脑出血患者，快速将 SBP 降至 140 mmHg 是安全的，可以有效改善功能预后[4]。我们的做法是将收缩压目标设定为小于 160 mmHg。
- 对于 GCS＜8、临床证实为小脑幕切迹疝或明显脑室积血或脑积水的患者，应考虑有创 ICP 监测，并通常进行脑室外引流[4]。
- 原发性脑出血（intracerebral hemorrhage，ICH）通常继发于高血压（出血通常在基底节）或血管淀粉样变（血肿通常片状分布，位于脑叶）[4]。
- 建议在患者病情稳定后进行 CT 血管造影或 MR 血管造影，以排除脑出血的潜在血管方面病因[4]。
- 如果患者已知或被发现由于凝血因子缺乏导致严重的血小板减少或凝血功能障碍，应给予适当的血小板或凝血因子替代治疗[1]。
- 如果患者未接受手术干预，针对有抗血小板药物应用史的患者，通常不建议输注血小板[4]。对于接受手术干预的患者，若有阿司匹林或 ADP 受体抑制剂使用史推荐输注血小板[1]。
- 所有抗凝血剂都应停用并立即逆转[4]。
- 如果神经系统恶化或颅内压升高对药物治疗无效，手术血肿清除和（或）去颅骨减压可考虑作为一种挽救生命的措施。STICH Ⅰ和Ⅱ试验表明，中等大小且距离皮质表面 1 cm 内的血肿通常被认为是手术的最佳选择，对于 GCS 9 ~ 12 的患者也是如此。血肿大到已经具有毁灭性或血肿小到

以至于手术风险超过任何潜在获益的患者不建议手术治疗[5]。

- 无论是脑出血（MISTIE Ⅰ、Ⅱ、Ⅲ试验）还是IVH（CLEAR Ⅰ、Ⅱ、Ⅲ试验），导管辅助下使用阿替普酶清除血块是可以考虑使用的。MISTIE Ⅲ试验在亚组分析中显示，虽然接受血肿清除术的患者生存率有所改善，但仅改善了残留血肿量小于15 ml患者的功能预后[2]。CLEAR Ⅲ试验也证明了使用阿替普酶进行脑室血块清除的患者生存率有所提高，但未能证明可以改善神经系统的功能恢复[3]。
- 治疗过程中应该与患者家属充分沟通手术治疗利弊，因为手术作为挽救生命的措施可能不会改善长期的神经功能预后。

（Ryan P. Lee Risheng Xu 著 陈 勇 译 耿仁强 审校）

参考文献

1. Frontera JA, Lewin 3rd JJ, Rabinstein AA, et al. Guideline for reversal of antithrombotics in intracranial hemorrhage: executive summary. A statement for healthcare professionals from the Neurocritical Care Society and the Society of Critical Care Medicine. *Crit Care Med.* 2016;44(12):2251–2257.
2. Hanley DF, Thompson RE, Rosenblum M, et al. Minimally invasive surgery with thrombolysis in intracerebral haemorrhage evacuation (MISTIE III): a randomised, controlled, open-label phase 3 trial with blinded endpoint. *Lancet.* 2019;393(10175):1021–1032.
3. Hanley DF, Lane K, McBee N, et al. Thrombolytic removal of intraventricular haemorrhage in treatment of severe stroke: results of the randomised, multicentre, multiregion, placebo-controlled CLEAR III trial. *Lancet.* 2017;389(10069):603–611.
4. Hemphill 3rd JC, Greenberg SM, Anderson CS, et al. Guidelines for the management of spontaneous intracerebral hemorrhage: a guideline for healthcare professionals from the American Heart Association/American Stroke Association. *Stroke.* 2015;46(7):2032–2060.
5. Mendelow AD, Gregson BA, Fernandes HM, et al. Early surgery versus initial conservative treatment in patients with spontaneous supratentorial intracerebral haematomas in the International Surgical Trial in Intracerebral Haemorrhage (STICH): a randomised trial. *Lancet.* 2005;365(9457):387–397.

22 严重头痛

会诊信息

56 岁女性，小脑大面积出血。

初始影像

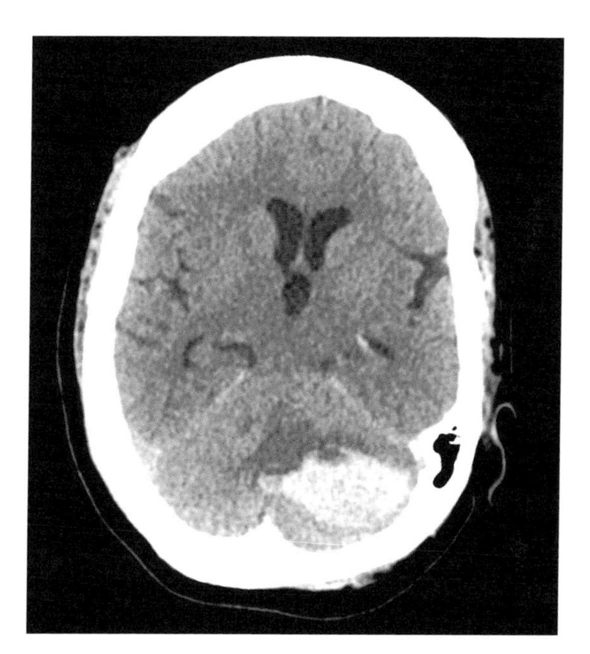

图 22.1 轴位颅脑 CT 平扫显示左侧小脑急性出血，长径约 5 cm，可见周围水肿，并导致第四脑室消失，脑干受压。伴有脑室扩大，提示梗阻性脑积水

会诊前思考点

- 患者出血的机制是什么？
- 患者的 GCS 是多少？需要气道保护吗？
- 是镇静状态下进行的检查吗？

- 患者是否有颅内压升高或脑疝征象？如果有，是否已采取了治疗措施？
- 患者是否需要进行脑室钻孔引流治疗脑室内出血或脑积水？
- 患者血压是多少？这是一种高血压性大量脑出血吗？
- 患者的病史是什么？是否有脑转移或血管病变的病史？
- 患者是否正在服用任何抗血小板或抗凝药物？如果是，这些药物都被逆转了吗？
- 患者是否适合进行外科手术或减压？
- 患者是否有一个合理的指导？他的医疗保健医生是谁？

现病史

一名 56 岁女性，有海洛因使用史和控制不佳的高血压病史（未遵医嘱用药），因突发剧烈头痛来急诊室就诊。她被救护车送来时收缩压（SBP）超过 200 mmHg，并且在途中出现了恶心和呕吐，她否认使用过任何抗血小板或抗凝药物。到达医院时的头部 CT 显示左侧小脑大量出血，伴有周围水肿、脑干受压和梗阻性脑积水。头部 CT 血管造影（CTA）未发现潜在的血管性病变。在急诊室期间，她的情况开始恶化，嗜睡情况逐渐加重。

生命体征

T 37.4℃，HR 88 次/分，RR 15 次/分，BP 223/112 mmHg，MAP 149 mmHg，SpO_2 97%。

相关实验室检查

Na 139 mmol/L，Cr 0.9 mg/dl，肌钙蛋白＜0.02 μg/L。

AST 115U/L（正常 3 ~ 37 U/L），ALT 123 U/L（正常 6 ~ 65 U/L），总胆红素 1.3 μmol/L（正常 0.2 ~ 1.2 μmol/L）。

Hb 12.6 g/dl，WBC 11.4×10^9/L，Plt 142×10^9/L，PT 13.9 s，INR 1.5，aPTT 25 s。

可待因和吗啡尿检阳性。

Glasgow 昏迷评分

运动：4；语言：2；睁眼：2；GCS 总分：8。

体格检查

嗜睡，未镇静

刺痛睁眼
双侧瞳孔等大等圆，直径约 3 mm，对光反射灵敏
有咳嗽、呕吐和角膜反射
面部表情痛苦，面纹对称
四肢疼痛逃避
无外伤痕迹
手臂和腿部有压痕

会诊分级

该患者因左侧小脑大量出血导致神经功能恶化。在这种紧急情况下，应该迅速地将她分类管理。有梗阻性脑积水和脑干受压的迹象，这两种情况均可导致病情恶化。必须首先处理气道、呼吸和循环的问题。因为该患者 GCS 为 8 分并呈逐渐下降趋势，故行气管插管以维持气道通畅。放置动脉压力导管有利于密切监测血压，也有利于紧急处理高血压。在分诊计划干预期间，需要启动并持续应用缓解急性颅内压升高的救治措施。由于 CTA 未发现潜在脑血管病变，提示此次出血为高血压脑出血。

由于患者神经功能明显下降，需要紧急行脑室外引流（EVD）来解决脑积水问题。该患者也适合选择行枕下颅后窝减压术，以缓解脑干受压。如果现场没有家属，应设法联系他们，并向他们讲明患者的危重病情，并获得知情同意。患者未曾行抗血小板或抗凝药物治疗，不需逆转。目前患者血小板计数正常，但 INR 轻度升高至 1.5，且肝功能有异常，提示肝功能障碍导致凝血功能障碍。鉴于患者需要急诊手术，用维生素 K 或凝血因子紧急替代改善凝血是合理的。这是一次紧急的手术会诊。

病情评估

这是一名 56 岁女性，有使用海洛因和未控制的高血压史，检查提示左小脑出血导致脑干压迫和急性阻塞性脑积水。有高血压病史，到院时测得血压较高，CTA 血管病变阴性，故可以确定是高血压性脑出血。患者有海洛因滥用史，肝功能检查异常，INR 为 1.5，提示可能有凝血功能障碍。她的症状正在迅速恶化，需要为该患者紧急放置脑室外引流和枕下颅骨切除术以减轻脑干受压。干预措施得到了患者成人儿子的同意，他了解病情的危急程度，以及手术的风险和获益。

治疗计划

- 在急诊科，对急性颅内高压进行气管插管和快速医疗管理：过度通气、床头抬高、高渗治疗、高渗盐水
- 放置动脉导管和 Foley 导尿管
- 维持收缩压在 160 mmHg 以下，必要时注射尼卡地平
- 禁食禁水，静脉持续补液
- 维生素 K 的使用和凝血因子替代
- 术前使用前抗生素后紧急放置 EVD
- EVD 水平在 15 ~ 20 mmHg，并特别注意避免脑脊液引流过度
- 放置 EVD 后紧急行枕下去骨瓣减压
  - 要点：
    - 用颅骨钉固定至俯卧位
    - 术中无神经监测
    - 高速磨钻
    - 人工硬脑膜
    - 止血剂
    - 麻醉：抗生素，甘露醇 1 g/kg，PCO_2 25 ~ 30 mmHg，直到脑组织减压
- 进入神经重症监护病房，每小时进行一次神经系统检查
- 维持钠含量升高（目标 ＞ 145 mmol/L）
- 请神经病学专家会诊指导有关出血性卒中的管理

学习要点

- 记得首先要处理 ABC 的问题，即气道、呼吸和循环。
- 急性颅内压升高的初始处理包括床头抬高、高渗治疗、高渗盐水、高通气和镇静[3]。
- 对于收缩压在 150 ~ 220 mmHg 之间且无急性高血压治疗禁忌的出血性脑卒中患者，快速将收缩压降低至 140 mmHg 是安全的，可以有效改善功能预后[3]。我们的做法是将收缩压目标设定为小于 160 mmHg。
- 对于 GCS ＜8、IVH 或脑积水的患者，应考虑有创颅内压监测（通常监测脑室压力）[3]。

- 建议在患者稳定时进行 CT 血管造影或 MR 血管造影，以排除潜在的血管病变[3]。
- 如果患者已知或被发现由于凝血因子缺乏导致严重的血小板减少或凝血功能障碍，应给予适当的血小板或凝血因子替代治疗[3]。
- 如果有神经系统恶化、脑干受压或梗阻性脑积水，可紧急进行枕下去骨瓣减压伴血肿清除[1, 2, 4]。如果由于合并症或术前准备无法快速进行去骨瓣减压术，脑室外引流可使患者的神经系统功能暂缓恶化或者暂时稳定。过多的脑脊液引流可导致小脑幕上疝，因此，建议谨慎过度引流[5]。

（Ryan P. Lee，Risheng Xu 著 陈 勇 译 耿仁强 审校）

参考文献

1. Da Pian R, Bazzan A, Pasqualin A. Surgical versus medical treatment of spontaneous posterior fossa haematomas: a cooperative study on 205 cases. *Neurology Research*. 1984;6(3):145–151.
2. Firsching R, Huber M, Frowein RA. Cerebellar haemorrhage: management and prognosis. *Neurosurgery Review*. 1991;14(3):191–194.
3. Hemphill 3rd JC, Greenberg SM, Anderson CS, et al. Guidelines for the management of spontaneous intracerebral hemorrhage: a guideline for healthcare professionals from the American Heart Association/American Stroke Association. *Stroke*. 2015;46(7):2032–2060.
4. van Loon J, Van Calenbergh F, Goffin J, Plets C. Controversies in the management of spontaneous cerebellar haemorrhage. A consecutive series of 49 cases and review of the literature. *Acta Neurochir*. 1993;122(3–4):187–193.
5. Waidhauser E, Hamburger C, Marguth F. Neurosurgical management of cerebellar hemorrhage. *Neurosurg Rev*. 1990;13(3):211–217.

23 精神改变

会诊信息

55 岁男性，表现为精神改变，颅脑 CT 显示左侧大量硬膜下血肿。

初始影像

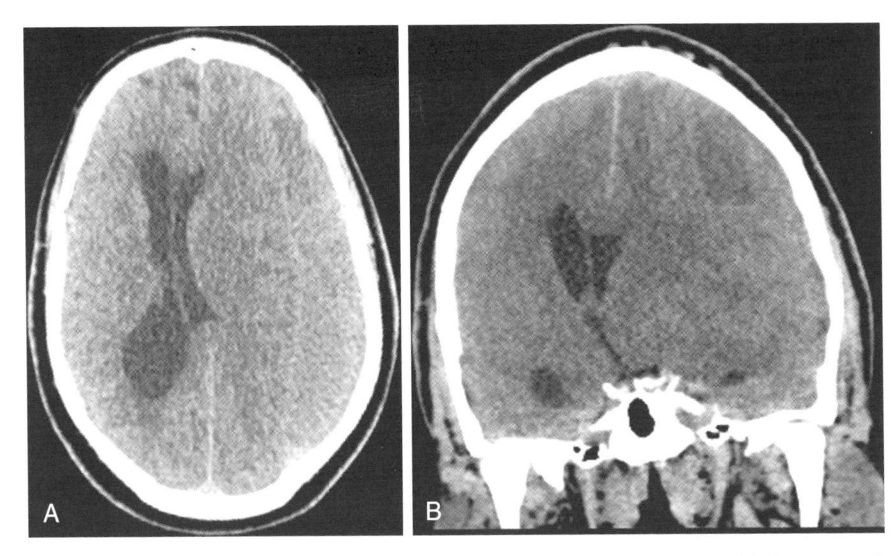

图 23.1 平扫（A）和冠状位扫描（B）颅脑 CT 显示左侧大脑凸面厚度为 3.5 cm 呈混杂密度的大量硬膜下血肿，中线移位 1.3 cm

会诊前思考点

- 患者症状的发展顺序如何？
- 患者现在的 GCS 是多少？
- 最近有外伤或跌倒史吗？
- 患者行气管插管了吗？如果有，是否有进行了镇静（可能影响临床检查）？
- 患者的合并症是什么？

- 患者是否服用抗血小板或抗凝药物？
- 患者是否有任何异常的实验室检查，特别是凝血功能检查，需要纠正吗？

现病史

55岁男性，既往有高血压和深静脉血栓（DVT）病史（昨天服用华法林），近2天来精神状态逐渐改变，遂就诊于急诊科。据家属说，患者自诉近日头痛逐渐加重。在此期间，家属也注意到患者逐渐嗜睡。此外，家属注意到他的右上肢和右下肢移动困难。家属回忆称除了华法林，患者还服用了含有对乙酰氨基酚、阿司匹林和含咖啡因的止痛药来治疗持续性头痛。家属否认患者有跌倒史或任何其他可能导致头部意外撞击的创伤性事件。头部CT显示左侧有一个大的亚急性硬膜下血肿，厚度3.5 cm，中线移位1.3 cm。

生命体征

T 36.7℃，HR 58次/分，RR 18次/分，BP 162/88 mmHg，SpO_2 97%。

相关实验室检查

Na 135 mmol/L，Cr 1.0 mg/dl，Hb 14 g/dl，Plt 274×10^9/L，INR 1.7，aPTT 28.5 s。

Glasgow 昏迷评分

运动：6；语言：4；睁眼：3；GCS总分：13。

体格检查

嗜睡，但声音可唤醒

瞳孔等大等圆，直径3 mm，对光反射灵敏

眼球运动正常

面纹对称，伸舌偏向右下方

右上肢和右下肢肌力4/5级

左上肢和左下肢肌力5/5级

会诊分级

患者影像学表现为大量亚急性硬膜下血肿，且神经功能出现下降，因此，患者需要紧急手术减压。然而，在带患者到手术室之前，应该知晓他

的损伤机制。鉴于该患者没有外伤史，他的出血可能是由医源性凝血功能障碍导致的。因此，他不需要做颈椎、胸部、腹部和骨盆的 CT 来排除伴随的损伤。

因为患者使用华法林，他的 INR 是 1.7，患者还服用了含阿司匹林的止痛药来治疗头痛，所以他也可能存在血小板功能障碍（即使他的血小板定量计数是正常的）。在患者行手术之前，其凝血功能障碍就应进行纠正。华法林可以通过维生素 K、新鲜冷冻血浆（FFP）或凝血酶原复合物（PCC）逆转。血小板输注可减轻阿司匹林或含阿司匹林的化合物的抗血小板作用。

患者需要进入神经重症监护病房，密切监测可能的出血扩大、癫痫发作或神经功能恶化。这是一个紧急的手术会诊。

病情评估

这是一名 55 岁男性，有高血压和深静脉血栓病史，且服用华法林。表现为进行性精神状态改变和右侧肢体乏力。目前他的 GCS 是 13 分，检查时发现患者嗜睡。患者颅内亚急性硬膜下血肿量较大且出现了相关症状，在凝血功能障碍纠正后需要紧急手术清除。

治疗计划

- 维生素 K、FFP 和（或）PCC 可逆转凝血功能障碍
- 输注血小板
- 左乙拉西坦 1 g bid 可预防癫痫发作
- 紧急行左侧开颅硬膜下血肿清除手术
  - 要点：
    - 头架固定或马蹄形头枕固定
    - 无须术中神经电生理监测
    - 钻孔和开颅
    - 准备人工硬脑膜
    - 止血剂
    - 麻醉：抗生素，左乙拉西坦，脑减压术过程中保持 PCO_2 目标值为 30 mmHg
- 术后进入神经重症监护病房

学习要点

- 迅速评估硬膜下血肿患者是十分必要的，即便血肿是亚急性的，因为只有这样才能确定患者是否是危急的或是否需要紧急手术干预。
- 慢性硬脑膜下血肿的发病率为每年每 10 万人中有 1.72 ~ 20.6 例。这些往往发生在老年人群，倾向于男性。据研究表明，该病的死亡率一直以来低至 0.5% ~ 4.3%。然而，该病的复发率却高达 70%[11]。
- 由于硬膜下血肿的高复发率、术后可能重新启动抗凝或抗血小板治疗以及患者的合并症（比如肾脏疾病引起血小板功能障碍，血液透析引起液体转移，痴呆导致跌倒风险增加）[5, 11]，使硬脑膜下血肿的最终治疗方法充满挑战。
- 慢性硬膜下血肿的治疗包括观察（特别是无症状患者）、脑膜中动脉（middle meningeal artery，MMA）栓塞、硬膜下引流管放置和手术（钻孔或开颅）清除。
- MMA 栓塞是一种慢性硬膜下血肿的新的治疗模式。MMA 被认为有助于血肿形成的毛细血管提供了供血。Srivatsan 等于 2018 年发表的文献综述和荟萃分析显示，栓塞组的血肿复发率明显低于常规手术组（分别为 2.1% 和 27.7%），接受 MMA 栓塞治疗的患者与接受常规手术治疗的患者在神经功能预后方面没有显著差异[8]。
- 手术治疗后的结果是乐观的，有报道称 80% ~ 90% 的患者术后神经系统状态有所改善。然而，复发或再手术钻孔、开颅手术和硬膜下引流管放置的发生率分别为 11.7%、19.4% 和 28.1%[1, 5, 8, 11]。
- 70 岁及以上的患者在重症监护病房 / 医院待的时间较长，且往往出院后转到康复机构，随访时改良 Rankin 评分较低[2]。
- 慢性硬膜下血肿患者的癫痫发生率为 2% ~ 42%[10]。虽然慢性硬膜下血肿患者术前和术后常规使用抗癫痫药物，但研究表明术后癫痫发生率在 1% ~ 23.4% 之间，波动很大[3]。
- 对于需要接受手术但是曾行抗凝或抗血小板治疗的患者，应立即逆转抗凝或抗血小板。
- 在回顾性研究和其他几项基于大人群的研究中，颅内出血后恢复口服抗凝药显著减少了血栓栓塞事件，而没有导致再出血发生率的增加[4, 6-7]。

• 一项包括 17 项随机对照试验的荟萃分析纳入了超过 10 万名患者，结果表明，所有新型口服抗凝药物（novel oral anticoagulants，NOAC）在自发性颅内出血风险方面都比华法林更安全[9]。然而，目前还没有专门分析颅内出血后恢复使用 NOAC 的研究。因此，必须将降低自发性颅内出血的风险与获得逆转剂的困难和成本进行权衡，这可能会影响颅内出血患者所需要的紧急处理。

（Nancy Abu-Bonsrah，Risheng Xu 著 王英杰 译 耿仁强 审校）

参考文献

1. Ban SP, Hwang G, Byoun HS, et al. Middle meningeal artery embolization for chronic subdural hematoma. *Radiology*. 2018;286(3):992–999.
2. Dowlati E, Sarpong K, Triano M, et al. Outcomes of surgical evacuation of chronic subdural hematoma in the aged: institutional experience and systematic review. *World Neurosurgery*. 2020;144:270–282. e1.
3. Flores G, Vicenty JC, Pastrana EA. Post-operative seizures after burr hole evacuation of chronic subdural hematomas: is prophylactic anti-epileptic medication needed? *Acta Neurochir*. 2017;159(11):2033–2036.
4. Kuramatsu JB, Gerner ST, Schellinger PD, et al. Anticoagulant reversal, blood pressure levels, and anticoagulant resumption in patients with anticoagulation-related intracerebral hemorrhage. *JAMA*. 2015;313(8):824–836.
5. Mehta V, Harward SC, Sankey EW, Nayar G, Codd PJ. Evidence based diagnosis and management of chronic subdural hematoma: a review of the literature. *J Clin Neurosci*. 2018;50:7–15.
6. Nielsen PB, Larsen TB, Skjøth F, Gorst-Rasmussen A, Rasmussen LH, Lip GY. Restarting anticoagulant treatment after intracranial hemorrhage in patients with atrial fibrillation and the impact on recurrent stroke, mortality, and bleeding: a nationwide cohort study. *Circulation*. 2015;132(6):517–525.
7. Ottosen TP, Grijota M, Hansen ML, et al. Use of Antithrombotic therapy and long-term clinical outcome among patients surviving intracerebral hemorrhage. *Stroke*. 2016;47(7):1837–1843.
8. Srivatsan A, Mohanty A, Nascimento FA, et al. Middle meningeal artery embolization for chronic subdural hematoma: meta-analysis and systematic review. *World Neurosurgery*. 2019;122:613–619.
9. Wolfe Z, Khan SU, Nasir F, Raghu Subramanian C, Lash B. A systematic review and Bayesian network meta-analysis of risk of intracranial hemorrhage with direct oral anticoagulants. *J Thromb Haemostasis*. 2018;16(7):1296–1306.
10. Won SY, Dubinski D, Sautter L, et al. Seizure and status epilepticus in chronic subdural hematoma. *Acta Neurol Scand*. 2019;140(3):194–203. 2019.
11. Yang W, Huang J. Chronic subdural hematoma: epidemiology and natural history. *Neurosurgery Clinical North America*. 2017;28(2):205–210.

24 患者被发现倒地不醒

会诊信息

患者出现大面积脑梗死和脑肿胀，并导致中线移位。

初始影像

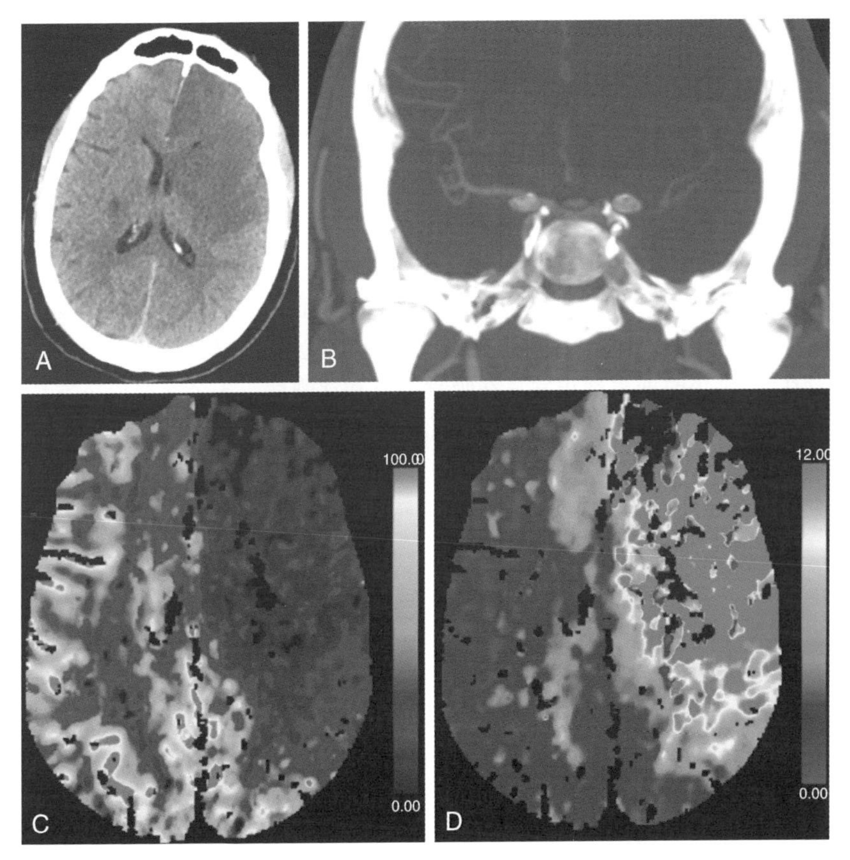

图 24.1 （A）急诊科初始头部平扫 CT 显示左额颞大片状低密度改变，没有明显的中线移位。（B）头部 CTA 的冠状面提示左侧 ICA 未见显影。（C）脑血流图显示在左侧 ACA 和 MCA 区域有一个较大的缺血低灌注区。（D）Tmax 颜色图几乎完全与脑血流不足区域重叠，仅提示极小的半暗带（见书末彩图）

会诊前思考点

- 患者的 ABC（气道、呼吸及循环）表现如何？
- 患者有无基础疾病？
- 患者的基本机体功能如何？他目前的神经系统检查如何？
- 是否请过脑卒中团队会诊？
- 患者最后一次表现正常是什么时候？
- 患者是否有可恢复的脑组织或存在半暗带？
- 患者是否处于组织型纤溶酶原激活剂（tPA）溶栓或机械取栓的窗口期之外？
- 患者的血钠水平是多少？
- 患者是否需要紧急手术干预或继续进行药物治疗？
- 患者是否服用了抗血小板或抗凝药物？
- 患者是否有定点的医疗保健机构对其进行专业的指导？

现病史

一名 57 岁男性，既往有脑卒中史但无后遗症，有多药物滥用和酗酒史且既往有戒断发作史，被妻子发现倒地不醒后就诊于急诊科。据家属描述，患者在 30 多小时前表现正常。在吸食大麻和饮酒后，多名家庭成员发现他躺在地板上，但并没有打扰他，因为他的行为类似于他之前服用药物后的发作状态。然而，今天下午，他仍然躺在地板上，尽管女儿对其呼喊，他仍无反应。其女儿还注意到，患者身上有尿味。这时，患者的家人开始担心，并拨打了急救电话。

到达急诊科后，卒中团队被紧急启动，头部平扫 CT 显示左大脑前动脉（ACA）和大脑中动脉（MCA）区域存在急性梗死，中线向右移位 5 mm。CT 血管造影（CTA）和 CT 灌注（CTP）成像显示左侧颈内动脉（ICA）末端闭塞，ACA 和 MCA 区域没有充盈，并出现一个完全的大面积梗死（图 24.1）。值得注意的是，患者之前脑卒中后每天服用阿司匹林（ASA）81 mg，最后一次是在 1 周前服用。

生命体征

T 37.2℃，HR 91 次/分，BP 208/102 mmHg，MAP 137 mmHg，RR 22 次/分，SpO_2 100%。

相关实验室检查

Na 141 mmol/L、Hb 16.6 g/dl、WBC 24 × 10^9/L、Plt 278 × 10^9/L、INR 1.1，APTT 20 s。

未检测到乙醇，尿液毒理学提示大麻阳性。

Glasgow 昏迷评分

运动：6；语言：1；睁眼：3；GCS 总分：10。

体格检查

嗜睡，未镇静
声音刺激下睁眼
言语不能
双侧瞳孔等大等圆，直径 3 mm，对光反射灵敏
眼球左侧凝视
右侧视野缺损
右侧面瘫
左上肢和左下肢可遵嘱活动
右上肢和右下肢疼痛逃避

会诊分级

该患者在左侧 ACA 和 MCA 区域内有一个很大的缺血性卒中，有运动性失语症，但有意识且能遵嘱活动。此时，患者不存在气道梗阻，因此患者不需要气管插管。患者发病已超过 30 多个小时，已不适合使用 tPA 溶栓。因为 CTP 显示卒中几乎完全变成了最小的半暗带，所以他也不适合机械取栓。他的 CT 片显示已经有水肿和中线移位，预计这种水肿在未来几天会持续进展。因此，患者需要进入神经危重病监护病房行脑卒中神经学方面的密切监测。将对其进行密切的神经系统检查，定期复查头部 CT，以评估是否有脑水肿和中线移位情况的加重。如果患者的神经系统检查结果恶化，则可以使用高渗盐水（3%），使其血钠达到 150 mmol/L 以上。该患者因脑水肿加重而导致神经功能恶化的风险急剧增大，神经外科将密切观察患者，必要时去骨瓣减压。这是一个紧急的手术会诊。

病情评估

这是一名 57 岁的男性，既往有卒中和多种药物滥用史，在被家人发现倒地后送往医院。他患有左侧 MCA 综合征，表现为右侧肢体偏瘫、左眼凝视和失语。影像学结果显示，由于左侧 ICA 末端闭塞，左侧 ACA 和 MCA 区域完全性梗死，伴有水肿且中线移位 5 mm。患者很可能由于水肿加重而导致病情恶化，可能需要进行去骨瓣减压作为挽救生命的措施。

治疗计划

- 收入脑卒中神经重症监护病房，每小时进行神经系统检查
- 做好气道监测，评估是否有必要气管插管
- 初始可设置正常血钠指标，但如果临床检查恶化，可能需要使用高渗盐水增加补钠量
- 床头高度大于 30°
- 放置动脉压监测，避免血压的波动
- 监测中心静脉压
- 如果临床检查发生改变，则复查头部 CT
- 服用抗凝药物
- 与神经病学专家讨论抗血小板药物治疗的风险和益处，因为有出血性转化的风险和需要进行去骨瓣减压手术的可能
- 如果有证据表明中线移位加重，神经系统功能下降，对颅内压升高（ICPs）的医疗管理包括：气管插管并过度通气将 PCO_2 维持在 30～35 mmHg，高渗盐水维持血钠目标值 > 150 mmol/L，甘露醇 1 g/kg。
- 与家属沟通，如果患者病情继续恶化，可能需要进行去骨瓣减压术，以挽救生命。在进行这种手术时，应该考虑到患者的生存质量和意愿，因为去骨瓣减压术可以降低死亡率，但往往会使患者留下严重的残疾。如果患者和（或）家属接受，应签署知情同意书。
- 如果最大限度地进行了颅内压的医疗管理，但患者的神经系统功能继续恶化，且患者 / 家属同意，将进行紧急左侧去骨瓣减压
  - 要点：
    - 头架固定或马蹄形头枕固定
    - 无须术中神经电生理监测
    - 钻孔和开颅
    - 准备人工硬脑膜

- 止血剂
- 麻醉：抗生素，甘露醇 1 g/kg，左乙拉西坦 1 g，PCO_2 25～30 mmHg（直至脑减压成功）。

病情追踪

尽管血钠含量增加至 161 mmol/L 水平，但患者的神经系统功能仍逐渐恶化，表现为无法遵嘱动作、进行性嗜睡，头部 CT 显示中线移位加重（图 24.2）。经过与家属充分沟通，决定进行紧急去骨瓣减压术（图 24.3）。

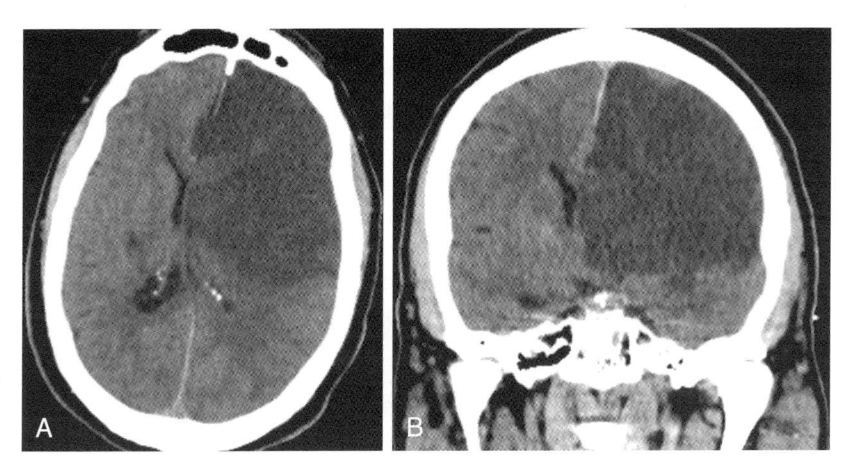

图 24.2 入院 36 h 后，轴位（A）和冠状位（B）头部 CT 显示脑水肿增加，中线移位 1.2 cm。患者随后被送往手术室进行左侧去骨瓣减压术

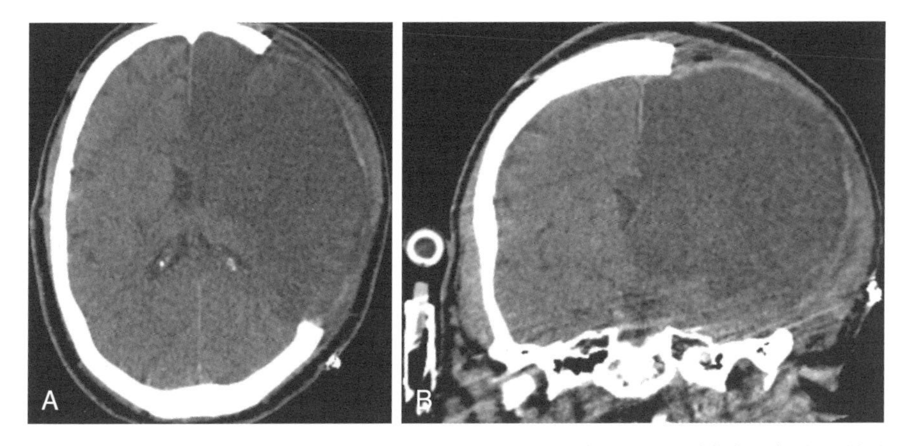

图 24.3 术后轴位（A）和冠状位（B）头部 CT 显示左侧开颅去骨瓣减压术后，颞下减压明显，中线移位完全消除，使得颞叶得到最大程度的减压

学习要点

- 面积较大的缺血性脑卒中患者需要重症监护和由神经病学或神经重症监护团队主导的最大限度的医疗管理。
- 脑水肿预计将在卒中后 48 ~ 96 h 达到峰值，因此密切观察神经功能减退是必要的[6]。
- 去骨瓣减压术常作为危重型卒中患者的抢救措施。是否进行这种手术在很大程度上取决于患者的年龄、缺血的位置、身体基础状态，但最重要的是取决于患者的获益评估及手术意愿[1]。
- 已经有包括 DESTINY、DESTINY Ⅱ、DECIMAL 和 HAMLET 在内的一些随机对照试验验证了去骨瓣减压术对 MCA 或半球卒中的疗效[3-5, 8]。所有这些研究都表明，去骨瓣减压术能够将死亡率从 46% ~ 75% 降低到 12% ~ 27%，绝对死亡风险降低了 1/2 ~ 1/3。
- 重要的是要明白，那些接受去骨瓣减压的人可能存活下来，但有显著的致残率。这些研究结果表明，60 岁以下非优势半球卒中以及卒中前功能状态较好的患者预后最好。Vahedi 等对 DESTINY、DECIMAL 和 HAMLET 试验中的患者进行了荟萃分析，发现那些在卒中后 48 h 内接受手术的患者有更好的功能预后[7]。
- 最后要说明的是，这种研究是基于个案基础的，并在很大程度上取决于患者的护理水平。
- 脑疝导致脑干直接受压，是一种神经外科急症。去骨瓣减压术的一个关键步骤就是广泛的颞下减压以缓解脑疝情况。
- 早期活动和积极的康复与改善缺血性卒中患者的神经功能预后密切相关[2]。在去骨瓣减压术后的患者中，定制的头帽对于安全活动很重要。最终需要进行颅骨修补成形术。

（Andrew Luksik，Risheng Xu 著　耿仁强 译　王　涛 审校）

参考文献

1. Alexander P, Heels-Ansdell D, Siemieniuk R, et al. Hemicraniectomy versus medical treatment with large MCA infarct: a review and meta-analysis. *BMJ Open*. 2016;6(11). 2016 Nov 24. e014390.
2. Cumming TB, Thrift AG, Collier JM, et al. Very early mobilization after stroke fast-tracks return to walking: further results from the phase II AVERT randomized controlled trial. *Stroke*. 2011;42(1):153–158.
3. Hofmeijer J, Kappelle LJ, Algra A, et al. Surgical decompression for space-occupying cerebral infarction (the Hemicraniectomy after Middle Cerebral Artery infarction with Life-threatening Edema Trial [HAMLET]): a multicentre, open, randomised trial. *Lancet Neurol*. 2009;8(4):326–333.
4. Jüttler E, Schwab S, Schmiedek P, et al. Decompressive surgery for the treatment of malignant infarction

of the middle cerebral artery (DESTINY): a randomized, controlled trial. *Stroke*. 2007;38(9):2518–2525.
5. Jüttler E, Unterberg A, Woitzik J, et al. Hemicraniectomy in older patients with extensive middle-cerebral-artery stroke. *N Engl J Med*. 2014;370(12):1091–1100.
6. Robertson FC, Dasenbrock HH, Gormley, WB. Decompressive hemicraniectomy for stroke in older Adults: a review. *J Neurol Neuromedicine*. 2017;2(1):1–7.
7. Vahedi K, Hofmeijer J, Juettler E, et al. Early decompressive surgery in malignant infarction of the middle cerebral artery: a pooled analysis of three randomised controlled trials. *Lancet Neurol*. 2007;6(3):215–222.
8. Vahedi K, Vicaut E, Mateo J, et al. Sequential-design, multicenter, randomized, controlled trial of early decompressive craniectomy in malignant middle cerebral artery infarction (DECIMAL Trial). *Stroke*. 2007;38(9):2506–2517.

25 突发失语和右侧肢体无力

会诊信息

89 岁女性，伴有左侧大脑中动脉综合征和灌注不全，评估是否可以取栓。

初始影像

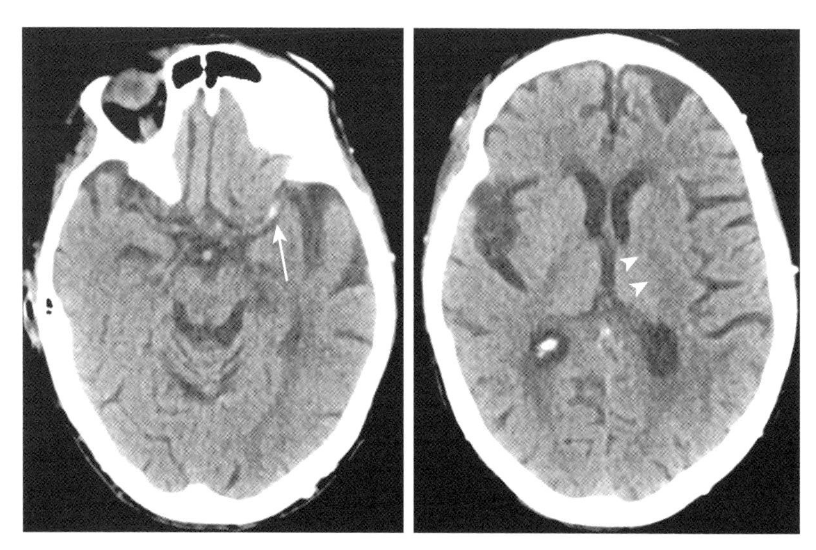

图 25.1 颅脑平扫 CT 轴位显示左侧 MCA 征（箭号）高密度，左侧豆状核（箭头）低密度，提示急性左侧 MCA 闭塞。颅脑 CT 平扫血管通常呈等密度，血管内的高密度表明有超急性血凝块或钙化。右侧岛叶低密度很可能是陈旧卒中的后遗症

会诊前思考点

- 患者气道、呼吸及循环是否稳定？
- 患者最早发病时间是什么时候？
- 卒中小组对患者进行评估了吗？
- 是否给予了组织型纤溶酶原激活剂（tPA）溶栓？
- 患者的 NIH 卒中量表评分是多少？
- 患者是否正在服用抗血小板或抗凝药物？

- 完善了什么影像学成像？是否有大血管闭塞？是否需要进行灌注成像？
- 患者需要机械取栓吗？
- 患者是否有定点的医疗保健机构对其进行专业指导？

现病史

一名 89 岁女性，既往有卒中、高血压和房颤病史，特别的是并没有服用任何抗凝药物或抗血小板药物，被发现倒地后就诊于急诊科。她最后一次被看到好好地吃饭大约是在 10 个小时前。据患者女儿描述，她能够独立完成大部分日常生活活动。刚到急诊科时她被认为是跌到所致的创伤，然而在检查中发现，她有左侧凝视、右侧偏瘫和失语症状。

卒中小组紧急行动，她立即被带到 CT 室行 CT 扫描。头部平扫 CT 显示左侧大脑中动脉（left middle cerebral artery，MCA）有高密度征象，左侧 MCA 区域有轻微的低密度（图 25.1）。考虑到大血管闭塞，我们对头颈部进行了 CTA 检查，显示左侧 MCA 近端（M1 或水平节段）突然中断。CT 灌注（CTP）显示明显的灌注不足，脑血容量相对稳定（图 25.2）。考虑到较大的半暗带和相对较小的核心梗死，神经外科意见是可以考虑行机械取栓。卒中小组对患者进行了评估，NIH 卒中评分 20 分，基于初始头部 CT 的 ASPECTS 评分为 9 分。

生命体征

T 37.2℃，HR 72 次 / 分，BP 145/74 mmHg、RR 27、SpO_2 100%（鼻导管吸氧浓度为 4 L 情况下）。

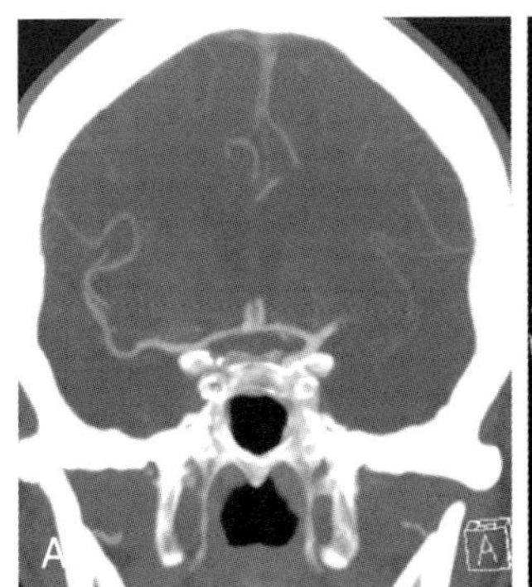

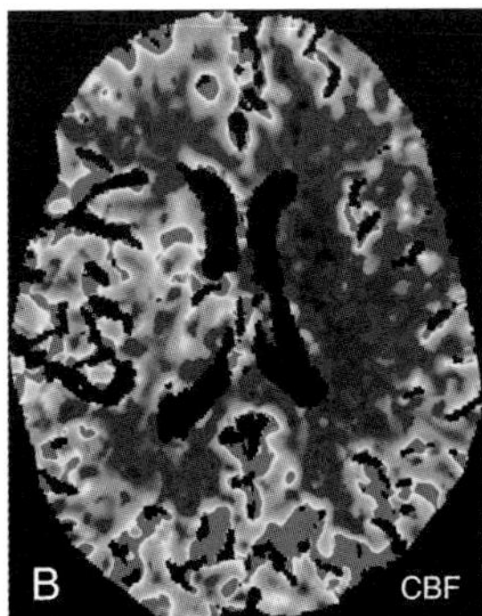

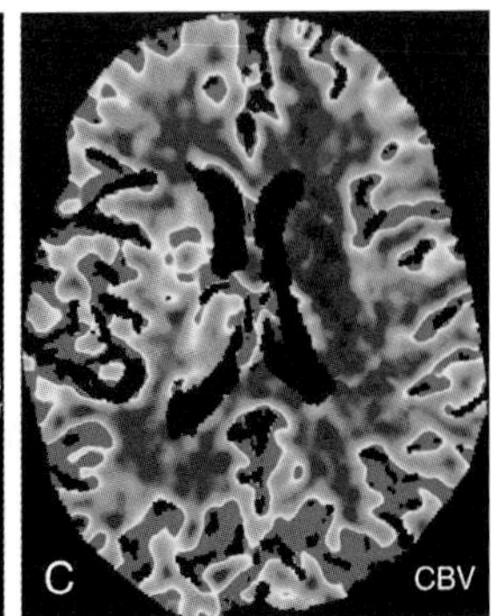

图 25.2　（A）冠状位 CTA 显示左侧 MCA 段闭塞。（B）CT 灌注成像（CBF）可看到明显的缺血区（深蓝色）。（C）与 B 相比 CBV 显示核心梗死面积（深蓝色）相对较小，表明存在缺血半暗带（见书末彩图）

相关实验室检查

Na 140 mmol/L，Plt 144×10^9/L，Cr 1.3 mg/dl，INR 1.1，aPTT 29.0 s。

Glasgow 昏迷评分

运动：5；语言：2；睁眼：4；GCS 总分：11。

体格检查

自主睁眼
不能遵循指令
明显的失语症，语无伦次
瞳孔直径为 3 mm，对光反射灵敏
左侧凝视
右侧面部下垂
左上肢和下肢会自发运动，至少能对抗重力
右上肢和下肢刺痛轻度移动

会诊分级

这是一例急性左 MCA 综合征患者，影像学上显示明显灌注不匹配，需要机械取栓以获得最佳治疗效果。考虑到她精神状态改变，并伴有呼吸急促，因此必须首先解决气道呼吸和循环的问题，对患者行气管插管以保护气道。因为患者发病超过 4.5 h，所以她不适合静脉注射 tPA 溶栓。从神经外科的角度来看，我们的参与取决于患者是否需要进行机械取栓。患者有大血管闭塞相关的临床综合征，并经 CTA 证实（图 25.2A）。因为患者发病未超过 12 h，患者需要行血管成像来证明是否有可挽救的脑组织。因此，我们进行 CT 灌注扫描，以确定是否存在再灌注后可挽救的缺血半暗带。在此病例中，虽然已有一些完全的梗死（图 25.2C），但仍有一个明显的危险区域（图 25.2B）。因此，在这种情况下，患者将受益于大血管闭塞后的血运重建。

一旦决定继续取栓，确保患者迅速进入神经介入放射科（neurointerventional radiology，NIR）是至关重要的，因为“时间就是大脑”。患者的危重情况和需要机械取栓的病情将与她的女儿沟通。卒中神经病学团队将继续指导整体卒中管理，包括血压管理和进一步的卒中检查。患者将在术后进入神经内科管理下的神经重症监护病房。这是一次紧急的手术会诊。

病情评估

这是一位 89 岁女性，有房颤未抗凝、高血压和既往卒中病史，来到急诊科室表现为左侧 MCA 综合征。影像学显示左侧 M1 闭塞，灌注不足。她在 tPA 溶栓时间窗之外，NIH 卒中量表得分为 20 分，ASPECTS 得分为 9 分。她需要进行紧急机械取栓。

治疗计划

- 紧急启动 NIR 卒中和麻醉团队
- 血管重建前 SBP 目标＞160 mmHg 以便于缺血半影区得到最大化的侧支灌注；取栓成功后立即将 SBP 控制为＜140 mmHg
- 脑卒中神经介入术后进入神经重症监护病房

后续成像

患者机械取栓较成功，血运重建后 TICI 灌注分级为 3 级（图 25.3）。

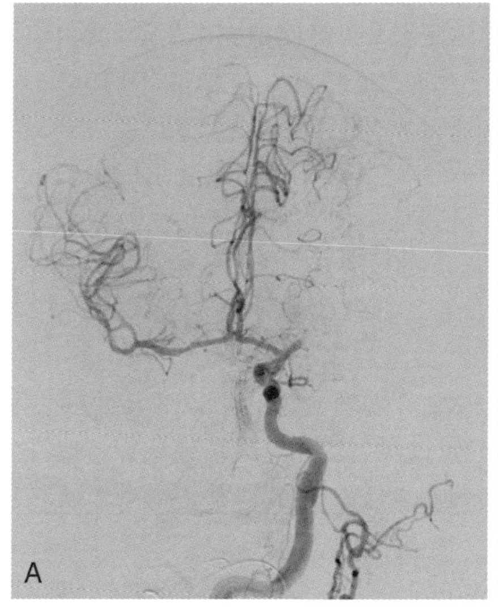

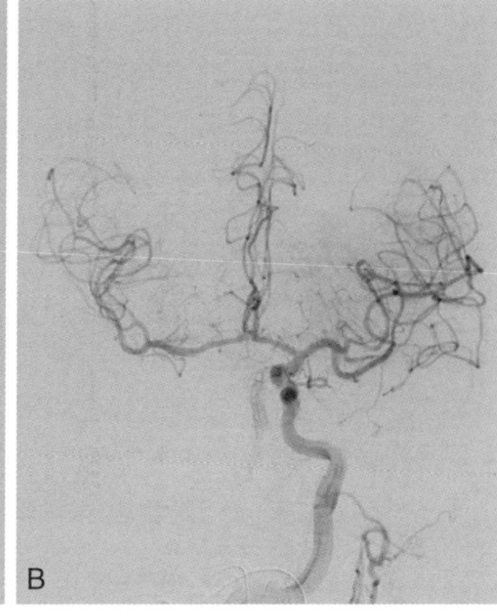

图 25.3 （A）取栓前左颈内动脉造影的前后投影显示左侧 M1 闭塞。（B）取栓后造影显示左侧 MCA 区域 TICI 3 级或完全再灌注

学习要点

- 卒中是美国的第五大死亡原因，也是导致严重长期残疾的主要原因。大约 85% 的卒中是缺血性的[6]。
- 对于大血管急性缺血性卒中，机械取栓是一种血管内技术，可通过抽吸和（或）支架回收器（放置在血栓内的可恢复的自扩张装置）去除脑动脉内的血凝块。
- 不同的医疗机构可能都会有一个特定的方案，将哪种患者确定为机械血栓切除的最佳人选[6]。如果该病例认为可以行机械取栓，迅速协调并立即干预是至关重要的。
- 决定机械取栓在很大程度上取决于症状出现的时间和可以挽救脑组织的大小。
- MCA 分布区是最常受到大血管闭塞影响的区域。我们的患者有左侧 MCA 综合征，包括右侧肢体无力和感觉丧失、失语症和左侧凝视。
- MCA 卒中患者 CT 扫描后 ASPECTS 评分是 10 分，以此来判定 MCA 区域内完全梗死的程度。在平扫头部 CT 上看到的每个缺血区域都要减去 1 分。评分越低，意味着梗死区域越多，可挽救的组织越少。
- 目前机械取栓是大血管闭塞的标准治疗。2015 年的大量临床试验表明，机械取栓术优于药物治疗。与单独静脉注射 tPA 溶栓相比，卒中发病 6 h 内取血栓可改善 90 天后的神经系统预后（MR CLEAN，SWIFT-PRIME，ESCAPE，REVASCAT，THRACE）[1]。
- 最近的研究着眼于扩大机械取栓的时间窗。延迟干预的风险是如果脑组织已经梗死，它可能不会改善预后。事实上，这可能由于再灌注或出血性损伤而产生不良结果。在灌注不全（提示可恢复的缺血脑组织）的患者中，DEFUSE 3 试验和 DAWN 试验分别显示在初始卒中后 16 h 或 24 h 进行血栓取出的结果也有所改善。
- 总之，卒中后 6 h 内在 CTA 上出现大血管闭塞的患者可以直接被带到 NIR 组进行取栓。卒中发病后 6 h 以上的患者应进行 CT 灌注成像，以评估灌注不全问题[2]。如果存在明显的灌注不全，患者通常将受益于机械取栓。
- 机械取栓计划中的重要注意事项：
  - 静脉注射 tPA 不是机械取栓的禁忌证，如果患者符合条件，应由神经病学团队实施。
  - 如果已经给予 tPA，则不能插入 Foley 导管。

- 如果未气管插管，患者必须能够听从命令，手术时保持不动。
- 动脉压传感器的置入可以由神经外科或麻醉医生自行决定，因为这可能会延迟血运重建。
- 行机械取栓时可选取经股动脉或桡动脉进入。在操作之前，应评估潜在的禁忌证（比如：既往有腹股沟附近的手术、股动脉支架或股动脉旁路，影响鞘放置的周围血管疾病，既往的淋巴结清扫或乳房手术）。
- 如果患者有造影剂过敏，可在造影剂负荷前紧急给予大剂量地塞米松。

- 脑梗死中的溶栓效果评价（Thrombolysis in Cerebral Infarction，TICI）或改良的 TICI 是通过血管造影评估溶栓治疗结果的分级系统。评分范围从 0（无再灌注）到 3（完全再灌注）[5]。
- 大多数机械取栓的临床试验没有涉及后循环的大血管闭塞。有些研究表明对后循环卒中患者使用机械血栓也有好处，尽管结果通常较差。每一个大血管闭塞的患者都应该与卒中中心逐一讨论[3]。
- 对需要机械取栓的卒中患者的治疗需要卒中神经病学、神经外科 / 神经介入放射学和神经重症治疗团队的共同努力。最终，由卒中神经病学团队对患者进行纵向随访，因为他们需要最佳药物治疗以防止未来卒中复发[4]。
- 如果机械取栓不成功，患者将需要密切监测以评估可能进行的去骨瓣减压术。第 24 章讨论了治疗脑卒中的去骨瓣减压术。

（Andrew Luksik，Risheng Xu 著　耿仁强 翻译　尹晓亮 校审）

参考文献

1. Campbell BC. Endovascular stent thrombectomy: the new standard of care for large vessel ischaemic stroke. *Lancet Neurol*. 2015;14(8):846.
2. Albers GW. Use of imaging to select patients for late window endovascular therapy. *Stroke*. 2018;49:2256–2260.
3. Singer OC. Mechanical recanalization in basilar artery occlusion: the ENDOSTROKE study. *Ann Neurol*. 2015;77(3):415–424.
4. Papanagiotou P et al. Recommendations for mechanical thrombectomy in patients with acute ischemic stroke. *Clin Neuroradiol*. 2017;28:10–1007.
5. Higashida RT, Furlan AJ, Roberts H, et al. Trial design and reporting standards for intra-arterial cerebral thrombolysis for acute ischemic stroke. *Stroke*. 2003;34(8):e109–e137.
6. Powers WJ, Rabinstein AA, Ackerson T, et al. Guidelines for the early management of patients with acute ischemic stroke: 2019 update to the 2018 guidelines for the early management of acute ischemic stroke: a guideline for healthcare professionals from the American Heart Association/American Stroke Association [published correction appears in *Stroke*. *Stroke*. 2019;50(12):e344–e418. 2019 Dec;50(12):e440-e441].

26 头 痛

会诊信息

58 岁女性，既往肺癌病史，因头痛就诊，最新颅脑 MRI 可见右侧 ICA 动脉瘤。

初始影像

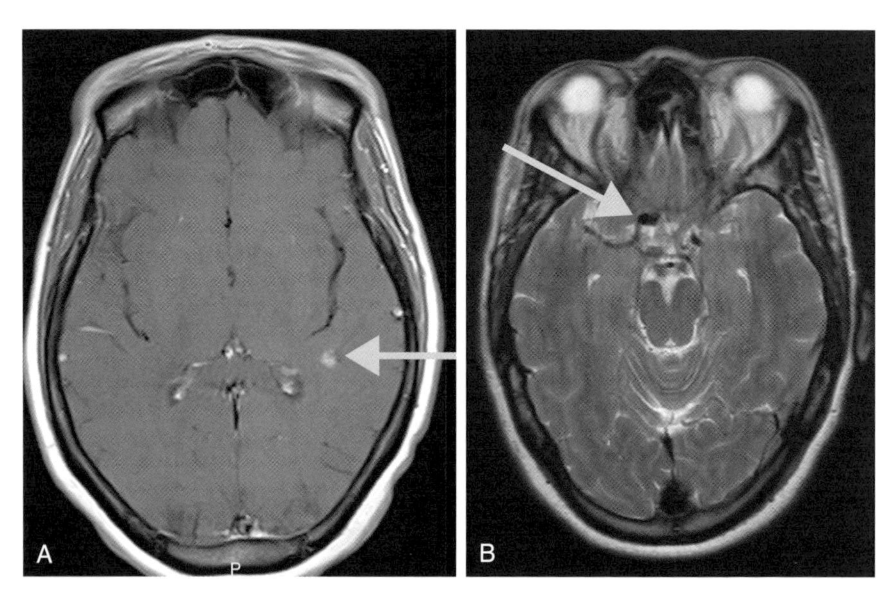

图 26.1 脑 MRI 轴位 T1 加权增强扫描（A）显示左侧颞叶后方一个小的增强病灶，符合转移灶表现（箭头）。平扫轴位 T2 加权扫描（B）显示沿右侧 ICA 有不规则突起

会诊前思考点

- 患者头痛有多严重？这是她这辈子最严重的一次吗？
- 患者还有其他症状吗？
- 患者的症状发展顺序是什么样的？
- 患者的神经学检查如何？是否担心动脉瘤破裂？

- 动脉瘤的位置、大小和形态如何？
- 动脉瘤是已知诊断还是新的诊断？
- 患者是否有其他合并疾病或动脉瘤破裂的其他危险因素?
- 患者的肺癌病史如何? 从肿瘤学的角度来看，她的预后如何?
- 患者的动脉瘤需要干预吗? 如果需要，是否需要紧急干预?

现病史

患者为58岁的非裔美国女性，既往有吸烟病史，有非小细胞肺癌（NSCLC）放化疗病史，因新发头痛来急诊科就诊。4个月前，经CT引导活检确诊为右肺腺癌，既往无转移史。她接受了顺铂和依托泊苷化疗，随后进行同步放疗。在过去的几天里，她出现左额间歇性钝性痛并逐渐加重，在放疗间期疼痛评分为4 ~ 6分（满分10分）。她在家里口服了对乙酰氨基酚，但没有效果，因此进一步急诊科就诊。患者否认发热、视力变化、恶心、呕吐、乏力、肢体麻木或刺痛等症状。患者有98包/年的吸烟史，但无蛛网膜下腔出血、脑出血或猝死家族史。

颅脑平扫CT未显示急性出血。考虑到患者既往肺癌病史，我们进一步完善了颅脑MRI（平扫+增强）扫描，发现左侧颞叶后方有一个新发的直径约9 mm的强化病变（图26.1A）。此外，在右侧颈内动脉（ICA）岩骨段可见不规则病变（图26.1B）。磁共振血管造影（MRA）显示一个向中线突出的7 mm分叶状的ICA岩骨段动脉瘤（图26.2）。在磁共振扫描中没有显示动脉瘤破裂出血的征象。

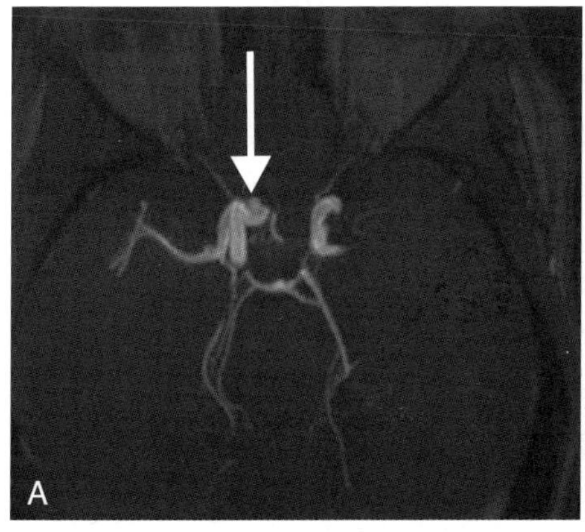

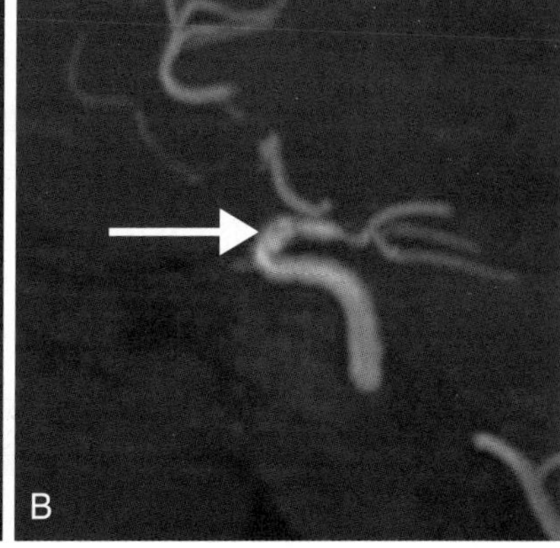

图26.2 轴位（A）和矢状位（B）MRA成像显示一个内侧突出的右侧ICA岩骨段动脉瘤，分叶不规则，最大直径7 mm

生命体征

T 36.8℃，HR 72 次 / 分，BP 169/76 mmHg，SpO_2 98%。

相关实验室检查

Na 140 mmol/L，Plt 212 × 10^9/L，INR 1.0，aPTT 22.6 × 10^9/L，Cr 0.7 mg/dl。

Glasgow 昏迷评分

运动：6；语言：5；睁眼：4；GCS 总分：15。

体格检查

神清、言语流利
定向力正常
双侧瞳孔等大等圆，对光反射灵敏
眼球运动正常，无上睑下垂
面纹对称，伸舌居中
双侧上肢力量 5/5 级，双侧下肢力量 5/5 级

会诊分级

患者为 58 岁女性，既往患 NSCLC，已完成放化疗，现表现为新的左颞转移性病变，并偶然发现右 ICA 岩骨段动脉瘤。她唯一的症状是轻度头痛，自急诊科接受静脉输液和止痛药后已经缓解。她的神经系统未见功能缺失表现，未见动脉瘤破裂表现。脑内转移灶为新发，需要进一步治疗。在治疗之前，需要明确肿瘤治疗周期和动脉瘤治疗的时间间隔。

她的前循环动脉瘤是偶然发现的，直径 7 mm，形态不规则。根据国际未破裂颅内动脉瘤研究（ISUIA）试验的分类，她每年发生破裂的风险（无论形态如何）为 2.6%。在这种情况下，由于动脉瘤的分叶状和形态不规则，出血的风险更高。如果她不合并其他疾病，她需要进一步进行脑血管造影。

然而，该患者存在着其转移性肺癌的竞争性死亡风险。从肿瘤学的角度来看，考虑到她存在脑转移灶，其癌症现在处于第Ⅳ期，根据美国癌症协会（ACS）的一项基于人群的研究，她的 5 年生存率不到 10%，而 5 年动脉瘤破裂的累积风险估计约为 2.6%。因此，她的转移性脑病变需要优先治疗，动脉瘤相关的检查和治疗不应延误肿瘤治疗。

患者已收入肿瘤科进行检查和观察。这是一个非紧急的、非手术的会诊。

病情评估

患者为 58 岁女性，既往有 NSCLC 病史，表现为轻度头痛。影像显示新发的左颞叶脑转移灶以及一个 7 mm 直径、分叶状不规则的右 ICA 岩骨段动脉瘤。鉴于转移瘤的远期死亡风险高于动脉瘤破裂的远期死亡风险，因此决定与肿瘤科和放疗科一起，对她的左颞叶病变进行立体定向放射治疗。

治疗计划

- 左颞叶脑转移病变的治疗优先于脑动脉瘤的处理
- 转移性非小细胞肺癌的再分期和随访
- 咨询放射肿瘤学家以评估脑病变，并计划立体定向放射治疗
- ICA 岩骨段动脉瘤门诊随访

病情追踪

- 该患者接受了化疗、免疫治疗和肺癌原发灶放疗，并对其孤立性脑转移灶进行了立体定向放疗。患者恢复良好，并且 4 年随访无肿瘤复发，希望进一步处理脑动脉瘤。
- 考虑到肿瘤疾病的稳定性和动脉瘤的不规则，医生团队决定与肿瘤医学和放射肿瘤学团队一起治疗她的右侧 ICA 动脉瘤。
- 随后，她接受了脑血管造影，并接受了血流导向血管支架辅助栓塞治疗。

学习要点

- 偶然发现的未破裂的脑动脉瘤，如不引起神经系统症状（如动眼神经麻痹），很少需要住院治疗。
- 有几项临床研究预估了脑动脉瘤破裂的风险，包括 Juvela 研究[3]、PHASES[2]、UCAS[6]、SUAVe[5] 和 ISUIA[7] 研究。
  - Juvela 等对 1956 年至 1978 年诊断的 142 例 181 个未破裂颅内动脉瘤进行了随访，发现未破裂颅内动脉瘤出血的风险每年约为 1.4%，较大的动脉瘤、引起神经系统症状的动脉瘤或随访期间增大的动脉瘤的破裂风险更高。
  - PHASES 是一项包含 29 166 人 - 年的荟萃分析，给出了动脉瘤破裂风险评分。评分标准包括日本人或芬兰人种、存在高血压、年龄 ≥ 70 岁、

动脉瘤≥7 mm、是否有蛛网膜下腔出血、动脉瘤位于ICA以外（评分越高表明破裂风险越高）。

- UCAS是一项前瞻性队列研究，纳入了5720例11 660个-年动脉瘤的患者，计算出的总动脉瘤年破裂风险为0.95%。动脉瘤的大小、位置和子瘤的存在是导致破裂的主要危险因素。
- SUAVe是一项包含540个直径为5 mm动脉瘤的446例患者的前瞻性队列研究。对于这类小动脉瘤，单发动脉瘤的年破裂风险为0.35%，多发动脉瘤的年破裂风险为0.95%。年轻患者和高血压患者破裂的风险更高。
- ISUIA（表26.1）显示，与后循环动脉瘤相比，前循环动脉瘤出血的风险较低。增加年度破裂风险的重要直径指标是7 mm、13 mm和25 mm。

- 未破裂颅内动脉瘤治疗评分（unruptured intracranial aneurysm treatment score，UCAS）量化了涉及未破裂颅内动脉瘤治疗临床决策的29个关键因素（表26.2）。动脉瘤破裂的风险与动脉瘤治疗的风险进行比较，3分或3分以上的分数差异支持干预治疗还是保守治疗。
- 脑动脉瘤破裂伴蛛网膜下腔出血的死亡率可接近30%～50%，当动脉瘤破裂的风险相对较低时，动脉瘤的检查和随访可以在门诊进行。因此，虽然不需紧急处理，但如果累积的动脉瘤破裂风险很高，则脑动脉瘤需要尽早处理。
- 当发现患者患有多种疾病并伴有未破裂的脑动脉瘤时，需要考虑疾病之间的生存风险，以便优先考虑最迫切需要治疗的疾病。

表26.1　基于大小和位置的未破裂脑动脉瘤5年累积破裂率

	＜7 mm		7～12 mm	13～24 mm	≥25 mm
	组1	组2			
颈动脉海绵窦段	0	0	0	3.0%	6.4%
AC/MC/IC	0	1.5%	2.6%	14.5%	40%
Post-PComm	2.5%	3.4%	14.5%	18.4%	50%

AC：大脑前交通动脉或大脑前动脉；IC：颈内动脉（不包括脉海绵窦段）；MC：大脑中动脉；Post-PComm，后循环-后交通动脉：椎-基底动脉、大脑后动脉系统或后交通动脉。组1为无蛛网膜下腔出血病史的患者；组2为由相应的脑动脉瘤引起的蛛网膜下腔出血病史的患者。表格引自Wiebers等[7]

表 26.2 未破裂动脉瘤治疗评分

患者	年龄（单一）	＜40 岁	4	
		40～60 岁	3	
		61～70 岁	2	
		71～80 岁	1	
		＞80 岁	0	□
	危险因素发生率（多个）	既往来自不同动脉瘤的 SAH	4	
		颅内动脉瘤或 SAH 家族史	3	
		日本人，芬兰人，因纽特人	2	
		目前吸烟	3	
		高血压（收缩压＞140 mmHg）	2	
		常染色体多囊肾病	2	
		目前药物滥用（可卡因、安非他明）	2	
		目前酗酒	1	□
	与未破裂颅内动脉瘤相关的临床表现（多个）	颅神经障碍	4	
		临床或放射学上的占位效应	4	
		动脉瘤引起的血栓栓塞事件	3	
		癫痫	1	□
	其他（多个）	由于害怕动脉瘤破裂而降低了患者生活质量	2	□
		动脉瘤具有多样性	1	
	因慢性和（或）恶性疾病导致的预期寿命受影响（单一疾病）	＜5 年	4	
		5～10 年	3	
		＞10 年	1	□
	合并症（多个）	神经认知障碍	3	
		凝血功能障碍、血栓性疾病	2	
		精神障碍	2	□
动脉瘤	最大直径（单一）	≤3.9 mm	0	
		4.0～6.9 mm	1	
		7.0～12.9 mm	2	
		13.0～24.9 mm	3	
		≥25 mm	4	□
	形态学（多个）	不规则或分叶	3	
		尺寸比＞3 或宽高比＞1.6	1	□
	位置（单一）	基底动脉分叉	5	
		椎 / 基底动脉	4	
		AcomA 或 PcomA	2	□
	其他（多个）	动态复查动脉瘤生长	4	
		动态复查新生动脉瘤形成	3	
		对侧狭窄闭塞性血管疾病	1	□

（续表）

治疗	年龄相关风险（单一）	＜40 岁	0	
		41～60 岁	1	
		61～70 岁	3	
		71～80 岁	4	
		＞80 岁	5	□
	动脉瘤大小相关风险（单一）	＜6.0 mm	0	
		6.0～10.0 mm	1	
		10.1～20.0 mm	3	
		＞20 mm	5	□
	动脉瘤复杂性相关风险	高风险	3	
		低风险	0	□
	干预相关风险	持续存在		5
总分				
			支持干预治疗	支持保守治疗

SAH：蛛网膜下腔出血；AComA：前交通动脉；PComA：后交通动脉
表改编自 Etminan 等[1]

（Wuyang Yang，Risheng Xu 著　吴　超　耿仁强 译　杨　军 审校）

参考文献

1. Etminan N, Brown Jr RD, Beseoglu K, et al. The unruptured intracranial aneurysm treatment score: a multidisciplinary consensus. *Neurology*. 2015;85(10):881–889.
2. Greving JP, Wermer MJ, Brown Jr RD, et al. Development of the PHASES score for prediction of risk of rupture of intracranial aneurysms: a pooled analysis of six prospective cohort studies. *Lancet Neurol*. 2014;13(1):59–66.
3. Juvela S, Poussa K, Porras M. Factors affecting formation and growth of intracranial aneurysms: a long-term follow-up study. *Stroke*. 2001;32(2):485–491.
4. Olafsson E, Hauser WA, Gudmundsson G. A population-based study of prognosis of ruptured cerebral aneurysm: mortality and recurrence of subarachnoid hemorrhage. *Neurology*. 1997;48(5):1191–1195.
5. Sonobe M, Yamazaki T, Yonekura M, Kikuchi H. Small unruptured intracranial aneurysm verification study: SUAVe study, Japan. *Stroke*. 2010;41(9):1969–1977.
6. UCAS Japan Investigators, Morita A, Kirino T, et al. The natural course of unruptured cerebral aneurysms in a Japanese cohort. *N Engl J Med*. 2012;366(26):2474–2482.
7. Wiebers DO, Whisnant JP, Huston 3rd J, et al. Unruptured intracranial aneurysms: natural history, clinical outcome, and risks of surgical and endovascular treatment. *Lancet*. 2003;362(9378):103–110.

27 一生中最严重的头痛

会诊信息

65 岁女性，因严重的头痛（自述是一生中最严重的头痛）、恶心、呕吐、精神异常就诊。颅脑 CT 提示蛛网膜下腔出血。

初始影像

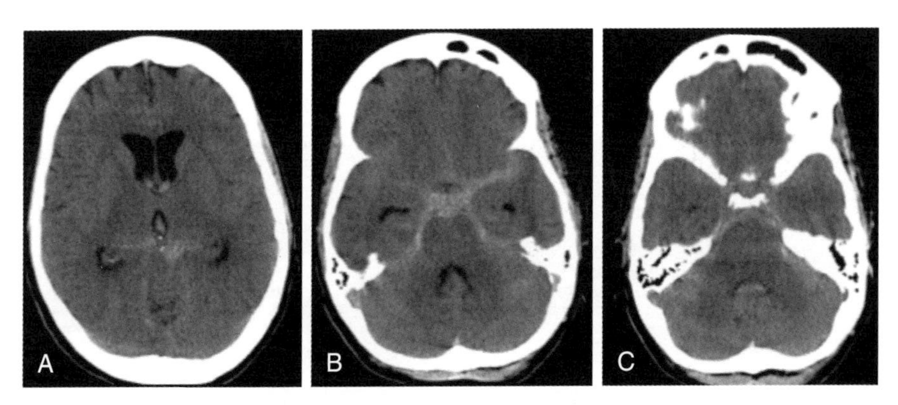

图 27.1 颅脑平扫 CT 轴位显示弥漫厚层蛛网膜下腔出血，同时合并第三脑室和侧脑室积血（A）；基底池和双侧外侧裂可见蛛网膜下腔出血（左侧多于右侧）（B）；第四脑室可见积血（C），且有早期脑积水的表现——颞角、侧脑室和第三脑室扩张

会诊前思考点

- 患者当前的 GCS 是多少？
- 她的气道保护功能如何？
- 患者是否正在服用抗凝药物或抗血小板药物？如果有，是否给予逆转剂？
- 患者是否进行了凝血指标测验？
- 患者有什么合并症？
- 患者的年龄和机体一般状态如何？
- 该患者是否需要急诊行脑室外引流（EVD）？
- 患者是否有 CT 血管造影（CTA）检查？患者是否需要做脑血管造影？

现病史

65 岁女性，既往有甲状腺功能减退和高血压病史，因突发剧烈头痛到急诊科就诊。患者发病时，家人们都在家中休息，患者突发剧烈头痛（自述是一生中最严重的头痛），并伴有持续的恶心和呕吐，后逐渐出现意识障碍。家人呼叫了急救车送往急诊。

患者的儿子否认她有抗凝或抗血小板药物治疗史、意识丧失或癫痫发作史。头颅平扫 CT 显示基底动脉池内较厚层、弥漫性蛛网膜下腔出血（SAH），并延伸至左侧侧裂，并伴有脑室内少量积血（IVH）。CT 上还可见有轻度脑积水和颞角扩张，但无脑室壁水肿。头颈 CTA 显示一直径 4 mm 向后下突出的囊状后交通动脉瘤（图 27.2）。值得注意的是，该患者有 50 包/年的吸烟史，但没有脑动脉瘤的家族史。

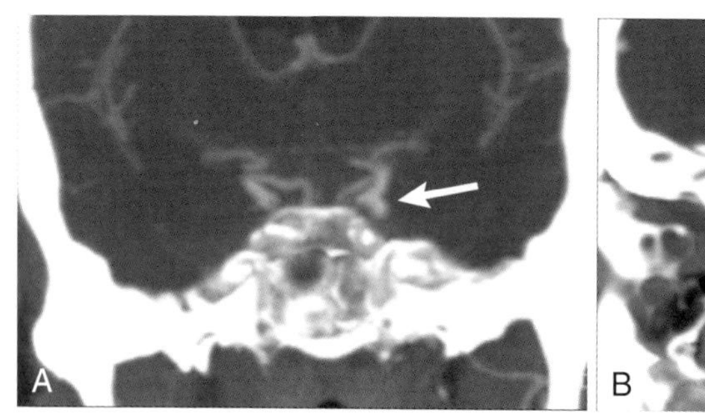

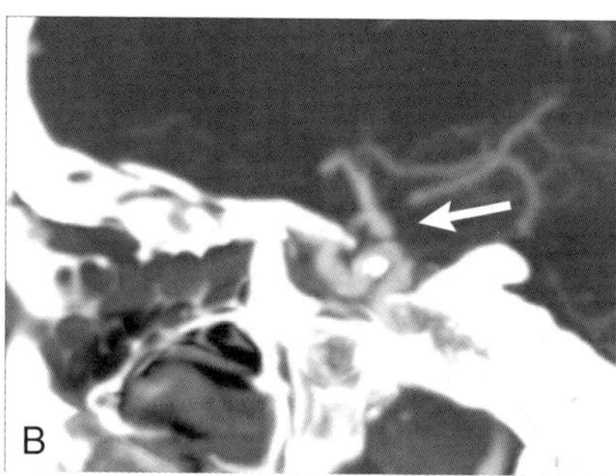

图 27.2 头颈 CTA 冠状位（A）和矢状位（B）显示一直径 4 mm 向后下突出的后交通动脉瘤（箭头）

生命体征

T 36.7℃，HR 96 次/分，BP 175/69 mmHg，SpO_2 92%。

相关实验室检查

Na 140 mmol/L，Hb 13.3 g/dl，Plt 292 × 10^9/L，INR 1.0，PT 10.3 s，aPTT 0.9 s。

Glasgow 昏迷评分

运动：6；语言：4；睁眼：3；GCS 总分：13。

体格检查

嗜睡
呼唤睁眼
仅可自我定位
无上睑下垂
双侧瞳孔直径 3 mm，等大等圆，对光反射灵敏
眼外运动正常
面纹对称
伸舌居中，无偏斜无震颤
可遵嘱活动，四肢肌力对称、有力

会诊分级

患者患有颅内破裂动脉瘤，需要进入神经重症监护病房治疗。患者嗜睡但可以遵嘱活动；Hunt-Hess 分级为 3 级，死亡率为 37%（表 27.1）。颅脑 CT 上表现为为弥漫性 SAH 伴 IVH；其改良 Fisher 分级为 4 级，发生血管痉挛的概率为 40%（表 27.2）。患者有脑积水的早期表现，但患者仍然能够听从命令，考虑到她的神经系统检查可能随着时间的推移而发生变化，患者目前还不需要 EVD。尽管如此，仍需要密切监测患者出现急性脑积水和（或）颅内压（ICP）升高，而此时就有必要进行 EVD。需要严格控制患者血压水平，并将收缩压（SBP）降低至＜160 mmHg，以降低动脉瘤再出血的风险。因此，需要检测有创动脉压，并需要使用降压药物。患者目前没有服用抗凝

表 27.1 蛛网膜下腔出血的 Hunt-Hess 分级与蛛网膜下腔出血的相关死亡率

分级	特点	死亡率（%）
0	未破裂动脉瘤	0～5
1	无症状或轻微头痛及轻度颈强直	11
2	中 - 重度头痛。颈强直，除有颅神经麻痹外，无其他神经功能缺失	26
3	嗜睡，意识模糊，或轻微的局灶性神经功能缺失	37
4	木僵，中或重度偏侧不全麻痹，可能有早期的去脑强直及自主神经系统功能障碍	71
5	深昏迷，去大脑强直，濒死状态	100

表 27.2 蛛网膜下腔出血改良 Fisher 分级

分级	SAH 在 CT 中的表现	症状性血管痉挛的风险（%）
1	局灶性或弥漫性薄层 SAH，无 IVH	24
2	局灶性或弥漫性薄层 SAH，无 IVH	33
3	厚层 SAH 无 IVH	33
4	厚层 SAH 合并 IVH	40

引自 Frontera JA 等。

及抗血小板药物，她的凝血指标也在正常范围内。她将接受脑血管造影（理想情况下是在 24 h 内），并可能进行血管内或开放手术治疗动脉瘤。

病情评估

65 岁女性患者，有吸烟史，但无脑动脉瘤家族史，表现为一生中最严重的头痛，合并恶心、呕吐和嗜睡。患者 GCS 为 13，蛛网膜下腔出血的 Hunt-Hess 分级 3 级、改良 Fisher 分级为 4 级。她的影像学表现与临床表现和破裂的左侧后交通动脉瘤有关。

治疗计划

- 收入神经重症监护病房动态监测（每小时进行神经功能评估）
- 因患者动脉瘤已破裂且不稳定，有创动脉压控制目标 $<$ 160 mmHg
- 床头升高至少 30° 以控制 ICP
- 6 h 内复查颅脑平扫 CT 评估出血变化
- 地塞米松每 6 小时 4 mg，共使用 24 h
- 左乙拉西坦 1 g 一天 2 次
- 尼莫地平每 4 小时 60 mg
- 禁食禁水，持续静脉补液 150 ml/ 小时
- 每天进行经颅多普勒检查监测血管痉挛
- 严格的出入量监测，以监测盐消耗，避免低血容量
- 预防胃肠道溃疡（如使用质子泵抑制剂）
- 在药物预防深静脉血栓（DVT）的同时，应密切关注活动性出血 / 动脉瘤再破裂的风险。可使用弹力袜或下肢气动装置预防深静脉血栓形成

- 与家属讨论并获得手术同意：
  - 持续镇静或全麻下行脑血管造影
  - 可能行左侧开颅动脉瘤夹闭术
  - 可能使用线圈或球囊 / 支架辅助线圈栓塞进行血管内治疗
  - 可能放置脑室外引流
  - 输血可能
- 在神经重症监护病房稳定病情后，计划于入院 24 小时内行脑血管造影并治疗动脉瘤

病情追踪

患者被送入神经重症监护病房，意识障碍进行性加重。医疗团队先对其进行了右侧 EVD，后进行了脑血管造影（图 27.3），证实为左侧后交通动脉瘤，并对其成功实施了动脉瘤的栓塞治疗。术后患者意识恢复良好，可遵嘱，并顺利拔除气管插管。住院期间并发了血管痉挛和脑盐消耗，并接受了药物治疗。EVD 夹闭试验后患者可耐受，患者最终被转移至普通病房，在住院第 25 天后出院回家。

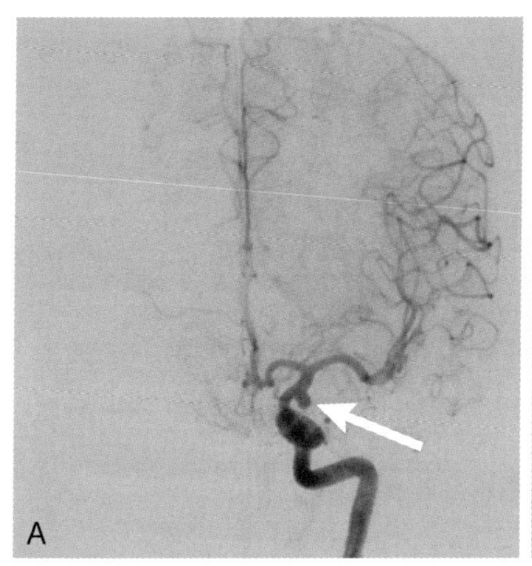

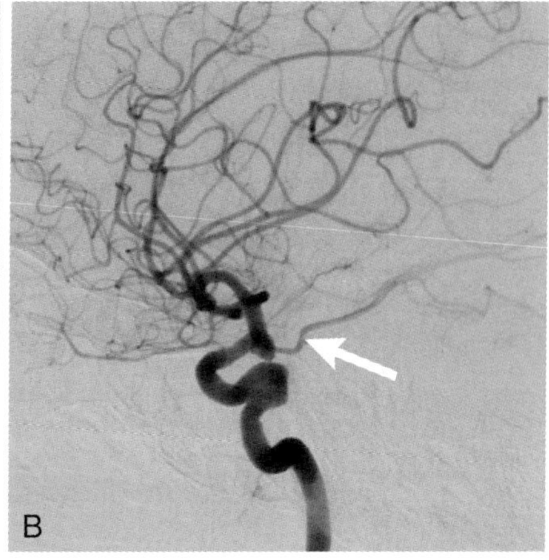

图 27.3　脑血管造影显示向外侧（A）和后方（B）突出的直径 4 mm 的后交通动脉瘤（A 中箭头）。B 中箭头示后交通动脉

学习要点

- 突然发作的严重头痛（“雷击样”头痛或“生命中最严重的头痛”）是急性蛛网膜下腔出血的主要症状。它通常诱发恶心、呕吐、颈部僵硬、头晕或精神状态改变。
- 头部平扫 CT 对 SAH 的检测敏感性很高（前 24 h 内为 90% ~ 100%）。如果 CT 扫描为阴性，但临床高度可疑动脉瘤性 SAH，可以进行腰椎穿刺，如脑脊液黄染或连续红细胞计数稳定升高可诊断为 SAH[1]。
- 如果 SAH 和动脉瘤破裂有关，可以通过头颈 CTA 或 MRA 进行血管成像来寻找破裂动脉瘤的位置[2]。对于小动脉瘤，通常认为 CTA 比 MRA 更敏感[8]。
- 数字减影血管造影（DSA）是检测血管病变的“金标准”，如患者的血流动力学和神经系统稳定，可以进行此检查。
- 对于动脉瘤性 SAH，有多种临床分级系统来评估其严重程度和临床预后[5]。最著名的两个分别是 Hunt-Hess 量表（表 27.1）和世界神经外科医生联合会量表（WFNS）[7]。
- 改良的 Fisher 分级（表 27.2）是一种基于影像学的分类系统，已被证明可以预测症状性血管痉挛发生的风险，血管痉挛通常发生在动脉瘤性 SAH 后 3 ~ 21 天[2,5]。
- 血管痉挛和由此引发的迟发性脑缺血是在出血早期导致患者不良预后及死亡的最主要原因[2]。经颅超声检查对大脑中动脉痉挛具有较高的阳性预测价值，可作为一种监测手段[4]。3H 治疗（hypervolemia- 高血容量、hypertension- 高血压、hemodilution- 血液稀释）有助于改善脑灌注[9]。在积极实施扩容及或控制性升压治疗高血压之前，需要早期手术或血管内干预以稳定动脉瘤。
- 在抗血管痉挛药物耐药的情况下，可使用动脉内钙通道阻滞剂（如维拉帕米）或通过球囊血管成形术进行机械扩张，以增加流向缺血区域的血流量。
- 约 20% ~ 25% 的蛛网膜下腔出血患者可能会出现脑耗盐表现，并接受容量控制和补钠治疗[3]。
- 尼莫地平是一种钙通道阻滞剂，肠道内给药已被证明可以降低脑缺血率，改善死亡率和神经系统预后[1,6]。入院时可开始服用，每 4 小时 60 mg，持续 14 ~ 21 天。如果患者出现低血压，剂量可改为每 2 小时 30 mg。

• EVD适用于症状性脑积水和神经功能障碍的患者。如果没有可靠的神经系统监测手段，EVD可以帮助监测ICP和指导临床管理。理论上来讲，如患者的动脉瘤不稳定，过于积极的EVD引流会增加动脉瘤壁的跨壁压力梯度，并导致动脉瘤再破裂出血。

（Jennifer E. Kim，Risheng Xu 著　陈志永 译　吴　超 审校）

参考文献

1. Allen GS, Ahn HS, Preziosi TJ, et al. Cerebral arterial spasm—a controlled trial of nimodipine in patients with subarachnoid hemorrhage. *N Engl J Med.* 1983;308(11):619–624.
2. Frontera JA, Claassen J, Schmidt JM, et al. Prediction of symptomatic vasospasm after subarachnoid hemorrhage: the modified Fisher scale. *Neurosurgery.* 2006;59(1):21–27.
3. Kao L, Al-Lawati Z, Vavao J, Steinberg GK, Katznelson L. Prevalence and clinical demographics of cerebral salt wasting in patients with aneurysmal subarachnoid hemorrhage. *Pituitary.* 2009;12(4):347–351.
4. Lysakowski, C., Walder, B., Costanza, M. C., & Tramèr, M. R. Transcranial Doppler versus angiography in patients with vasospasm due to a ruptured cerebral aneurysm: a systematic review. *Stroke.* 32(10): 2292–2298.
5. Ogilvy CS, Cheung AC, Mitha AP, Hoh BL, Carter BS. Outcomes for surgical and endovascular management of intracranial aneurysms using a comprehensive grading system. *Neurosurgery.* 2006;59(5):1037–1043.
6. Pickard JD, Murray GD, Illingworth R, et al. Effect of oral nimodipine on cerebral infarction and outcome after subarachnoid haemorrhage: British aneurysm nimodipine trial. *BMJ.* 1989;298(6674):636–642.
7. Rosen DS, Macdonald RL. Subarachnoid hemorrhage grading scales: a systematic review. *Neurocrit Care.* 2005;2(2):110–118.
8. Schwab, K. E., Gailloud, P., Wyse, G., & Tamargo R. J. Limitations of magnetic resonance imaging and magnetic resonance angiography in the diagnosis of intracranial aneurysms. *Neurosurgery.* 63(1):29–35.
9. Sen J, Belli A, Albon H, Morgan L, Petzold A, Kitchen N. Triple-H therapy in the management of aneurysmal subarachnoid haemorrhage. *Lancet Neurol.* 2003;2(10):614–621.

28 头痛及呕吐

会诊信息

8 岁女童，表现为头痛、呕吐。颅脑 CT 显示脑实质内出血。

初始影像

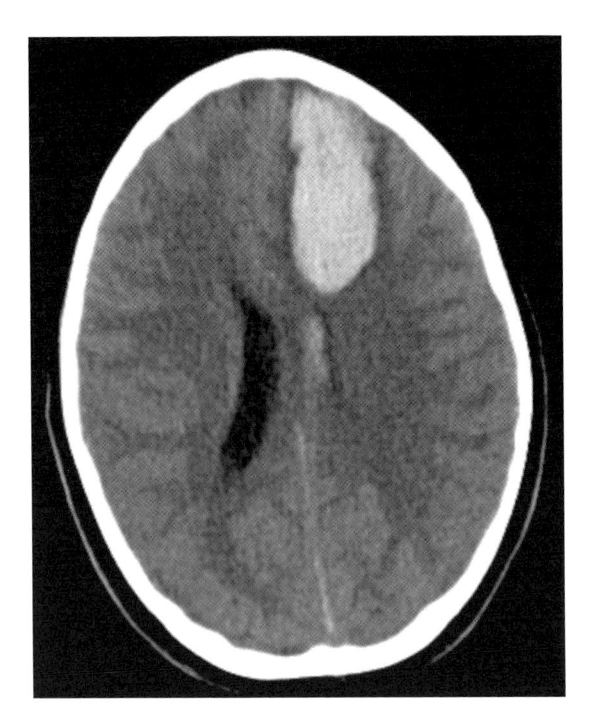

图 28.1　颅脑平扫 CT 显示急性左额叶实质内大量出血，并延伸至左侧侧脑室体部。伴有中度血肿周围水肿，中线移位 5 mm

会诊前思考点

- 患者的气道、呼吸和循环是否安全稳定？
- 患者当前的 GCS 是多少？

- 是否有任何目击的创伤或证据表明这可能是一种创伤性损害？
- 患者是否有合并可导致脑出血的疾病，比如血管畸形、恶性肿瘤或凝血障碍？
- 患者是否需要进行脑室外引流（EVD）？
- 患者是否需要紧急到手术室进行减压手术？

现病史

8 岁女童，表现为头痛、恶心、呕吐和间歇性精神错乱。发病前一天清晨，患儿醒来时诉头痛，随后呕吐。患儿母亲发现其间歇性地反应迟钝和困倦，病情进行性加重。今晨，患儿症状持续存在，并没有改善趋势，因此，她的母亲带她到急诊科就诊。没有人目击患者有跌倒或外伤史，没有近期的旅行史或传染性疾病史，也没有异常的运动或癫痫发作病史。头颅平扫 CT 显示左额叶实质内大出血并破入脑室，超快 MRI 扫描显示血肿附近异常病灶，表明可能存在动静脉畸形（图 28.2）。

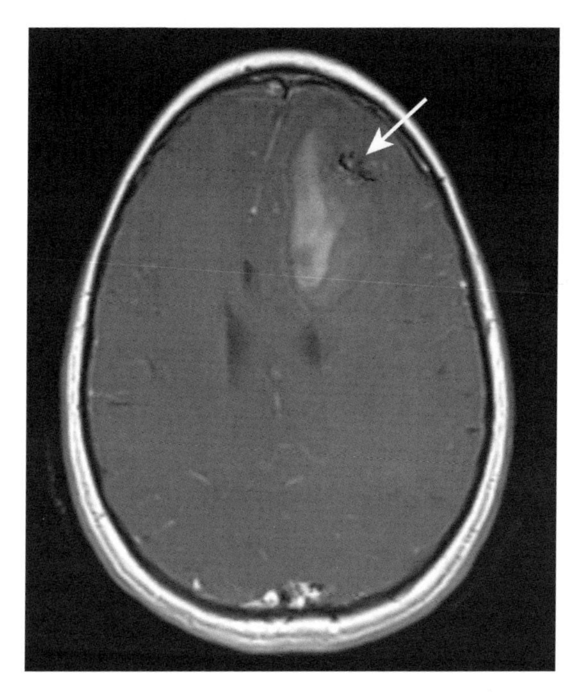

图 28.2 轴向 T1 加权颅脑增强 MRI 可显示已知的出血部位，在血肿附近可见血管流空影，提示为动静脉畸形（箭头）

生命体征

T 37.1℃、HR 110 次 / 分（在正常范围内），BP 110/70 mmHg（在正常范围内），SpO_2 98%。

相关实验室检查

Na 135 mmol/L，WBC 7.3×10^9/L，INR 1.0，PT 10 s，aPTT 24.9 s。

Glasgow 昏迷评分

运动：6；语言：5；睁眼：3；GCS 总分：14。

体格检查

呼唤睁眼
言语流利，对答切题
对地点定向力差，仅对人物定向力尚可
双侧瞳孔对光反射对称且灵敏
眼球运动正常
面纹对称，伸舌居中
旋前肌漂移征阴性
四肢肌力正常且可遵嘱活动

会诊分级

患者表现为大量脑实质内出血破入左侧脑室。患者轻度嗜睡，气道保护能力较好，因此不需要紧急气管插管。患者血流动力学稳定，呼吸频率正常。虽然脑出血破入脑室，但没有脑积水的影像学证据。她的神经系统检查与影像学相符，目前不需要进行紧急的脑室外引流术。患者需要进入儿科重症监护病房（PICU）进行神经监测、血流动力学监测和脑积水的监测。因伴有脑组织水肿和中度中线移位，因此患者应开通足够的静脉通路，并在需要时给予高渗盐水脱水治疗，血钠目标高于正常范围（140 ~ 145 mmol/L）是合理的；应预防性使用抗癫痫药物（如左乙拉西坦）预防癫痫发作。患者的凝血指标正常。

鉴别诊断包括创伤、缺血性卒中的出血性转化、硬脑膜动静脉瘘、动静脉畸形、脑动脉瘤、血管炎和肿瘤性出血。考虑到患者年龄小且无创伤病史，故可疑存在潜在的组织结构异常。如患者因血肿扩散或相关水肿而病情恶化，可能需要对其进行颅骨减压术。为了手术安全和制订手术计划，术前明确患者脑内的病变（如肿瘤和血管病变）至关重要。因此，迫切需要额外的影像学检查来确定出血的病因。因本例患者年幼，故对患者进行了超快 MRI 扫描并添加了增强序列（图 28.2）。如患者为成人，可选择 CT 血管造影。这是一个紧急、潜在的手术会诊。

病情评估

8 岁女童，既往体健，无特殊家族史，表现为头痛、呕吐和精神错乱（GCS 14），影像学提示自发性左额叶实质内大出血破入脑室。MRI 显示在血肿附近有异常动脉影，并提示存在动静脉畸形。患者将在儿科重症监护病房稳定病情和监护治疗。计划进行脑血管造影检查。

治疗计划

- 收入儿科重症监护病房密切监测神经功能
- 有创动脉压监测并维持血压正常
- 应用左乙拉西坦预防癫痫发作
- 禁食水，静脉补液
- 输注高渗盐水，维持血钠水平在 140 ~ 145 mmol/L
- 6 h 后复查超快磁共振扫描
- 如病情稳定，行脑血管造影
- 根据患者的神经状态和成像结果制订手术计划

病情追踪

患者在 PICU 中病情稳定，复查超快脑 MRI 显示无额外出血。脑血管造影（图 28.3）显示左额叶动静脉畸形（Spetzler-Martin1 级）。她被转入到普通病房，最终出院回家。出院后 1 个月，她再次接受了脑血管造影，以评估动静脉畸形内的变化，随后进行左额开颅动静脉畸形切除术。她术后恢复良好，目前已痊愈出院。

学习要点

- 患者在无创伤的情况下出现脑实质内出血，特别是儿童人群，应评估其潜在的血管病变。
- 任何颅内出血和凝血疾病需紧急逆转治疗的患者都应进行凝血检测。
- 对于出血量大、占位效应明显及危及生命的患者，可能需要去颅骨减压术。

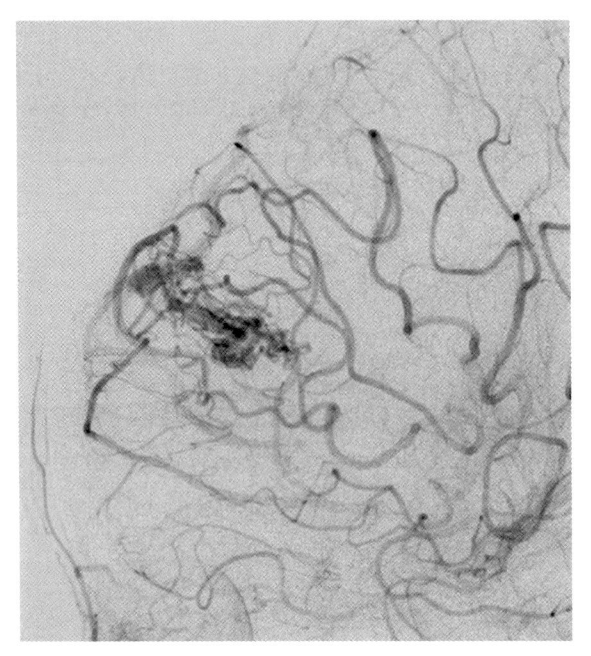

图 28.3 脑血管造影斜位显示左额叶动静脉畸形 1 级（直径小于 3 cm，非功能区，仅伴有浅表静脉引流）

- 动静脉畸形（AVM）是一种异常的血管（病灶），大脑中的供血动脉和引流静脉直接沟通，中间无毛细血管过渡。血管畸形前及血管畸形团中间可因异常血流产生动脉瘤。
- 未破裂的动静脉畸形的年出血率约为 2.2%，而既往破裂的动静脉畸形的年出血率约为 4.3%[2]。
- 表 28.1 和表 28.2 总结了 Spetzler-Martin 分级量表和动静脉畸形显微手术切除的发病率[6]。
- 如患者最初脑出血引起的占位效应没有导致神经功能下降，动静脉畸形治疗可以推迟到患者康复，不会引起显著的再出血风险（＜1% 风险）[1]。
  - 急性出血时的脑血管造影往往会低估动静脉畸形的大小。
  - 血肿吸收后重复血管造影，可以更准确地评估动静脉畸形的血管结构，以制订治疗计划。
- 动静脉畸形的治疗选择包括观察、显微手术切除、立体定向放射和血管内栓塞[5]。立体定向放射治疗在动静脉畸形中的作用将在第 75 章中进一步描述。

表 28.1 Spetzler-Martin 分级评分 [6]

特征	评分
大小	
0 ~ 3 cm	1
3 ~ 6 cm	2
＞6 cm	3
是否位于功能区？	
否	0
是	1
是否有深部静脉引流？	
否	0
是	1

表 28.2 根据 Spetzler-Martin 分级对接受动静脉畸形显微手术切除患者的发病率进行分层

	发病率（%）
1 级	0
2 级	5
3 级	15
4 级	30
5 级	50

- 一项未破裂脑动静脉畸形（ARUBA）的随机试验，将患者随机分为单纯药物治疗和手术干预治疗组，并比较了两组未破裂脑动静脉畸形患者死亡和发生症状性卒中的风险 [3]。由于与干预治疗组相比，药物治疗组的死亡或卒中风险明显低于干预治疗组，因此该试验提前停止，这种差异在 5 年的随访中仍持续存在 [4]。
  - ARUBA 研究存在的一个主要问题是其所使用的手术干预方式存在异质性，并缺乏一致的治疗分配标准。在手术干预组的 114 例患者中，只有 14.9%（17 例）接受了显微手术，或单独（5 例）或联合血管内栓塞或放射治疗。由于手术队列较小，目前尚不清楚 ARUBA 研究的总体结论是否可以推广到显微外科治疗。
  - 此外，ARUBA 研究的患者为未破裂动静脉畸形，因此试验结果不适用于破裂动静脉畸形患者。

（Christopher M. Jackson，Risheng Xu 著 范鹏郎 译 吴 超 审校）

参考文献

1. Beecher JS, Lyon K, Ban VS, et al. Delayed treatment of ruptured brain AVMs: is it ok to wait? *J Neurosurg*. 2018;128(4):999–1005.
2. Goldberg J, Raabe A, Bervini D. Natural history of brain arteriovenous malformations: systematic review. *J Neurosurg Sci*. 2018;62(4):437–443.
3. Mohr JP, Parides MK, Stapf C, et al. Medical management with or without interventional therapy for unruptured brain arteriovenous malformations (ARUBA): a multicentre, non-blinded, randomised trial. *Lancet*. 2014;383(9917):614–621.
4. Mohr JP, Overbey JR, Hartmann A, et al. Medical management with interventional therapy versus medical management alone for unruptured brain arteriovenous malformations (ARUBA): final follow-up of a multicentre, non-blinded, randomised controlled trial. *Lancet Neurol*. 2020;19(7):573–581.
5. Ogilvy CS, Stieg PE, Awad I, et al. AHA Scientific Statement: Recommendations for the management of intracranial arteriovenous malformations: a statement for healthcare professionals from a special writing group of the Stroke Council, American Stroke Association. *Stroke*. 2001;32(6):1458–1471.
6. Spetzler RF, Martin NA. A proposed grading system for arteriovenous malformations. *J Neurosurg*. 1986;65(4):476–483.

29 持续的精神改变

会诊信息

60 岁男性患者，意识改变（AMS）合并脓毒症及 SAH。MRI 检查可疑颅内血管病变。

初始影像

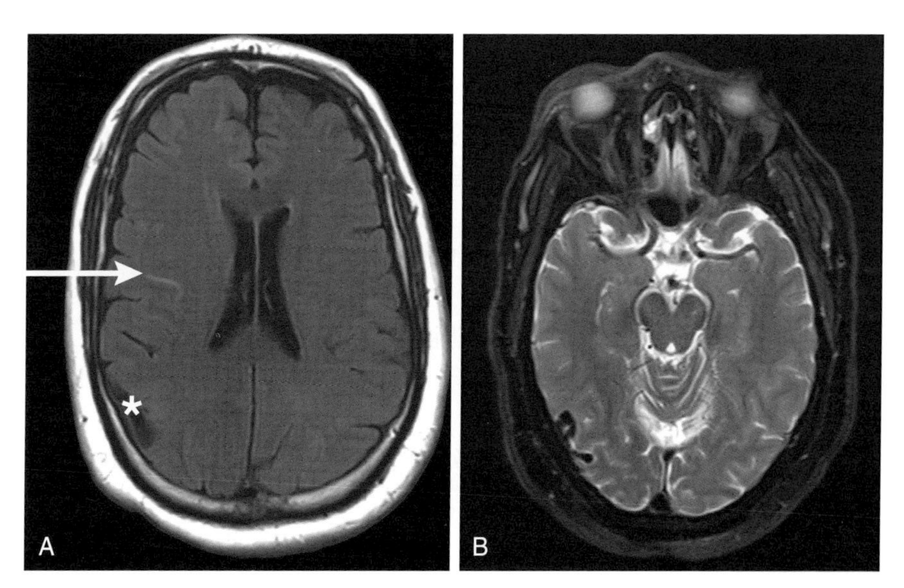

图 29.1 （A）颅脑 MRI 轴位 T2-FLAIR 序列显示右侧额顶区脑沟内蛛网膜下腔血（箭头）；右侧顶叶可见血管流空影（星号）。（B）T2 序列显示右侧顶叶区域的血管流空影，提示来自 dAVF 的静脉充盈扩张

会诊前思考点

- 到目前为止，患者的住院病程是怎样的？还有什么其他的合并症？
- 患者还有哪些其他的病因可能导致精神状态的改变？为此做了什么检查？

- 患者的 GCS 是多少？他的气道保护能力如何？
- 蛛网膜下腔出血（SAH）的位置在哪里？ SAH 有多严重（弥漫性或局灶性，厚度）？
- 患者是否有脑室内出血或脑积水？是否需要进行脑室外引流？
- 患者是否需要进行其他的影像学检查？
- 患者是否正在服用抗凝药物或抗血小板药物？

现病史

60 岁男性，有慢性肾病史（需要透析治疗），合并高血压、高脂血症、肾结石，既往曾行右半结肠切除术，因嗜睡和呼吸窘迫收入重症监护病房（MICU）。

患者入院前曾出现发热和寒战 2 周，家属诉患者逐渐变得嗜睡，无任何反应，遂进一步到急诊科就诊。在急诊诊断为多灶性肺炎及脓毒症，随后进行了气管插管并收入 MICU。由于他的精神状态改变，进行了头部 CT 检查，未发现颅内出血。在接受了广谱抗生素治疗之后，患者的精神状态仍持续不佳。进一步对其进行了脑 MRI 检查（由于肾功能不佳，未进行增强扫描），显示右侧额顶叶区薄层 SAH，右侧顶叶血管病变（图 29.1）。目前，患者处于气管插管及最小剂量镇静状态。

患者未服用任何抗血小板或抗凝药物。

生命体征

T 37.0℃，HR 104 次 / 分，RR 19 次 / 分，BP 96/58 mmHg，SpO_2 100%（机械通气，40% 氧浓度）。

相关实验室检查

Na 144 mmol/L、Cr 1.9 mg/dl、Glu 102 mg/dl、WBC 7.15×10^9/L、Plt 105×10^9/L、INR 1.4、aPTT 48.3 s。

肝功能和血氨水平正常

尿液毒理学实验检查正常

Glasgow 昏迷评分

运动：5；语言：1；睁眼：3；GCS 总分：9T。

体格检查

气管插管、镇静状态，非肌松状态
呼唤睁眼，无遵嘱活动
瞳孔对光反射双侧对称，反应灵敏
角膜反射双侧对称、灵敏
咳嗽反射存在
双侧上肢、下肢均可对疼痛刺激快速定位

会诊分级

患者因重症肺炎导致脓毒症病情危重，收入重症监护室治疗并需要使用升压药来维持血压。治疗团队对其进行了气管插管，使用了广谱抗生素，并进行持续静脉血液透析（CVVHD）。尽管颅脑 CT 未显示急性 SAH，但脑 MRI 检查 T2 序列显示右侧额顶叶亚急性蛛网膜下腔出血和血管流空，提示与硬脑膜动静脉瘘（dAVF）有关。诊断性脑血管造影可以更好地诊断这种血管病变。由于患者患有慢性肾脏疾病，将请肾脏病学专科会诊，征求肾脏保护意见，并协调透析时机与血管造影的时机。

在与 MICU 团队讨论时，可导致精神状态改变的容易逆转的原因（如代谢异常或药物治疗）已被排除在外。因患者已经应用了抗生素好几天，精神症状仍无改善，MICU 团队担心是因为 SAH 的原因，但患者的 SAH 量少、没有占位效应，一般不会导致精神改变。然而，SAH 可能会引起亚临床癫痫发作，这可以通过脑电图（EEG）进一步评估。虽然患者需要进一步进行脑血管造影检查和治疗 dAVF，但脓毒症治疗、精神改变的原因筛查更优先考虑。患者已经使用了左乙拉西坦预防亚急性出血导致的癫痫。这是一种非紧急的、可能需要手术的会诊。

病情评估

这是一名 60 岁的男性，患有严重的肺炎、脓毒症和持续的精神状态改变。他的脑 MRI 发现右额顶叶亚急性 SAH（dAVF 出血所致）。如患者的病情更为稳定，则需要和 MICU 团队进行协调，进一步进行脑血管造影和确定治疗方案。

治疗计划

- 继续 MICU 监护，每小时进行神经功能的监测
- 最小剂量镇静药物镇静
- SBP 目标＜140 mmHg
- 禁用抗血小板或抗凝药物
- 如果可疑癫痫发作，则需要完善脑电图检查，并请神经科会诊
- 应用左乙拉西坦 1 g，bid，预防癫痫
- 请肾脏科会诊指导肾功能管理、协调透析与脑血管造影
- 如患者病情稳定、血流动力学稳定，进行脑血管造影

病情追踪

患者接受了脑电图检查，未见癫痫表现。他继续应用抗生素，神经系统功能 10 天内逐渐改善，最终拔出了气管插管，并脱离了 CVVHD 和升压药物，并转入到普通病房。患者病情稳定后与肾脏科团队协调，并进行了脑血管造影。造影显示患者顶叶存在一个大的 dAVF，有明显的枕动脉和脑膜中动脉供血（图 29.2），静脉逆向引流到皮质静脉和上矢状窦。这属于 Borden 3 型或 Cognard Ⅳ型 dAVF，属于再出血及神经功能进一步恶化高风险的病变。医学团队对其进行了 Onyx 栓塞治疗，患者最终顺利出院回家。

学习要点

- dAVF 是硬脑膜内动脉和静脉之间的异常直接连接[3]。
- 脑血管造影评估对于了解 dAVF 结构很重要，包括供血动脉、瘘口连接和静脉引流[3,5]。
- dAVF 的临床表现包括偶发的或轻微的症状（头痛、搏动性耳鸣、颅神经麻痹）、严重的神经功能缺陷（癫痫发作或卒中样症状）和颅内出血[3]。
- 治疗的主要目的是减少颅内出血或再出血的可能性[3,5]。
- 了解 dAVF 的分类对于出血性风险的分层很重要。目前最常用的两种分类系统分别是 Borden 和 Cognard 分类系统（表 29.1 和表 29.2）[1,2]。
- 如果患者无症状，Borden 1 型和 Cognard Ⅰ型 dAVF 通常不进行治疗，因为它们引起颅内出血的风险较低[3,4]。
- 如存在逆行血流或皮层静脉引流表明破裂风险增加，出现神经系统症状的可能性增加[3,4]。

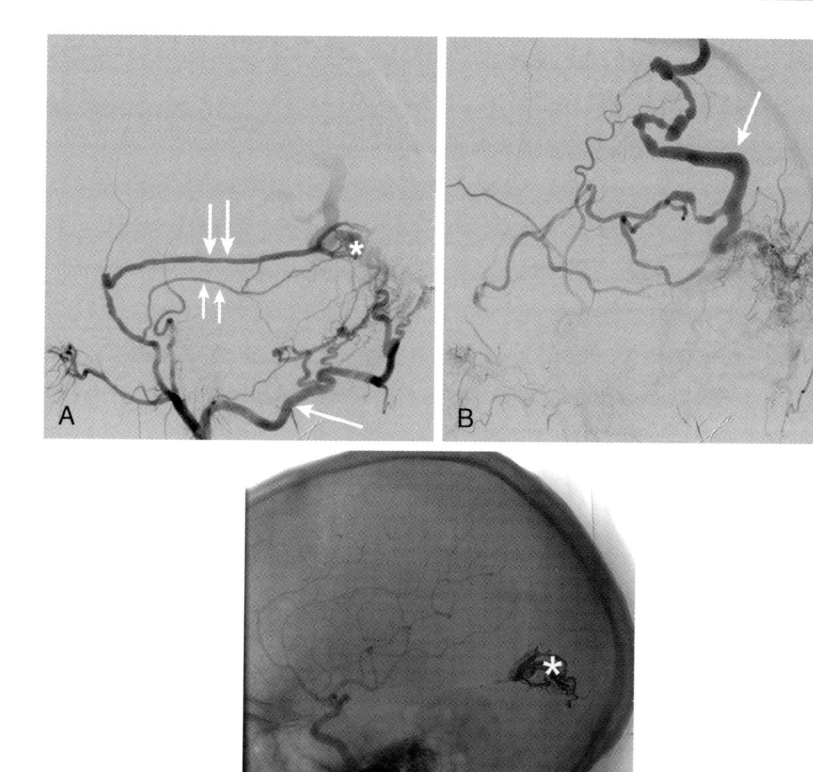

图 29.2 脑血管造影侧位视图显示右侧 Borden 3 型或 Cognard Ⅳ型 dAVF。(A)右侧颈外动脉造影的动脉晚期显示枕动脉(单箭头)和脑膜中动脉分支(双箭头)对 dAVF 供血。瘘口用星号标记。(B)静脉期早期的斜位图显示血液逆行流向扩张的皮质静脉(单箭头),并伴有中等大小的静脉曲张。(C)在栓塞期间获得的右侧颈总动脉造影的未减影侧位图,显示没有早期静脉引流到 dAVF。Onyx 栓塞物用星号标记

- 有神经系统症状或既往出血者再发出血的风险高[6, 7]。既往无出血的 Borden 2/3 型病变或 Cognard Ⅱb ~ Ⅴ型病变的无症状患者,累计出血风险为 1.5%。如果患者出现神经系统症状或有出血,这种风险增加 5 倍,至 7.5%。
- dAVF 的治疗包括经动脉或经静脉血管内栓塞、显微手术切除或放射治疗。治疗方案的选择取决于治疗方式处理瘘口的能力,因为处理瘘口是治疗的关键[4]。
- 脊髓 dAVF 将在第 43 章中进行讨论。

表 29.1 dAVFs 的 Borden 分型[1]

1 型	直接引流至静脉窦，不累及皮层静脉
2 型	引流到静脉窦，但静脉窦内的高压会导致逆行血流或回流到蛛网膜下腔或皮层静脉
3 型	直接引流到皮层静脉

表 29.2 dAVFs 的 Cognard 分型[2]

Ⅰ型	静脉窦顺行引流
Ⅱa 型	静脉窦逆行引流
Ⅱb 型	静脉窦顺行引流伴皮层静脉引流
Ⅱa+b 型	静脉窦逆行引流伴皮层静脉引流
Ⅲ型	直接引流到皮层静脉，无静脉扩张
Ⅳ型	直接引流到皮层静脉，伴静脉扩张
Ⅴ型	直接引流到皮层静脉，伴脊髓髓内引流

（Wuyang Yang，Risheng Xu 著 匡德利 译 刘 鹏 审校）

参考文献

1. Borden JA, Wu JK, Shucart WA. A proposed classification for spinal and cranial dural arteriovenous fistulous malformations and implications for treatment [published correction appears in J Neurosurg. 1995 Apr;82(4):705-706]. *J Neurosurg*. 1995;82(2):166–706.
2. Cognard C, Gobin YP, Pierot L, et al. Cerebral dural arteriovenous fistulas: clinical and angiographic correlation with a revised classification of venous drainage. *Radiology*. 1995;194(3):671–680.
3. Gandhi D, Chen J, Pearl M, Huang J, Gemmete JJ, Kathuria S. Intracranial dural arteriovenous fistulas: classification, imaging findings, and treatment. *AJNR Am J Neuroradiol*. 2012;33(6):1007–1013.
4. Ghobrial GM, Marchan E, Nair AK, et al. Dural arteriovenous fistulas: a review of the literature and a presentation of a single institution's experience. *World Neurosurgery*. 2013;80(1–2):94–102.
5. Kwon BJ, Han MH, Kang HS, Chang KH. MR imaging findings of intracranial dural arteriovenous fistulas: relations with venous drainage patterns. *Am J Neuroradiol*. 2005;26(10):2500–2507.
6. Reynolds MR, Lanzino G, Zipfel GJ. Intracranial dural arteriovenous fistulae. *Stroke*. 2017;48(5):1424–1431.
7. Zipfel GJ, Shah MN, Refai D, Dacey Jr RG, Derdeyn CP. Cranial dural arteriovenous fistulas: modification of angiographic classification scales based on new natural history data. *Neurosurgery Focus*. 2009;26(5):E14.

30 癫痫发作

会诊信息

40 岁男性患者，既往脑瘫病史，因癫痫发作就诊。MRI 提示脑内海绵状血管瘤可能。

初始影像

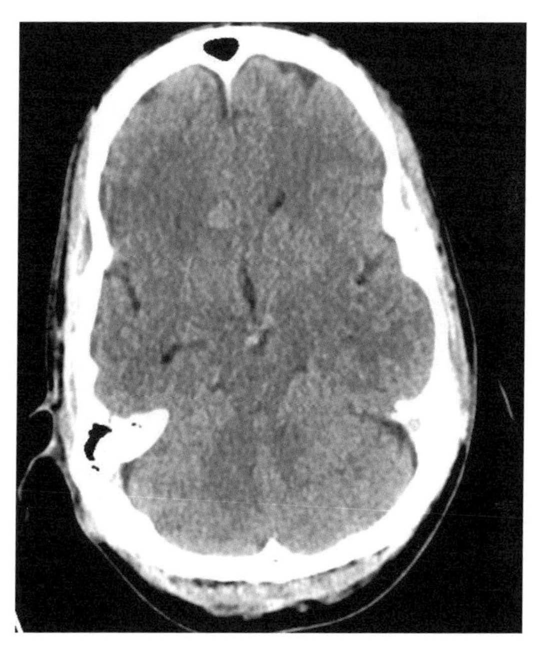

图 30.1 颅脑平扫 CT 轴位片显示右侧额叶矢状窦旁有一直径约 8 mm 的高密度占位，无周围水肿、内出血，占位效应不明显。鉴别诊断包括前循环动脉瘤、海绵状血管畸形或肿瘤

会诊前思考点

- 患者是否进行了 ABC（气道、呼吸和循环）评估？
- 患者当前的 GCS 是多少？

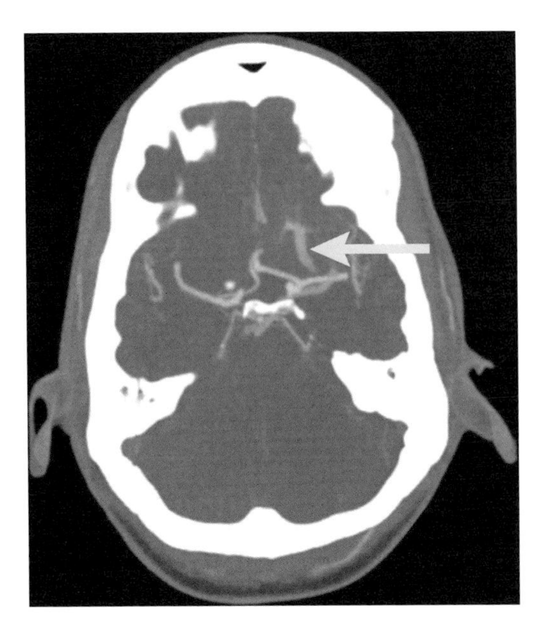

图 30.2 颅脑 CTA 轴位片显示左额叶有一个发育性静脉异常（箭头），无颅内动脉瘤的征象。值得注意的是，在头部 CT 上的右额叶高密度病变并没有强化显影

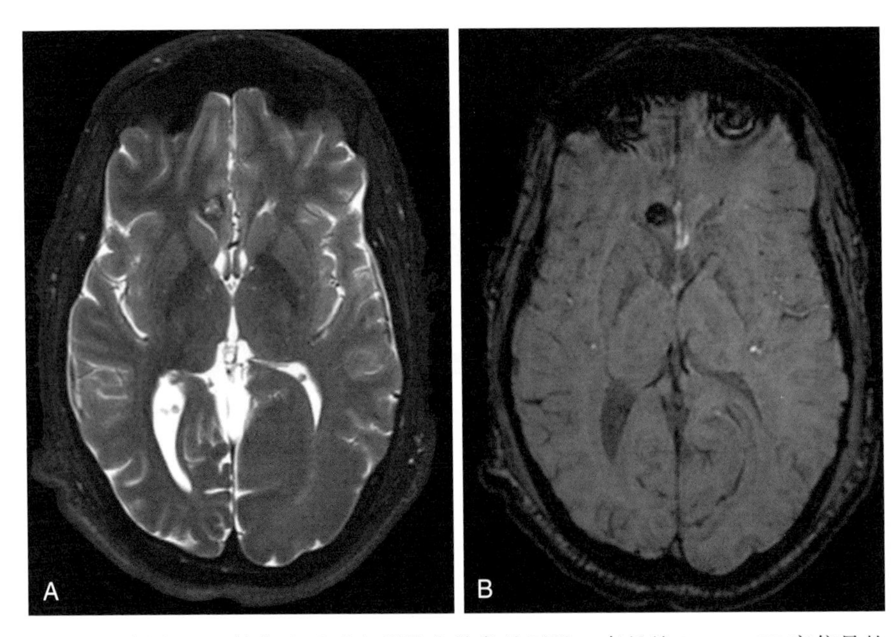

图 30.3 颅脑 MRI 轴位片显示右侧脑室前角处可见一直径约 8 mm、T2 高信号的“爆米花”病变，边缘表现为“黑环征”（A），在磁敏感加权序列上呈显著低信号改变（B），与海绵状血管瘤表现一致

- 癫痫发作的表现形式是什么？
- 癫痫发作后受否有神经功能缺损？
- 患者脑瘫的病情如何？其神经功能如何？
- 患者既往是否有癫痫发作史？患者是否服用抗癫痫药物（AED）？如果服用了，最后一次服药是什么时候？
- 患者是否有与癫痫发作相关的头外伤病史？

现病史

40 岁男性，有脑瘫、发育迟缓史（行为能力相当于 12 岁），既往癫痫病史，因癫痫发作后被人发现紧急送往急诊科就诊。患者有长期癫痫发作史，10 年前开始持续服用卡马西平，癫痫控制良好，再无癫痫发作。

就诊当天，患者在和侄子玩耍时摔倒，头部撞击地面，随后肢体僵直。患者家属诉发作时表现为咬舌和全身颤抖，持续约 3 分钟。意识障碍持续约 10 分钟，然后恢复至发病前水平，并被带到急诊进行进一步的评估。目前，患者神经功能同发病前，否认头痛、视力改变、肢体无力、麻木或刺痛。

急诊完善相关检查，颅脑平扫 CT 提示右侧额叶高密度占位，占位效应不明显；CTA 和 MRI 显示右侧额叶海绵状血管瘤，并同时伴有左侧额叶发育性静脉异常（DVA）。

生命体征

T 37.2℃，HR 78 次 / 分，BP 123/77 mmHg，SpO_2 99%。

相关实验室检查

Na 141 mmol/L、Glu 114 mg/dl、WBC 9.0×10^9/L、Plt 206×10^9/L、INR 1.0、aPTT 27.1 s。

Glasgow 昏迷评分

运动：6；语言：5；睁眼：4；GCS 总分：15。

体格检查

神清，言语流利，对答切题

时间、空间定向力、语言理解能力正常

双侧瞳孔等大等圆，对光反射灵敏

眼球运动正常
面纹对称，伸舌居中
舌体小、下颏裂伤
旋前肌漂移征阴性
双侧上肢肌力 5/5 级
双侧下肢肌力 5/5 级
肌张力稍有增高

会诊分级

患者表现为全身性强直阵挛发作，以及与海绵状血管瘤相关的右侧额叶神经功能下降的表现。患者既往存在癫痫发作病史，但 10 年内未发作，近期没有没有服用抗癫痫药物（AED）。因患者发病时有头部摔伤，所以需要进行详细的创伤评估以排除隐匿性损伤。目前患者神经功能已恢复至发病前状态，在急诊就诊期间中未再出现反复癫痫发作，生命体征和化验结果均正常。因此患者不需要神经重症监护治疗，也不需要神经外科急诊干预。该海绵状血管畸形内部可能存在微出血，但没有实质内出血的证据。即使海绵状血管瘤可能是导致癫痫发作的病因，但同时考虑患者既往有癫痫发作史，他将需要接受进一步的神经病学评估。这是一个非紧急的、非手术的会诊。

病情评估

这是一名 40 岁男性，合并脑瘫、发育迟缓病史，既往有癫痫发作史，目前未使用 AED。此次癫痫表现为全身性强直阵挛发作，并导致患者跌倒。影像检查提示为右侧额叶矢状窦旁有一直径 8 mm 的海绵状血管瘤和左额 DVA。患者目前神经功能状态处于发病前水平。

治疗计划

- 不需要神经外科急诊手术干预
- 可以考虑在 6 h 内复查颅脑影像学检查以评估病变有无进展
- 请神经内科会诊指导癫痫的进一步检查和用药管理
- 评估头部创伤及其他部位损伤
- 神经外科门诊随访

学习要点

- 海绵状血管畸形，或海绵状血管瘤，是一种低血流量病变，由扩张的海绵状异常血管团组成，其血管壁由单层内皮细胞组成，缺少肌层或弹力层，病变内部没有神经组织。
- 约 33% 的海绵状血管瘤合并 DVAs，DVAs 为大脑内的正常引流，通常不需要干预[1]。
- 非脑干和脑干海绵状血管瘤的年出血率分别为 0.3% 和 2.8%。非脑干和脑干海绵状血管瘤的年再出血率分别为 6.3% 和 32.3%。几乎所有的再出血都发生在初次出血后的 2 年内[2]。
- 海绵状血管瘤在脑血管造影中常为阴性表现，但在 MRI T2 加权像上常呈现出典型的“爆米花”征。
- 癫痫发作是脑海绵状血管瘤最常见的症状[2]。
- 神经外科针对海绵状血管瘤的治疗选择包括观察、手术切除、放疗和立体定向激光消融。病变反复出血、神经功能缺损和药物控制不佳的癫痫是神经外科干预的适应证。

（Brian Y. Hwang，Risheng Xu 著　蒋海辉 译　马长城 审校）

参考文献

1. Rigamonti D, Spetzler RF. The association of venous and cavernous malformations. Report of four cases and discussion of the pathophysiological, diagnostic, and therapeutic implications. *Acta Neurochir (Wien.).* 1988;92:100–105.
2. Stapleton CJ, Barker FG. Cranial cavernous malformations: natural history and treatment. *Stroke.* 2018;49:1029–1035.

31 右眼肿胀、疼痛

会诊信息

81 岁男性，表现为右眼肿胀和疼痛，CTA 提示为颈动脉海绵窦瘘。

初始影像

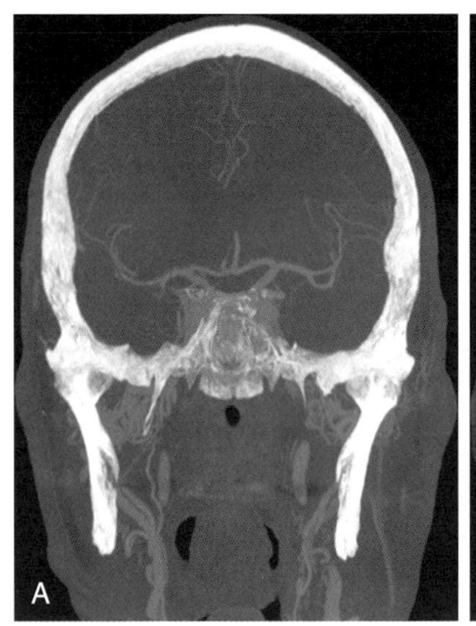

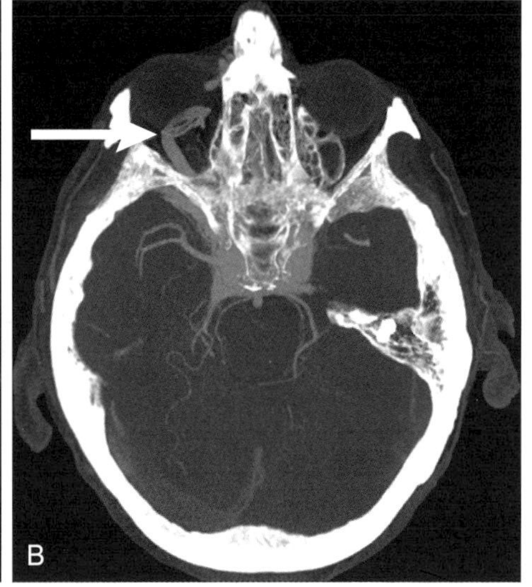

图 31.1 头颈部 CTA 冠状位（A）显示示双侧海绵窦早期造影剂显影。轴位重建（B）再次显示双侧海绵窦早期造影显影，以及明显的眼上静脉引流（箭头），提示 CCF

会诊前思考点

- 患者症状是突发的还是渐进的？
- 患者以前有无创伤病史？
- 患者是否服用抗凝药物或抗血小板药物？
- 是否请过眼科会诊评估眼睛？
- 瘘口是直接的还是间接的？
- 颈动脉海绵窦瘘需要紧急治疗吗？

现病史

患者81岁男性，既往高血压、高脂血症、慢性阻塞性肺疾病和活动性酒精中毒病史，右眼肿胀和疼痛4天。近期曾因肺炎在外院住院治疗，约1周前出院。回家后，多次因醉酒后摔伤。4天前患者发现右眼肿胀和疼痛，于是就诊眼科，眼科医生在其眼睛周围听诊时发现了杂音，并将他转到急诊科进行进一步评估是否存在颈动脉海绵窦瘘（carotid-cavernous fistula，CCF）。

患者右眼视物模糊，但否认头痛、复视、眼睛异常分泌物、无力、发热、恶心或呕吐。他记不清眼睛是否有外伤病史。患者每天服用阿司匹林81 mg。头颈部CTA（图31.1）显示双侧海绵状造影剂显影，右侧眼上静脉扩张，与右侧颈动脉海绵窦瘘（CCF）的表现相符。

生命体征

T 36.4℃，HR 84次/分，BP 134/82 mmHg，SpO_2 95%。

相关实验室检查

Na 143 mmol/L，Cr 0.9 mg/dl，WBC 12.25×10^9/L，Plt 143×10^9/L，INR 1.0，aPTT 28.4 s。

体格检查

营养状态差
对人物、地点及时间定向力正常
双侧眶周水肿、结膜充血水肿、突出，右侧更明显
瞳孔双侧对称，对光反射灵敏
双侧眼球运动充分
伸舌居中
双侧视野完整
右眼视力下降，基本可数指
旋前肌漂移征阴性
双侧上肢肌力5/5级，双侧下肢肌力5/5级

会诊分级

患者表现为眼球突出和眶周肿胀，影像学上发现有右侧CCF。因病变位于硬膜外，故一般不会引起颅内出血。因患者有新发视物模糊，故需要眼科

评估。患者突发的视觉症状和同时出现的右眼肿胀提示患者的 CCF 为直接型 CCF，而不是间接型 CCF，后者症状为隐匿发作。患者饮酒后多次被发现摔倒的病史，提示 CCF 可能和创伤有关。由于他的视力恶化明显，故需要入院进行诊断性脑血管造影，以更好地评估病变的血管结构，并协助制订治疗方案。考虑到患者有酗酒病史，他将接受酒精戒断方案，以监测戒断症状的严重程度。这是一例非紧急、潜在的手术会诊。

病情评估

这是一名 81 岁男性，合并多种疾病和酒精相关性跌倒，表现为急性发作的右侧眼球突出、眶周肿胀和右侧视物模糊，头颈 CTA 提示为右侧的 CCF。考虑到患者的视觉症状可能在不经治疗的情况下会进展，故将其收入院进行诊断性脑血管造影和栓塞治疗。

治疗计划

- 收入神经外科病房
- 眼科会诊
- 术前用药指导、制订围手术期用药方案
- 补充硫胺素、叶酸，制订酒精戒断方案
- 完善脑血管造影、进行栓塞治疗

病情随访

患者于住院第 2 天行脑血管造影，显示为右侧直接型 CCF（图 31.2）。成功用弹簧圈栓塞了瘘口，重建了右侧远端、床突上段的 ICA 血流（图 31.3）。患者最终顺利出院，在 6 周的随访中，患者右眼视物模糊程度有所改善。

学习要点

- CCFs 是颈内动脉和（或）颈外动脉与海绵窦之间的异常连接。在评估 CCFs 时，需要进行脑血管造影，以评估其血管结构，包括供血动脉、瘘口连接和静脉引流[2]。
- CCFs 可分为低流量型和高流量型，以及直接型和间接型。Barrow 分类系统是最常用的分类系统[1]：
  - A 型是指直接型，它是颈内动脉（ICA）和海绵窦之间的直接连接。这种通常都是高流量型。

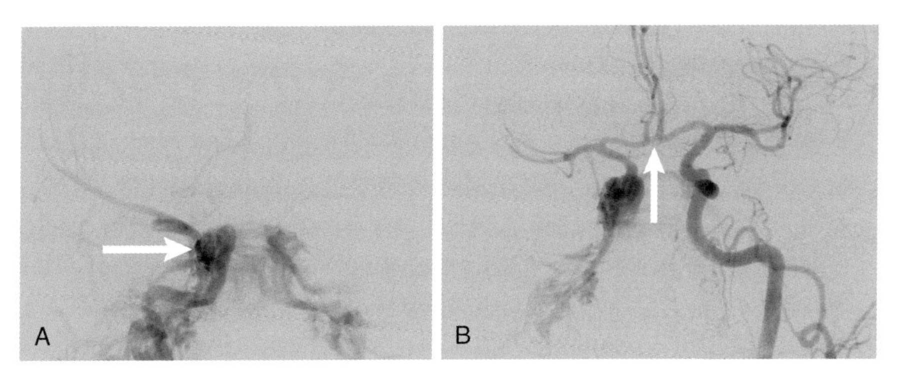

图 31.2　诊断性脑血管造影前后位显示右侧 ICA 内注射造影剂（A），造影剂直接从 ICA 流入海绵窦，显示为直接型 CCF（箭头）。右侧 ICA 床突上段、大脑前动脉、大脑中动脉无远端显影。左侧 ICA 注射造影剂（B）显示通过前交通动脉（箭头），使得右侧上述动脉显影

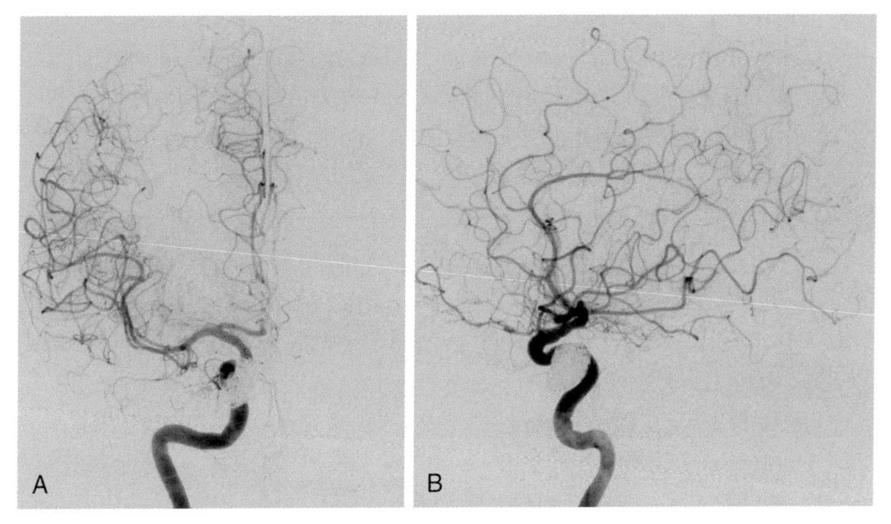

图 31.3　前后位（A）和侧位（B）脑血管造影显示右侧海绵窦瘘被弹簧圈栓塞，右侧 ICA 与右侧海绵窦之间的异常血流中断。目前从右侧 ICA 到远端的大脑前动脉和大脑中动脉区域的血流恢复

- B、C 和 D 型是间接型，通常是低流量型。
- B 型瘘通过 ICA 的脑膜分支分流至海绵窦。
- C 型瘘为颈外动脉（ECA）和海绵窦之间的瘘口连接。
- D 型瘘同时包括来自 ECA 和 ICA 的脑膜分支供血。

- 直接型 CCF 因为是高流量，通常表现为急性发作症状。相比之下，间接型 CCF 由于其低流量性质而逐渐出现症状，潜在的表现症状包括头痛、结膜充血、视物模糊、撕裂样视野或海绵窦内颅神经受损表现，如动眼神经或展神经麻痹。这些症状是由于海绵窦和眼眶内的静脉充血造成的[6]。
- 直接型 CCF 通常是由创伤或手术后的加速 - 减速力或医源性损伤（如鼻内镜或血管内手术）引起的。创伤是 CCF 的首要原因，占所有病例的 70%[3]，CCF 也可因 ICA 海绵窦段动脉瘤破裂后产生。直接型、高流量型的 CCF 需要治疗，以防止神经或眼科症状的发展或恶化。
- 间接型 CCF 多因颈动脉硬脑膜分支在如高血压或海绵窦压力增高（如海绵窦内血栓形成）[3, 4] 的病理条件下破裂所致。在一些情况下，间接、低流量的 CCFs 可以选择保守治疗。但如存在逆行颅内血流或症状恶化等高危特征，则需积极治疗。
- 一般来说，经动脉或经静脉血管内途径更有利于治疗 CCF，在血管内治疗尝试失败后，仍可考虑开放手术和（或）放射治疗[4, 5]。90% 以上的病例可经介入栓塞进行治疗，大多数 CCF 在治疗后，视力都有很好的改善，往往在治疗后几周内，眼部症状就会得到改善[6]。
- 包含眼科的多学科管理对于缓解眼部症状是至关重要的[3]。

（Wuyang Yang，Risheng Xu 著　吴　超 译　林国中 审校）

参考文献

1. Barrow DL, Spector RH, Braun IF, Landman JA, Tindall SC, Tindall GT. Classification and treatment of spontaneous carotid-cavernous sinus fistulas. *J Neurosurg*. 1985;62(2):248–256.
2. Ellis JA, Goldstein H, Connolly Jr ES, Meyers PM. Carotid-cavernous fistulas. *Neurosurg Focus*. 2012;32(5):E9.
3. Gemmete JJ, Chaudhary N, Pandey A, Ansari S. Treatment of carotid cavernous fistulas. *Curr Treat Options Neurol*. 2010;12(1):43–53.
4. Korkmazer B, Kocak B, Tureci E, Islak C, Kocer N, Kizilkilic O. Endovascular treatment of carotid cavernous sinus fistula: a systematic review. *World J Radiol*. 2013;5(4):143–155.
5. Malek AM, Halbach VV, Higashida RT, Phatouros CC, Meyers PM, Dowd CF. Treatment of dural arteriovenous malformations and fistulas. *Neurosurg Clin N Am*. 2000;11(1):147–166, ix.
6. Miller NR. Diagnosis and management of dural carotid-cavernous sinus fistulas. *Neurosurg Focus*. 2007;23(5):E13.

32 急性左侧瘫痪

会诊信息

72 岁男性，表现为左侧肢体无力，启动卒中管理团队，右侧 ICA 狭窄。

初始影像

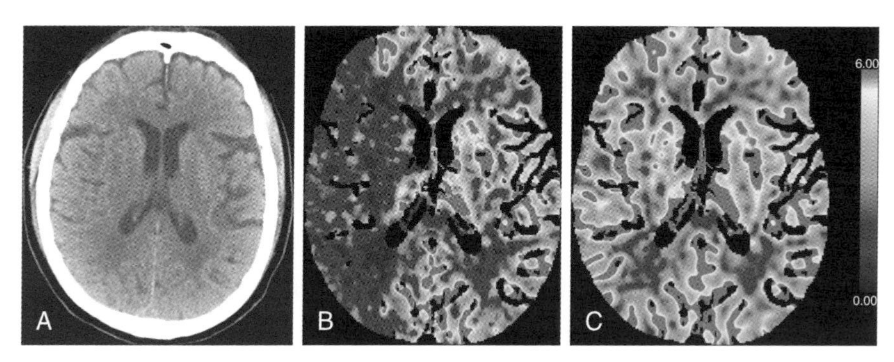

图 32.1 颅脑平扫 CT（A）显示无完全性大面积梗死，无急性出血。头部 CT 灌注（见书末彩插）检查显示，整个右侧 MCA 区域的血流减少（B），但总血容量没有减少（C）（见书末彩插）

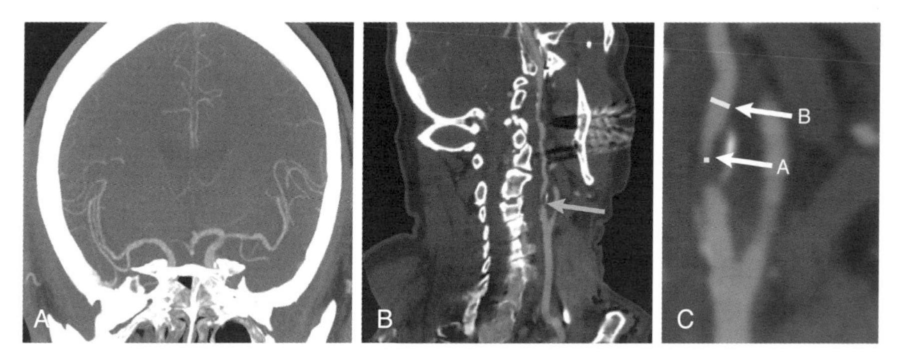

图 32.2 （A）头部 CTA 冠状位显示右侧 MCA 无狭窄或闭塞。（B）颈部 CTA 显示右侧 ICA 近端有明显狭窄（红色箭头）。（C）通过 NASCET 标准（1-A/B）测量狭窄程度为 95%

会诊前思考点

- 患者的气道、呼吸及循环是否稳定？
- 患者神经系统查体如何？神经系统异常的最初时间是何时？
- 患者是否是急性卒中？神经内科对患者进行了评估吗？
- 患者卒中的原因是什么？患者是否有颈内动脉（ICA）狭窄？
- 患者是否有其他卒中的危险因素（如房颤）？
- 患者目前进行了什么影像学检查？
- 患者 ICA 狭窄的定量程度是多少？是否存在串联式狭窄？
- 患者需要机械取栓吗？
- 患者是否服用抗凝药物或抗血小板药物？
- 患者是否有明显的心脏病史或既往卒中史，这是否会影响治疗方式？

现病史

72 岁男性，有房颤和冠状动脉疾病史，1 天前接受了两支冠状动脉搭桥术（CABG），目前在心脏重症监护病房住院。今天上午 11 点 05 分，床边护士发现他左侧面部下垂，左侧肢体无力。昨天晚上最后一次神经系统查体是正常的。医院紧急启动了卒中管理小组，CTA 显示右侧 ICA 存在 95% 的狭窄，CT 灌注成像（CTP）显示右侧大脑中动脉（MCA）区域灌注减少，无完全梗死。患者目前正在服用阿司匹林（ASA）81 mg，但没有服用任何其他抗血小板或抗凝药物。由于他刚刚进行心脏大手术，故不适合使用组织型纤溶酶原激活剂（tPA）进行溶栓治疗。他目前的 NIH 卒中评分是 4 分，在神经外科进行评估时，他神经功能障碍已经改善，仅仅可查到左侧面瘫。

生命体征

T 37℃，HR 86 次 / 分，RR 20 次 / 分，BP 90/53 mmHg，SpO_2 94%（鼻导管吸氧 2 L/min）。

相关实验室检查

Na 140 mmol/L，Cr 1.0 mg/dl，Plt 482 × 10^9/L，INR 1.0，aPTT 26.4 s。

Glasgow 昏迷评分

运动：6；语言：5；睁眼：4；总分：15。

体格检查

神清，自主睁眼
对人物、地点和时间定向力正常
双侧瞳孔等大等圆，对光反射灵敏
双侧眼球运动正常
双侧视野正常
左侧面瘫；伸舌居中
旋前肌漂移征阴性
双侧上肢肌力 5/5 级、双侧下肢肌力 5/5 级
躯体感觉完整，双侧轻触对称

会诊分级

患者目前的神经系统检查几乎恢复到基线水平，只有轻微的左面部下垂。他的颅脑 CT 显示没有急性出血，CTP 显示他的整个右 MCA 支配区低灌注，但没有完全梗死。CTA 没有显示右侧 MCA 内的闭塞，故不需要取栓治疗。患者有严重的右侧 ICA 狭窄，但没有串联式狭窄，颈动脉狭窄是导致右侧 MCA 区域灌注减少的原因。短暂性急性左侧肢体无力可能是由于低血压发作或栓塞（颈动脉严重狭窄、房颤或最近的 CABG 手术）引起的短暂性脑缺血发作（TIA）。考虑到目前仍存在低血压和未经治疗的 ICA 重度狭窄，患者再发脑梗死的风险较高。神经内科团队将管理他的血压以防止低灌注，并与心脏团队一起对患者的卒中进一步评估和管理。

CTP 上右侧 MCA 低灌注可能是因严重的右侧 ICA 狭窄导致的慢性表现。根据北美症状性颈动脉内膜切除术试验（NASCET）的标准，他的 CTA 显示狭窄程度为 95%，符合颈动脉血运重建的手术指征，手术方式有颈动脉内膜切除术（CEA）和颈动脉支架植入术。因患者合并疾病复杂，心脏团队和神经病学团队应仔细权衡手术的风险和获益。患者刚刚接受了心脏手术，颈动脉支架植入术所需的即刻双抗治疗会增加 CABG 术后出血的风险。此外，与 CEA 相比，颈动脉支架植入术围手术期卒中发生率更高。但患者患有严重的冠心病，CEA 手术的围手术期心肌梗死（MI）的风险极高。

经与心脏病学和神经病学团队讨论，并权衡患者围手术期心肌梗死与卒中风险后，最终选择颈动脉支架植入术。患者将继续由 CCU 的心脏病学团队进行监护管理，与此同时计划在未来几天内实施颈动脉手术。这是一个紧急的手术会诊。

病情评估

这是一名72岁男性患者，既往房颤、冠心病病史。目前因近期行CABG住院治疗，入院期间突发左侧肢体急性短暂性瘫痪。影像学显示右侧MCA区域血流减少，没有完全梗死，右侧ICA狭窄程度95%。患者目前的神经系统功能已基本恢复基线水平。经过多学科讨论后，计划对其实施颈动脉支架植入术。

治疗计划

- CCU持续监护，每小时监测神经功能
- 神经病学团队负责卒中治疗和血压管理
- 计划实施脑血管造影和颈动脉支架植入术
- 手术前一天服用双抗负荷量
  - ASA 650 mg和氯吡格雷600 mg
  - 考虑患者近期进行了心脏手术，负荷量分成两天服用
    - 今明两天各服用ASA 325 mg
    - 今明两天各服用氯吡格雷300 mg
  - 根据P2Y12水平监测氯吡格雷的反应
- 支架放置后，每日口服ASA 325 mg和氯吡格雷75 mg

学习要点

- 重度ICA狭窄的患者有反复发生卒中的高风险。
- 狭窄程度的量化对于劲动脉狭窄治疗计划至关重要，影像学评估方式包括CTA、颈动脉多普勒或头颈部MR血管造影。
- 测量ICA狭窄程度可以通过多种方式进行，常用的方法是通过北美症状性颈动脉内膜切除术试验（NASCET）标准[4,5]。
  - 狭窄程度的计算方法为（狭窄远端的正常直径-狭窄段的最窄直径）/狭窄远端的正常直径。
  - 根据NASCET标准，症状性颈动脉狭窄，如狭窄程度大于50%，患者应考虑进行CEA或颈动脉支架植入术。
- NASCET临床试验表明，CEA手术可使狭窄程度50%～69%的症状性颈动脉狭窄患者的5年死亡或卒中风险降低29%，而对于狭窄程度＜50%的患者来说，手术获益不显著[1]。

- 对于狭窄程度≥70%的患者来说获益显著，故针对这些患者的研究过早停止，所有严重狭窄的患者被转诊进行了血管重建术。
- 如患者需要ICA血运重建术，术前因该经神经病学团队和心脏病学团队充分评估病情的稳定性，并指导制订围手术管理方案。
- 因疑似斑块破裂（不稳定斑块）而出现急性症状的患者可以继续使用阿司匹林和低剂量肝素，直到CEA当天。术后，患者将每日服用ASA 325 mg，以减少手术部位围手术期血小板聚集的风险和卒中的风险。
- 接受颈动脉支架植入术的患者必须能够耐受双重抗血小板治疗，无论是阿司匹林和氯吡格雷，或阿司匹林和替格瑞洛，以避免急性支架内血栓形成。P2Y12试验可用于监测氯吡格雷的治疗效果，以避免与低反应性或高反应性相关的并发症[3]。术后，患者需要每日服用ASA 325 mg和氯吡格雷或替格瑞洛。
- 颈动脉血运重建颈动脉内膜切除术与支架植入试验（CREST）对比了CEA与颈动脉支架植入术患者的临床结局[2]。
  - 长期卒中、心肌梗死或死亡的复合风险在两种治疗方式之间没有显著差异。
  - 然而，在围手术期，支架植入术后发生卒中的风险更高（4.1% *vs.* 2.3%，p=0.01），CEA后发生心肌梗死的风险更高（1.1% *vs.* 2.3%，p=0.03）。

（Risheng Xu 著　耿仁强 译　韩芸峰 审校）

参考文献

1. Barnett HJ, Taylor DW, Eliasziw M, et al. Benefit of carotid endarterectomy in patients with symptomatic moderate or severe stenosis. North American Symptomatic Carotid Endarterectomy Trial Collaborators. *N Engl J Med*. 1998;339(20):1415–1425.
2. Brott TG, Hobson R W 2nd, Howard G, et al. Stenting versus endarterectomy for treatment of carotid-artery stenosis [published correction appears in N Engl J Med. 2010 Jul 29;363(5):498] [published correction appears in N Engl J Med. 2010 Jul 8;363(2):198]. *N Engl J Med*. 2010;363(1):11–23.
3. Damman P, Woudstra P, Kuijt WJ, de Winter RJ, James SK. P2Y12 platelet inhibition in clinical practice. *J Thromb Thrombolysis*. 2012;33(2):143–153.
4. Writers ECST. Randomised trial of endarterectomy for recently symptomatic carotid stenosis: final results of the MRC European Carotid Surgery Trial (ECST). *Lancet*. 1998;351(9113):1379–1387.
5. Ferguson GG, Eliasziw M, Barr HW, et al. the North American Symptomatic Carotid Endarterectomy Trial: surgical results in 1415 patients. *Stroke*. 1999;30(9):1751–1758.

33 急性意识丧失

会诊信息

35 岁女性，被发现倒地。颅脑 CT 提示出血，目前存在心动过缓。

初始影像

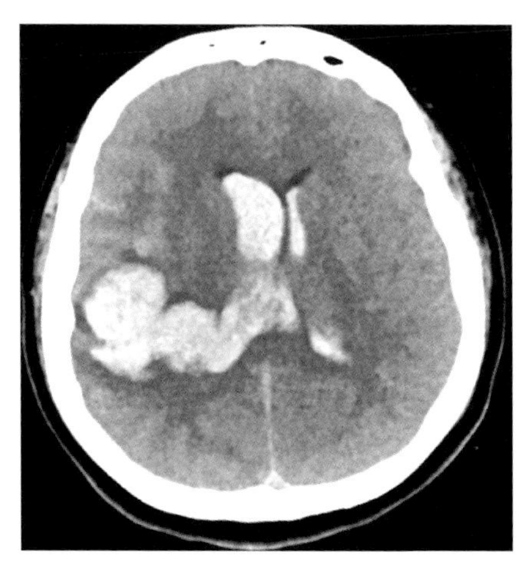

图 33.1 颅脑平扫 CT 显示右侧颞顶叶脑实质内大量血肿，大小 5 cm×4 cm×3 cm，破入至侧脑室，并可见第三和第四脑室铸型。继发脑积水，中线移位 9 mm，基底池消失

会诊前思考点

- 患者的 GCS 是多少？她的气道、呼吸和血液循环情况如何？
- 患者发病的时间是什么时候？她倒地多久？
- 患者有凝血功能障碍吗？
- 对于血肿显著的占位效应，急诊科是否应加强对其颅内压（ICP）的管理？
- 患者年轻，是否存在血管畸形？是否需要进行 CTA 检查潜在的血管病变？
- 患者是否需要紧急手术，如脑室外引流（EVD）或开颅减压？

现病史

35 岁女性，既往糖尿病、妊娠子痫病史，在被发现倒地后送往急诊。

家属表示患者在早上主诉头痛、恶心和呕吐，几个小时后，家人发现她没有反应，呼吸不规律，遂紧急电话求助，医务人员到达立即进行了气管插管。

入急诊后患者的血压为 211/141 mmHg，予以滴注尼卡地平降压治疗。颅脑平扫 CT 显示右侧脑实质内和双侧脑室内广泛的出血、继发梗阻性脑积水并伴有中线移位。在 CT 扫描过程中，患者出现心动过缓，并紧急请神经外科会诊。

生命体征

T 37℃，HR 34 次 / 分，RR 20 次 / 分，BP 195/80 mmHg（应用尼卡地平后），SpO_2 97%～100%（气管插管，纯氧吸入）。

相关实验室检查

已查未归。

Glasgow 昏迷评分

运动：3；发音：1；睁眼：1；GCS 总分：5T。

体格检查

气管插管，镇静状态
连续 4 次抽搐（非肌松状态）
刺痛无睁眼
双侧瞳孔直径 2 mm，对光反射迟钝，双侧角膜反射消失
咳嗽反射极弱
双上肢刺痛屈曲，刺激双侧下肢可见轻微运动

脑出血（ICH）评分

GCS：5T（+1）
年龄：35（+0）
脑出血体积：＜30 ml（+0）
脑室内出血（IVH）：是（+1）
幕下起源：否（+0）
脑出血评分：2

会诊分级

患者急性大量脑实质和脑室出血，占位效应明显，并继发梗阻性脑积水。

最初症状为头痛、恶心、呕吐，随后神经功能恶化的症状是由于出血导致的颅内压升高。在进行 CT 扫描时，患者出现急性心动过缓可能是 Cushing 三联征（心动过缓、高血压和不规则呼吸）的征象，是由于颅内压进一步升高而致。基于上述病情，有必要识别这些生命体征的变化并立即进行干预。通过及时积极的处理，患者的颅内压可以暂时降低，这样她的 CT 扫描就可以安全地完成。给予患者过度通气，并在 CT 扫描仪中给予甘露醇（1 g/kg），以及 1 L 3% 的高渗盐水后，其心率和血压都有所改善。

因为患者非常年轻，高血压不是她颅内出血的原因，血压的升高是继发的，是在颅内压升高的情况下自体调节升高血压以提升大脑灌注的结果。患者既往体健，急性发病，必须进一步评估出血的血管性病因。

后续影像学检查

患者血流动力学稳定后立即行头颈部 CTA 扫描，显示双侧大脑中动脉（MCA）显影不清，后循环形成侧支供应前循环，符合出血性烟雾病表现（图 33.2）。

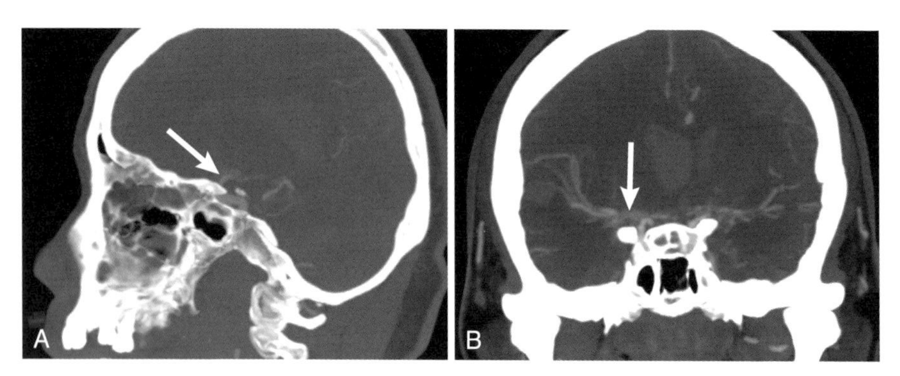

图 33.2 （A）头部 CTA 矢状面显示 ICA 末端海绵窦段以远严重狭窄（箭头）。（B）冠状位图显示 M1 和 A1 节段严重狭窄，并伴有云雾状毛细血管网增生（箭头）。有大量侧支血管供应远端皮质区域，与烟雾病相符

会诊分级（续）

患者有双侧颈内动脉（ICA）颅内段和 MCA 狭窄，与烟雾病一致，这是导致出血最可能的原因。患者处于急性颅内压升高失代偿期，需要紧急干预来解决颅内压升高问题。考虑到实质内出血量大以及脑室系统铸型形成，单独使用 EVD 不能充分降低颅内压。尽管检查结果较重，但患者年轻且出血位于幕上，使她的整体脑出血评分较低（与之相关的死亡率较低），基于

此，应尽快给患者实施右侧开颅减压手术（术中可能需要放置 EVD）以挽救生命。如果没有家属在场，应尽快联系他们，交代患者的危重病情并获得知情同意。考虑到患者脑组织在高颅压状态下的缺血和脆弱性，潜在烟雾病的血运重建将推迟到患者神经系统稳定后进行。这是一次紧急的手术会诊。

病情评估

这是一名 35 岁的女性，有糖尿病和子痫的病史，在被家人发现倒地后就诊急诊。检查发现急性右侧颞顶叶脑实质内大量血肿并破入至侧脑室，伴脑室铸型和中线移位，CTA 显示血管结构异常，提示烟雾病。患者目前处于神经系统危急症，需要紧急行右侧开颅手术。

治疗计划

- 紧急行右侧开颅血肿清除术，术中做好 EVD 准备
  - 要点：
    - 颅骨固定器或马蹄形头托
    - 术中无神经电生理监测
    - 高速磨钻，人工硬脑膜，止血材料
    - 如行 EVD，术中超声可作为辅助
    - 麻醉方面：必要时需要高渗盐水提升血钠水平；过度通气使 PCO_2 至 25 ~ 30 mmHg 水平；SBP < 160 mmHg，左乙拉西坦预防癫痫，围手术期抗生素预防感染
  - 留置动脉导管、中心静脉导管及 Foley 导管
  - 术后在神经重症病房继续监护治疗
- 追踪急诊的实验室检查结果，特别是血钠、血小板水平、PT 及 aPTT 指标
- 术后进入神经重症监护病房
- 患者病情稳定后进行正规的脑血管造影，以充分评估烟雾病的程度

学习要点

- Moyamoya 在日语中的意思是“空中飘散的烟雾状物体”。烟雾病又称 moyamoya 病。烟雾病是一种慢性，双侧血管病变，其特征是颈动脉颅内段 ICA 的进行性狭窄。产生的慢性缺血并继发了纹状动脉的增生和大脑底部侧支血管网的形成[1]。烟雾病在脑血管造影上表现为“烟雾样”血管的形成
- 烟雾病症状发作的两个年龄高峰分布：5 ~ 9 岁和 45 ~ 49 岁[1]。

- 短暂性脑缺血发作或缺血性梗死是烟雾病最常见的表现，脑出血主要发生在成人患者中。成人和儿童都可能出现癫痫发作[2]。
- 烟雾病的检查包括 CTA、MRA 和脑 DSA。
- 如果不进行治疗，烟雾病就会进行性发展，患者反复卒中，认知和神经功能逐渐恶化。
- Suzuki 和 Kodoma 根据血管造影对烟雾病的严重程度进行了临床分期[3]：
  - Ⅰ期：颈动脉分叉狭窄期。只有 ICA 的末端狭窄。
  - Ⅱ期：异常血管网出现期。脑底开始出现烟雾状血管，伴所有主要脑动脉扩张。
  - Ⅲ期：异常血管网增多期。同时伴有大脑前动脉和（或）大脑中动脉血流减少。这个阶段的 MRA 会显示“烟雾状”的外观。
  - Ⅳ期：异常血管网变细期，烟雾血管开始退化，而硬脑膜支开始出现。大脑后动脉（PCA）缺损。
  - Ⅴ期：异常血管网缩小期。脑内所有主要动脉消失、烟雾血管持续消退，并伴有明显的硬脑膜侧支血管形成。
  - Ⅵ期：异常血管网消退期。深部烟雾血管已经消失，ICA 完全闭塞。ACA 区和 MCA 区的血供主要来自颈外动脉。
- 烟雾病的手术治疗包括缺血动脉区域的血运重建。一般来说，血运重建包括直接旁路（如颞浅动脉到 MCA 旁路）或间接旁路（如脑硬动脉-肌肉-脑融通术）。
- 鉴于慢性缺血性烟雾脑的脑组织脆弱性，保证脑灌注对于避免缺血并发症至关重要。应避免出现减少脑灌注的因素，如低血压（如脱水或降压药物使用），或过度通气（如儿童哭泣）。
- 烟雾病患者卒中后血运重建的时机仍无统一。一般来说，患者在接受直接或间接血运重建术前，应在急性缺血性或出血性卒中恢复后进行[4]。

（Risheng Xu 著　吴　超 译　刘　彬 审校）

参考文献

1. Hertza J, Loughan A, Perna R, Davis AS, Segraves K, Tiberi NL. Moyamoya disease: a review of the literature. *Appl Neuropsychol Adult*. 2014;21(1):21–27.
2. Kim JS. Moyamoya disease: epidemiology, clinical features, and diagnosis. *J Stroke*. 2016;18(1):2–11.
3. Suzuki J, Kodama N. Moyamoya disease—a review. *Stroke*. 1983;14(1):104–109.
4. Xu S, Zhang J, Wang S, et al. The optimum operative time of revascularization for patients with moyamoya disease following acute onset. *World Neurosurg*. 2018;114:e412–e416.

第四部分

脊髓脊柱

34 腰痛和右腿痛

会诊信息

72 岁女性，L4-L5 椎管狭窄，下腰痛和腿痛加重。

初始影像

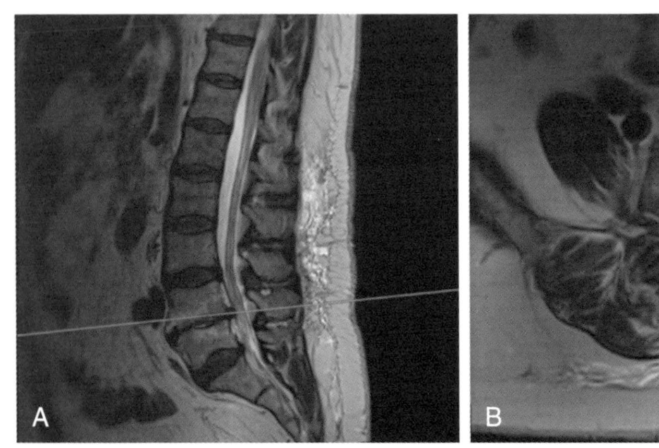

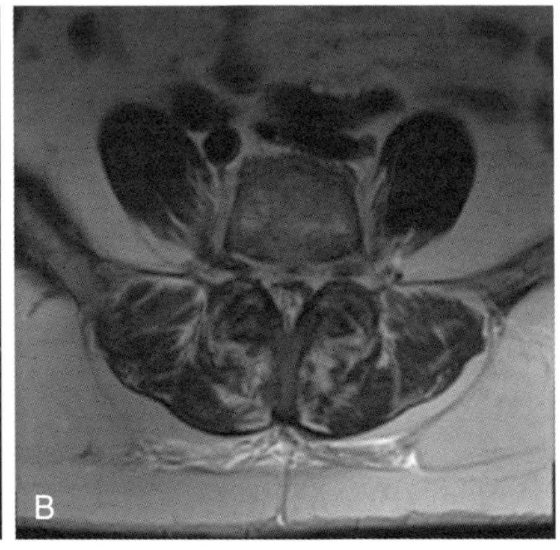

图 34.1 腰椎平扫 MR 矢状位（A）和轴位（B）T2 加权像显示多节段腰椎间盘退行性变，以 L4-L5 最为严重，中央型椎间盘突出导致中度椎管狭窄和神经根受压

会诊前思考点

- 患者腰痛和腿部疼痛部位在哪里？
- 患者神经系统检查有什么阳性体征？
- 患者是否有马尾综合征（例如鞍区麻木、下肢无力、二便失禁）？
- 患者症状发展的时间线是什么？症状如何进展？与以前的疼痛相比如何？
- 患者哪个症状更严重：腰痛还是下肢疼痛？
- 患者下肢疼痛是否遵循皮节分布？
- 患者是否有脊柱手术史？
- 患者还有其他什么合并症？
- 患者是否服用任何抗凝或抗血小板药物？

现病史

一位 72 岁女性，患有高血压病史，因腰背部和右腿疼痛加重而前往急诊室。她的疼痛在过去 1 个月内一直在加重，她以前从未感到过这种疼痛。疼痛集中在她的右下背部，并向下放射到右臀部和右腿。疼痛被描述为钝痛和锐痛，VAS 评分 8 分。疼痛为持续性，并且随着运动而加重，下肢疼痛比背部疼痛更严重，她还间歇性地感到右侧腿部外侧到脚踝的麻木。右腿疼痛和感觉异常共同限制了她的行走并无法工作。此外，她多次在夜间醒来时发现床单被弄湿，但她否认有任何尿潴留、大便功能失调或会阴周围麻木的情况。这是她第一次接受这些症状的评估，以前从未进行过脊柱手术。她每天服用阿司匹林 81 mg 以预防心脏病，但否认服用其他抗血小板或抗凝药物。

生命体征

T 36.6℃，HR 77 次 / 分，BP 123/72 mmHg，SpO_2 98%。

相关实验室检查

Na 141 mmol/L，Cr 1.0 mg/dl，Hb 12.4 g/dl，WBC 3.78×10^9/L，Plt 226×10^9/L。

尿液分析正常。

体格检查

神清，反应灵敏，对人物、地点和时间定向力正常

双侧上肢肌力 5/5 级

	髋屈曲	膝屈曲	膝伸直	足背伸	足跖屈	足趾外展
右 *	4+/5	4+/5	4+/5	4+/5	4+/5	4+/5
左	5/5	5/5	5/5	5/5	5/5	5/5

* 因为疼痛，右腿力量检查受限

整体反射 2+，四肢轻触觉正常

无鞍区感觉减退

右腿直腿抬高试验阳性

直肠张力正常

无关节阵挛

残余尿：11 ml

会诊分级

这是一位患有腰椎退行性病变和 L4-L5 椎间盘突出引起椎管中度狭窄的患者，她一直有亚急性的腰背部和右腿疼痛。在检查中，患者的右腿有一定程度的疼痛限制性肌无力。尽管她有间歇性夜间尿失禁，但她目前的残余尿量很低，而且没有会阴麻木。她的症状已经持续了 1 个月，看起来并没有马尾综合征。因此，这不是紧急情况。鉴于无局部神经系统损伤，目前不需要手术。建议采用保守疗法（包括物理治疗、锻炼和口服药物或注射镇痛剂）进行治疗。患者可以在 6～8 周内在门诊随访，有特殊病情变化（例如新的神经系统损伤、马尾综合征症状或难以控制的疼痛）及时返院治疗。

病情评估

这位患有高血压病史的 72 岁女性出现了 1 个月的腰背部和右腿疼痛。MRI 检查发现她患有中度的 L4-L5 椎管狭窄。检查时，她没有局部神经系统缺陷，也没有马尾综合征的体征或症状。这是她第一次接受这些症状的评估，建议试用保守治疗，包括类固醇（逐渐减量）、止痛药、物理治疗和可能的硬膜外药物注射。

治疗计划

- 无须神经外科急诊干预
- 口服抗炎止痛药；可考虑神经性止痛药（如加巴喷丁）治疗根性疼痛
- 甲泼尼龙
- 物理治疗
- 转诊门诊疼痛管理，以协助指导口服止痛药和可能的硬膜外注射
- 6～8 周后在门诊神经外科进行随访

学习要点

- 腰背部疼痛（low back pain，LBP）通常与腰椎退行性脊柱疾病（degenerative spine disease，DSD）有关，包括椎管狭窄、椎体滑脱和椎间盘退变 / 突出。全球每年发生超过 2.5 亿例腰椎 DSD（超过总人口的 3.5%）。年发生率因地区而异，范围为 2.4%～5.7%[7]。
- 腰椎 DSD 的一般症状包括：
  - 和运动有关或者无关的背部疼痛——如果仅在运动时出现，则认为是

"机械性"的疼痛，可能反映了脊柱不稳定。

- 根性神经病——来自神经根压迫的根性疼痛通常遵循皮肤节段分布，因此重要的是将其与其他类型的疼痛（例如手套和袜子样分布）区分开来。
- 神经源性跛行——背部和（或）腿部的症状随着腰部伸展而加重，暗示可能存在椎管狭窄，并随着弯曲（例如坐着或向前倾斜，"购物车标志"）而改善。重要的是将其与血管源性跛行区分。

- LBP 通常是非特异性的，那些伴有急性背痛（≤4 周）而没有其他相关体征的患者可以进行保守治疗，并在 4~6 周内重新评估。
  - LBP 的早期成像效用较低，除非有严重的潜在条件或危险症状的迹象。否则，在疼痛或功能的短期或长期结果方面没有差异[4]。腰椎管病变是一种慢性疾病，很少需要紧急干预。
  - 报警症状包括马尾综合征、脊髓病、神经损伤、尿潴留、尿失禁（通常是晚期发现）、鞍区麻木或相关发热和夜间寒战。
- 用于检查腰椎 DSD 引起的下腰痛的诊断工具包括 X 线片、MRI、CT、肌电图（EMG）、神经传导检查（NCS）和 CT 脊髓造影。
  - 如果患者有不兼容的内部装置或硬件（例如起搏器），CT 脊髓造影可以替代 MRI。

- 前瞻性研究表明，手术治疗腰椎管狭窄症与保守治疗相比具有更好的结局。然而，早期采用保守治疗方法是合理的，因为保守治疗失败的患者可以在以后接受手术治疗并获得良好的结局[1]。
  - 保守治疗方法包括患者教育、疼痛管理（例如非甾体抗炎药、对乙酰氨基酚）、运动、支具支持和物理治疗，重点是日常生活活动[2, 8]。
  - 类固醇治疗也被证明有助于改善腰椎间盘突出症患者的功能[5]。
  - 在腰椎间盘突出症患者中，自发再吸收率从简单椎间盘突出的约 10% 到约 3.5 年内椎间盘游离 > 90% 不等[3]。
  - 大约 30% 的腰椎管狭窄症保守治疗患者在 10 年内接受了手术治疗[1]。在关于腰椎疾病手术治疗与保守治疗的 SPORT 随机对照试验中，约 50% 的腰椎间盘突出症患者最初被分配接受保守治疗，但最终接受了手术治疗。

（Yuanxuan Xia，Yike Jin 著 司 雨 译 陈晓东 审校）

参考文献

1. Amundsen T, Weber H, Nordal HJ, Magnaes B, Abdelnoor M, Lilleâs F. Lumbar spinal stenosis: conservative or surgical management?: a prospective 10-year study. *Spine (Phila Pa 1976)*. 2000;25(11):1424–1436.
2. Atlas SJ, Delitto A. Spinal stenosis: surgical versus nonsurgical treatment. *Clin Orthop Relat Res*. 2006; 443:198–207.
3. Chiu CC, Chuang TY, Chang KH, Wu CH, Lin PW, Hsu WY. The probability of spontaneous regression of lumbar herniated disc: a systematic review. *Clin Rehabil*. 2015;29(2):184–195.
4. Chou R, Fu R, Carrino JA, Deyo RA. Imaging strategies for low-back pain: systematic review and meta-analysis. *Lancet*. 2009;373(9662):463–472.
5. Goldberg H, Firtch W, Tyburski M, et al. Oral steroids for acute radiculopathy due to a herniated lumbar disk: a randomized clinical trial. *JAMA*. 2015;313(19):1915–1923.
6. Lurie JD, Tosteson TD, Tosteson AN, et al. Surgical versus nonoperative treatment for lumbar disc herniation: eight-year results for the spine patient outcomes research trial. *2015 Jan;40(1):E59, Spine (Phila Pa 1976)*. 2014;39(1):3–16.
7. Ravindra VM, Senglaub SS, Rattani A, et al. Degenerative lumbar spine disease: estimating global incidence and worldwide volume. *Global Spine J*. 2018;8(8):784–794.
8. Resnick DK, Choudhri TF, Dailey AT, et al. Guidelines for the performance of fusion procedures for degenerative disease of the lumbar spine. Part 14: brace therapy as an adjunct to or substitute for lumbar fusion. *J Neurosurg Spine*. 2005;2(6):716–724.

35 颈部疼痛和左上肢无力

会诊信息

50 岁男性，颈部疼痛加重和新发的左上肢无力，MRI 显示脊髓受压。

初始影像

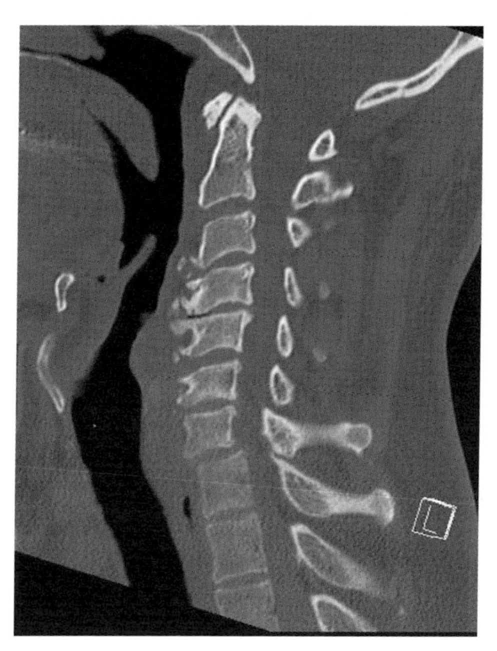

图 35.1 颈椎 CT 矢状位图像显示多节段退行性改变合并先天发育性椎管狭窄，C3-C4 和 C6-C7 最严重。C7-T1 存在退行性 1 级椎体前移或半脱位

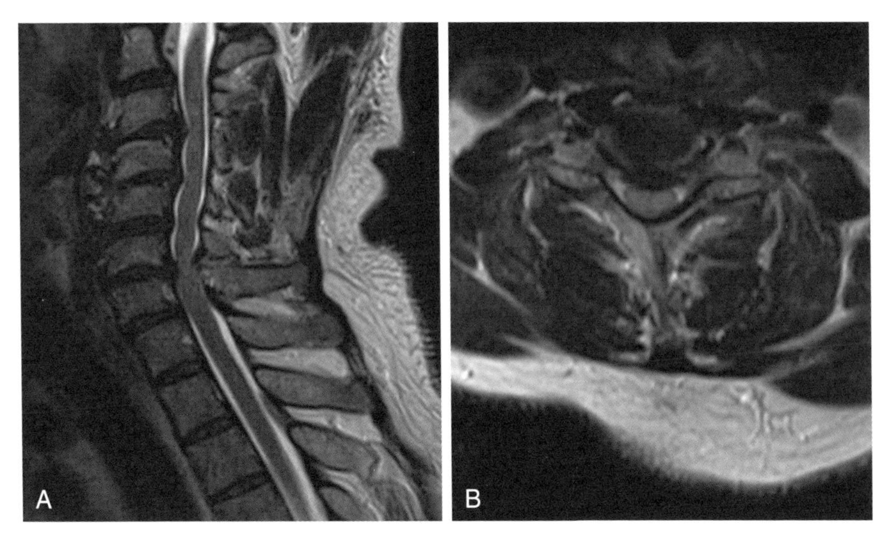

图 35.2 矢状位（A）和轴位（B）T2 加权颈椎 MRI 显示多节段退行性改变，C6-C7 最严重，椎管狭窄至 5 mm。该水平的脊髓有轻度长 T2 信号

会诊前思考点

- 患者神经系统检查有什么阳性体征？是否有长束体征？
- 患者症状进展的时间表是什么？
- 患者还有其他什么症状？是否有步态不稳或二便症状？
- 患者的疼痛是否以皮节分布放射到手臂？
- 患者是否有先前创伤的病史？
- 患者是否服用抗凝或抗血小板药物？
- 患者还有其他什么合并症？

现病史

一名 50 岁男性，既往体健，因颈部疼痛逐渐加重、左臂和左腿无力 3 周到急诊就诊。他否认有任何既往创伤史。几个月来他一直颈部疼痛，但在过去 1 周内加重。目前颈部疼痛评分 VAS 8 分。当他迈大步或举重物时，疼痛会放射到他的双臂。他还新出现左侧第 4 和第 5 指麻木，他口服过非处方止痛药但没有缓解。在过去的 1 周里，他诉平衡感越来越差，并且有几次因为不能及时赶到洗手间而尿在自己身上。他还感觉左臂无力，行走时左腿拖曳感，左手笨拙，难以打开罐子和扣扣子。他否认鞍区麻木或二便失禁。他否认使用抗凝或抗血小板药物。

生命体征

T 36.3℃，HR 61 次 / 分，BP 159/108 mmHg，SpO_2 97%。

相关实验室检查

Hb 14.1 g/dl，WBC 9.2×10^9/L，INR 1.1，aPTT 22.1 s。

尿液化验正常。

体格检查

这位患者神志清楚，对人物、地点和时间定向力正常。

	三角肌	肱二头肌	肱三头肌	握力
右	5/5	5/5	5/5	5/5
左	5/5	5/5	4+/5	4/5

	髋屈曲	膝屈曲	膝伸直	足背伸	足跖屈
右	5/5	5/5	5/5	5/5	5/5
左	4+/5	5/5	5/5	5/5	5/5

左手第 4 和第 5 指的轻触觉减弱，其他部位的轻触觉正常。

霍夫曼征阴性，无阵挛。

双上肢反射 2+，双下肢反射 3+，宽基步态。

足趾自然，肌张力完好，没有会阴麻木。

排尿后残余尿量为 15 ml。

会诊分级

患者为多节段颈椎病，表现为严重的颈部疼痛和进行性左上肢和下肢无力。影像学上，患者在 C3-C4 和 C6-C7 处脊髓严重受压，并伴有脊髓信号改变。虽然他确实有一些神经根病的体征和症状，但更令人担忧的是他的脊髓病的症状（手笨拙、平衡困难、行走和腿部无力）。在体格检查中，他有长束症状，如左腿无力、左腿近端无力、下肢腱反射亢进和脊髓病步态。患者表现符合脊髓型颈椎病表现，手术有助于病情治疗，以防止在严重的影像学表现的情况下发生脊髓病恶化。他没有明显的脊柱不稳定，症状为亚急性症状，在过去 24 ~ 48 h 内没有迅速进展。因此不需要紧急干预。患者将入院进行观察、疼痛管理和术前评估，为手术做准备。这是一个紧急的手术会诊。

病情评估

这是一名 50 岁男性，出现亚急性颈部疼痛和进行性颈脊髓病变，影像学检查显示多节段颈椎退行性病变，在 C3-C4 和 C6-C7 处出现严重的脊髓压迫和脊髓信号改变。患者有长束体征和左侧上肢及下肢的无力，将进行手术治疗以防止进一步的神经功能下降。

治疗计划

- 入住神经外科病房进行神经系统检查
- 术前实验室检查，包括血型和相关筛查
- 颈椎固定和预防跌倒的措施
- 疼痛控制
- 避免低血压，如果平均动脉压（MAP）＜60 mmHg 则开始静脉输液
- 手术计划为后路 C3-C7 减压和 C2-T2 融合
  - 要点：
    - 头架固定头颅
    - 术中神经监测：MEP/SSEP/EMG
    - 高速磨钻或者超声骨刀
    - 脊柱融合器械
    - 麻醉要点：避免低血压，平均动脉压＞85 mmHg，直至脊髓减压，应用抗生素

学习要点

- 脊髓型颈椎病是脊髓在颈椎内受到压迫导致的脊髓病变。非创伤性的颈椎退变是脊髓型颈椎病的常见原因，北美的发病率为每百万人中有 41 例，患病率为每百万人中有 605 例[4]。
- 脊髓型颈椎病是由轴向牵伸相关损伤和血管受压、微循环障碍引起的脊髓缺血所致。有症状的患者应避免低血压[1]。
- 脊髓型颈椎病的危险因素包括解剖异常（例如先天性椎体融合、先天性颈椎管狭窄）、后纵韧带骨化、唐氏综合征、接触运动和职业负荷（例如头部和颈部负荷）[4]。
- 脊髓型颈椎病的症状包括上肢麻木、手部灵敏度降低（例如扣扣子或打

开罐子困难、书写变化)、步态障碍、失衡、尿失禁和 Lhermitte 现象(颈部屈曲时颈椎电击感)[6]。

- 脊髓病的体征包括腱反射亢进、阵挛阳性、Hoffman 征阳性、巴氏征阳性、强直性痉挛、手肌萎缩和宽基不稳步态[6]。
- 症状严重或逐渐加重的脊髓型颈椎病患者可以从减压和(或)稳定手术中受益[2]。前路和后路手术方法在手术指征明确时均有效[3]。手术的目标是防止脊髓功能的进一步恶化。
- 串联性颈椎管狭窄定义为至少两个不同区域的颈椎管狭窄,可发生在 60% 的脊柱椎管狭窄患者中[5]。不要忘记进行直肠检查并检查残余尿量,以评估马尾综合征(神经外科急症)。
- 对于存在单侧症状但没有可靠影像学脊柱相关表现的患者,应排除脑部病变(如脑卒中、肿瘤)。

(Brian Y. Hwang,Yike Jin 著 张 嘉译 司 雨审校)

参考文献

1. Baron EM, Young WF. Cervical spondylotic myelopathy: new concept and review. *J Neurosurg*. 1993;79:550–561.
2. Ghogawala Z, Benzel EC, Riew KD, Bisson EF, Heary RF. Surgery versus conservative care for cervical spondylotic myelopathy: surgery is appropriate for progressive myelopathy. *Neurosurgery*. 2015;62:56–61.
3. Ghogawala Z, Martin B, Benzel, et al. Comparative effectiveness of ventral vs dorsal surgery for cervical spondylotic myelopathy. *Neurosurgery*. 2011;68:622–630.
4. Nouri A, Tetreault L, Singh A, Karadimas SK, Fehlings MG. Degenerative cervical myelopathy: epidemiology, genetics, and pathogenesis. *Spine (Phila Pa 1976)*. 2015;40(12):E675–E693.
5. Overley SC, Kim JS, Gogel BA, Merrill RK, Hecht AC. Tandem spinal stenosis: a systematic review. *JBJS Rev*. 2017;5(9):e2.
6. Tetreault L, Goldstein CL, Arnold P, et al. Degenerative cervical myelopathy: a spectrum of related disorders affecting the aging spine. *Neurosurgery*. 2015;77(suppl 4):S51–S67.

36 左侧颈肩痛

会诊信息

54 岁男性曾接受肩部手术，现在出现左侧颈肩疼痛和麻木。MRI 显示椎间盘突出。

初始影像

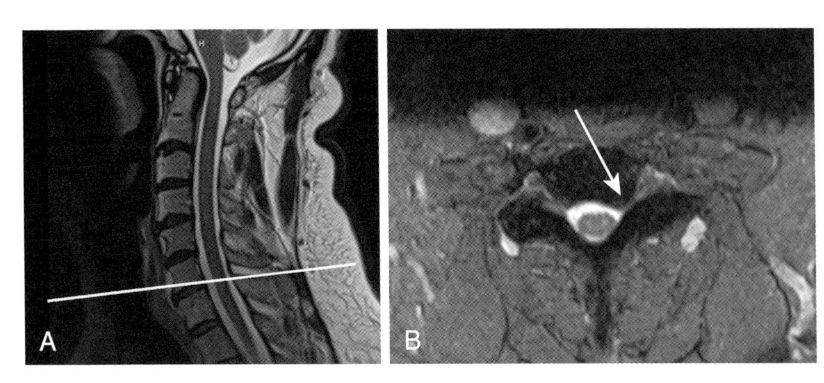

图 36.1 颈椎平扫 MRI 矢状位（A）和轴位（B）T2 加权图像显示左侧偏心的 C6-C7 椎间盘突出（箭头），引起中度椎间孔狭窄，没有任何椎管狭窄的证据

会诊前思考点

- 患者神经系统检查有什么阳性体征？
- 患者症状是否仅限于疼痛和麻木，是否还有肢体无力或脊髓病的表现？
- 患者的既往肩部手术与他的症状有关吗？
- 如果症状已经持续了 1 个月，为什么患者今天选择来医院？
- MRI 显示 C6-C7 椎间盘突出——患者是否有符合影像学表现的 C7 神经根病？
- 患者是否尝试过任何非手术治疗？

现病史

一名 54 岁男性，有哮喘、肠易激综合征病史，2 年前做过左肩手术，因左颈肩疼痛和麻木 1 个月、急性症状加重 1 周就诊。患者报告说，他在 1 个月前的健康状况正常，突然出现了左侧斜方肌的“夹捏”样疼痛，以及左侧颈部和面部的麻木，疼痛从头顶和左眼延伸到下颌。他被送到外院进行评估，据报道脑卒中和心肌梗死的检查结果为阴性。他接受了颈椎的磁共振检查，显示 C6-C7 椎间盘突出。

他看了自己的初级保健医生并进行随访，开始使用糖皮质激素递减疗法，这在很大程度上缓解了他的疼痛。目前他的主要症状是麻木，过去 1 周内加重，没有任何诱发因素。他的疼痛程度为 1 ~ 2 级（满分为 10 级）。麻木从左侧颈部和后枕部开始，延伸至左斜方肌区域和左上胸部，然后向下到左肩和上臂，肘部以下没有麻木或疼痛。他的症状与姿势或身体活动无关，否认有射击样疼痛、步态不稳、跌倒或任何精细运动（如书写或扣纽扣）的困难。他尝试过两次物理治疗，但他的症状没有改善。他看过骨科医生，医生认为他的症状与他之前的肩部手术无关。他还没有接受疼痛专家的评估，未服用任何抗血小板或抗凝药物。

生命体征

T 37.2℃，HR 52 次 / 分，BP 125/82 mmHg，SpO_2 100%。

相关实验室检查

Hb 15.3 g/dl，WBC 7.23×10^9/L，Plt 189×10^9/L

体格检查

神清，对人物、地点和时间定向力正常
双侧上肢肌力 5/5 级
双侧下肢肌力 5/5 级
轻触觉正常
左侧颈部、头部、上胸部、肩部和上臂有麻木感，不符合单一皮神经分布
霍夫曼征阴性、阵挛阴性
无反射亢进
足趾自然下垂

会诊分级

患者为中年男性，既往有左肩手术史，出现 1 个月的左颈肩疼痛和麻木，

无肌肉无力、手部笨拙或步态不稳。在评估与脊柱疾病相关的疼痛时，重要的是确定症状是否符合皮节分布，以及加重和缓解的因素。在识别皮节分布时，肘部是颈椎节段的有用标志，因为C2-C4皮节不延伸到肘部以下，C5只覆盖前臂前部的一小部分（图36.2见书末彩插）。此外，C6覆盖手的第1～2指和手的外侧部分，C7覆盖手的中间部分，C8覆盖手的内侧部分。在这种情况下，患者的症状并不完全符合皮节模式，部分符合C2皮节（头的后部和上颈部），部分符合C5分布（上胸部，不延伸到肘部以下）。值得注意的是，该患者最初也有面部麻木，这并不能定位到任何颈椎皮节。他也没有肘部以下的症状，这不符合C7神经根病的表现。

MRI显示颈椎C6-C7左侧偏心性椎间盘突出，预期的C7神经根病症状将是肩背部、肘后部和手中部（包括第1和第2指）的疼痛和（或）麻木。他的症状与此不符。鉴于没有报警征象或症状（如无力、长束体征），建议在考虑手术之前首先推荐保守治疗措施，包括物理治疗和转诊至疼痛科考虑硬膜外类固醇注射。其他诊断测试包括肌电图（EMG）和神经传导检查（NCS）。

病情评估

这是一名54岁的男性，既往有左肩手术史，近期出现左颈肩疼痛和麻木加重的症状。他没有脊髓病或长束体征的证据。他的临床表现与MRI所见左侧C6-C7椎间盘突出不符。建议先尝试保守治疗，如物理治疗和疼痛管理。

治疗计划

- 无须神经外科急诊干预
- 门诊物理治疗
- 转诊至疼痛科进行口服药物治疗和可能的干预（如注射、神经根切断术）
- 4～6周后门诊随访
- 考虑肌电图/神经传导检查

学习要点

- 退行性颈椎病变（也称为颈椎退行性疾病或骨关节炎）是指与年龄相关的磨损和脊柱骨质、椎间盘、小关节和（或）其他结缔组织结构的退化[4]。
- 症状包括颈部疼痛、神经根病和（或）脊髓病。脊髓型颈椎病在第35章讨论。在颈椎病的诊断和管理中，区分这些症状，定位症状的皮节分布，并评估相关的无力或长束体征是很重要的。
- 颈部疼痛是一种非特异症状，有很多鉴别诊断内容（例如，肌肉骨骼劳损或扭伤“挥鞭样”损伤、椎间盘源性疼痛、小关节骨关节炎、肌筋膜疼痛、冠状动脉疾病、感染、癌症、牵涉痛、风湿性多肌痛和纤维肌痛)。颈部疼痛很常见，并不特指退行性颈椎病变[1,4]。

- 神经根型颈椎病是由颈椎神经根的急性或慢性机械压迫和炎症引起的。神经根型颈椎病患者可出现放射状疼痛、感觉异常、麻木或无力，这些症状通常沿着受影响神经根的皮节分布，腱反射也可减弱[4]。
  - 检查中的刺激性试验有助于诊断：
    - Spurling 试验：患者的颈部转向神经根痛的侧面，并轻微伸展。对患者头部顶部的向下压力使神经孔变窄。引发或加重疼痛表明存在神经根病。
    - 肩外展试验：患侧手掌或前臂放在头顶，肘部向外。此操作疼痛缓解表明存在神经根病。
    - 颈椎牵引试验：手动颈椎牵引可以扩大神经孔。此操作疼痛缓解表明存在神经根病。
- 报警征象和症状包括发热、无力、步态不稳和长束体征(手部笨拙、掉落物体、扣纽扣或梳头困难、反射亢进、阵挛、霍夫曼征)。这需要迅速评估。这些症状和相关影像学表现往往是手术治疗的指征，目的是防止症状进一步恶化。
- 颈椎退行性改变在影像学上常见，且不具有特异性。对于没有神经损伤或报警征象和症状的非创伤性颈部疼痛患者，通常不建议早期进行诊断性影像学检查[4]。
- 鉴于颈部和手臂疼痛的鉴别诊断范围广泛，以及影像学上常见的退行性改变，评估影像学发现和预期体征及症状是否与患者表现相符非常重要。
- 孤立的颈部疼痛或神经根型颈椎病可以首先选择药物、物理治疗(考虑颈椎牵引)或转诊至疼痛科评估可能的硬膜外类固醇或小关节阻滞治疗[3]。
- 如果对患者进行非手术治疗，在门诊随访 4 ~ 6 周是合理的，以监测症状。

(Yike Jin 著　黄　鑫 译　司　雨 审校)

参考文献

1. Bogduk N. The anatomy and pathophysiology of neck pain. *Phys Med Rehabil Clin N Am*. 2011;22(3): 367–vii.
2. Häggström M. Medical gallery of Mikael Häggström 2014. *WikiJournal of Medicine*. 2014;1(2). https://doi.org/10.15347/wjm/2014.008.ISSN.2002-4436. (Public Domain).
3. Mazanec D, Reddy A. Medical management of cervical spondylosis. *Neurosurgery*. 2007;60(1 suppl 1):S43–S50.
4. Theodore N. Degenerative cervical spondylosis. *N Engl J Med*. 2020;383(2):159–168.

37 下肢无力和麻木

会诊信息

47 岁男性，下肢无力，感觉平面异常。

初始影像

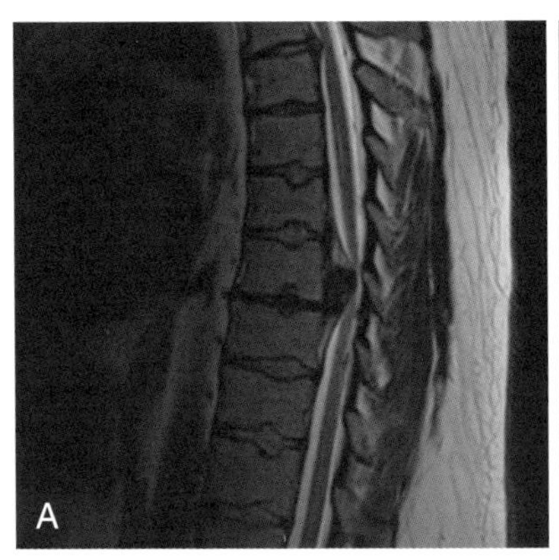

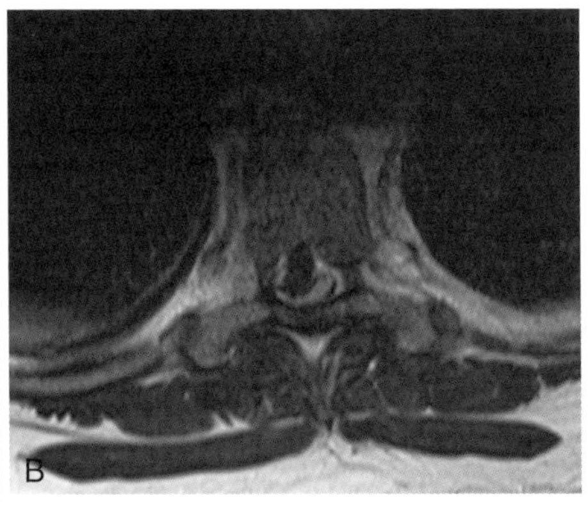

图 37.1 胸椎平扫 MRI 矢状位（A）和轴位（B）显示 T7-T8 略偏右侧的巨大腹侧椎间盘突出，导致严重的脊髓压迫

会诊前思考点

- 患者神经系统检查有无阳性体征？下肢无力程度如何？感觉平面的水平？
- 患者症状多久了？
- 患者的病史是什么？是否有外伤或肿瘤病史？
- 患者是否有二便功能障碍？
- 患者是否需要紧急外科干预？
- 患者是否正在接受抗凝治疗？

现病史

一名 47 岁男性，有肥胖史、2 年前肺栓塞病史（已完成利伐沙班疗程）

和阻塞性睡眠呼吸暂停病史，因双侧腿部麻木、无力以及二便和性功能障碍加重 10 周而到急诊就诊。他最初在外院就诊，其症状被认为是由莱姆病引起，因为他还有慢性咳嗽。在过去 2 周内，他的症状加重，现在无法在没有支撑的情况下上楼梯。他从腰部以下出现麻木，还伴有二便失禁和性功能障碍。他无任何既往外伤、近期体重减轻、夜间盗汗病史，也没有肿瘤病史。2 年前，他因突然出现呼吸困难被诊断为无诱因的肺栓塞，并完成了利伐沙班的治疗疗程。他现在没有服用任何抗凝或抗血小板药物。

生命体征

T 36.5℃，HR 91 次 / 分，BP 128/68 mmHg，SpO_2 94%。

相关实验室检查

无。

体格检查

神清，对人物、地点和时间定向力正常

双侧上肢肌力 5/5 级

	髋屈曲	膝屈曲	膝伸直	足背伸	足跖屈
右	4/5	4/5	4/5	4/5	4/5
左	4+/5	4+/5	4+/5	4+/5	4+/5

右下肢轻触觉减退 50%

左下肢轻触觉减退 10%

感觉平面位于 T8

膝反射 3+

巴氏征阳性

双侧踝阵挛阳性

宽基步态

直肠张力正常

无鞍区感觉减退

会诊分级

患者出现了肌无力和脊髓病的症状（强直性痉挛、脊髓性步态和反射亢进），原因为椎间盘突出引起的严重胸段脊髓压迫，他将接受手术减压治疗。由于他的症状已经持续数周，因此他不需要紧急手术，可以先住进病房。如果他的症状快速进展（例如数小时至数天），则应进行紧急手术减压，以最大限度地提高脊髓功能恢复的机会。针对本例患者，手术的主要目的是防止神经功能进一步下降。考虑到他长期存在的症状，很难预测他在手术后会恢复多少功能。在讨论手术的风险和收益时，强调这一点非常重要。此外，考虑到脊髓压迫和低灌注的结合可能导致脊髓缺血和神经功能迅速恶化，因此考虑增加血压（平均动脉压＞80 mmHg）或至少预防低血压至关重要。鉴于患者的病史，他需要进行术前药物和血液学评估。这是一次非紧急但需要手术的会诊。

病情评估

一名 47 岁男性，有既往无诱因肺栓塞病史，曾使用利伐沙班治疗，现出现双侧腿部麻木、无力以及二便和性功能障碍加重 10 周。脊柱 MRI 显示 T7-T8 巨大椎间盘突出，导致严重的脊髓压迫。

治疗计划

- 入院至神经外科病房，进行神经系统检查
- 术前实验室检查，包括 CBC、BMP、凝血检查、血型鉴定和交叉配血
- 胸部脊柱 CT 平扫（图 37.2）

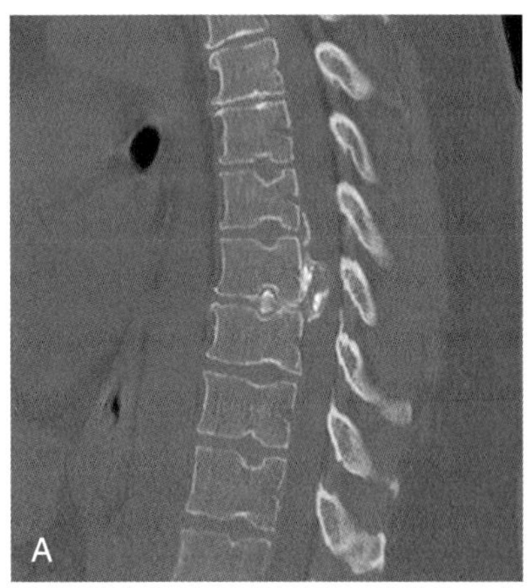

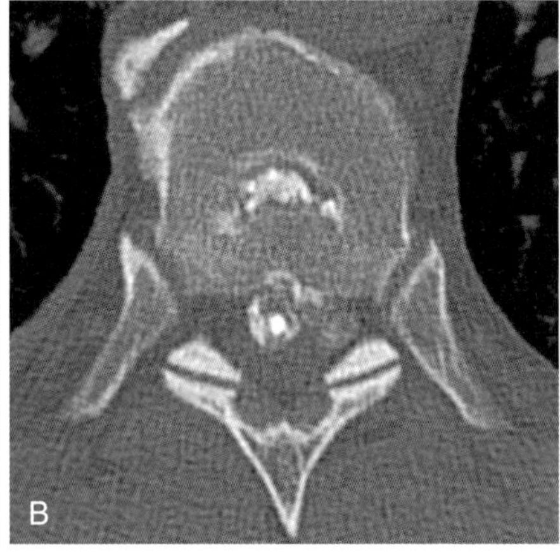

图 37.2　胸椎平扫 CT 矢状位（A）和轴位（B）显示明显的椎间盘钙化，无后纵韧带骨化（OPLL）或黄韧带骨化（OLF）

- 监测尿量：获取排尿后残余尿量；如果不能排尿，放置导尿管
- 肠道准备
- 请内科会诊进行术前评估
- 请血液科会诊评估高凝状态，因为他有既往无诱因肺栓塞病史
- 预防深静脉血栓形成
- 手术计划：行 T6-T8 椎板切除术、右侧 T7 侧方入路部分 T7 椎体切除术和 T7-T8 腹侧钙化椎间盘切除术、T7-T8 椎体间融合和 T5-T9 融合术
  - 要点：
    - Jackson 手术床
    - 术中透视定位
    - 术中神经监测：MEP/SSEP/EMG
    - 高速磨钻和（或）超声骨刀
    - 脊柱融合器械
    - 麻醉注意事项：避免低血压，平均动脉压 > 85 mmHg，抗生素
- 术后入住神经重症监护病房
- 早期活动和物理治疗评估

学习要点

- 胸段脊髓受压可由退行性椎间盘疾病、脊椎病、外伤、感染或肿瘤引起。
- 临床表现取决于受压的位置和程度。胸段脊髓病的体征和症状包括步态障碍、平衡障碍、感觉异常、无力、反射亢进、阵挛、肌张力增高和肠道、膀胱或性功能障碍。胸段神经根病的体征和症状包括疼痛（典型表现为带状分布），可能被误诊为心脏疼痛、肋软骨炎、胸膜疼痛或胃肠道疾病[4]。
- 胸段椎管狭窄较为罕见，估计占所有椎管狭窄病例的不到 1%[2]。
  - 平均发病年龄在 50 岁左右，男性和东亚后裔更为常见[2]。
  - 后纵韧带骨化（OPLL）和黄韧带骨化（OLF）是两种最常见的原因。OPLL 倾向于发生在中上胸段，而 OLF 倾向于发生在下胸段[2]。
- 胸椎间盘突出占所有有症状椎间盘突出的不到 1%。罕见的原因被认为是因为胸椎相比于颈椎和腰椎，胸椎活动度更小[3]。
  - 大多数胸椎间盘突出位于中线，发生在 T8 以下[3]。
  - 胸椎间盘突出更容易钙化，发生率高达 70%[3]。一旦钙化，它们会粘连在硬膜上，还可能突入硬膜下[3]。

- 在一项纳入 15 项研究的综述中，共有 1036 名患者接受了手术治疗胸腰椎间盘突出，死亡率很低，但并发症发生率高达 29%，包括医疗、手术部位、脑脊液相关和神经并发症[1]。后外侧入路相比于前外侧入路和侧方入路，医疗和手术并发症的风险更低[1]。
- 脊柱 CT 用于评估椎间盘钙化、后纵韧带骨化或黄韧带骨化，并根据需要进行器械准备。

（Ann Liu，Yike Jin 著　于　涛 译　司　雨 审校）

参考文献

1. Brotis AG, Tasiou A, Paterakis K, Tzerefos C, Fountas KN. Complications associated with surgery for thoracic disc herniation: a systematic review and network meta-analysis. *World Neurosurg*. 2019;132:334–342.
2. Buchanan IA, Wang JC, Hsieh PC. Thoracic spinal stenosis. In: Baaj A, Kakaria U, Kim H, eds. *Surgery of the Thoracic Spine: Principles and Techniques. Thieme*. 1st ed. 2019. https://doi.org/10.1055/b-006-163751.
3. Gadhi, S. V., Januszewski, J., & Uribe, J. S. Midline disc herniations of the thoracic spine. In: Baaj A, Kakaria U, Kim H, ed. *Surgery of the Thoracic Spine: Principles and Techniques. Thieme*. 1st ed. https://doi.org/10.1055/b-006-163751.
4. Shirzadi A, Drazin D, Jeswani S, Lovely L, Liu J. Atypical presentation of thoracic disc herniation: case series and review of the literature. *Case Rep Orthop*. 2013:621476. 2013.

38 下肢疼痛、无力及鞍区麻木

会诊信息

31 岁孕妇，下肢疼痛、无力，腰椎 MRI 提示硬膜囊严重受压。

初始影像

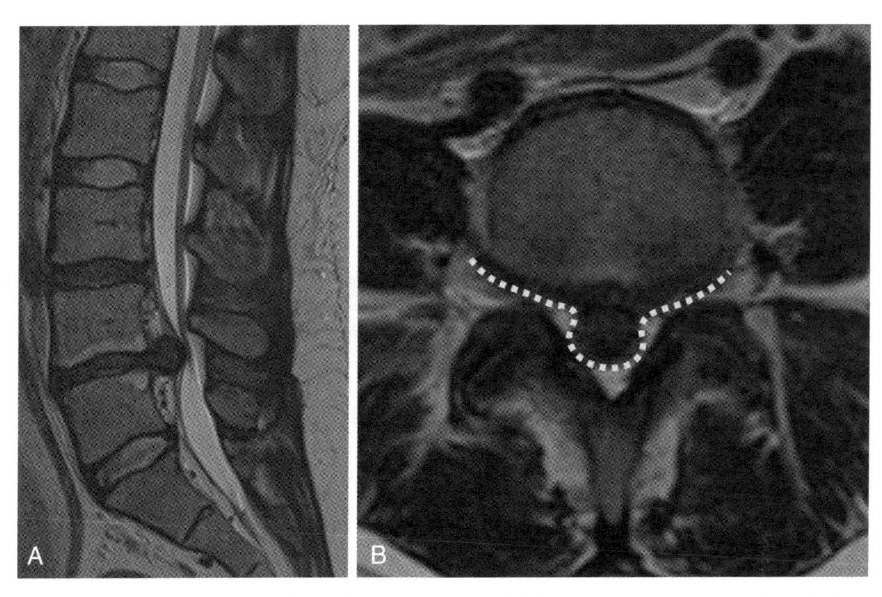

图 38.1 腰椎平扫 MRI T2 加权像矢状位（A）和轴位（B）显示 L4-L5 间盘巨大突出（虚线），明显压迫硬膜囊

会诊前思考点

- 患者的神经系统查体如何？
- 患者有什么症状？症状出现的时间？
- 患者近期有无外伤史？
- 患者是否存在马尾综合征？
- 患者排尿后残余尿量有多少？

- 患者是否需要紧急手术?
- 患者的孕期及生育史?
- 哪些合并症或医疗状况会影响手术实施或需要在手术前进行详细评估?
- 患者是否需要其他影像学检查?
- 患者是否服用过抗凝或抗血小板药物?

现病史

31 岁女性患者，孕 22 周，有肥胖和慢性腰痛的病史，此次因右下肢疼痛和无力就诊于急诊科。患者有多年的慢性腰痛病史，一直通过注射止痛药物和理疗来控制。5 周前患者摔伤后，出现右腿后侧疼痛和麻木。疼痛渐进性加重，1 周前开始出现跛行，今晨下肢出现剧痛无法行走。患者否认有二便功能障碍，但详细询问病史，患者存在鞍区麻木(患者误以为怀孕所致)。此次患者为第三次怀孕，既往怀孕周期均正常。既往未口服任何抗凝或抗血小板药物。

生命体征

T 36.8℃，BP 138/56 mmHg，HR 89 次 / 分，SpO_2 94%。

相关实验室检查

Hb 11.3 g/dl，WBC 8.3×10^9/L，Plt 262×10^9/L，INR 1.0，aPTT 24.8 s。

体格检查

神清，对人物、地点和时间定向力正常
疼痛痛苦貌
颅神经查体正常
双侧上肢肌力 5/5 级
下肢肌力如下 *：

	屈髋	伸膝	屈膝	足背伸	足跖屈	趾伸
右下肢	3/5	3/5	3/5	3/5	3/5	3/5
左下肢	4/5	4/5	4/5	4/5	4/5	4/5

* 下肢肌力评估因患者疼痛因素检查受限

S1 皮节分布区疼痛和麻木

肛周和会阴麻木
霍夫曼征阴性
阵挛阴性
腱反射 1+
直肠张力存在
排尿后残余尿量：494 ml

会诊分级

患者表现为马尾综合征的体征和症状，影像学显示 L4-L5 腰间盘巨大突出压迫硬膜囊以至于其完全消失。患者需要紧急减压手术，手术的目标是保留神经功能，目前尚不清楚手术后神经功能的恢复情况。手术风险和获益并存，需要和患者详细沟通。考虑到患者存在尿潴留，应给予留置导尿减轻膀胱压力。因为患者需要进行急诊手术，故怀孕并不是手术绝对禁忌。手术前需要请产科团队急会诊，协助评估患者及胎儿，并协助进行围手术期妊娠期管理。这是一例紧急手术会诊。

病情评估

31 岁女性患者，怀孕 22 周，患有肥胖和慢性腰痛，此次表现为右下肢疼痛和麻木，伴双下肢无力、鞍区麻木和尿潴留。患者已存在马尾综合征，需要紧急减压手术。

治疗计划

- 请产科团队会诊并讨论术中和围手术期的管理和胎儿的监测
- 急诊行 L4-L5 椎板切除和椎间盘切除术
  - 要点
    - 杰克逊手术床
    - 备术中神经电生理监测
    - 备高速磨钻和（或）超声骨刀
    - 麻醉：与产科及麻醉科讨论麻醉细节及围手术期抗生素使用

学习要点

- 马尾综合征是一种由于马尾神经受压引起的严重并发征，会导致下肢运动、感觉、直肠 - 膀胱和（或）性功能障碍，如果不及时治疗可能会导致永久性神经功能障碍。马尾综合征属于神经外科急症，治疗方法是手术减压。

- 尽管马尾综合征是属于紧急情况，但临床上相对罕见。在对 26 项研究的系统回顾中，0.27% 的腰痛患者最终诊断为放射学和临床马尾综合征。在有马尾综合征相关体征和症状的患者中，18.9% 最终诊断为放射学和临床马尾综合征[3]。
- 由于临床体征和症状的非特异性和低预测价值，马尾综合征的诊断较为困难[4, 8]。由于马尾综合征可能会导致潜在的永久性神经功能缺损，评估和检查必须迅速进行，并依赖于仔细的病史采集、体格检查和影像学评估。
  - 需要评估每种症状的性质、严重程度和持续时间，并试图区分不同类型的二便失禁是特别重要的。
  - 关于尿失禁，重要的是要区分由马尾综合征引起的尿失禁（通常表现为尿潴留后的溢出性尿失禁）和其他非马尾综合征引起的尿失禁：
    - 急迫性尿失禁：患者常用强烈的排尿冲动，但总是不能及时去洗手间而尿液流出。
    - 压力性尿失禁：患者腹内压力增加 / 腹肌紧张（如大笑或咳嗽）时出现少量尿漏。
    - 尿频和尿急在临床上常见，比如尿路感染的患者
  - 在大便失禁方面，区分真正的失禁（感觉不到自己什么时候需要排便）还是继发于其他病因的腹泻是很重要的。
  - 常见的非马尾综合征相关尿潴留原因包括药物（如阿片类药物）、尿路感染，甚至疼痛本身。
- 重要的体格检查操作包括评估鞍区的感觉和直肠张力，如果患者排尿困难，需要测量排尿后膀胱残留尿量或膀胱容量。直肠张力降低、鞍区麻木及膀胱残余尿量过多都是马尾综合征的危险信号，但必须尽早识别。
  - 对于成年人来说，正常的排尿后膀胱残余尿量一般小于 50 ml，对于老年人来说，在 50 ~ 100 ml 之间，可以视为正常[1, 9]。
  - 异常的排尿后膀胱残余尿量的阈值定义并不清晰，最近的研究表明，如果排尿后膀胱残余尿量大于 200 ml，可大大增加对马尾综合征的怀疑[4, 9]。
  - 在某些情况下，如膀胱排空之前放置 Foley 导尿管，可在患者不知情的情况下轻轻拉动充气的 Foley 导尿管。这项测试对膀胱三角区敏感性的评估有一定价值，正常情况下会产生排尿的冲动。
- 最初的影像学评估应包括腰椎平扫 MRI。如患者脊柱有金属内植物，可行包含金属内植物兼容序列的 MRI 检查或 CT 脊髓造影检查。

- 由于马尾综合征患者存在广泛的异质性，近期一些研究试图将马尾综合征进行分型，包括[5-7]：
  - 不完全型马尾综合征：患者有马尾综合征的客观证据（通常伴有感觉和膀胱功能的改变），但仍能自主控制排尿。
  - 尿潴留型马尾综合征：患者有神经源性尿潴留，膀胱肌肉瘫痪、失支配，最终出现溢出性尿失禁。
  - 一些研究表明，尿潴留型马尾综合征患者的预后比不完全型马尾综合征患者更差。
- 手术干预包括紧急腰椎管减压，以最大限度地提高功能恢复的机会。家庭成员和患者须知晓手术的目标是防止进一步或永久性的神经功能缺损，但不能保证功能的改善。
- 减压手术的时间是有争议的，在文献中没有强有力的证据来支持手术的具体时间。总的来说，干预越早，预防神经功能衰退的机会就越大，同时最大限度地提高可恢复的可能[2]。

（Ann Liu，Yike Jin 著　黄　鑫 译　吴　超 审校）

参考文献

1. Ballstaedt L, Woodbury B. Bladder Post Void Residual Volume. [Updated 2020 Aug 27]. in: *StatPearls [Internet]*. Treasure Island (FL). StatPearls Publishing; 2020 Jan; 2020. Available from: https://www.ncbi.nlm.nih.gov/books/NBK539839/.
2. Chau AM, Xu LL, Pelzer NR, Gragnaniello C. Timing of surgical intervention in cauda equina syndrome: a systematic critical review. *World Neurosurgery*. 2014;81(3–4):640–650.
3. Hoeritzauer I, Wood M, Copley PC, Demetriades AK, Woodfield J. What is the incidence of cauda equina syndrome? A systematic review [published online ahead of print, 2020 Feb 14]. *J Neurosurg Spine*. 2020:1–10.
4. Katzouraki G, Zubairi AJ, Hershkovich O, Grevitt MP. A prospective study of the role of bladder scanning and post-void residual volume measurement in improving diagnostic accuracy of cauda equina syndrome. *Bone Joint J*. 2020;102-B(6):677–682.
5. Sun JC, Xu T, Chen KF, et al. Assessment of cauda equina syndrome progression pattern to improve diagnosis. *Spine (Phila Pa 1976)*. 2014;39(7):596–602.
6. Todd NV, Dickson RA. Standards of care in cauda equina syndrome. *Br J Neurosurg*. 2016;30(5):518–522.
7. Todd NV. Early cauda equina syndrome (CESE). *Br J Neurosurg*. 2017;31(4):400.
8. Todd, N. V. Guidelines for cauda equina syndrome. Red flags and white flags. Systematic review and implications for triage. *Br J Neurosurg*. 31(3):336–339.
9. Venkatesan M, Nasto L, Tsegaye M, Grevitt M. Bladder scans and postvoid residual volume measurement improve diagnostic accuracy of cauda equina syndrome. *Spine (Phila Pa 1976)*. 2019;44(18):1303–1308.

39 腰椎融合术后右腿疼痛无力

会诊信息

73 岁男性，既往有腰椎手术史，主诉右腿疼痛和大腿无力。MRI 提示滑膜囊肿。

初始影像

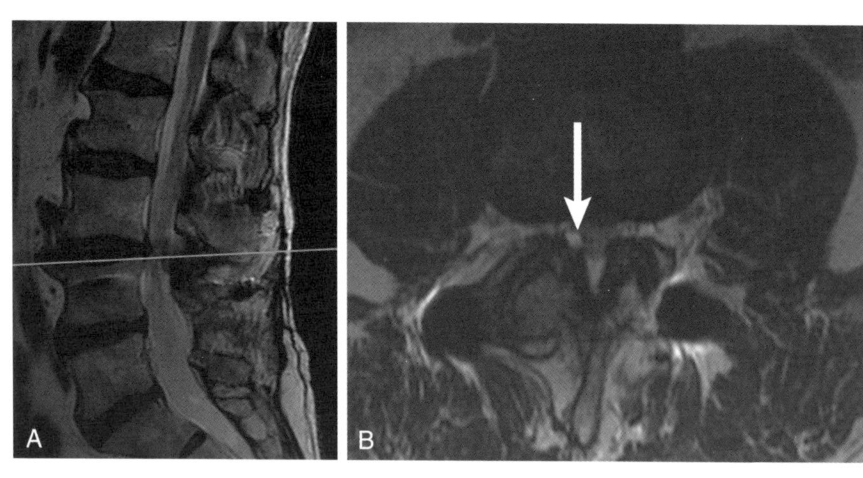

图 39.1 腰椎磁共振 T2 加权像矢状位（A）和轴位（B）图像显示，双侧小关节增生导致严重的 L3-L4 椎管狭窄，该节段可见右侧滑膜囊肿（箭头所示）及侧隐窝和椎间孔狭窄。可见患者之前 L4-L5 融合术后内固定的伪影。这些影像学表现提示相邻节段退变

会诊前思考点

- 患者神经系统查体如何？
- 患者是否有其他症状（如腰痛、直肠或膀胱症状、鞍区麻木）？
- 症状持续时间？
- 患者之前的手术方式？手术时间？术前症状？术后症状是否消失？

- 患者目前的症状与上次手术前症状是否相似?
- 患者是否尝试保守治疗?
- 患者是否存在合并症?

现病史

73 岁男性患者，因右膝及右腿疼痛 6 个月、加重数天入急诊科就诊，既往高血压、高脂血症、冠心病，曾行冠脉搭桥术、前列腺癌根治术以及 L4-L5 减压融合术。

患者 5 年前因左足无力出现行走困难。症状逐渐加重 1 年后，患者于外院行 L4-L5 减压固定融合术。术后患者双下肢症状加重，出现左足下垂以及右足部分下垂。术后患者行理疗数周，症状无明显改善。

患者数月前开始出现明显的右侧腰痛，沿右侧膝关节放射至脚踝。偶尔出现疼痛从脚踝放射到右大腿。从腰部放射至右膝的疼痛最剧烈，呈尖锐的刺痛，VAS 评分可达 9 分，有时腰痛并不明显。站立和行走时腰腿痛加重，平躺时疼痛减轻。他的疼痛程度远超之前。患者诉逐渐行走困难，否认有肠道或膀胱症状。否认有任何肢体麻木、刺痛以及鞍区麻木症状。否认有创伤或者其他诱因。

患者 3 周前行右侧 L3-L4 硬膜外类固醇注射后症状缓解了 1 周，但是近期再次出现疼痛症状并逐渐加重。患者行理疗效果不佳。患者最近未复查腰椎影像学检查，也未去找术者复查。

患者每日服用 81 mg 阿司匹林治疗冠心病，未服用其他抗血小板及抗凝血药物。

生命体征

T 36.5℃，HR 66 次 / 分，BP 145/68 mmHg，SpO_2 96%。

相关实验室检查

Hb 14.7 g/dl，WBC 4.2×10^9/L，Plt 112×10^9/L。

体格检查

对人物、地点和时间定向力正常

双侧上肢肌力 5/5 级

双侧下肢肌力：

	屈髋	伸膝	屈膝	足背伸	足跖屈	伸趾
右下肢	5/5	4/5	5/5	4+/5*	4+/5*	4+/5*
左下肢	5/5	5/5	5/5	5/5	4/5*	4/5*

* 患者首次术后力量整体偏弱

浅感觉正常
霍夫曼征阴性
肌张力正常
全身反射 2+
无鞍区麻木
肠鸣音正常

会诊分级

患者无明显诱因出现腰痛及右下肢疼痛数月。影像学检查提示 L3-L4 节段右侧滑膜囊肿，导致椎间孔及侧隐窝狭窄。相邻节段关节突关节应力增加是内固定或融合手术后常见的远期风险之一。本例患者 L4-L5 融合导致 L3-L4 和 L5-S1 的关节突关节所受的应力增加。不断增加的应力会导致关节突关节的加速退变以及韧带肥厚，或是和本例患者一样出现滑膜囊肿。

脊柱疾病患者的症状多种多样（例如：腿痛，腰痛，肢体无力，感觉障碍），鉴别慢性症状及严重症状非常重要。必须评估患者的症状是否与影像学相符。尽管该患者主诉腰痛及腿痛，但其最严重的症状是右腿至右膝的放射痛。查体可见右股四头肌肌力减弱。患者的疼痛、无力症状与 L3 或 L4 神经根受压有关，极有可能是由于右侧 L3-L4 的滑膜囊肿导致。患者已经尝试了非手术治疗，包括封闭及理疗，效果不佳。患者的症状持续恶化，具有手术减压的指征。患者术前需要通过腰椎过伸过屈位 X 线检查来评估 L3-L4 的动态稳定性，以决定减压后是否还需要固定融合。

由于患者的症状是在数月内逐渐加重，急诊处理后患者的疼痛症状如能缓解，可出院后安排择期手术。患者在急诊室进行了药物止痛，但疼痛无法缓解，患者积极要求手术治疗。将该患者收入病房，并由医疗团队进行最佳的术前评估。这是一次非急诊的手术会诊。

病情评估

73 岁男性患者，L4-L5 减压融合术后足下垂，主诉右膝和右腿部疼痛 6

个月及新发右侧股四头肌无力。腰椎磁共振提示相邻节段退变，L3-L4 节段右侧滑膜囊肿导致椎间孔及侧隐窝狭窄。考虑到患者保守治疗无效，患者将行减压手术，必要时融合固定。

治疗计划

- 收入神经外科病房
- 腰椎过伸过屈位 X 线检查评估动态稳定性
- 对患者冠心病及冠脉搭桥术后病史行会诊术前风险分级
- 继续口服阿司匹林 81 mg/d
- 手术计划：L3-L4 后路减压滑膜囊肿切除及内固定至 L3
  - 要点：
    - 杰克逊手术床
    - 术中神经电生理监测：体感诱发电位 / 肌电图
    - 高速磨钻
    - 谨记脊柱翻修手术损伤硬膜的风险
    - 必要时行内固定融合术

学习要点

- 脊柱融合术后手术节段活动度下降导致邻椎病是值得关注的问题。这一术语包含两个概念：相邻节段退变以及相邻节段疾病。相邻节段退变是指融合后相邻节段的影像学变化，而相邻近节段疾病是指影像学变化的同时出现了临床症状[1]。
- 目前尚不清楚相邻节段的病理变化是由于融合术后压力增加还是腰椎退变疾病的自然进展。
- 在一项最新的荟萃分析中，相邻节段退变的总发生率为 27.8%，而相邻节段疾病的总发病率为 7.6%。这项研究中，邻近节段的再手术率为 4.6%[1]。
- 相邻关节的应力增加可表现为关节退变加重、关节增生、韧带肥厚以及滑膜囊肿形成。
- 滑膜囊肿是关节突关节的关节囊中硬膜外积液形成的良性囊肿。其发病机制尚不清楚，但被认为是脊柱不稳定的标志，因为其破坏了关节突关节[2]。最近的荟萃分析表明，滑膜囊肿可能与关节突关节的骨性关节炎有关，合并患病率为 89.3%[2]。

- 邻椎病的非手术措施包括抗炎药物、物理治疗、止痛药物注射和疼痛管理。对于滑膜囊肿，可尝试行 CT 引导下囊肿穿刺抽吸。
- 如果非手术治疗失败和（或）患者症状恶化，需要手术干预。手术治疗包括单纯减压或减压固定融合。

（Yike Jin 著 张一博 译 司 雨 审校）

参考文献

1. Donnally 3rd CJ, Patel PD, Canseco JA, et al. Current incidence of adjacent segment pathology following lumbar fusion versus motion-preserving procedures: a systematic review and meta-analysis of recent projections. *Spine J*. 2020;20(10): 1554–156.
2. Ramhmdani S, Ishida W, Perdomo-Pantoja A, Witham TF, Lo SL, Bydon A. Synovial cyst as a marker for lumbar instability: a systematic review and meta-analysis. *World Neurosurg*. 2019;122:e1059–e1068.

40 车祸后肢体麻木无力

会诊信息

55 岁男性，C4-C6 融合术后。车祸伤后右上肢感觉障碍伴无力。

初始影像

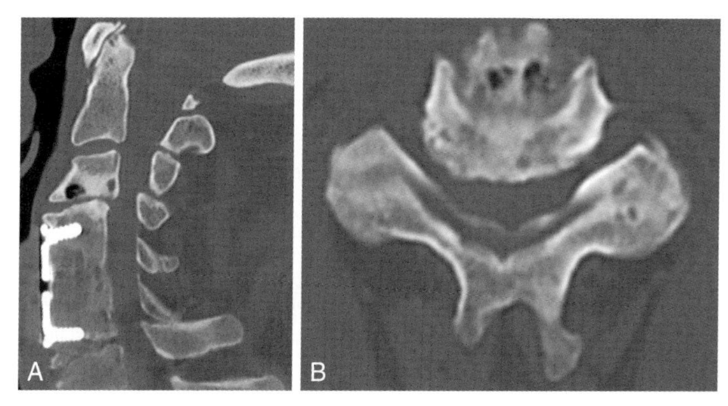

图 40.1 （A）颈椎平扫 CT 矢状位图像显示患者 C4-C6 前路融合以及 C3-C4 终板硬化。同样可见 C3-C4 水平 I 度滑脱。（B）轴位图像提示 C3-C4 节段严重狭窄，无明显骨折

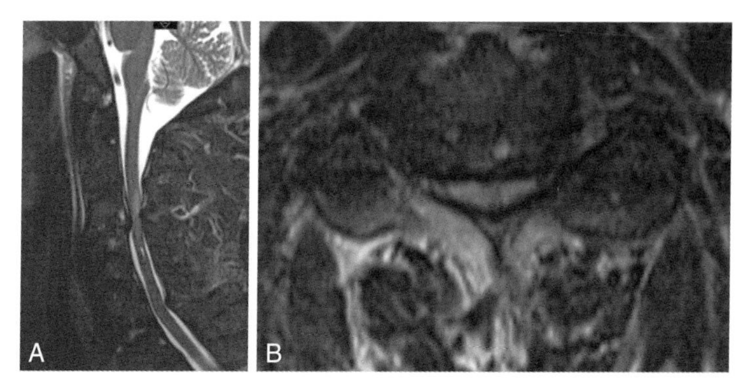

图 40.2 颈椎平扫 MRI 矢状位（A）和轴位（B）压脂像显示 C3-C4 严重狭窄，脊髓在该节段信号增高。无明显韧带损伤或断裂

会诊前思考点

- 患者目前的 ABCs 情况如何？创伤团队是否评估过该患者？
- 患者运动感觉障碍的严重程度如何？只有右上肢肌力下降还是同时累及其他肢体？
- 患者上次手术情况如何？手术时间以及手术指征？
- 患者是否合并其他损伤？
- 患者的既往史？
- 患者是否服用抗血小板或抗凝血药物？

现病史

55 岁男性患者，有房颤病史。车祸伤后颈部剧痛伴四肢麻木入急诊科就诊。

患者 25 年前车祸伤后行前路 C4-C6 椎间盘切除固定融合术。术后患者左上肢肌力恢复至术前的 90%，除此之外无不适。5 年前患者行颈椎 MRI 提示已有邻椎病，C3-C4 节段严重椎管狭窄。

患者今晨开车被追尾，头部撞击至方向盘。患者伤后立即出现颈部剧痛，伴四肢针扎感及全身麻木，四肢运动障碍。患者每日服用阿司匹林 81mg，今晨已服。患者曾因心房颤动服用利伐沙班，行心脏消融术后已停药 6 个月。

患者于急诊科紧急行颈椎 CT 检查，结果提示无新发骨折，但 C3 相较于 C4 融合体滑脱导致严重的椎管狭窄。随后行颈椎 MRI 提示 C3-C4 处严重狭窄合并脊髓信号改变。创伤评估无其他损伤。

生命体征

T 36.6℃，HR 61 次 / 分，BP 115/76 mmHg，SpO_2 97%。

相关实验室检查

暂无。

体格检查

ASIA 评级 C 级
神清，对时间、地点、人物定向力正常
颈托制动，颈部剧痛表现

	三角肌	肱二头肌	肱三头肌	屈腕	伸腕	握拳
右上肢	4+/5	5/5	1/5	2/5	1/5	1/5
左上肢	4+/5	5/5	1/5	2/5	1/5	1/5

	屈髋	伸膝	屈膝	足背伸	足跖屈
右下肢	2/5	1/5	1/5	3/5	3/5
左下肢	2/5	1/5	1/5	3/5	3/5

双手及双腿轻触觉减退
无阵挛，霍夫曼征阴性
无反射亢进
肠鸣音正常

会诊分级

考虑到患者的受伤机制，需完成全面的创伤评估。目前患者血流动力学稳定，平均动脉压 89 mmHg，呼吸正常。患者的无力及感觉障碍症状考虑为脊髓中央综合征，由车祸伤时颈部过伸合并已有的 C3-C4 椎管狭窄所致。无论何种颈椎损伤，颈托制动都非常关键。严密血压监测并提高目标平均动脉压可以保证脊髓良好的灌注。患者需要减压及固定手术。在此期间，患者将被送入重症监护室以维持较高的平均动脉压。这是一个紧急手术会诊。

病情评估

55 岁男性，C4-C6 前路椎间盘切除固定融合术后，车祸伤后出现严重颈部疼痛，四肢麻木无力，就诊于急诊科。颈椎 CT 提示 C3-C4 邻椎病，颈椎 MRI 提示该节段严重椎管狭窄合并脊髓信号改变，考虑脊髓中央综合征。

治疗计划

- 全面创伤评估（如未完善）
- 收入重症监护病房，每小时进行神经功能评估
- 入院化验：血常规、骨形态蛋白、血小板、血型与抗体筛检，储备 2 单位血液及 1 单位血小板用于手术
- 动脉置管及尿管
- 平均动脉压＞85 mmHg 以保证脊髓灌注，必要时加用血管升压药

- 患者有房颤病史，请心内科会诊评估手术风险
- 不应用激素
- 颈后路减压融合术
  - 要点：
    - 头架
    - 术中神经电生理监测：运动诱发电位 / 体感诱发电位 / 肌电图
      - 翻身前监测运动诱发电位 / 体感诱发电位
    - X 线透视，术中 CT
    - 高速磨钻，脊柱融合器械
    - 植骨
    - 麻醉：平均动脉压 > 85 mmHg 以保证脊髓灌注（特别是麻醉诱导期间），应用抗生素
- 术后入重症监护病房
- 必要时，早期评估并进行物理治疗

学习要点

- 中央脊髓综合征是一种不完全性脊髓损伤，是一种临床诊断。通常，运动障碍对上肢（尤其是手）的影响重于下肢，感觉障碍可呈“斗篷式”分布于背部和上肢。症状的性质和严重程度因损伤程度而异。诱因包括颈椎管狭窄、骨赘形成以及颈椎病。
- 中央脊髓综合征通常发生于过伸损伤合并椎管狭窄。然而，其也可由骨折脱位损伤、急性椎间盘突出症和罕见的无影像学异常引起[2]。
- 初始创伤评估很重要：确保气道安全、维持血流动力学稳定以及评估其他损伤。高达 30% 的颈椎损伤患者在脊柱其他节段有非连续性损伤[2]。
- 神经功能预后因人而异。功能恢复首先从下肢开始，然后是膀胱功能，最后是上肢。手和手指功能最后恢复（如果能恢复的话）[2]。
- 在因狭窄而非骨折导致脊髓中央综合征的患者中，在没有干预的情况下，神经功能可不同程度地自我恢复。中央脊髓综合征患者采取手术治疗或药物治疗的相关研究目前较少，手术在这类患者中所起的作用存在争议[2]。
- 2013 年神经外科医师协会（CNS）创伤指南，针对急性创伤性脊髓中央综合征的 3 级建议[2]如下：
  - 推荐重症监护，尤其是严重神经功能障碍的患者。
  - 伤后第 1 周维持平均动脉压至 85 ~ 90 mmHg。

- 推荐对于骨折脱位损伤行早期复位。
- 推荐手术减压，尤其对于有局部和前方压迫的患者。

- 中央脊髓综合的手术时机存在争议，但在第一次入院时手术已达成共识[3]。2012年急性脊髓损伤手术时机研究是一项评估手术时机的前瞻性、多中心队列研究[6]。该研究涉及6家成人颈椎创伤（不局限于中央脊髓综合）中心。24 h内为早期减压，超过24 h为延迟减压。研究得出结论，24 h内早期减压可改善神经功能预后。改善的定义为在6个月随访时ASIA损伤评级至少上升2个等级。尽管早期减压可改善神经功能的预后，但早期减压和延迟减压在并发症发生率以及死亡率方面没有统计学差异。
- 应用激素治疗中央综合征存在争议，尽管一些研究[4, 5]发现，脊髓损伤后8 h内给予甲泼尼龙有助于改善神经功能，2013年CNS创伤指南[7]不建议使用甲泼尼龙。没有Ⅰ类或Ⅱ类证据支持其临床获益；然而，有Ⅰ、Ⅱ和Ⅲ类证据表明，应用大剂量激素有显著的致病率和死亡率。
- 对于椎管狭窄导致的急性创伤性中央脊髓综合征患者，其神经功能预后的预测因素包括：入院ASIA运动评分、最大压迫点处脊髓中矢状径、最大椎管侵占率、MRI T2加权像上的脊髓损伤长度以及年龄[1]。

（Ann Liu，Yike Jin 著　张一博 译　耿仁强 审校）

参考文献

1. Aarabi B, Alexander M, Mirvis SE, et al. Predictors of outcome in acute traumatic central cord syndrome due to spinal stenosis. *J Neurosurg Spine*. 2011;14(1):122–130.
2. Aarabi B, Hadley MN, Dhall SS, et al. Management of acute traumatic central cord syndrome (ATCCS). *Neurosurgery*. 2013;72(suppl 2):195–204.
3. Anderson KK, Tetreault L, Shamji MF, et al. Optimal timing of surgical decompression for acute traumatic central cord syndrome: a systematic review of the literature. *Neurosurgery*. 2015;77(suppl 4):S15–S32.
4. Bracken MB. Steroids for acute spinal cord injury. *Cochrane Database Syst Rev*. 2012;1(1):CD001046. Published 2012 Jan 18.
5. Bracken MB, Shepard MJ, Collins Jr WF, et al. Methylprednisolone or naloxone treatment after acute spinal cord injury: 1-year follow-up data. Results of the second National Acute Spinal Cord Injury Study. *J Neurosurg*. 1992;76(1):23–31.
6. Fehlings MG, Vaccaro A, Wilson JR, et al. Early versus delayed decompression for traumatic cervical spinal cord injury: results of the Surgical Timing in Acute Spinal Cord Injury Study (STASCIS). *PLoS One*. 2012;7(2):e32037.
7. Hurlbert RJ, Hadley MN, Walters BC, et al. Pharmacological therapy for acute spinal cord injury. *Neurosurgery*. 2013;72(suppl 2):93–105.

41 背部疼痛和腿部无力加重

会诊信息

73 岁男性，既往舒张性心力衰竭病史，此次就诊主诉背痛、下肢无力和反复发作的跌倒。

初始影像

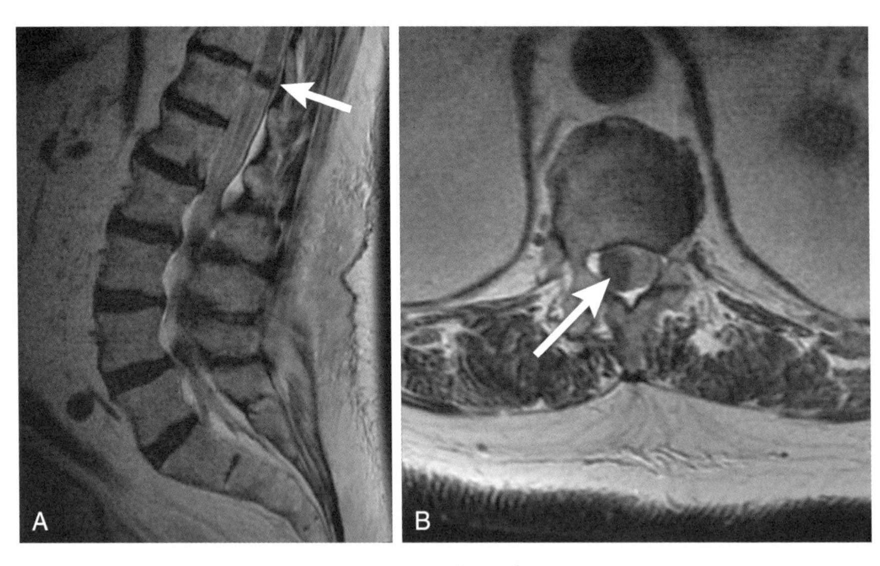

图 41.1 （A）胸腰椎平扫 MRI 矢状位 T2 加权像显示，在 T11-T12 处有一个圆形、边界清晰、低信号的硬膜内肿块，其基底广泛位于硬膜边缘（箭头）。（B）轴位图像显示右侧侧隐窝内的硬膜内肿块（箭头），导致椎管狭窄，远端胸段脊髓 / 终丝向左移位并受压。肿块仅有轻度强化（此处未显示），可见致密钙化

会诊前思考点

- 患者神经系统检查情况如何？
- 患者还有其他症状吗？是否有任何报警症状或马尾综合征？

- 患者症状出现多久了（例如急性、慢性、进行性）？
- 患者症状与影像学检查结果是否相符？
- 患者有癌症病史吗？
- 患者是否有合并症？他是否正在服用任何抗凝或抗血小板药物？
- 患者是否需要手术？如果需要，什么时候手术？

现病史

一名 73 岁男性患者，患有阻塞性睡眠呼吸暂停、慢性阻塞性肺疾病、病态肥胖、结肠癌（30 年前行结肠切除术）和慢性舒张性心力衰竭，因无法控制的背痛 2 天就诊于急诊科。6 个月前，他开始出现下腰痛，没有任何外伤或诱因。自那时以来，他的疼痛逐渐加重，并出现下肢无力和反复发作的跌倒。在过去的 3 年里，由于步态不稳，他一直使用拐杖，但现在由于无力需要助行器。他还注意到，新出现了二便失禁。他否认有任何腿部麻木、放射性疼痛或鞍区麻木。他以前每天抽一包烟，但 40 年前就戒烟了。他每天服用阿司匹林 81 mg，但没有服用其他抗凝药物。

生命体征

T 35.7℃，HR 63 次 / 分，BP 144/67 mmHg，SpO_2 95%。

相关实验室检查

无。

体格检查

神清，对人物、地点和时间定向力正常
颅神经正常

	三角肌	肱二头肌	肱三头肌	腕屈肌	腕伸肌	握力
右	5/5	5/5	5/5	5/5	5/5	5/5
左	5/5	5/5	5/5	5/5	5/5	5/5

	屈髋	屈膝	伸膝	足背伸	足跖屈
右	4+/5	4+/5	4+/5	4+/5	4+/5
左	4+/5	4+/5	4+/5	4+/5	4+/5

浅感觉正常
霍夫曼征阴性
双侧下肢肌张力明显增高
膝反射 3+
右踝阵挛 3 次，左踝阵挛 1 次
右足背伸；左足跖屈
无鞍区麻木
肌张力完整
脊柱触诊或叩诊无压痛
膀胱扫描：600 ml 残余尿量

会诊分级

患者表现为背痛、双下肢无力、跌倒，检查发现有长束体征，表现为反射亢进、肌张力增高和阵挛。这些体征和症状与新发现的压迫性 T11-T12 硬膜下占位相符，提示为脊膜瘤。MRI 显示肿物在 T1 和 T2 加权像上明显低信号，轻微强化，与肿块致密钙化相符。

由于患者症状逐渐加重，将入院接受神经外科治疗，可能需要制订手术计划。由于患者疼痛加重，但症状在几个月内基本稳定，没有急性恶化，因此不需要紧急手术。鉴于患者有明显的医学合并症，最好先进行术前评估，请相关医学团队进行术前风险评估的会诊。停用阿司匹林。患者可疑存在尿潴留，因此将放置导尿管。入院期间，物理治疗和预防跌倒的措施至关重要。如果可以进行手术，手术的主要目标是防止进一步的神经功能减退。很难预测手术后他将恢复多少功能，而且鉴于他的合并症，手术风险相当高。在与患者讨论手术的风险和益处时，应强调这一点。这是一个非紧急但可能需要手术的会诊。

病情评估

这是一名 73 岁男性，每天服用阿司匹林 81 mg，有多种合并症，表现为下腰痛、下肢无力和步态不稳 6 个月，且背痛急剧加重。影像学检查显示 T11-T12 致密性硬膜下占位，提示为脊膜瘤。鉴于他的复杂病史，他将在决定手术之前接受术前准备和风险评估。

治疗计划

- 入神经外科病房
- 术前风险评估，请内科医生会诊
- 放置 Foley 导尿管
- 口服止痛药
- 防跌倒措施
- 考虑进行 CT 检查以评估肿块内的钙化情况（图 41.2）
- 如果经过内科医生的批准且患者希望进行手术，则制订手术计划，进行 T12 椎板成形术以切除硬膜内肿瘤
  - 要点：
    - Jackson 手术床
    - 术中透视定位
    - 术中神经监测：MEP/SSEP/EMG
    - 高速磨钻和（或）超声骨刀
    - 显微器械
    - 显微镜
    - 超声吸引器
    - 双极电凝
    - 术中超声
    - 硬膜闭合计划：直接缝合、纤维蛋白胶和（或）纤维蛋白密封剂贴片
    - 麻醉注意事项：避免低血压，平均动脉压＞85 mmHg，抗生素
- 术后患者将入住神经重症监护病房
- 早期活动和物理治疗评估

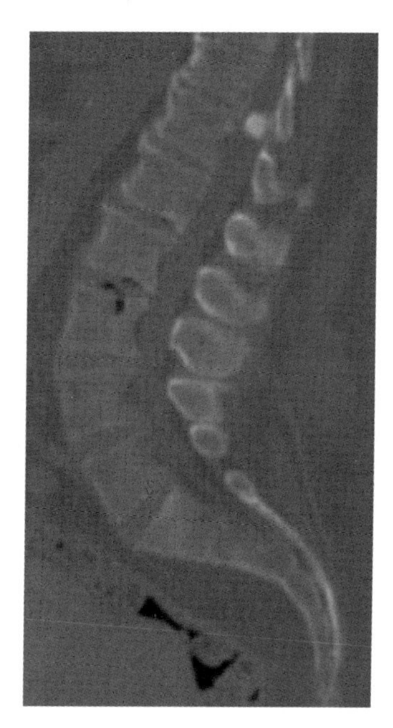

图 41.2 胸腰椎平扫 CT 矢状位显示整个肿块内有明显的高密度，表明有重度钙化

学习要点

- 硬脊膜下脊髓肿瘤根据其与硬脑膜和脊髓实质的关系分为髓内或髓外肿瘤。大多数硬脊膜下肿瘤是良性、低级别病变。
- 髓外硬膜下肿瘤在成年人中更常见，最常见的是脊膜瘤、神经源性肿瘤（如神经鞘瘤、神经纤维瘤）或副神经节瘤。髓内肿瘤包括室管膜瘤、星形细胞瘤和血管母细胞瘤。
- 硬脊膜下脊髓肿瘤的表现取决于其位置、大小和生长速度。
- 脊膜瘤是实性、边界清晰、光滑、圆形、经常钙化的肿瘤，伴有边缘硬膜增厚（硬脑膜尾征）。它们更常见于女性，通常发现于胸脊髓背外侧区域[1,3,5]。
- 由于脊膜瘤通常生长缓慢，因此在患者出现神经功能障碍之前可能会出现明显的脊髓压迫。背痛和根性疼痛通常先于无力和感觉缺损，而二便功能障碍通常是晚期出现[3]。
- 脊膜瘤在 T2 加权像上显示轻度高信号，但在 T1 加权像上显示等信号至低信号。钆喷替酸葡甲胺注射后，除钙化区外，均匀增强[1,5]。
- 当安全和可能时，完全（近全）切除脊膜瘤是最佳的治疗方式。对于粘连的肿瘤，可以考虑部分切除，以最大限度地提高神经功能，同时最大限度地减少脊髓损伤风险[3]。
- 通常，部分切除的患者可以在门诊随访，以监测肿瘤生长和复发的迹象。对于次全切除和高级别肿瘤，可以考虑辅助放疗[3,4]。
- 脊膜瘤术后的脊髓功能和神经功能预后良好，有几项研究表明大多数患者的功能得到改善。手术复发的风险因素包括广泛的肿瘤钙化和高龄[3]。

（James Feghali，Daniel Lubelski，Yike Jin 著 张嘉 译 司 雨 审校）

参考文献

1. Abul-Kasim K, Thurnher MM, McKeever P, Sundgren PC. Intradural spinal tumors: current classification and MRI features. *Neuroradiology*. 2008;50:301–314.
2. Parsa AT, Lee J, Parney IF, Weinstein P, McCormick PC, Ames C. Spinal cord and intradural-extraparenchymal spinal tumors: current best care practices and strategies. *J Neurooncol*. 2004;69:291–318.
3. Ravindra VM, Schmidt MH. Management of spinal meningiomas. *Neurosurg Clin N Am*. 2016;27(2):195–205.
4. Setzer M, Vatter H, Marquardt G, Seifert V, Vrionis FD. Management of spinal meningiomas: surgical results and a review of the literature. *Neurosurg Focus*. 2007;23:E14.
5. Van Goethem JWM, van den Hauwe L, Ozsarlak O, De Schepper AMA, Parizel PM. Spinal tumors. *Eur J Radiol*. 2004;50:159–176.

42 急性下肢无力

会诊信息

45 岁男性患者，既往有转移性结直肠癌病史，无法行走。

初始影像

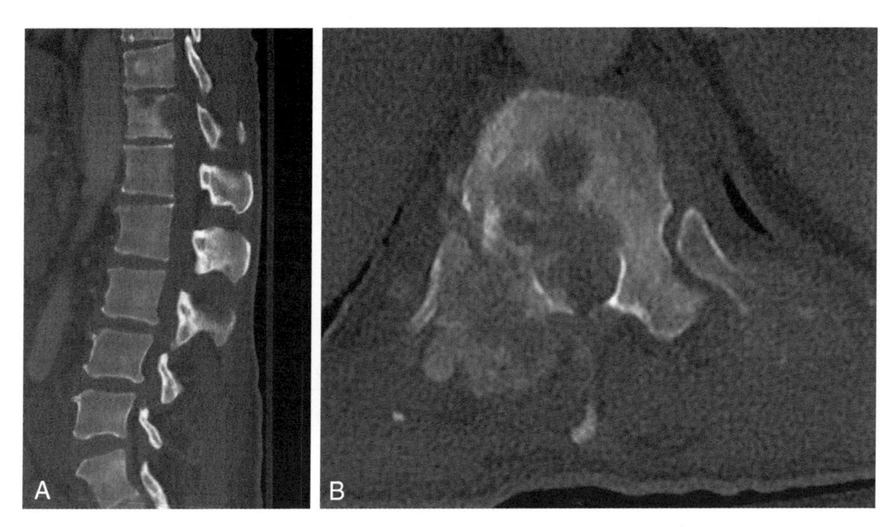

图 42.1 （A）矢状位胸腰椎平扫 CT 显示 T12 椎体溶骨性病灶，脊柱序列正常。无椎体塌陷迹象。整个脊柱有弥漫性的骨内病变（未图示）。（B）轴位像显示 T12 病灶向脊髓腹侧延伸，累及后侧成分（右侧比左侧严重）

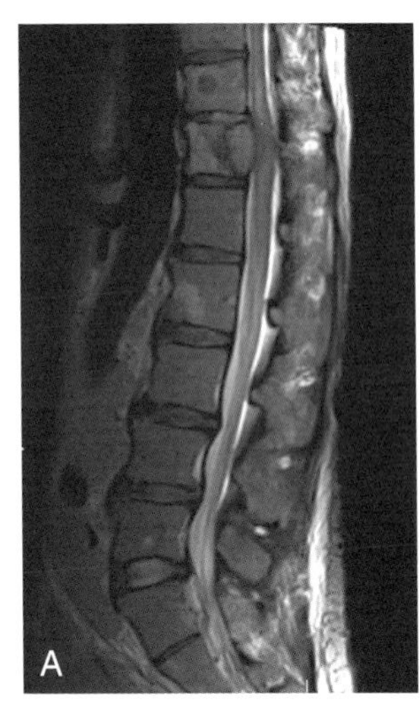

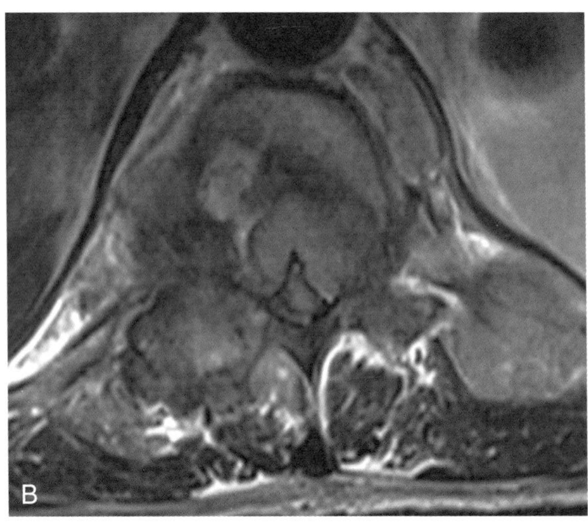

图 42.2 （A）胸腰平扫 MR 矢状位 T2 加权像显示 T12 处有一膨胀性病变，向后延伸至硬膜外。在 T11-T12 处有脊髓信号改变，整个胸腰椎有多处骨内病变。（B）T11-T12 处的轴位序列显示硬膜外环形脊髓压迫，脊髓周围脑脊液信号存在

会诊前思考点

- 患者神经系统检查——他有哪些神经功能缺损？
- 患者为何无法行走？是因为疼痛还是无力？
- 患者有肠道或膀胱功能障碍吗？
- 患者的症状有多久了？
- 患者的肿瘤病史是什么？是否已知肿瘤转移到大脑或脊柱？
- 患者基线功能状态如何？患者结直肠癌的预后如何？
- 患者是否急需手术治疗？
- 患者是否正在服用任何抗凝或抗血小板药物？

现病史

一名 45 岁男性，患有转移性结直肠癌，手术切除和化疗治疗后。因双侧腿部无力和无法行走 3 天到急诊就诊。患者 1 年前被诊断为结直肠癌，但最初拒绝手术，仅选择化疗 7 个月。在此期间，发现患者 T12 椎体有转移病灶。患者对化疗的反应一般，最终接受了结直肠癌手术切除和结肠造口术。由于结直肠癌近期进展，患者计划开始姑息性放疗。

患者报告称，3 天前还能步行去看医生，但自那时以来，腿部逐渐无力。

自那次就诊以来，无法行走。在此之前，他能够自己完成所有的日常活动。患者腿部有麻木和刺痛感，但否认有二便功能障碍。患者几个月来一直有腰痛，并放射至腿部，活动时加重。疼痛会让患者偶尔从睡眠中醒来。他未服用任何止痛药，否认使用任何抗血小板或抗凝药物。

其他的影像学检查显示双侧弥漫性深静脉血栓（deep venous thromboses，DVT），非闭塞性肺栓塞（pulmonary emboli，PE），右肝病变，转移性淋巴结病，右锁骨骨折和左大转子溶解性病变[1]。

生命体征

T 37.2℃，HR 107 次 / 分，BP 181/110 mmHg，SpO_2 99%。

相关实验室检查

无。

体格检查

神清，对人物、地点和时间定向力正常
恶病质
颅神经功能正常

	三角肌	肱二头肌	肱三头肌	腕屈肌	腕伸肌	握力
右	5/5	5/5	5/5	5/5	5/5	5/5
左	5/5	5/5	5/5	5/5	5/5	5/5

	屈髋	屈膝	伸膝	足背伸	足跖屈
右	1-2/5	1-2/5	1-2/5	3/5	4/5
左	1-2/5	1-2/5	1-2/5	3/5	4/5

双下肢感觉轻度减退
无阵挛，霍夫曼征阴性
无反射亢进
足背伸
肌张力正常
无鞍区麻木

脊柱肿瘤不稳定评分（Spinal Instability Neoplastic Score，SINS）

部位：3（交界处）；体位性疼痛：3（运动性疼痛）；骨病变：2（溶骨性）；椎体序列：0（正常）；椎体塌陷：1（塌陷涉及 > 50% 的椎体）；后外侧累及：3（双侧）。

总分：12。

会诊分级

患者患有转移性结肠癌，表现为急性无法行走，原因是 T12 病灶导致的 3 级硬膜外脊髓压迫（epidural spinal cord compression，ESCC）引起的腿部进行性无力。虽然脊髓压迫引起的急性无力通常被认为是需要手术减压的神经外科急症，但在决定治疗方法之前，必须考虑患者的复杂癌症病史以及整体预后。即使在目前的临床症状之前，尽管进行了全身化疗和手术，患者的癌症已经进展。在急诊室的最新影像学检查中，他有多处新的转移灶，在与他的主管肿瘤医生讨论后，他的总体生存预计不到 3 个月。此外，他还有新的深静脉血栓和肺栓塞，这会增加手术减压的风险。由于他已经超过 48 h 不能行走，即使进行手术也无法确定他能恢复多少。与患者和他的妻子进行了坦诚的讨论，讨论了所有这些观点，他们最终拒绝了手术。他将由医疗团队收入院治疗新的深静脉血栓和肺栓塞，并将紧急咨询放射肿瘤学团队对脊柱病变进行姑息性放疗。这是一次紧急但最终未手术的会诊。

病情评估

45 岁男性，患有进行性转移性结直肠癌，表现为近 3 天逐渐无力，直至无法行走。脊柱成像显示 T12 处有明显的环周性脊髓压迫。鉴于他的疾病进展和整体预后不良，生存期不到 3 个月，患者拒绝手术减压并选择放疗。

治疗计划

- 入住内科病房
- 高剂量皮质类固醇治疗脊髓压迫（地塞米松 10 mg 静脉注射，然后每 6 小时 4 mg）
- 服用皮质类固醇期间使用质子泵抑制剂
- 咨询放射肿瘤学家进行紧急放疗
- 咨询肿瘤医生对转移性结直肠癌和皮质类固醇进行全面管理
- 从神经外科角度来看，对患者的 DVT 和 PE 进行抗凝治疗没有限制
- 无活动约束

学习要点

- 硬膜外脊柱肿瘤的临床体征和症状取决于肿瘤在脊柱的位置、生长速度、骨质累及程度和神经压迫程度。患者可能表现为颈椎病变（第 35 章）、颈部疼痛（第 36 章）、胸椎病变（第 37 章）或马尾综合征（第 38 章）。
- 硬膜外脊髓肿瘤的鉴别诊断包括：

转移瘤	溶骨肿瘤：淋巴瘤癌、肺癌、乳腺癌、前列腺癌、肾癌 成骨肿瘤：前列腺癌、乳腺癌
原发脊柱肿瘤	脊索瘤、骨样骨瘤、成骨细胞瘤、动脉瘤性骨囊肿、软骨肉瘤、骨软骨瘤、血管瘤、巨细胞瘤
其他	浆细胞瘤、多发性骨髓瘤、尤因肉瘤、神经纤维瘤、神经鞘瘤

- 这些肿瘤的管理和手术减压通常需要多个团队（例如肿瘤学、放疗学）的合作，具体取决于病变类型、位置和对全身治疗的反应。
- 脊柱是转移性疾病最常见的骨转移部位，可以通过血液播散、直接扩展或脑脊液播散转移到脊柱。转移性硬膜外脊髓压迫（metastatic epidural spinal cord compression，MESCC）最常见于乳腺癌、肺癌或前列腺癌[5, 8]。
- 硬膜外脊髓压迫量表用于根据 MRI 对压迫程度进行分级[2]。
  - 0 级：仅骨质病变
  - 1 级：
    - 1a：硬膜外受压，但无硬脊膜囊变形
    - 1b：硬脊膜囊变形，但无脊髓接触
    - 1c：硬脊膜囊变形，接触脊髓，但无脊髓压迫
  - 2 级：脊髓受压，可见脊髓周围脑脊液
  - 3 级：脊髓受压，脊髓周围无可见的脑脊液
- MESCC 很少能治愈，需要仔细考虑预期寿命、生活质量和功能状态。治疗目标包括保护神经功能、缓解疼痛和机械稳定。手术范围从单纯的减压和"分离手术"（涉及最小的肿瘤切除，将肿瘤边缘与脊髓分开）到尝试完整的肿瘤切除和复杂的脊柱重建。分离手术在脊髓和肿瘤之间创造一个空间，以最大限度地减少辐射对脊髓的毒性。
- 在不存在机械不稳定的情况下，对于 ESCC 0 级、1a 级和 1b 级，放射治疗被认为是初始治疗。对于 1c 级，手术与放射外科的作用存在争议。对于 ESCC 2 级和 3 级，建议在放射治疗前进行手术减压，除非肿瘤对放射高度敏感[6]。

- 脊柱不稳定性肿瘤评分（SINS）旨在帮助诊断肿瘤不稳定性，并结合6个参数：部位、体位性疼痛、椎体序列、骨溶解、椎体塌陷和后部结构累及（表42.1）[4]。SINS 0～6分被认为是稳定的，不需要内固定手术。SINS在13～18之间被认为是不稳定的，需要内固定手术。
- 神经、肿瘤、机械和系统（NOMS）决策框架包括4种评估（神经、肿瘤、机械不稳定性和系统性疾病），以确定脊柱转移瘤的放射、手术和（或）系统治疗的使用（表42.2）[6]。
  - 神经学考虑因素包括MESCC的程度、脊髓病和（或）功能性神经根病。
  - 肿瘤学考虑因素包括预期的肿瘤反应和对治疗的反应持久性。
  - 机械不稳定是手术固定或经皮骨水泥加固（椎体成形术/后凸成形术）的独立适应证，不受神经学或肿瘤学评估的影响。
  - 全身性疾病的考虑因素包括患者是否能够耐受规划的干预措施，并基于肿瘤传播的程度、合并症和肿瘤组织学综合考虑。
- 在一项对接受手术和放疗或仅接受放疗的患者进行的随机研究中，手术和放疗在生存、整体行走、保持行走、恢复行走、镇痛药物和皮质类固醇需求以及肠道/膀胱控制方面取得了统计学上显著的改善[7]。
- 高度放射敏感的肿瘤包括多发性骨髓瘤、淋巴瘤和小细胞肺癌。放射敏感肿瘤包括乳腺癌、前列腺癌和甲状腺癌。放射抵抗性肿瘤包括结直肠癌、肾细胞癌和黑色素瘤。
- 手术时机的研究尚不充分，但一般来说，如果减压手术在症状出现48 h内进行，神经功能预后可能会有所改善[1]。
- 手术的前提是预期生存时间超过3个月，因为预期寿命短的患者不能接受手术的侵入性和较长的恢复时间。然而，最近的一项研究表明，当控制基线表现状态时，手术后6周的生活质量与生存无关。因此，患者的基线表现状态可能比其预期寿命在手术决策中更为重要[3]。随着肿瘤学的不断进步，这些发现可能更加重要，因为它们可以改善患者生存和预后。
- 对MESCC中类固醇治疗的系统评价发现[5]：
  - MESCC诊断后立即进行类固醇治疗，随后进行系统的治疗，可能会增加治疗后1年仍能行走的患者比例。
  - 类固醇治疗在症状发作12 h内给予最为有效，初始剂量为静脉地塞米松10 mg，随后每6小时口服或静脉注射4 mg。在出现明确的好转之后，可以迅速减少类固醇的用量以减少副作用。

表 42.1 SINS 评分

部位	
交界区（枕 -C2，C7-T2，T11-L1，L5-S1）	3
可活动区（C3-C6，L2-L4）	2
半刚性区（T3-T10）	1
刚性区（S2-S5）	0
体位性疼痛	
是	3
偶尔疼痛但和体位无关	1
无痛	0
骨病变	
溶骨	2
混合	1
成骨	0
椎体序列	
半脱位 / 平移脱位	4
脊柱后凸 / 侧突	2
正常	0
椎体塌陷	
＞50%	3
＜50%	2
无塌陷但＞50% 受损	1
以上均无	0
后外侧脊柱元件 * 受累	
双侧	3
单侧	1
无	0
总分	
稳定	0 ~ 6
不确定	7 ~ 12
失稳	13 ~ 18

* 脊柱后外侧元件包括关节面、椎弓根或肋椎关节

表 42.2 当前 NOMS 决策框架 [6]

神经	肿瘤	稳定性	全身耐受性	决策
低级别 ESCC+ 无脊髓受压	放疗敏感	稳定		cEBRT
		不稳定		稳定脊柱然后 cEBRT
	放疗不敏感	稳定		SRS
		不稳定		稳定脊柱然后 SRS
高级别 ESCC+ 无脊髓受压	放疗敏感	稳定		cEBRT
		不稳定		稳定脊柱然后 cEBRT
	放疗不敏感	稳定	可耐受开放手术	减压手术 / 稳定脊柱然后 SRS
			不能耐受开放手术	cEBRT
		不稳定	可耐受开放手术	稳定脊柱 * 然后 SRS
			不能耐受开放手术	cEBRT

cEBRT：常规体外放疗；ESCC：硬膜外脊髓压迫；SRS：立体定向放射外科。
* 对于不能耐受开放手术的患者，稳定脊柱包括骨水泥增强和（或）经皮螺钉置入

（Ann Liu，Yike Jin 著　于　涛 译　司　雨 审校）

参考文献

1. Bakar D, Tanenbaum JE, Phan K, et al. Decompression surgery for spinal metastases: a systematic review. *Neurosurg Focus*. 2016;41(2):E2.
2. Bilsky MH, Laufer I, Fourney DR, et al. Reliability analysis of the epidural spinal cord compression scale. *J Neurosurg Spine*. 2010;13(3):324–328.
3. Dea N, Versteeg AL, Sahgal A, et al. Metastatic spine disease: should patients with short life expectancy be denied surgical care? An International Retrospective Cohort study. *Neurosurgery*. 2020;87(2):303–311.
4. Fisher CG, DiPaola CP, Ryken TC, et al. A novel classification system for spinal instability in neoplastic disease: an evidence-based approach and expert consensus from the Spine Oncology Study Group. *Spine*. 2010;35:E1221–E1229.
5. Kumar A, Weber MH, Gokaslan Z, et al. Metastatic spinal cord compression and steroid treatment: a systematic review. *Clin Spine Surg*. 2017;30(4):156–163.
6. Laufer I, Rubin DG, Lis E, et al. The NOMS framework: approach to the treatment of spinal metastatic tumors. *Oncol*. 2013;18(6):744–751.
7. Patchell RA, Tibbs PA, Regine WF, et al. Direct decompressive surgical resection in the treatment of spinal cord compression caused by metastatic cancer: a randomised trial. *Lancet*. 2005;366:643–648.
8. Sciubba DM, Petteys RJ, Dekutoski MB, et al. Diagnosis and management of metastatic spine disease. A review. *J Neurosurg Spine*. 2010;13(1):94–108.

43 亚急性腿部疼痛、麻木无力

会诊信息

61 岁，女性患者，双下肢疼痛、无力。MRI 显示可能存在动静脉瘘。

初始影像

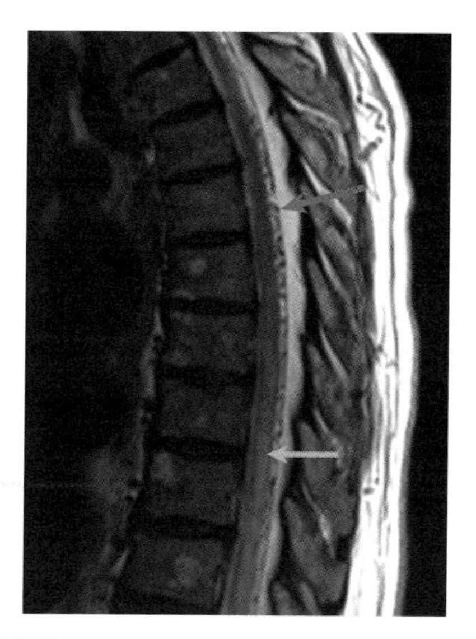

图 43.1　胸椎 T2 加权矢状位 MRI 显示背侧脊髓周围血管流空信号（上箭头），提示硬脊膜动静脉瘘。脊髓内也有 T2 高信号，可能是相关水肿所致（下箭头）。多个椎体内可见偶然发现的血管瘤

会诊前思考点

- 患者的神经系统检查有什么体征？
- 患者是否存在无力，或者她的无力是否是因为疼痛导致？
- 她的症状发展顺序是怎样的？
- MRI 上的瘘位于哪个部位？症状是否局限于 MRI 上显示的病变部位？
- 是否有提示急性出血的失代偿表现，或由于血管血流动力学改变引起的

脊髓功能障碍？

- 患者是否需要进一步的影像学检查？
- 患者是否需要手术？手术的时机如何选择？
- 患者是否服用抗血小板或抗凝药物？

现病史

一名 61 岁的女性，有高血压和糖尿病病史，出现数周的双下肢进行性无力和行走困难。患者回忆说，她的症状大约在 9 个月前开始，当时她注意到双下肢疼痛、麻木和无力，没有诱发因素。疼痛主要在她的腿部，没有明显的背部疼痛。疼痛和麻木从她的大腿开始，逐渐发展到整个腿部。疼痛是持续的、烧灼性，VAS 评分为 7 分。她看了初级保健医生并进行了评估，肌炎和肌病的检查结果为阴性。她开始服用加巴喷丁，并计划进行肌电图和神经传导检查，并考虑进行肌肉活检。加巴喷丁对缓解腿部疼痛有一定帮助，但她的麻木没有改变。

然而，在过去几周里，患者行走困难加重，行走时感觉不到地面。她否认有鞍区麻木、二便功能障碍。她否认有任何已知的脊柱病变、既往脊柱手术史以及个人或家族的血管病变史。她今天来到急诊室，因为她“不知道自己的腿在哪里”。她没有服用任何抗血小板或抗凝药物。

生命体征

T 37.2℃，BP 160/77 mmHg，HR 72 次 / 分，SpO_2 99%。

体格检查

神清，警觉，表情自如

对人物、地点和时间定向力正常

平均体型，无明显畸形或先天性畸形

瞳孔等大等圆，对光反射灵敏

双眼运动正常，面纹对称，伸舌居中

双侧上肢肌力 5/5 级

双侧下肢肌力 5/5 级

双侧下肢轻触和针刺觉减退区域不一致，与特定脊髓水平或皮节分布不符

足趾的本体感觉严重减退

患者闭眼站立时不平衡（Romberg 试验阳性）

无病理性踝阵挛或反射亢进

会诊分级

该病例不属于紧急情况，因为没有急性神经功能恶化。患者的症状已经存在 9 个月，过去几周麻木加重。尽管诉肢体无力，但检查中没有客观肌力下降的表现，她无法行走可能是由于浅感觉和本体感觉减退所致。她也没有任何报警症状，如二便功能障碍。脊柱 MRI 显示胸段脊髓周围血管流空信号，提示存在脊髓硬脊膜动静脉瘘（dural arteriovenous fistula，dAVF）或其他类型的血管畸形可能。虽然有脊髓水肿，但没有明显的髓内病变、引起脊髓压迫的外源性占位或急性出血的证据。脊髓病可能是因为血管病变通过窃血现象（血液从低流量毛细血管优先分流到高流量瘘管）和（或）静脉充血改变了血流动力学所致。

患者病情稳定，需要进一步行造影成像来明确病变的血管结构，以制订进一步的治疗计划。可以进行全神经轴的 MRI 平扫和增强扫描，以确定是否存在其他伴随病变，并评估脊髓水肿的程度。鉴于患者症状的慢性性质，可以安排门诊检查。然而，由于影像学检查提示有 dAVF，患者一旦完成检查，可能需要手术治疗。这是一个非紧急且可能需要手术的会诊。

病情评估

这是一名 61 岁的女性，患有高血压和糖尿病，表现为亚急性下肢麻木、疼痛和行走困难。MRI 提示脊髓 dAVF。然而因缺少造影无法确诊。

治疗计划

- 无紧急神经外科干预指征
- 检查排尿后残余尿量，以确保患者没有尿潴留
- 门诊预约脊髓血管造影
- 门诊进行脑部和脊柱 MRI 平扫及增强扫描
- 如果患者出现报警症状（如无力、二便功能障碍），考虑住院以加快血管造影和治疗

病情追踪

患者于接下来的 1 周接受了脊髓血管造影，证实了一个主要由右侧 T6 节段动脉发出的小动脉供血的 dAVF。早期静脉引流进入扩张和扭曲的脊髓周围静脉（图 43.2A）。血管造影后 1 周，她接受了 T7-T8 椎板成形术以夹闭 dAVF。术中脊髓血管造影显示 dAVF 完全闭塞，脊髓前动脉充填良好，无早

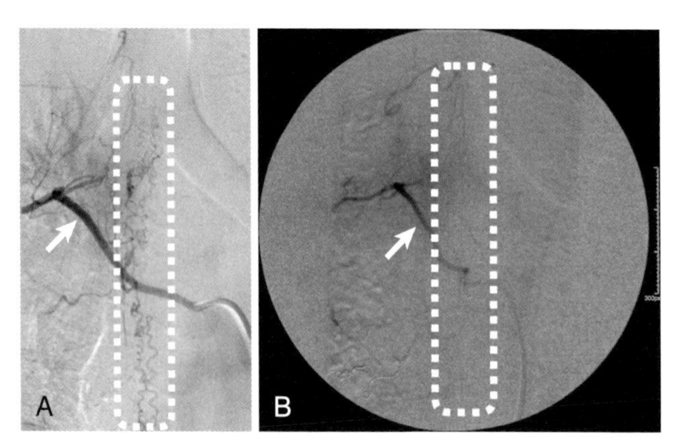

图 43.2 （A）术前脊髓血管造影显示来自右侧 T6 节段动脉（箭头）的小动脉为供血动脉，供应硬脊膜动静脉瘘，早期静脉引流至扩张和扭曲的脊髓周围静脉（虚线）。在同一水平，有一条突出的前根脊髓动脉供应脊髓前动脉。（B）手术夹闭后的术中脊髓血管造影显示，从右侧 T6 脊髓前动脉注射造影剂，没有早期静脉充盈，先前看到的扩张和扭曲的脊髓周围静脉未再出现（虚线）

期静脉引流（图 43.2B）。患者术后恢复良好，术后第 3 天出院。

学习要点

- 脊髓血管畸形最常被分为四种经典亚型[1,2]：
  - Ⅰ型病变是脊髓硬脊膜动静脉瘘，其中一个或多个根动脉直接在神经根袖处连接到静脉系统，导致脊髓周围静脉丛动脉化[3,8]。
  - Ⅱ型病变是髓内球状动静脉畸形（AVMs），与颅内 AVMs 类似，并在脊髓实质内有病灶。
  - Ⅲ型病变是青少年（节段性）AVMs。它们通常很广泛（硬膜内和硬膜外），可以侵犯周围许多解剖结构。
  - Ⅳ型病变是脊髓（硬膜内周围）动静脉瘘，通常由脊髓前动脉供血，因此集中在腹侧。
  - 圆锥髓内 AVMs 和硬膜外脊髓动静脉瘘是最近描述的额外的独立亚型[3]。
- 在急性背痛或神经缺损的患者中，影像学上发现髓内或髓外出血应立即怀疑脊髓血管病变或出血性肿瘤。
- 同样，对于所有颅内血管造影阴性的颅内蛛网膜下腔出血患者，也应考虑脊髓血管畸形。
- Ⅰ型脊髓硬脊膜动静脉瘘是低流量病变，最常见的是隐匿性进展性神经功能障碍，由静脉高压和血流动力学改变引起的缺血所致；在这些患者中，出血和相关动脉瘤是不常见的[4]。

- 由于脊髓硬脊膜动静脉瘘的症状通常是非特异性的，因此通常在之前的误诊后被诊断出来[5,6]。
  - 患者可能之前接受过外周神经病变、神经根病变、导致中央管狭窄的退行性脊椎病或多发性硬化症等自身免疫性疾病的治疗。
  - 最常见的症状是腿部无力、感觉障碍和二便功能障碍。
  - 重要的是，患者可能会出现上运动神经元或下运动神经元的体征[6]。
  - 患者通常在 50 ~ 70 岁出现症状，男性占绝大多数[8]。
- MRI 是首选的初始诊断检查，通常在 T2 加权序列上显示蜿蜒的脊髓周围血管流空信号。脊髓内可能有或没有因水肿引起的 T2 高信号。
  - 需要注意的是，血管流空信号可能很微小，容易被忽略。
  - 通常只对脊柱的某一区域进行成像；然而，脊髓硬脊膜动静脉瘘可能会远离其导致水肿和相关症状的脊髓水平，因此全神经轴成像可能至关重要[6]。
- 传统脊髓血管造影是诊断脊髓血管病变和显示特异性特征的金标准。对于脊髓硬脊膜动静脉瘘，可能有一个或多个供血血管，它们通常起源于胸腰椎[3,4]。
- 治疗方案包括手术结扎和血管内栓塞。
- 大多数脊髓硬脊膜动静脉瘘患者在术后会有改善；然而，神经功能的改善可能需要数月到数年的时间[7]。

（Ryan P. Lee，Yike Jin 著　于　涛 译　司　雨 审校）

参考文献

1. Di Chiro G, Doppman J, Ommaya AK. Selective arteriography of arteriovenous aneurysms of spinal cord. *Radiology*. 1967;88(6):1065–1077.
2. Heros RC, Debrun GM, Ojemann RG, Lasjaunias PL, Naessens PJ. Direct spinal arteriovenous fistula: a new type of spinal AVM. Case report. *J Neurosurg*. 1986;64(1):134–139.
3. Huffmann BC, Gilsbach JM, Thron A. Spinal dural arteriovenous fistulas: a plea for neurosurgical treatment. *Acta Neurochirurgia (Wien)*. 1995;135(1–2):44–51.
4. Koenig E, Thron A, Schrader V, Dichgans J. Spinal arteriovenous malformations and fistulae: clinical, neuroradiological and neurophysiological findings. *J Neurol*. 1989;236(5):260.
5. Kim LJ, Spetzler RF. Classification and surgical management of spinal arteriovenous lesions: arteriovenous fistulae and arteriovenous malformations. *Neurosurgery*. 2006;59(5 suppl 3):S195–S201; discussion S3-13.
6. Rosenblum B, Oldfield EH, Doppman JL, Di Chiro G. Spinal arteriovenous malformations: a comparison of dural arteriovenous fistulas and intradural AVM's in 81 patients. *J Neurosurg*. 1987;67(6):795–802.
7. Safaee MM, Clark AJ, Burkhardt JK, Winkler EA, Lawton MT. Timing, severity of deficits, and clinical improvement after surgery for spinal dural arteriovenous fistulas. *J Neurosurg Spine*. 2018;29(1):85–91.
8. Symon L, Kuyama H, Kendall B. Dural arteriovenous malformations of the spine. Clinical features and surgical results in 55 cases. *J Neurosurg*. 1984;60(2):238–247.

44 突发性双侧下肢无力伴血流动力学不稳定

会诊信息

63 岁男性，既往前列腺癌伴转移病史，表现为下肢无力，MRI 矢状位显示脊髓 T2 像高信号，并伴有胸椎压缩性骨折。

初始影像

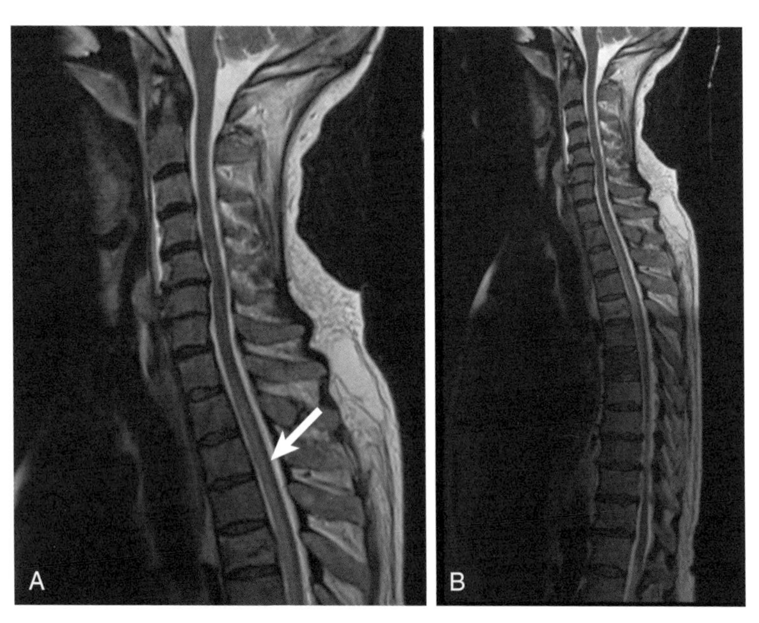

图 44.1 （A）颈胸椎的 T2 加权 MRI 显示 T1-T7 脊髓内长 T2 信号（箭头）。（B）矢状位脊柱 MRI 显示多灶性骨转移，最明显的是在 T5 和 T7 节段，没有明显的椎管受压狭窄

会诊前思考点

- 患者的神经系统检查如何？

- 患者的病程是急性还是慢性？
- 患者是否有其他症状（如麻木、直肠 / 膀胱功能障碍、鞍区感觉异常）？患者的前列腺癌病史如何？已知的转移部位在哪里？
- 患者接受了什么治疗？患者接受过脊柱放射治疗吗？
- 患者还有什么其他的病史吗？这些会改变鉴别诊断吗？
- 脊柱 MRI 没有显示明显的脊髓受压，但存在脊髓内的异常信号。导致这种情况的原因是什么？这能解释患者的体格检查和临床表现吗？
- 还需要哪些补充检查来确定患者是否需要手术？
- 患者是否服用抗血小板或抗凝药物？

现病史

63 岁男性患者，有转移性前列腺癌和高血压病史，以急性双下肢无力就诊于急诊科。患者诉今晨开始出现严重的胸前部烧灼性胸痛。随后，他出现了恶心和呕吐，随之立即出现下肢无力和腰部以下感觉丧失，患者没有明显的背痛。以上疾病的发生发展在 2～3 分钟内，患者否认二便失禁，无明显外伤史。患者被救护车送到医院，在转运途中发现患者存在心动过缓和低血压。在急诊科，患者接受了 4 L 生理盐水的输液治疗，但尽管进行了液体复苏和血管升压药治疗，患者仍存在低血压。患者进行了全脊柱 MRI 检查，如图 44.1 所示。

因其肿瘤病史，患者目前正在服用三线化疗药物。在最初诊断为前列腺癌时，患者已经有了脊柱的转移灶。他之前没有接受过放疗或手术干预。经动态复查，其脊柱转移瘤目前病情稳定。他没有服用任何抗血小板或抗凝药物。

生命体征

T 37.8 ℃，BP 60/37 mmHg（泵入去甲肾上腺素），HR 60 次 / 分，RR 15 次 / 分，SpO_2 99%。

相关实验室检查

Na 140 mmol/L，K 3.4 mmol/L，Cr 1.0 mg/dl，INR 1.1，aPTT 27.9 s。

Glasgow 昏迷评分

运动：6；语言：5；睁眼：4；GCS 总分：15。

体格检查

神清，定向力正常
双侧瞳孔等大等圆，对光反射灵敏
眼球运动正常
面纹对称，伸舌居中
双侧上肢肌力 5/5 级
双侧下肢肌力：

	屈髋	伸膝	屈膝	足背伸	足跖屈
右下肢	0/5	0/5	0/5	0/5	0/5
左下肢	0/5	0/5	0/5	0/5	0/5

T4 水平以下的感觉丧失（包括轻触、疼痛、温度或振动觉）
肌张力降低
足趾无异常活动，无阵挛
直肠张力正常，肛周感觉正常
导尿管在位

会诊分级

本例患者有转移性前列腺癌病史，伴有多发性且未进展的脊柱转移。此次发病表现为急性发作的对称性双侧下肢无力和感觉丧失，患者合并心动过缓和持续的低血压，考虑为神经源性休克（尽管进行了液体复苏和血管升压药治疗，仍未好转）。神经系统查体提示病变局限为胸脊髓病变，这种表现提示可能存在急性的脊髓压迫病变（可能需要急诊手术治疗），必须加快脊髓影像学检查，以排除硬膜外转移性疾病继发的脊髓压迫或病理性骨折。

然而，患者的全脊柱 MRI 显示无椎管狭窄，因此他的神经功能缺损不是由于脊髓压迫导致。胸椎脊髓中存在纵向的长 T2 信号，但无明显占位病变，这可能是由于各种炎症或血管原因（表 44.1）所致。考虑到影像学表现和发病的突然，诊断髓内肿瘤的可能性小。没有明显的提示脊髓硬脊膜动静脉瘘（dAVF）的血管流空影，或静脉高压的缓慢隐匿性起病的特点。他的 MRI 没有显示提示血管病变破裂的蛛网膜下腔出血。他的急性起病的特点最可能是脊髓梗死或炎症。他将需要进入神经重症监护病房进行神经源性休克的血流动力学监护和进一步的检查。这是一个紧急、但很可能是非手术的会诊。

表 44.1 脊髓内纵向长 T2 高信号的常见脊髓病变 [1, 2]

种类	病变	MRI 特点	注释
肿瘤	室管膜瘤	肿瘤实质可呈明显均匀强化，瘤体边界清晰	“帽征”——肿瘤边缘低信号带，与含铁血黄素相关
	星形细胞瘤	脊髓内偏心生长，不均匀强化	与肿瘤相关的囊性成分和脊髓空洞常见
	血管网织细胞瘤	增强囊性病变伴强化的壁结节	通常为单发；如果多发，考虑 Von Hippel-Lindau 病
	转移瘤	广泛的瘤周血管源性水肿；病变明显强化	肺癌、乳腺癌、肾细胞癌及黑色素瘤和淋巴瘤是最常见的病因
神经脱髓鞘病变	多发性硬化症 / 横贯性脊髓炎	多发散在 T2 高信号病变	活动性病变可明显强化
	亚急性联合变性	非增强的脊髓后外侧病变，脊髓在病程后期开始萎缩	与维生素 B_{12} 缺乏症有关
血管性	脊髓梗死	纵向病变，通常位于胸腰脊髓（Adamkiewicz 动脉）或颈脊髓（Lazorthes 动脉），强化并不常见	多由动脉粥样硬化斑块破裂、主动脉夹层或低血压所致
	动静脉瘘 / 畸形	在脊髓附近经常可见 T2 血管流空影，可能出现出血	T2 信号是由于静脉高压，血管造影是必要的诊断方法
感染性 / 炎症性	艾滋病相关性脊髓病	T2 上对称的高信号，通常发生在胸椎区，更倾向于后索和外侧皮质脊髓束，通常不增强	与晚期 HIV 感染相关的排除诊断；也可能由相关的机会性感染引起
	神经类肉瘤病	可能与多发性硬化有相同的外观，脊髓局灶性增粗	非常罕见，可能累及软膜，有时很难与多发性硬化症区分
其他	脊髓空洞 / 脊髓积水	扩张性、囊性病变，可为中央（脊髓积水）或偏心性（脊髓空洞）分布	各种病因，也应评估 Chiari 畸形的存在
	脊髓纵裂	矢状面成像中可见高信号，轴位 / 冠状位检查可诊断	通常发生在婴儿

病情评估

患者为 63 岁男性，有转移性前列腺癌病史，表现为急性发作性下肢无力伴 T4 以下感觉水平下降，存在脊髓梗死或急性炎症损伤相关的神经源性休克表现。

治疗计划

- 收入神经重症监护病房维持血流动力学稳定
- 放置动脉血压监测
- 推荐神经学团队进一步检查脊髓高信号的病因
- 动态复查脊髓 MRI，包括弥散加权序列（图 44.2）
- 计划行脊髓血管造影评估血管（图 44.3）

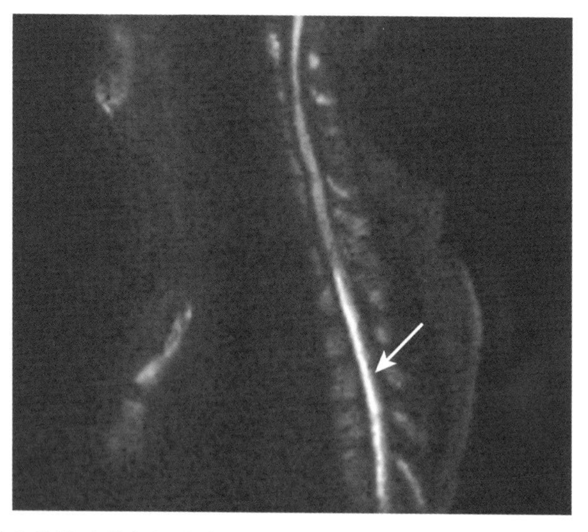

图 44.2　颈椎和胸椎弥散加权成像显示胸脊髓前部弥散受限，与 Adamkiewicz 动脉梗死一致

学习要点

- T2 加权图像上的脊髓高信号可见于多种脊髓病变中，包括简单的 MR 伪影、先天性异常、肿瘤、血管性、感染性 / 炎症性和其他疾病[1, 2]。并非所有异常的脊髓病变都需要神经外科治疗。

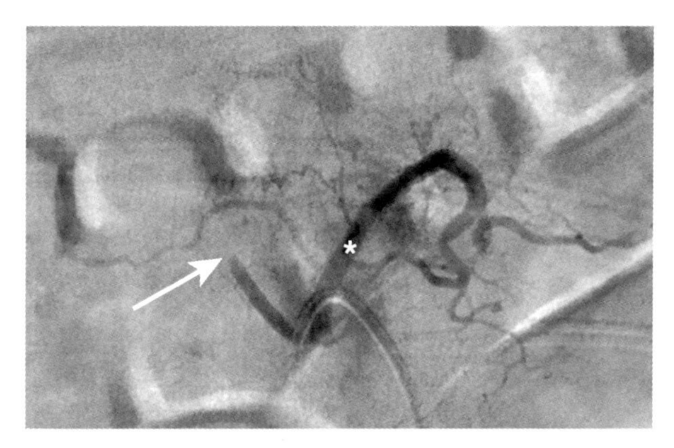

图 44.3 腰椎区脊髓血管造影的前后视图显示右侧 L2 节段间动脉闭塞（箭头）。左侧节段间动脉（星号）显示完整。Adamkiewicz 动脉不可见，可能起源于右侧 L2 节段间动脉

- 脊髓纵向 T2 高信号病变的差异很大（表 44.1）。T2 信号异常区域的特征以及它们在其他 MR 成像序列上的表现，结合临床背景和实验室调查，通常会缩小诊断范围。
- 脊髓动静脉瘘（AVF）可引起类似于脊髓病的表现。血管造影是诊断的金标准，在指导血管内治疗和开放治疗中至关重要。
- 许多 T2 高信号的病因可能是继发于炎症的脊髓肿胀；在某些患者中，经常需要检查其他自身免疫或感染性病因。
- 脊髓活检对于非特异性影像学检查和其他神经系统检查均为阴性的患者的诊断可能是必要的。在一系列因隐源性脊髓信号改变接受脊髓活检的患者中，常见的发现包括脱髓鞘、神经结节病、非特异性炎症、嗜酸性血管炎、血管畸形、结核病和血吸虫病[3, 4]。

（Kurt Lehner，Risheng Xu 著　耿仁强 译　林国中 审校）

参考文献

1. Bou-Haidar P, Peduto AJ, Karunaratne N. Differential diagnosis of T2 hyperintense spinal cord lesions: part A. *J Med Imaging Radiat Oncol*. 2008;52(6):535–543.
2. Bou-Haidar P, Peduto AJ, Karunaratne N. Differential diagnosis of T2 hyperintense spinal cord lesions: part B. *J Med Imaging Radiat Oncol*. 2009;53(2):152–159.
3. Cohen-Gadol AA, Zikel OM, Miller GM, Aksamit AJ, Scheithauer BW, Krauss WE. Spinal cord biopsy: a review of 38 cases. *Neurosurgery*. 2003;52(4):806–816.
4. Lee M, Epstein FJ, Rezai AR, Zagzag D. Nonneoplastic intramedullary spinal cord lesions mimicking tumors. *Neurosurgery*. 1998;43(4):788–795.

45 右下肢麻木、足下垂

会诊信息

36 岁男性，玩滑板时受伤，右膝以下感觉丧失、无法活动。

初始影像

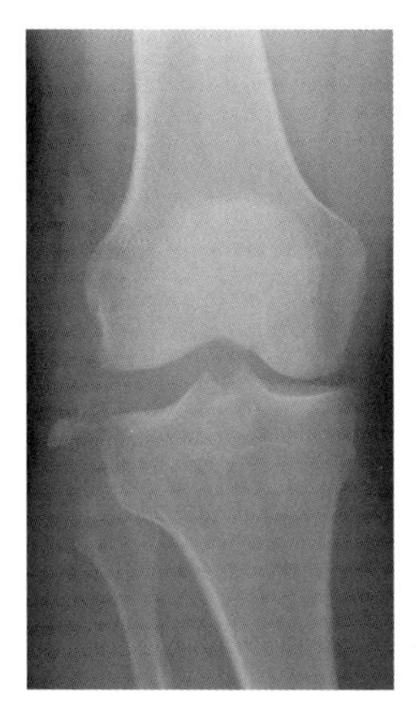

图 45.1 右膝关节前后位 X 线片示腓骨头粉碎性撕脱骨折，骨折碎片在膝关节外侧间隙附近约 2 cm 处有移位

会诊前思考点

- 患者创伤的作用机制是什么?
- 患者是否有骨折（例如腓骨头 / 颈部）？是否有其他相关的血管（如腘动脉）、半月板或韧带损伤?
- 患者神经学上的表现是否与特定神经的损伤相一致? 如果是，神经损伤的机制是什么（如撕裂、拉伸、压缩）?
- 是只涉及一根神经，还是损伤影响了多根神经? 是否有多种感觉和（或）运动异常?
- 对于疑似受累神经的整个行程是否有影像学检查，还是仅限于受伤部位?

- 影像学上是否存在神经损伤的特征（如神经增粗，单个神经束的大小和信号增加，神经信号强度增加，偏离正常解剖部位）？
- 根据发病机制、初步临床检查和影像学结果，预期损伤的严重程度如何（例如神经失用症和轴突形成）？
- 自发恢复的可能性是多少？
- 神经传导检查和（或）手术探查及修复的必要性和时机如何？

现病史

一名 36 岁健康男性在滑板事故受伤后出现右膝远端和足部感觉下降。患者诉右膝撞上了一棵树，并回忆起自己有一种下肢扭曲的感觉。他侧卧在地，右膝严重疼痛，无法承受体重。事故发生后，立刻出现右足下垂，并就诊于急诊科。他还描述有右侧胫骨和右足上部的麻木。他没有经历任何头部外伤或意识丧失病史，并否认有任何背部疼痛或明显的膝关节肿胀。他没有服用任何抗凝药物或抗血小板药物。

生命体征

T 37.1℃，HR 113 次 / 分，BP 107/54 mmHg，SpO_2 98%。

相关实验室检查

暂无。

体格检查

神清，对人物、地点和时间定向力正常

瞳孔等大等圆，对光反射灵敏

双眼运动正常，双侧面纹对称，伸舌居中

双侧上肢肌力 5/5 级

双侧下肢肌力：

	屈髋	伸膝	屈膝	足背伸	足跖屈	足外翻	足内翻
右下肢	5/5	5/5	5/5	0/5	5/5	0/5	5/5
左下肢	5/5	5/5	5/5	5/5	5/5	5/5	5/5

右胫骨外侧区域和右足背部（包括第一和第二趾之间的区域以及甲床）感觉减退

右小腿、右踝和足的内侧面，以及右足底及足跟部的感觉正常

双侧髌骨和跟腱反射 2+

右腓骨头压痛

右足背和右腘动脉脉搏 3+，皮肤颜色和温度正常，无开放性撕裂或骨外露

会诊分级

患者表现为右足背伸和右足外翻无力，右侧胫骨外侧面和右足背部感觉减弱。这与右侧腓总神经（common peroneal nerve，CPN）损伤合并右侧腓骨头粉碎性撕脱伤相一致。右侧 CPN 损伤经 MRI 证实有直接神经损伤的迹象（未显示）。CPN 损伤可能是由骨折水平的撕裂、拉伸或挫伤神经引起的，也可能是由近端拉伸损伤引起。在急性情况下，很难确定损伤的具体神经纤维束以及神经束损伤的范围，也很难知道哪些神经纤维部分存活、还是永久受伤。在这种情况下，并不需要急诊手术治疗，等待 2～3 个月可以有足够的时间确定神经损伤的程度。如果神经是连续性的，所需要的仅仅是给神经再生的时间。然而，如果在 2～3 个月后有很少或没有神经再生的证据，建议进行手术探查和神经移植。肌电图（EMG）和神经传导检查（NCS）在损伤后 2～3 周开始有临床价值。检查结果可作为一个基线，了解受伤的严重程度。

与我们最初的血管检查一致，血管手术团队的评估证实没有血管损伤。骨科团队对患者进行了评估，并建议采用踝关节 - 足矫形器进行非手术干预，并计划在 2 周内重复成像和评估右膝关节。这是一个紧急且可能的手术会诊。

病情评估

36 岁男性，表现为闭合性创伤性右 CPN 损伤，不需要急诊手术的血管或骨科损伤。他可以在损伤后 2～3 周内进行肌电图和神经传导检查，并与神经外科和骨科团队一起密切随访。如果骨科手术团队对其进行膝关节手术探查，神经外科团队可以在术中检查和标记 CPN，以促进未来可能的修复。

治疗计划

- 遵循骨科建议，采用踝足矫形器
- 被动运动练习，拉伸跟腱
- 2～3 周后行肌电图和神经传导检查
- 未来可能的手术修复取决于神经恢复的程度，如进行神经移植，应在 2～3 个月后

病情追踪

大约 2 周后，患者进行了肌电图和神经传导检查，显示在股二头肌短头远端腓总神经分布区没有神经运动单位。患者接受了门诊膝关节 MRI 检查，显示前交叉韧带断裂和后交叉韧带部分撕裂。骨科重新评估了患者，他在首次损伤 3 周后接受了腓骨外侧切开复位、内固定和外侧韧带重建。术中神经外科探查发现，神经在 CPN 分为腓深和浅表分支处被压碎。该神经在挤压部位近端至少 13 cm 处被发现变硬肿胀。神经外科把神经从瘢痕组织中剥离并减压，移位至正常解剖位置。此外，在挤压损伤的起始点、腓骨头区域以及挤压损伤的远端部分，用缝合线标记神经。因为术中发现神经是连续的，所以决定给神经一个自发再生的机会。

患者每隔几个月进行一次一系列的体检和肌电图检查。在最初损伤后 16 个月的最后一次随访中肌力有所恢复——踝关节外翻 3/5、背伸 2/5，提示患者的 CPN 部分恢复。他的肌电图和神经传导检查显示，在腓骨长肌和胫骨前肌中都有运动单位，和上述查体相符。目前治疗计划是继续进行非手术治疗和物理康复治疗。

学习要点

- 神经损伤可以通过 Sunderland 分类系统进行划分。用于指导神经损伤后何时以及以何种方式进行干预（表 45.1）[2]。
- 平均而言，人类周围神经的再生速度约为每月 1 英寸，即每天 1 mm[13-14]。
- 创伤性单神经病变主要是一种临床诊断，它是基于感觉运动缺陷，对应创伤环境中的神经。
- 神经传导检查和肌电图是一种无创测试，有延迟诊断的作用，但不能在损伤后立即进行。NCS 联合肌电图可以判断神经损伤是完全性还是不完全性，从而指导预后和可能的恢复过程 [4, 12]。
  - NCS 测量了神经发送电信号的速度。
  - 肌电图测试记录了肌肉在休息或被激活时产生的电信号。
  - 在术中证实有神经损伤的情况下，延迟肌电图可以用来记录神经恢复情况。
- L5 神经根损伤和腓神经病变均可表现为足背伸肌和足趾伸肌无力。然而，L5 神经根损伤可能表现为足部内翻无力，而腓神经病变表现为足部外翻无力 [11]。

- 如果患者有轻微的腓神经损伤，通过加强物理治疗可能有助于功能恢复。如果患者肌力完全丧失，被动的活动范围练习和踝足矫形器是必要的，以保持适当的踝关节活动范围，避免跟腱挛缩、妨碍行走能力[1,7,16]。
- 对神经和（或）目标肌肉的电刺激是有争议的。在修复后的周围神经上应用电场 / 梯度来加速轴突再生的报道有限，主要是在动物研究中[5,6]。
  - 动物研究表明，在大鼠股神经修复后，立即进行 1 h 的直接神经电刺激，就能促进靶肌肉神经再支配的显著增强。
  - 在一项临床试验中，对 21 例腕管综合征和鱼际萎缩患者在腕部正中神经减压后进行 1 h 的电刺激。电刺激组显示出轴突再生加速和靶神经再生的证据[5]。
- 手术和神经修复的时机取决于损伤的类型。神经损伤修复时间遵循“3 原则”[12]。
  - 早期手术（＜3 天）：确认或怀疑神经撕裂伤及神经连续性中断时（如玻璃、刀或刀片伤）。
  - 3 周（亚急性期）：修复钝性或不规则横断伤（如螺旋桨叶片或链锯伤）。
  - 3 个月后（没有临床和电生理恢复迹象）：伴有神经连续性中断的闭合损伤和枪伤。
- 如果非神经外科手术探查（如骨折固定或血管修复），术中检查、识别和标记神经可能有助于未来的神经修复。
- 神经损伤的手术修复可能涉及神经瘤或神经松解、神经转移和（或）神经移植，这取决于损伤的类型和严重程度[4,8]。
  - 神经完全横断后的小间隙，可在无张力条件下，通过端 - 端吻合来修复。
  - 较大的神经间隙可通过神经移植物（如腓肠神经、前臂内侧神经、桡神经浅支）或通过神经转移来修复[9,10,15]。
  - 损伤的神经可能不会完全断开，但可能由于神经连续性损伤而导致功能障碍[3]。
    - 连续性神经瘤是一团无序的轴突和非神经组织针对神经内部损伤的神经束的反应，会导致神经连续性传导障碍，以及神经的远端部分不再正常工作。如果术中证实有神经瘤维持神经连续性，则需要手术切除和移植神经。
- 1990 年，Sunderland 总结了 40 年的神经修复临床经验：早期修复优于晚期修复；神经转接优于神经移植；年轻患者优于老年患者；远端修复优于近端修复；短移植优于长移植[1,4]。

表 45.1 Sunderland 神经损伤分类、临床和影像学表现以及预后 / 治疗[2]

神经损伤程度	髓鞘	轴突	神经内膜	神经束膜	神经外膜	Tinel 征	MRI 信号强度	恢复的可能性	恢复率	手术
Ⅰ 神经性失用	±	NA	NA	NA	NA	-	神经：长 T2 信号 肌肉：正常	完全恢复	长达 12 周	不需
Ⅱ 轴突断裂	+	+	-	-	-	+	神经：长 T2 信号、弥漫性增粗	完全恢复	1 mm/d	不需
Ⅲ	+	+	+	-	-	+	神经束：因水肿而消失或增大 肌肉：失神经支配	通常缓慢，不完全恢复	1 mm/d	不需 / 神经松解术
Ⅳ NIC（神经瘤连续性）	+	+	+	+	-	+*	神经：局灶性增粗伴混杂信号 潜在的弥漫性信号异常 ± 神经束：异质信号 -NIC 中断 肌肉：失神经支配	几乎无法恢复	几乎无法恢复	神经修复、移植或转移
Ⅴ 神经断裂	+	+	+	+	+	+*	神经完全不连续 ± 神经间隙出血和纤维化，近端神经外膜增厚	无法恢复	无法恢复	神经修复、移植或转移
Ⅵ （混合型损伤，Ⅰ ~ Ⅴ）	在神经横截面上神经成分的受累不同					+†	因纤维化，可表现为多种混杂信号强度 肌肉：失神经支配	恢复差或不能恢复	取决于损伤的类型（Ⅰ ~ Ⅴ）	神经松解术，神经修复、移植或转移

* 没有进展
† 一些神经束（Ⅱ、Ⅲ）
+：受累或阳性，-：未受累或阴性，d：天，MRI：磁共振成像，NA：不适用，NIC：神经瘤连续性

（James Feghali，Daniel Lubelski，Risheng Xu 著　张　嘉 译　吴　超 审校）

参考文献

1. Baima J, Krivickas L. Evaluation and treatment of peroneal neuropathy. *Curr Rev Musculoskelet Med.* 2008;1(2):147–153.
2. Chhabra A, Ahlawat S, Belzberg A, Andreseik G. Peripheral nerve injury grading simplified on MR neurography: as referenced to Seddon and Sunderland classifications. *Indian J Radiol Imag.* 2014;24(3):217–224.
3. Eberlin KR, Ducic I. Surgical algorithm for neuroma management: a changing treatment paradigm. *Plast Reconstr Surg Glob Open.* 2018;6(10):e1952.
4. Grant GA, Goodkin R, Kliot M. Evaluation and surgical management of peripheral nerve problems. *Neurosurgery.* 1999;44(4):825–840.
5. Gordon T, Amirjani N, Edwards DC, Chan KM. Brief post-surgical electrical stimulation accelerates axon regeneration and muscle reinnervation without affecting the functional measures in carpal tunnel syndrome patients. *Exp Neurol.* 2010;223(1):192–202.
6. Grinsell D, Keating CP. *Peripheral Nerve Reconstruction After Injury: A Review of Clinical and Experimental Therapies.* Biomedical Research International, 2014; 2014:698256.
7. Humphreys DB, Novak CB, Mackinnon SE. Patient outcome after common peroneal nerve decompression. *J Neurosurg.* 2007;107(2):314–318.
8. Khuong HT, Midha R. Advances in nerve repair. *Curr Neurol Neurosci Rep.* 2013;13(1):322.
9. Korus L, Ross DC, Doherty CD, Miller TA. Nerve transfers and neurotization in peripheral nerve injury, from surgery to rehabilitation. *J Neurol Neurosurg Psychiatry.* 2016;87(2):188–197.
10. Mackinnon SE, Novak CB, Myckatyn TM, Tung TH. Results of reinnervation of the biceps and brachialis muscles with a double fascicular transfer for elbow flexion. *J Hand Surg Am.* 2005;30(5):978–985.
11. Reife MD, Coulis CM. Peroneal neuropathy misdiagnosed as L5 radiculopathy: a case report. *Chiropr Man Ther.* 2013;21(1):12.
12. Smith BW, Sakamuri S, Spain DA, Joseph JR, Yang LJ, Wilson TJ. An update on the management of adult traumatic nerve injuries—replacing old paradigms: a review. *J Trauma Acute Care Surg.* 2019;86(2):299–306.
13. Sunderland S. A classification of peripheral nerve injuries producing loss of function. *Brain.* 1951;74(4):491–516.
14. Sunderland S. The anatomy and physiology of nerve injury. *Muscle Nerve.* 1990;13(9):771–784.
15. Teboul F, Kakkar R, Ameur N, Beaulieu JY, Oberlin C. Transfer of fascicles from the ulnar nerve to the nerve to the biceps in the treatment of upper brachial plexus palsy. *J Bone Joint Surg.* 2004;86(7):1485–1490.
16. Wilson C, Yaacoub AP, Bakare A, Bo N, Aasar A, Barbaro NM. Peroneal nerve decompression: institutional review and meta-analysis to identify prognostic associations with favorable and unfavorable surgical outcomes [published online ahead of print, 2019 Feb 8]. *J Neurosurg Spine.* 2019;1–8.

46 腰腿痛加重

会诊信息

50 岁女性，HIV 携带者，静脉吸毒病史；MRI 显示伴有腰椎及椎间盘炎。有顽固性背部和下肢疼痛。

初始影像

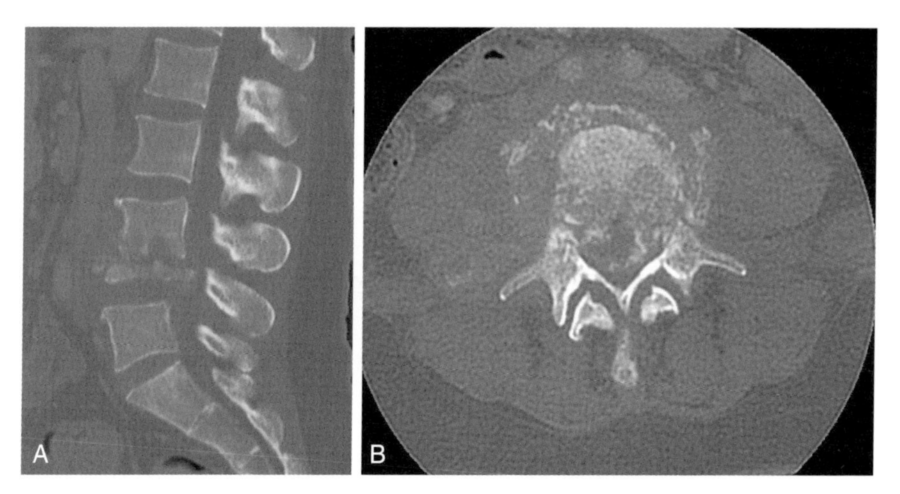

图 46.1　腰椎平扫 CT 矢状面（A）和轴位（B）图像显示 L4 椎体明显塌陷，骨折块向后向椎管内位移

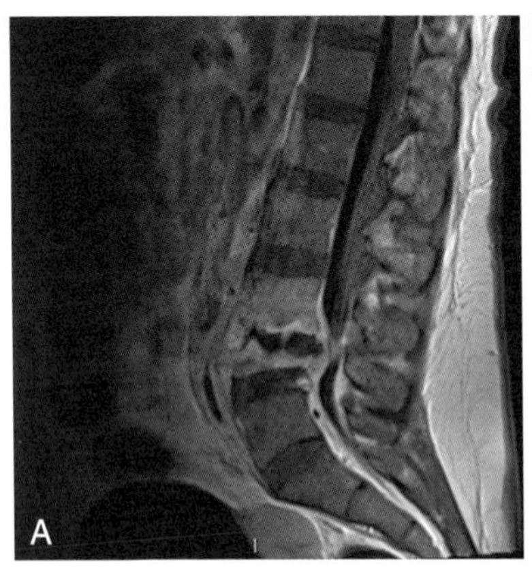

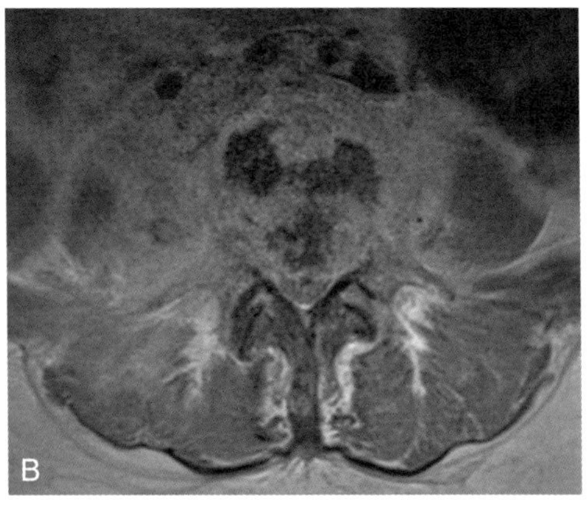

图 46.2　腰椎 MRI 矢状面（A）和轴位 T1（B）序列显示 L3 和 L4 椎体增强，从 L3-L5 延伸的硬膜外组织明显增强，硬膜囊受压。这符合椎间盘炎、骨髓炎和硬膜外脓肿表现

会诊前思考点

- 患者的神经系统检查如何？
- 是否有神经外科急症表现（如马尾神经综合征）？
- 患者的血流动力学是否稳定？
- 炎症标志物是否升高？
- 患者症状的发展顺序是怎样的？
- 就诊时的神经功能如何？
- 有哪些合并症（如 HIV 感染、心内膜炎）？
- 患者是否服用抗血小板或抗凝药物？
- 患者是否需要紧急手术？

现病史

一名 50 岁女性 HIV 携带者，正在服用抗逆转录病毒药物，有双相抑郁症和多种药物滥用史。因下背部和双腿疼痛加重就诊急诊科。疼痛始于 3 个月前，无创伤史，自行服药止痛。1 个月前，她的背部和左大腿疼痛变得加重，以至于静脉注射海洛因镇痛，不伴有下肢无力。她当时就诊于急诊科，影像学显示 L3-L4 骨髓炎和相关的硬膜外占位，但没有明显的硬膜囊压迫（图 46.3、图 46.4）。她被建议接受 CT 引导下的活检和静脉抗生素治疗，但她拒绝医疗建议并离院。

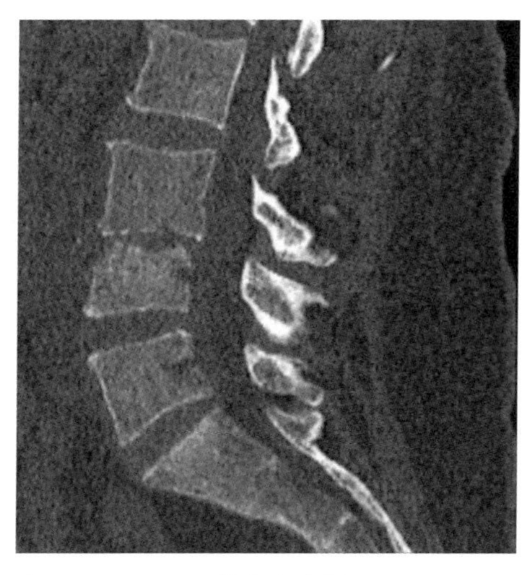

图 46.3 腰椎矢状平扫 CT 显示 L4 椎体高度降低（ <50% ），无 L3 和 L4 终板侵蚀，提示感染

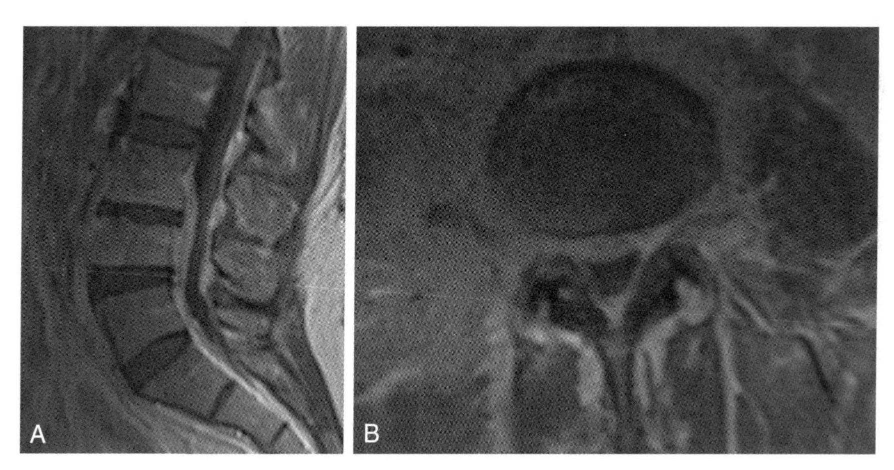

图 46.4 腰椎 MRI 矢状面（ A ）和轴向 T1 增强序列（ B ）显示 L3-L5 硬膜外占位强化，中度硬膜囊压迫

此后，疼痛加重，变得难以忍受。因为她出现站立困难，不能再行走，她再次来到急诊科重新评估病情。患者诉她的双腿都有刺痛，背部和腿部的疼痛随着运动或试图站立而明显加重。复查的腰椎平扫 CT 显示 L4 椎体明显塌陷，骨质向后突入椎管（ 图 46.1 ），腰椎平扫及增强 MRI 显示感染加重，并伴有明显的硬膜囊受压（ 图 46.2 ）。她否认有任何下肢麻木、鞍区麻木、

二便失禁或上肢症状。患者未服用抗血小板或抗凝药物。她最近一次静脉注射海洛因是在就诊前，本次急诊就诊时检测不到。

生命体征

T 36.6℃，HR 83 次 / 分，BP 113/80 mmHg，SpO_2 95%。

相关实验室检查

Na 139 mmol/L、Hb 8.1 g/dl、WBC 3.7×10^9/L、Plt 230×10^9/L、INR 1.0、aPTT 24.2 s，ESR ＞ 150 mm/h、CRP 79 mg/L。

体格检查

神清，机警，定向力正常

	三角肌	肱二头肌	肱三头肌	握力
右上肢	5/5	5/5	5/5	5/5
左上肢	5/5	5/5	5/5	4/5

	屈髋	伸膝	屈膝	足背伸	足跖屈
右下肢	5/5	5/5	5/5	5/5	5/5
左下肢	5/5	5/5	5/5	5/5	5/5

霍夫曼征阴性，阵挛阴性

双侧轻触觉完整

双侧反射 2+

足趾自然下垂

无鞍区麻木，直肠张力完整

残余尿量 : 50 ml

会诊分级

这是一个进行性椎间盘炎、骨髓炎和硬膜外脓肿的患者，轴向和神经根性疼痛渐进性加重。腰椎 CT 显示椎体高度几乎完全丧失，骨质进入椎管，这是 1 个月前的新发现。MRI 显示 L3-L4 椎体和椎间盘间隙感染，以及明显的硬膜囊压迫。炎症标志物明显高于之前的水平。顽固性背痛随着运动而加重，这表明由于感染的破坏性，存在脊柱不稳定。因此，手术干预将使患者受益，以稳定脊柱，缓解硬膜受压，并获得细菌培养结果。由于没有马尾综合征，手术不需要紧急进行。她的血流动力学稳定，所以可以在获得术中培养之后使用抗生素。这是一个紧急的手术会诊。

病情评估

这是一名 50 岁女性，有抗逆转录病毒治疗、双相抑郁症和多种药物滥用史，表现为下背部和腿部疼痛加重。影像学检查显在 L3-L4 的感染进展，L4 椎体明显破坏，以及严重的硬膜囊压迫。她将需要进行手术，以稳定脊柱、神经减压和获取术中培养。

治疗计划

- 收入神经外科病房
- 严格的手术干预措施：平移、轴向转动身体；完全卧床休息
- 手术计划：腰椎减压、融合，术中留取细菌培养
  - 要点：
    - 术中留取细菌培养
    - 止血剂
    - 高速磨钻和（或）超声骨刀
    - 术中神经监测
    - 脊柱融合器械
    - 放置引流
    - 留取培养后使用广谱抗生素，咨询感染科指导和管理抗生素使用

学习要点

- 脊柱感染可累及椎体（骨髓炎或脊柱炎）、椎间盘（椎间盘炎）和硬膜外间隙。感染可通过血行传播、直接外部接种或从其他组织延伸到达脊柱[3]。相关的发病率和死亡率显著。
- 自发性脊柱感染的易感危险因素包括远处感染病灶、糖尿病、静脉药物滥用、酒精中毒、肾衰竭、肝硬化、肿瘤病史、风湿病、高龄和免疫抑制[1, 3]。
- MRI 平扫 + 增强是常用的影像学检查手段。感染的椎间盘、椎体和（或）硬膜外感染聚集常呈明显强化[2]。
- 致病微生物的识别可以通过血液培养、椎间盘间隙和（或）椎体的活检来进行。金黄色葡萄球菌是最常见的微生物，大肠杆菌和铜绿假单胞菌等革兰氏阴性菌亦并不罕见[5]。

- 在免疫功能低下的患者中，需与结核病（Pott 病）进行鉴别。Pott 病的一个显著特征是，感染仅限于椎间盘间隙，而不累及椎体。
- 只有少数椎间盘炎、骨髓炎和（或）硬膜外脓肿患者存在发热、背痛和神经功能缺损的典型三联征[1]。
- 在未经治疗的脊髓硬膜外脓肿患者中，症状可从轴向背痛到神经根症状发展到肢体无力。从运动无力到截瘫的进展可能是急转直下的[4]。
- 对于神经系统完整而不担心脊柱不稳定的患者，脊柱感染的治疗主要是保守治疗，并使用长期静脉注射抗生素。抗生素的选择和持续时间由感染科团队指导，一般来说，抗菌药物治疗至少持续 4 ~ 6 周[1, 3]。
- ESR 和 CRP 用于评估治疗反应，如感染好转的情况下，这些指标应降低。治疗后的影像学异常可能会持续数月，并不说明治疗失败[2]。
- 手术治疗的适应证包括神经功能缺损、脊柱不稳定、畸形，或抗生素治疗后感染恶化。
- 神经功能缺损患者的非手术治疗的适应证包括患者一般情况差、病变节段长和完全瘫痪超过 3 天。
- 手术并不能为脊柱感染提供明确的治疗方法，而长期使用抗生素是至关重要的。患者通常需要长期的静脉通路和家庭护理，以提供全身抗生素治疗。药物滥用患者和那些有生活困难（如无家可归）的患者可能面临依从性差和感染复发的挑战。

（Tej D. Azad，Risheng Xu 著 吴 超 译 刘 彬 审校）

参考文献

1. Connor Jr DE, Chittiboina P, Caldito G, Nanda A. Comparison of operative and nonoperative management of spinal epidural abscess: a retrospective review of clinical and laboratory predictors of neurological outcome. *J Neurosurg Spine*. 2013;19(1):119–127.
2. Diehn FE. Imaging of spine infection. *Radiol Clin North Am*. 2012;50(4):777–798.
3. Duarte RM, Vaccaro AR. Spinal infection: state of the art and management algorithm. *Eur Spine J*. 2013;22(12):2787–2799.
4. Heusner AP. Nontuberculous spinal epidural infections. *N Engl J Med*. 1948;239(23):845–854.
5. Krishnamohan P, Berger JR. Spinal epidural abscess. *Curr Infect Dis Rep*. 2014;16(11):436.

第五部分

小儿神经外科

47 早产和颅内异常成像

会诊信息

早产儿，出生 3 天伴脑室出血。

初始影像

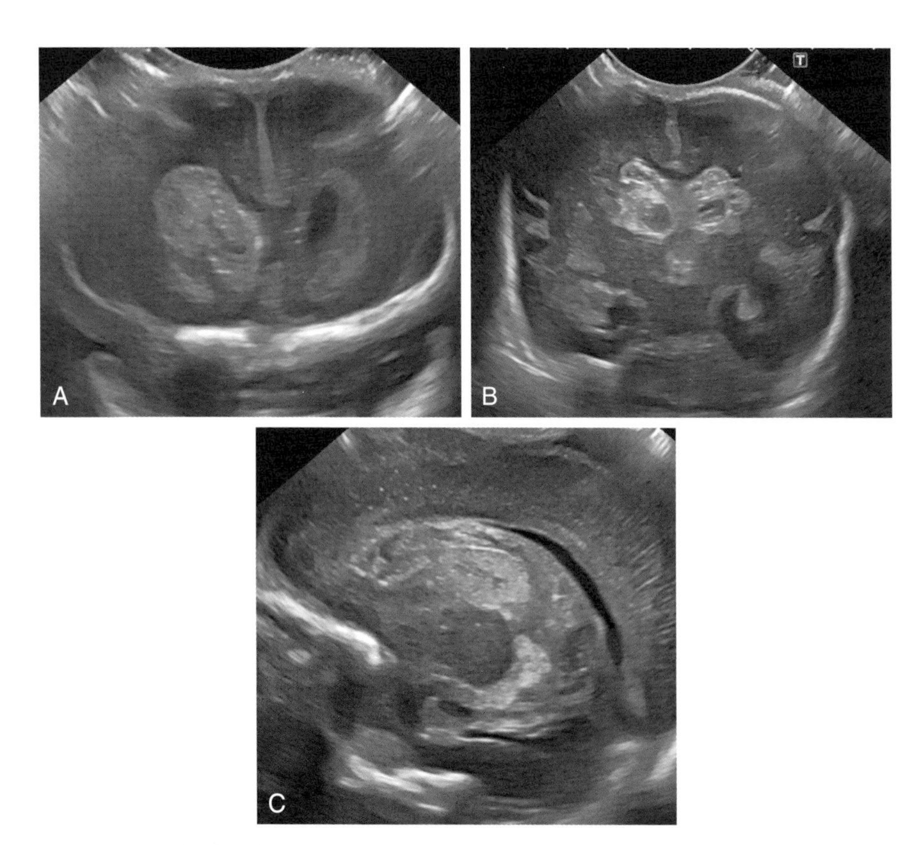

图 47.1 颅脑超声冠状面（A、B）和矢状面（C）显示广泛双侧脑室出血伴右额脑实质血肿（A）

会诊前思考点

- 患儿母亲的孕史如何？
- 患儿的出生病史和共病史如何？
- 患儿目前的临床状态如何（生命体征、氧合、是否存在呼吸暂停或心动过缓）？
- 完成了哪种类型的成像？
- 出血的程度如何？
- 在影像学上是否有明显的脑室增大或脑积水？
- 患者的头围是多少？囟门的感觉如何？

现病史

一对24周+4天胎龄的女性双胞胎因胎膜早破和胎盘早剥而经阴道分娩早产。在产前超声检查中，双胞胎均有明显的尿路扩张的病史；母亲在妊娠期间有过衣原体治疗史。患儿在1分钟和第5分钟的APGAR评分分别为7分和8分。起初她呼吸良好，但最终因呼吸衰竭需要气管插管，并被送入新生儿重症监护室（NICU）。由于患者为早产儿，医生在其出生后第3天进行了头部超声筛查，结果显示广泛的双侧脑室内出血和右额叶邻近的实质内血肿。新生儿在过去24 h内没有发生呼吸暂停或心动过缓。

生命体征

T 36.6℃，HR 150次/分（正常120～160次/分），BP 58/32 mmHg（在正常范围内），SpO_2 90%（气管插管状态）。

体格检查

气管插管状态

眼睛被覆盖

四肢可见自发活动

肢体间歇伸直姿势，考虑为癫痫活动

体重580 g（＜0.01百分位）

头围20.5 cm（＜0.01百分位）

会诊分级

该患者为极低出生体重早产儿，头部超声偶然发现4级脑室出血伴脑室扩张。目前，她的囟门柔软而扁平；然而，在检查中，她表现出间歇性伸肌姿势（癫痫活动）。由于发生出血性脑积水的高风险，她将需要在 NICU 接受持续密切的神经监测。

病情评估

这是一个出生 3 天的早产儿双胞胎之一，头部超声筛查显示为 4 级脑室出血，并伴有右侧额叶实质血肿和脑室扩大。患者因呼吸衰竭而在 NICU 接受气管插管治疗。考虑到新生儿的低出生体重和早产，她发生出血性脑积水（需要分流手术）的风险很高。虽然没有立即进行神经外科干预，但新生儿将在 NICU 中密切监测其出现脑积水的体征和症状。如果需要使用分流器，则需要与 NICU 团队和其家属就分流器放置的类型和时间进行多学科的讨论。这是一个非紧急的、非手术的会诊。

治疗计划

- 目前不需要神经外科急诊干预
- 每日进行头围和囟门检查
- 每周进行头颅超声检查
- 当新生儿临床稳定时完善颅脑 MRI 检查
- 完善脑电图和请神经学团队会诊判断是否存在癫痫活动
- 监测脑积水的发生，必要时行分流手术

学习要点

- 生发基质 - 脑室内出血（intraventricular hemorrhage，IVH）是早产儿最常见的脑损伤，可导致显著的神经发育缺陷。据估计，大约 15% ~ 20% 在出生时体重 < 1500 g 的婴儿（正常出生体重 > 2500 g）会出现 IVH[1]。
- 学者推测，出血的病理生理学机制是由于血管生发基质对缺氧的敏感性和灌注压力的变化[1]。
- 超声是诊断和随访的标准诊断工具（准确率为 88%，敏感性为 91%，特异性为 85%）[2]。

• 早产儿 IVH 分类[3]

分级	出血部位
1	生发基质
2	脑室内，不伴脑室扩大
3	脑室内，伴脑室扩大
4	脑室内出血并伴有周围脑实质内延伸

• 影响早产儿 IVH 风险的新生儿干预措施[1]

降低 IVH 风险	• 产前糖皮质类固醇治疗 • 剖宫产 • 使用吲哚美辛、布洛芬、酚磺乙胺
增加 IVH 风险	• 红细胞输注 • 快速大量补液

• IVH 早产儿有出血性脑室扩张或症状性出血性脑积水的风险。出血后脑积水的体征和症状包括[1]：
  • 头围增加
  • 前囟膨隆
  • 颅骨缝增宽
  • 易激惹、自发性活动减少、呼吸暂停和心动过缓
  • 红细胞压积下降
• 自然史：
  • 约 25% 的 IVH 早产儿会出现非渐进性出血性脑室扩张。
  • 约 22% ~ 25% 的 IVH 早产儿会出现渐进性出血性脑积水。
  • 60% 的婴儿会出现自发性心脏骤停或在腰椎穿刺时诱发。
  • 约 10% ~ 20% 的 IVH 早产儿需要进行永久性分流术。
  • 根据 IVH 的严重程度，死亡率从 20% ~ 44% 不等
• 儿童脑积水工作组的出血性脑积水管理指南[4]建议：
  1. 脑室通路装置、脑室外引流、脑室 - 帽状腱膜下分流或腰椎穿刺是出血性脑积水的治疗选择（2 级证据）。
  2. 与脑室通路装置相比，脑室 - 帽状腱膜下分流术减少了每日脑脊液抽吸的需要（2 级证据）。
  3. 不建议通过连续进行腰椎穿刺来降低分流器植入的可能或避免脑积水的进展（1 级证据）。

4. 不推荐使用脑室内溶栓药物（包括组织型纤溶酶原激活剂、尿激酶或链激酶）作为减少分流器放置的方法（1级证据）。
5. 不推荐使用乙酰唑胺和呋塞米（速尿）作为减少分流器放置需要的方法（1级证据）。
6. 没有足够的证据建议推荐特定的体重或脑脊液参数来指导出血性脑积水早产儿分流器放置的时间（3级证据）。
7. 目前还没有足够的证据推荐使用内镜下第三脑室造口术治疗出血性脑积水早产儿（3级证据）。

（Ann Liu 著　吴　超　译　耿仁强 审校）

参考文献

1. Robinson S. Neonatal posthemorrhagic hydrocephalus from prematurity: pathophysiology and current treatment concepts. *Journal Neurosurgery Pediatric*. 2012;9:242–258.
2. Trounce JQ, et al. Intraventricular hemorrhage and periventricular leucomalacia: ultrasound and autopsy correlation. *Arch Dis Child*. 1983;61:1203–1207.
3. Papile LA, et al. Incidence and evolution of subependymal and intraventricular hemorrhage: a study of infants with birth weights less than 1,500 gm. *J Pediatr*. 1978;92:529–534.
4. Mazzola CA, et al. Pediatric hydrocephalus: systematic literature review and evidence-based guidelines. Part 2: management of posthemorrhagic hydrocephalus in premature infants. *J Neurosurg Pediatr*. 2014;14:8–23.

48　腰段脊髓脊膜膨出的新生儿

会诊信息

新生儿，男性，腰段脊髓脊膜膨出。

初始影像

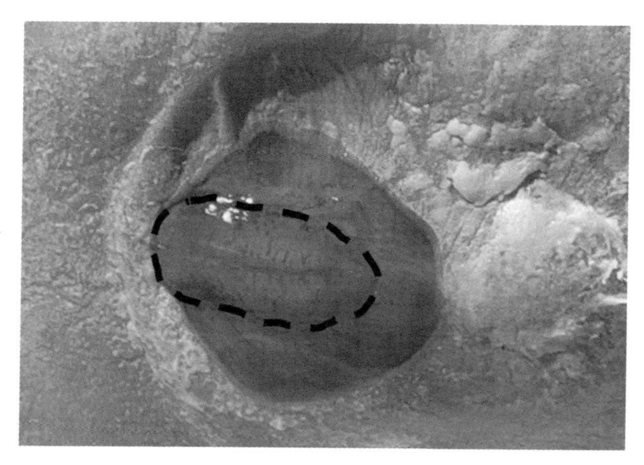

图 48.1　包含基板的开放性脊髓脊膜膨出（脊髓及神经组织开放外露，黑色虚线）

会诊前思考点

- 患儿母亲的怀孕史？
- 患儿的出生病史和合并疾病？
- 患者目前的临床状态如何（生命体征、氧合、是否存在呼吸暂停或心动过缓）？
- 是开放性脊柱裂（脊髓脊膜膨出）还是闭合性脊柱裂？
- 脊柱缺陷是什么样子的（大小，脊膜是否存在，是否合并脑脊液漏）？
- 他的神经学检查如何——下肢是否可以活动？
- 患儿的头围是多少？囟门查体如何？
- 患儿能否耐受手术？

现病史

足月男性新生儿，在37周时出生，伴脊髓脊膜膨出。患儿经阴道分娩，Apgar评分为1分钟4分、5分钟9分。此患儿为其母亲的第二胎，产检时便经超声检查发现此患儿存在脊髓脊膜膨出。患儿母亲的产前实验室检查无明显异常，但既往有明显的焦虑和抑郁史。由于存在脊髓脊膜膨出，该患儿目前在新生儿重症监护病房进行密切监测。患儿没有发生过任何呼吸暂停或心动过缓的事件。

生命体征

T 36.8℃，HR158次/分（正常120-160次/分），BP 77/42 mmHg（正常70～100 mmHg），RR 49次/分（正常30～60次/分），SpO_2 98%。

体格检查

男性新生儿，俯卧位
前囟柔软平坦
瞳孔对光反射灵敏
存在大小约2.5 cm×2.5 cm的开放性腰椎缺损，神经（基板）外露
没有见到脊膜结构，但无明显脑脊液漏的表现
双侧棒状足
上肢和下肢均可见自主活动
体重3.5 kg
头围34 cm（第35百分位）

会诊分级

目前，该患者血流动力学基本稳定，没有感染的迹象。除此之外，他在新生儿重症监护室病情稳定。他有棒状足表现，但没有其他先天性异常。医护团队将用湿敷料覆盖他的脊髓脊膜膨处，在计划进行手术修复前，使用广谱抗生素预防感染。医疗团队还将密切监测脑积水的发展，特别是在脊髓脊膜膨出修复术后。

病情评估

这是一个健康的足月男性新生儿，检查发现脊髓脊膜膨出和双侧棒状足。患者的血流动力学稳定，没有出现感染的迹象。他需要在48 h内通过手

术修复脊髓脊膜膨出。

治疗计划

- 用生理盐水浸泡过的纱布和非黏附性敷料护理伤口；覆盖保鲜膜可以用来帮助保持水分和热量
- 俯卧位
- 经验性使用广谱抗生素
- 急诊行脊髓脊膜膨出修复术
  - 在 48 h 内进行手术以保护神经功能和预防感染
  - 请整形科会诊协助复杂伤口的闭合
- 每日测量头围和进行囟门检查
- 立即进行床旁头颅超声检查，然后每周监测新生儿是否出现脑积水
- 当新生儿临床稳定时进行全神经系统的 MRI 检查
- 筛查是否合并其他先天性畸形（泌尿生殖系统、心脏）

学习要点

- 脊髓脊膜膨出（myelomeningocele，MM）又称开放性脊柱裂，是最严重和最常见的脊柱裂类型。它的定义是脊髓等神经组织通过脊柱的缺损处疝出体外。
- 发病率为 3.4/1 万，死亡率为 10%[1-2]。
- 传统上，这种神经缺陷会在出生后 48 h 内进行治疗，以防止脑膜炎、伤口感染和神经损伤[3]。
- 最近，MOMS（Management of Myelomeningocele Study）研究[4]表明，宫内治疗 MM 更有优势（1 级证据支持）。该研究表明，与产后手术相比，宫内治疗可降低胎儿分流依赖性脑积水的发生率，改善神经功能，减少脑疝的发生[4-5]。目前的理论是，MM 继发的神经损伤在子宫内持续存在，因此，更早的修复闭合会有更好的预后[5]。
- 脑积水和 Chiari Ⅱ 畸形均与 MM 相关。据报道，MM 合并脑积水的患病率为 57%～86%，分流术和内镜下第三脑室造口术（endoscopic third ventriculostomy，ETV）都是公认的治疗选择。脑积水治疗的最佳时机尚未阐明；然而，必须考虑几个因素，包括脑脊液感染、体重和年龄（> 6 个月与 ETV 的较高成功率相关）[6]。

- Chiari Ⅱ畸形几乎均和 MM 相关，其定义为脊髓、第四脑室和小脑通过枕骨大孔向椎管内疝出。这种向尾侧的疝出被认为是因 MM 原因，脑脊液流动时向下抽吸引起。与 Chiari Ⅱ相关的症状包括吞咽困难、喘鸣、呼吸暂停，大约 9% 的患者需要进行颅后窝减压手术[8]。
- 目前普遍认为，分流术恢复生理颅内压应先于 Chiari Ⅱ畸形减压，因为分流术后可能会使症状缓解，而不需要手术减压[9]。

（Brendan F. Judy，Ann Liu 著　吴　超 译　谢京城 审校）

参考文献

1. Boulet SL, Yang Q, Mai C, et al. Trends in the postfortification prevalence of spina bifida and anencephaly in the United States. *Birth Defects Res A Clin Mol Teratol*. 2008;82(7):527–532.
2. Hunt GM. The median survival time in open spina bifida. *Dev Med Child Neurol*. 1997;39(8):568.
3. Beier AD, Nikas DC, Assassi N, et al. Congress of neurological surgeons systematic review and evidence-based guideline on closure of myelomeningocele within 48 hours to decrease infection risk. *Neurosurgery*. 2019;85(3):E412–E413.
4. Adzick NS, Thom EA, Spong CY, et al. A randomized trial of prenatal versus postnatal repair of myelomeningocele. *N Engl J Med*. 2011;364(11):993–1004.
5. Tamber MS, Flannery AM, McClung-Smith C, et al. Congress of neurological surgeons systematic review and evidence-based guideline on the incidence of shunt-dependent hydrocephalus in infants with myelomeningocele after prenatal versus postnatal repair. *Neurosurgery*. 2019;85(3):E405–E408.
6. McCarthy DJ, Sheinberg DL, Luther E, McCrea HJ. Myelomeningocele-associated hydrocephalus: nationwide analysis and systematic review. *Neurosurg Focus*. 2019;47(4):E5.
7. Dewan MC, Wellons JC. Fetal surgery for spina bifida. *J Neurosurg Pediatr*. 2019;24(2):105–114.
8. Kim I, Hopson B, Aban I, et al. Decompression for Chiari malformation type II in individuals with myelomeningocele in the national spina bifida patient registry. *J Neurosurg Pediatr*. 2018;22(6):652–658.
9. Tubbs RS, Oakes WJ. Treatment and management of the Chiari II malformation: an evidence-based review of the literature. *Childs Nerv Syst*. 2004;20(6):375–381.

49 头痛、呕吐的儿童患者

会诊信息

7 岁女童，头痛、呕吐，脑部 MRI 异常。

初始影像

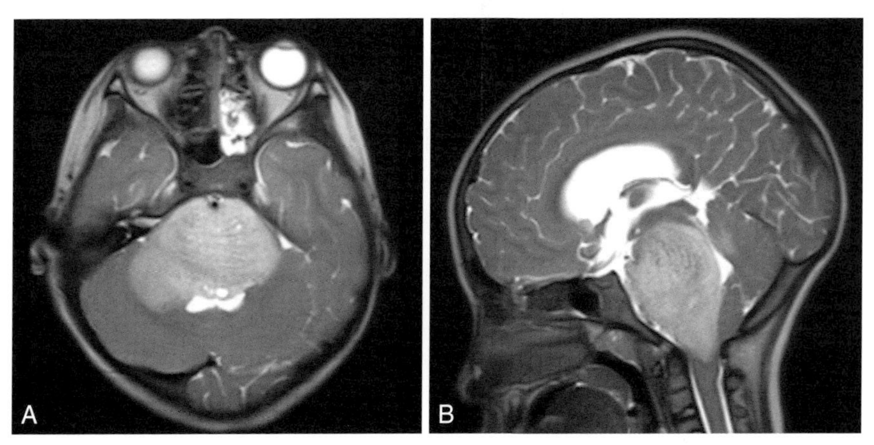

图 49.1 大脑轴位（A）和矢状位（B）T2 加权平扫 MRI 显示出一个巨大的高信号浸润性脑干病变，伴有脑积水，符合弥漫性内生性脑桥胶质瘤表现

会诊前思考点

- 患者出现症状有多久了?
- 患者的神经系统检查结果如何?
- 患者是否有视力变化或颅神经损伤?
- 患者是否需要紧急手术治疗脑疝或脑积水?
- 肿瘤需要切除还是只需活检?

现病史

一名 7 岁的既往体健的女童，因头痛、呕吐和行走不稳已 3 周来到急诊科就诊。约 3 周前，她出现了持续的头痛、间歇性头晕、恶心、呕吐和眼痛。

在过去的几天里，她的母亲还发现她有步态不稳，但没有摔倒过。患者否认有局灶性无力、麻木或刺痛、吞咽困难、说话困难或视力改变。由于症状持续存在，她的母亲带她去看儿科医生，儿科医生给她做了 MRI 检查，发现了一个巨大的脑干病变，儿科医生紧急将她转到急诊室。

生命体征

T 36.8℃，HR 90 次 / 分，BP 111/80 mmHg，RR 22 次 / 分，SpO_2 99%。

相关实验室检查

Hb 13.5g/dl，WBC 9×10^9/L，Plt 453×10^9/L，Na 138 mmol/L。

体格检查

清醒、警觉，对人物、地点和时间定向力正常
瞳孔等大，对光反射灵敏
双侧凝视受限
面纹对称，伸舌居中，上颚对称隆起
无视力障碍
旋前肌漂移征阴性
双侧上肢肌力 5/5 级
双侧下肢肌力 5/5 级
轻触觉正常
步态缓慢、平衡能力差
交叉步伐不能

会诊分级

患者出现亚急性症状，新诊断为脑干巨大病变和脑积水。她有头痛、行走不稳和双侧展神经麻痹的症状，提示她有脑积水和颅内压升高，但幸运的是，患者清醒并保持警觉。她将需要入住儿科重症监护室，对她的脑干病变进行管理和检查，并密切观察脑积水恶化的症状和体征。这是一种紧急且可能需要手术的会诊。

病情评估

这是一名 7 岁女童，3 周前出现呕吐、头痛和失衡症状，并接受了脑部 MRI 检查，发现一个大的浸润性生长的脑干肿瘤并伴有脑积水。该病变的鉴

别包括弥漫内生性脑桥胶质瘤（diffuse intrinsic pontine glioma，DIPG）和脱髓鞘疾病（可能性较小）。

治疗计划

- 入住儿科重症监护室，每小时进行神经系统检查
- 需要立即开始使用地塞米松治疗脑水肿
- 如果患者因脑积水恶化而出现失代偿症状，则可紧急放置脑室外引流管进行脑脊液分流
- 眼科会诊，评估视乳头水肿和视力损伤情况
- 脑平扫 + 增强 MRI（使用导航规划方案）
- 进行全脊柱平扫 + 增强 MRI，以评估神经轴其他部位的病变
- 计划诊断性活检和采用分流术或内窥镜第三脑室造口术治疗脑积水
- 术前实验室检查，包括凝血化验以及血型与抗体筛检
- 请肿瘤放疗科和肿瘤化疗科会诊，以指导长期治疗

学习要点

- 在美国 19 岁以下的儿童中，每年诊断出小儿中枢神经系统肿瘤超过 3700 例[1]。原发性小儿脑肿瘤占所有儿童恶性肿瘤的 20% ~ 25%，其中 60% ~ 70% 位于颅后窝[4]。
- 颅后窝肿瘤的表现为头痛、呕吐、平衡能力差和外展神经麻痹，提示颅内压升高
- DIPG 占所有儿童脑干肿瘤的约 80%，预后不良，平均生存期 11 个月[2,6]。治疗方法包括活检、脑积水的治疗和放疗[2]。由于肿瘤的位置和弥漫性特点，完全手术切除不可行。目前化疗的疗效有限[3]。
- H3K27M 突变的弥漫性中线胶质瘤预后较差[5]。
- 小儿幕下肿瘤的鉴别诊断包括髓母细胞瘤、室管膜瘤、毛细胞性星形细胞瘤、脑干胶质瘤、小脑星形细胞瘤，以及非典型畸胎瘤 / 横纹肌瘤[4]。
- 儿童幕上肿瘤的鉴别诊断包括低级别神经胶质瘤、松果体瘤、颅咽管瘤、脉络丛肿瘤、畸胎瘤、肉芽肿、生殖细胞肿瘤和胚胎性肿瘤[1]。

（Brendan F. Judy，Ann Liu 著　陈　新 译　林国中 审校）

参考文献

1. Bettegowda C, Chen LC, Mehta VA, Jallo GI, Rutka JT. Supratentorial tumors in the pediatric population: multidisciplinary management. In: Quinones-Hinojosa A, ed. *Schmidek and Sweet Operative Neurosurgerical Techniques*. Saunders; 2012:669–683.
2. El-Khouly FE, Veldhuijzen van Zanten SEM, Santa-Maria Lopez V, et al. Diagnostics and treatment of diffuse intrinsic pontine glioma: where do we stand? *J Neurooncol*. 2019;145(1):177–184.
3. Jansen MH, Veldhuijzen van Zanten SE, Sanchez AE, et al. Survival prediction model of children with diffuse intrinsic pontine glioma based on clinical and radiological criteria. *Neuro Oncol*. 2015;17(1):160–166.
4. Jung T, Rutka JT. Posterior fossa tumors in the pediatric population: multidisciplinary management. In: Quinones-Hinojosa A, ed. *Schmidek and Sweet Operative Neurosurgical Techniques*. Saunders; 2012:654–668.
5. Louis DN, Giannini C, Capper D, et al. cIMPACT-NOW update 2: diagnostic clarifications for diffuse midline glioma, H3 K27M-mutant and diffuse astrocytoma/anaplastic astrocytoma, IDH-mutant. *Acta Neuropathol*. 2018;135(4):639–642.
6. Rechberger JS, Lu VM, Zhang L, Power EA, Daniels DJ. Clinical trials for diffuse intrinsic pontine glioma: the current state of affairs. *Childs Nerv Syst*. 2020;36(1):39–46.

50 纵隔肿物伴下肢无力进行性加重

会诊信息

4 月龄男孩，双侧下肢无力，巨大纵隔肿物。

初始影像

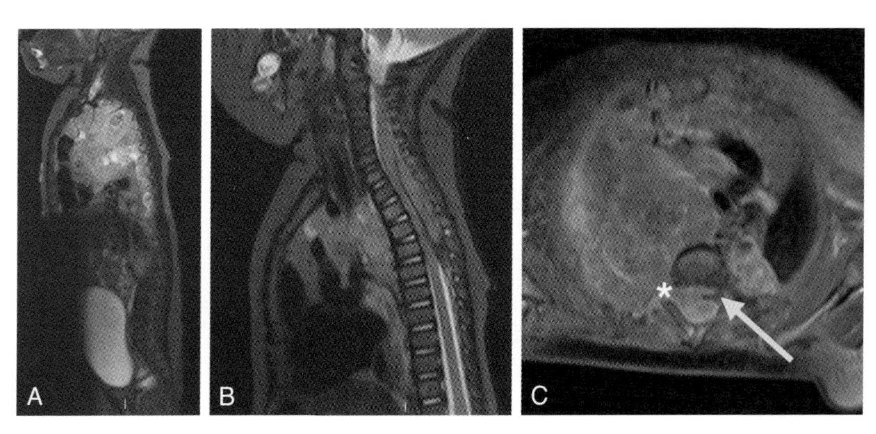

图 50.1 脊柱 MRI 平扫＋增强。(A)右侧矢状面 T2 加权序列显示一个(7×5×5)cm 大的胸腔内肿物。值得注意的是，患者的膀胱也有扩张。(B) 正中矢状面 T2 加权序列显示肿物在多个节段向硬膜外延伸，导致严重的椎管狭窄和脊髓受压。(C) 轴位 T1 加权增强序列显示在 T2-T3 水平，肿瘤通过右侧 T2 椎间孔 (星号) 向椎管内延伸，造成脊髓严重的左移和受压

会诊前思考点

- 患者的神经系统检查结果如何？患者无力程度如何？他是否有其他感觉异常、直肠或膀胱功能障碍的症状？
- 患者功能障碍的时间线是什么样的？
- 患者的病史如何，有没有任何先天性或发育性问题？
- 患者有其他部位的病变吗？

现病史

一名4个月大的男婴因进行性加重的双下肢无力、尿潴留、大便潴留和头部发育迟缓而被转到急诊科。他没有明显的病史或家族史。大约2个月前，他还表现健康，后来变得越来越易激惹。在此期间，他的父母注意到他的双下肢活动能力逐渐下降，且出现抓握物体困难，最近出现右眼睑下垂。最近一周，他的进食量减少，大小便次数也从每天5～6次减少到每天1～2次。他的父母带他到当地医院对这些症状进行评估，

脑部和脊柱的MRI显示，一个巨大的后纵隔肿块延伸至颈胸椎硬膜外腔，引起脊髓压迫症。他被转到我院进行神经外科和肿瘤科的检查和诊治。

生命体征

T 37.8℃，HR 174次/分（正常值75～190次/分），RR 39次/分（正常值30～60次/分），BP 85/56 mmHg（正常SBP 65～90 mmHg），SpO_2 95%（在2 L鼻导管吸氧下）。

相关实验室检查

Na 137 mmol/L、CO_2 18 mmol/L、葡萄糖75 mg/dl。

体格检查

发育良好，营养充足
神清，可互动
轻度呼吸困难，鼻翼扇动，肋间回缩
前囟门平坦
无颅面畸形
头部发育迟缓
右眼睑下垂和瞳孔缩小
双侧上肢活动自如
下肢活动减少，肌张力降低
髌反射1+

会诊分诊

患者是一名4个月大的婴幼儿，因后纵隔巨大肿块延伸至颈胸椎硬膜外腔引起脊髓受压，出现呼吸困难、右侧霍纳综合征、双侧下肢无力以及直肠

和膀胱功能障碍的表现就诊。他目前血流动力学稳定，但由于胸腔内有很大的肿瘤，他有呼吸窘迫的体征和症状。此外，他的颈部控制能力也很差，这也是导致他持续的呼吸和进食障碍的原因之一。总之，他呼吸失代偿的风险很高，需要在儿科重症监护室密切观察。在检查中，他有交感神经链功能障碍的迹象，包括瞳孔缩小和上睑下垂，可能继发于肿瘤的压迫。该肿块疑似神经母细胞瘤，他需要进一步检查和活检。鉴于他的亚急性表现，目前还不需要紧急手术；他的活检病理将有助于指导治疗，如果他的病理结果显示为神经母细胞瘤，化疗将是首选治疗。这是一次紧急会诊，但很可能是一次非手术会诊。

病情评估

这是一名 4 个月大的男婴，没有明显的既往病史。表现为双下肢进行性无力，直肠和膀胱功能障碍 2 个月。经检查，他有纵隔巨大肿块，疑似神经母细胞瘤，引起呼吸窘迫，需要吸氧，并患有右侧霍纳综合征。

治疗计划

- 入住儿童重症监护室，进行密切的呼吸、血流动力学和神经系统监测
- 大剂量类固醇治疗脊髓压迫症
- 放置 Foley 尿管，监测出入量和膀胱减压
- 尿检以排除尿路感染
- 肿瘤科会诊进行肿瘤的评估、检查和诊治
- 小儿外科会诊，对纵隔肿块进行活检，可能的话，留置化疗端口

病情追踪

小儿外科对他的病灶进行了活检，病理结果符合神经母细胞瘤。他接受了化疗，反应良好。他最近的脊柱影像是发病后 2 年完成的（图 50.2），显示没有肿瘤残留或复发。他可以下地行走，并继续接受物理治疗。

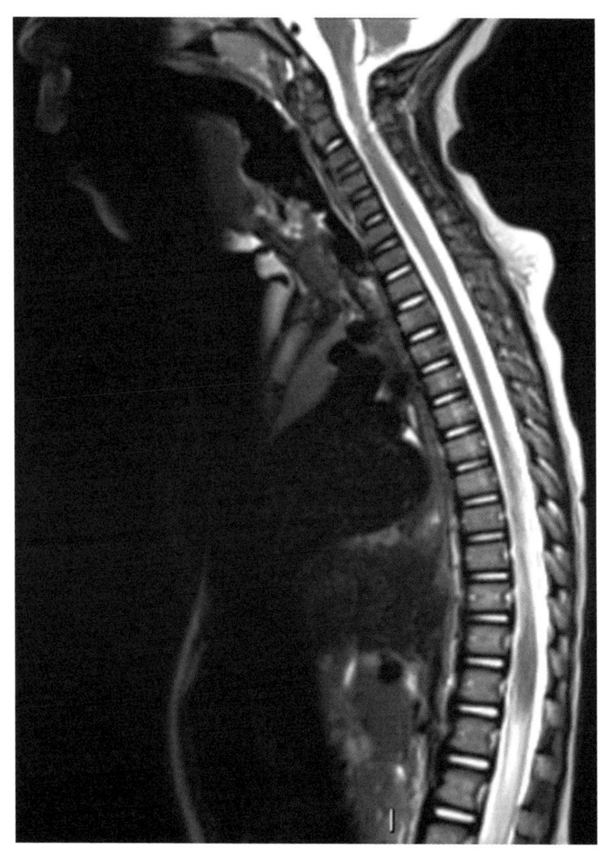

图 50.2　矢状平扫 T2 加权 MRI 显示无肿瘤残留或复发

学习要点

- 儿童脊柱肿瘤罕见，但可导致显著的神经功能障碍，需要多学科的方法来优化患者的预后。儿童脊髓肿瘤也很罕见，在美国的发病率估计为每 10 万人中有 0.101 ~ 0.26 例[4]。
- 通过对 10 个大型系列的 649 例儿童患者的回顾，描述了不同类型的脊柱肿瘤

部位	肿瘤类型	%
髓内	星形细胞瘤、室管膜瘤、脂肪瘤	29
髓外硬膜下	皮样囊肿、神经纤维瘤、神经鞘瘤、脊膜瘤、表皮样囊肿、原始神经外胚层肿瘤，血管上皮瘤	24
硬膜外	肉瘤、神经母细胞瘤、畸胎瘤、转移瘤、神经节细胞瘤、淋巴瘤	36
其他		11

引自 Wetjen 等[5]

- 临床表现取决于肿瘤的位置和大小，但局部背痛是最常见的表现[3]。其他症状包括无力、麻木、步态障碍、脊柱侧弯和发育迟缓。
- 治疗包括手术切除减压和（或）活检、化疗和放疗。
- 神经母细胞瘤是婴幼儿时期最常见的颅外肿瘤[2]
  - 即使是存在脊髓压迫的情况下，化疗是神经母细胞瘤的一线治疗，因为低龄患者进行手术和放疗的并发症发生率很高[1]。
  - 在化疗过程中出现进行性神经功能缺损可考虑急诊神经外科手术[6]。
  - 神经功能障碍持续时间少于 4 周、出现脊髓压迫时的高剂量地塞米松和早期开始治疗与神经功能预后改善相关[2]。

（Brian Y. Hwang，Ann Liu 著　范鹏郎 译　林国中 审校）

参考文献

1. Brodeur, G.M., & Maris, J. M. Neuroblastoma. In: Pizzo PA, Poplack DG, eds. *Principles and Practice of Pedatric Oncology.* 5th ed. JB Lippincott Company, Philadelphia, PA, pp933-970.
2. Fawzy M, El-Beltagy M, Shafei ME, et al. Intraspinal neuroblastoma: Treatment options and neurosurgical outcome of spinal cord compression. *Oncol Lett.* 2015;9:907–911.
3. Hsu W, Jallo GI. Pediatric spinal tumors. *Handb Clin Neurol.* 2013;112:959–965.
4. Shweikeh F, Quinsey C, Murayi R, et al. Treatment patterns of children with spine and spinal cord tumors: national outcomes and review of the literature. *Childs Nerv Syst.* 2017;33(8):1357–1365.
5. Wetjen NM, Raffel C, Murphy M. Spinal extradural neoplasms and intradural extramedullary neoplasms. In: Albright A, Pollack I, Adelson P, eds. *Principles and Practice of Pediatric Neurosurgery.* 3rd ed. Thieme; 2014:2014.
6. Yiin JJ, Change CS, Jan YJ, Wang YC. Treatment of neuroblastoma with intraspinal extensions. *J Clin Neurosci.* 2003;10:579–583.

51 小儿颅骨凹陷性骨折

会诊信息

4 岁男童，今晨从床上跳跃跌倒后颅骨骨折和头皮撕裂伤。

初始影像

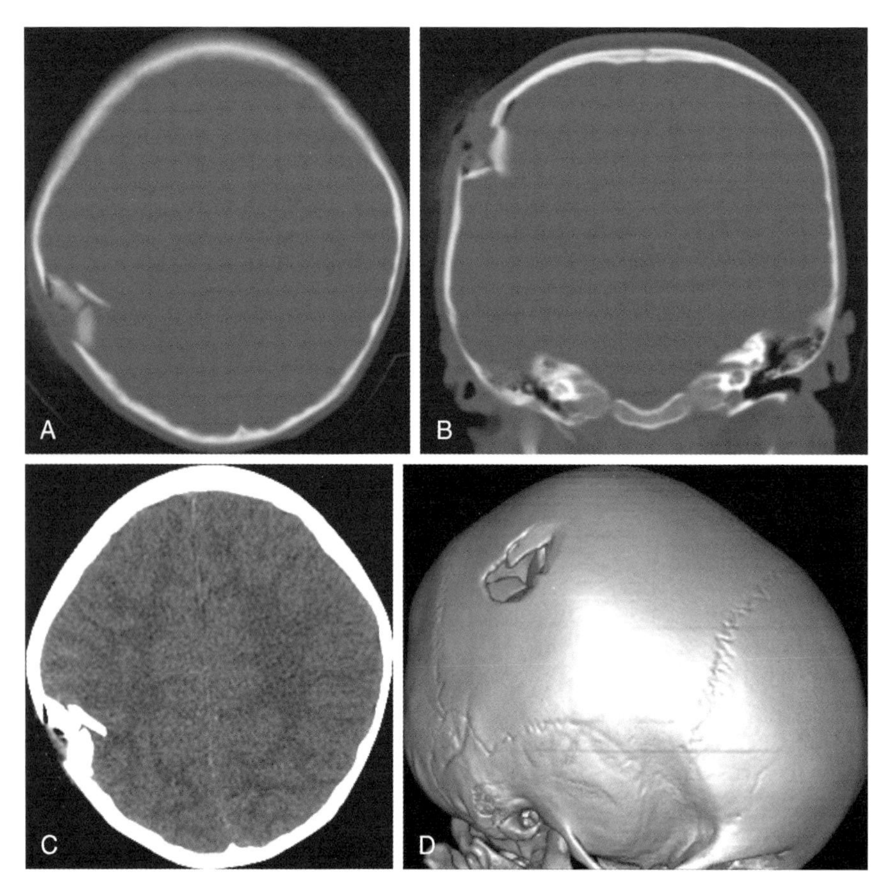

图 51.1　初始头颅平扫 CT。（A）轴位骨窗可见右侧顶骨开放粉碎性颅骨骨折，颅骨凹陷 1.3 cm；（B）冠状位骨窗；（C）脑窗下未见颅内血肿；（D）颅骨 CT 的三维重建图像

会诊前思考点

- 患者的 GCS 和神经系统状况如何?
- 患者受伤的机制是什么? 是否合并其他损伤? 创伤小组是否对患者进行了评估?
- 受伤即刻患者的情况如何?
- 患者骨折范围有多大? 是开放性的还是闭合性的?
- 患者是否有相关的颅内损伤?
- 患者是否合并颈椎损伤?
- 是否需要考虑非意外创伤?

现病史

患者 4 岁男童，既往体健，因床上跳跃后摔伤头部就诊。受伤时头撞到了一个未知的物体，导致右侧顶部头皮撕裂。受伤后无意识障碍及精神状态改变，无肢体无力及麻木，无癫痫发作。患者父母带其前往当地的一家医院就诊以评估头皮撕裂伤，完善了颅脑 CT 显示右顶部粉碎性凹陷性颅骨骨折，凹陷深度 1.3 cm，无颅内血肿。在转院前应用了一剂左乙拉西坦和头孢曲松。到达我院后，再次复查头部 CT，病情稳定。创伤评估显示没有其他损伤。

生命体征

T 36.4℃，HR 110 次 / 分（正常 80 ~ 120 次 / 分），BP 84/52 mmHg（正常 SBP 80 ~ 110 mmHg），SpO_2 97%。

相关实验室检查

Na 133 mmol/L，Hb 11.5g/dl，WBC 8.9×10^9/L，Plt 311×10^9/L，aPTT 27.3 s。

Glasgow 昏迷评分

运动 : 6 ; 发声 : 5 ; 睁眼 : 4 ; GCS 总分 : 15。

体格检查

神清，对人物、地点和时间定向力正常
双侧瞳孔等大等圆，对光反射灵敏
眼球运动正常

面纹对称，伸舌居中
四肢遵嘱活动
右侧后方顶部头皮有 1 cm 的小撕裂伤，伤口有渗血
裂伤下肿胀明显，但未见裸露的颅骨
无脑脊液渗漏的迹象

会诊分级

患者为一名健康的男童，头部创伤后无局灶性神经功能缺损。右顶粉碎性凹陷性颅骨骨折，骨折凹陷深度 1.3 cm，骨折深度大于骨折的宽度。影像学上可见骨折片移位及少量颅内积气，无颅内血肿。虽然患者的神经系统完好，但需要手术治疗，以减少感染的概率，减少颅骨骨折畸形愈合的风险，并可改善外观。他需要使用一个疗程的抗生素来预防脑膜炎。左乙拉西坦在院外就开始使用，考虑到创伤后癫痫发作的风险，可能会继续使用。

病情评估

这是一名 4 岁的男童，既往体健，跌倒后撞击头部。头部 CT 显示右侧顶部粉碎性凹陷性颅骨骨折，凹陷程度为 1.3 cm，无颅内血肿。患者神经功能正常，不合并其他损伤。8 h 后复查头部 CT，结果稳定。患者将需要进行手术来修复其开放性颅骨骨折和畸形。这是一个紧急的手术会诊。

治疗计划

- 继续应用左乙拉西坦预防癫痫
- 广谱抗生素预防脑膜炎
- 禁食禁水，静脉输注含葡萄糖液体
- 血型检测、备血
- 计划行右侧开颅清创、颅骨骨折复位术
  - 要点：
    - 马蹄形头枕
    - 术中神经监测
    - 开颅钻及铣刀
    - 抗生素水冲洗
    - 颅固定板重建骨碎片或使用钛网进行颅骨成形术
    - 可能需要人工硬膜
    - 麻醉：广谱抗生素（万古霉素 / 头孢曲松），应用左乙拉西坦预防癫痫

- 术后转入儿科重症监护病房
- 非意外创伤工作组进行评估

学习要点

- 儿科的凹陷性颅骨骨折可分为闭合性（单纯）骨折或开放性（复杂）骨折。
- 闭合性凹陷性颅骨骨折患者头皮完整，更多发生在较年幼的儿童[1]，因为他们的颅骨更薄、更柔韧。
  - 这些单纯的凹陷性颅骨骨折通常采用非手术治疗，因为有研究证实，此类儿童患者的手术和非手术治疗在预后（癫痫、神经功能障碍或外观）方面没有差异。随着时间的推移，由于大脑生长而导致的颅骨重塑，往往会使得凹陷畸形得以纠正。
  - 对于单纯凹陷性颅骨骨折，仅当凹陷程度等于或超过完整颅骨厚度，或存在颅内血肿且占位效应明显需要清除时，建议手术复位。
- 开放性颅骨骨折（骨折表面与骨折部位相连的头皮撕裂伤，并伴有帽状腱膜撕裂），常导致显著并发症发生率和死亡率。
  - 开放性骨折的感染率高达 10.6%，迟发性癫痫的发生率高达 15%，死亡率高达 19%[2]。
  - 开放性颅骨骨折患者常常需要早期清创和重点关注，以降低感染的发生率。然而，有研究认为，如没有以下情况，非手术治疗是可以接受的：
    - 颅骨凹陷大于颅骨厚度或＞1 cm
    - 骨折片的尖锐边缘可穿透硬脑膜
    - 临床或影像学证据表明骨折穿破硬脑膜
    - 伤口污染严重
    - 合并颅内血肿
    - 大量气颅
    - 凹陷压迫运动区[2]
  - 骨折的位置也影响治疗策略：
    - 虽然顶骨是最常见的骨折部位，但该区域的损伤通常被毛发覆盖，在没有干预的情况下部分骨折可自行重塑。
    - 额骨骨折的患者，特别是大龄儿童的合并额窦积气的骨折，更有可能需要手术干预，因为这种骨折常涉及额窦、颅底和眼眶，并有导致脑脊液漏、眼部并发症和畸形（影响美容）可能[1]。

“乒乓球”样骨折

- 在新生儿和婴儿中，凹陷性颅骨骨折可以表现为“乒乓球”或“池塘样”骨折，骨表面向内凹陷而骨皮质的连续性不中断。
- 较小的凹陷畸形，如无潜在脑损伤，可通过非手术治疗，因多数凹陷畸形通常会随着时间的推移得以纠正。
- 如果凹陷较大（深度 > 5 mm，长度 > 2 cm）或有相关临床表现（相关神经功能缺损、脑脊液漏迹象、颅内压升高），应考虑手术治疗或真空抽吸等其他干预措施。

生长性颅骨骨折

- 生长性颅骨骨折也被称为创伤后软脑膜囊肿。这是儿童颅骨骨折的一种极其罕见的并发症，脑组织逐渐通过撕裂的硬脑膜突出于颅外并成为持续增大及搏动性肿块。此病变有导致神经功能缺损或癫痫发作的可能。
- 生长性颅骨骨折几乎只发生在 3 岁以下的儿童，可在最初头部损伤后几天到几个月发生。
- 影像学上，骨折边缘呈扇形且呈逐渐增宽趋势。多普勒超声或 MRI 检查可以帮助诊断生长性颅骨骨折。
- 手术干预与硬脑膜闭合是必须的[4]。

（Lydia Ju-mi Bernhardt，Ann Liu 著　吴　超 译　杨　军 审校）

参考文献

1. Bonfield CM, Naran S, Adetayo OA, Pollack IF, Losee JE. Pediatric skull fractures: the need for surgical intervention, characteristics, complications, and outcomes. *J Neurosurg Pediatr*. 2014;14:205–211.
2. Bullock MR,PD, Chesnut R, Gordon D. Chapter 7: surgical management of depressed cranial fractures. *Neurosurgery*. 2006;58(3). https://doi.org/10.1227/01.NEU.0000210367.14043.0E.
3. Hung KL, Liao HT, Huang JS. Rational management of simple depressed skull fractures in infants. *J Neurosurg Pediatr*. 2005;103(Pediatrics 1):69–72.
4. Liu XS, You C, Lu M, Liu JG. Growing skull fracture stages and treatment strategy. *J Neurosurg Pediatr*. 2012;9:670–675.

52 自行车事故后意识障碍

会诊信息

11 岁女孩，既往体健，骑自行车时摔伤，颅骨骨折。

初始影像

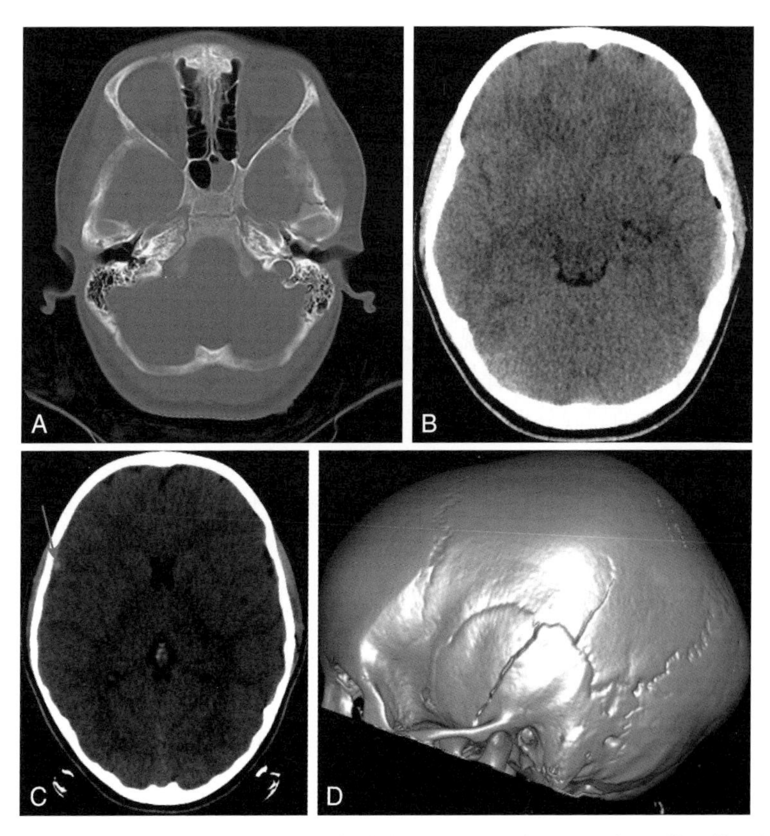

图 52.1　初始颅脑平扫 CT。(A) 骨窗轴位视图显示左侧颞骨骨折，并延伸至颅底。(B) 脑窗轴位视图显示左侧颞顶凸面硬膜外血肿，直径 6 mm，并伴有颅内积气。(C) 脑窗轴位视图显示右顶叶小的出血性脑挫伤，约 4 mm。(D) 颅骨 CT 三维重建，可见明显的左侧顶骨和颞部骨折

会诊前思考点

- 患者的 GCS 和神经系统状况如何？
- 患者受伤的机制是什么？是否合并其他损伤？创伤小组是否对患者进行了评估？
- 受伤后，患者的情况如何？
- 患者骨折范围有多大？是开放性的还是闭合性的？
- 患者是否有相关的颅内损伤？
- 患者是否合并颈椎损伤？
- 是否需要考虑非意外创伤？

现病史

11 岁女性患者，既往体健，在自行车事故后头部撞在路边，后出现意识丧失。患者母亲描述，患者骑着自行车在车道上被树叶滑倒，从自行车上摔下来，左侧头部撞在了路边（没有戴头盔）。摔伤后立即出现了意识丧失，几分钟后恢复意识。患者母亲随即带她到当地医院就诊，最初就诊时意识模糊并伴多次呕吐，不伴有其他神经功能障碍。患者诉颈后部疼痛，但无头痛、无肢体麻木、无力、疼痛，无视力改变、听力损失或脑脊液耳漏或鼻漏表现。

颅脑 CT 显示左侧颞顶骨骨折，骨折线延伸至颅底但骨折无移位，骨折下方有 6 mm 厚的硬膜外血肿和直径约 4 mm 的右侧顶叶脑挫伤。颈椎 X 线片未见颈椎骨折或脱位表现。

患者被转至本院接受进一步的治疗。创伤评估显示右手第一掌骨骨折，但其他损伤均为阴性。

生命体征

T 36.8℃，HR 105 次 / 分，BP 105/52 mmHg，SpO_2 99%。

相关实验室检查

Na 141 mmol/L，Plt 269×10^9/L，INR 1.0，APTT 23.0 s。

Glasgow 昏迷评分

运动：6；语言：5；睁眼：4；GCS 总分：15。

体格检查

神清，言语流利，对人物、地点和时间定向力正常
颈托固定在位，双侧瞳孔等大等圆，对光反射灵敏
眼球运动正常，无上睑下垂
面纹对称，伸舌居中
双上肢平衡试验正常，四肢遵嘱活动
由于右手拇指疼痛和肿胀，右侧握力为 4/5 级，余四肢肌力 5/5 级
肢体触觉等感觉正常
无脑脊液鼻漏及耳漏表现

会诊分级

患者左颞顶骨折，无移位，伴 6 mm 厚度的左硬膜外血肿，无占位效应，伴小范围右侧顶叶脑挫伤。虽然患者最初受伤时有意识障碍，但目前处于神经基线状态。患者同时伴有右手外伤，将收入儿外科进行治疗。虽然颅脑外伤不需要急诊手术干预，但考虑到颅内损伤有出血进展和临床恶化的可能，需要动态监测患者的神经功能状态及相关检查。

在影像学上可见左侧蝶窦及乳突气房内有积液，左侧颅中窝内可见积气，提示可能存在额外的隐匿性颞骨和（或）蝶骨骨折——针对此患者也应密切监测和评估是否存在脑脊液漏的表现（包括耳漏和鼻漏）。虽然平片没有显示患者颈椎的任何骨异常，但考虑到她骨折的严重程度，应完善颈椎 MRI 以排除韧带损伤。这是一个紧急但非手术的会诊。

病情评估

这是一名健康的 11 岁女孩，在一次自行车事故头部创伤后出现短暂的意识丧失、头痛和呕吐。她存在一个非移位的左颞部骨折，一直延伸到颅底。相关检查提示病情相对稳定，然而，考虑到存在左侧硬膜外小血肿和右脑出血性挫伤，密切监测是必要的。

治疗计划

- 在儿科重症监护病房，每小时进行神经系统检查
- 每间隔 6 h 复查头部影像（在我们中心有一项“超快”MRI 检查，以减少放射性的 CT 扫描）
- 完善颈椎 MRI；保持佩戴硬颈托

- 禁食禁水、静脉补充葡萄糖；如果重复成像稳定，那么可以开始饮食
- 如果担心癫痫发作，可以考虑应用抗癫痫药物
- 监测脑脊液耳漏和鼻漏

学习要点

- 基于几个大样本量的临床研究，儿童单纯性颅骨骨折患者无任何其他相关颅内异常，包括出血或气颅，可以安全出院，并告知父母注意事项和预防措施[1-4]。
- 许多颅骨骨折患者除了颅骨外，身体其他部位也有损伤。最常见的是（按发生率排列）有颅内出血（硬膜外、硬膜下、蛛网膜下腔或脑实质内）、骨科损伤、面部骨折和眼科损伤[2]。颅底骨折可能累及血管，需要额外的血管成像。
- 非意外创伤应基于病史（如延期就医、病史描述和病情评估不一致）和体格检查（如视网膜出血、脑病、易怒、呕吐、发育迟缓），特别是在 18 个月以下的患者中尤为重要。
- 可参考 Donanadson 等[3]提出的儿童孤立性颅骨骨折的处理流程（图 52.2）。

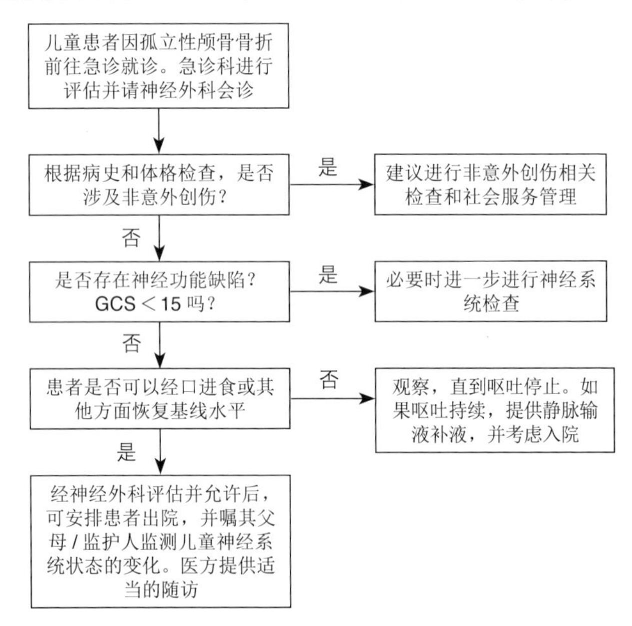

图 52.2 儿童孤立性颅骨骨折的处理流程（引自 Donanadson 等[3]）

（Lydia Ju-mi Bernhardt，Ann Liu 著 吴 超 译 司 雨 审校）

参考文献

1. Arrey EN, Kerr ML, Fletcher Jr S, C.S.C., Sandberg DI. Linear nondisplaced skull fractures in children: who should be observed or admitted? *J Neurosurg Pediatr*. 2015;16:703–708. https://doi.org/10.3171/2015.4.PEDS1545.
2. Bonfield, CM, Naran S, Adetayo, OA, Pollack IF, Losee, JE. Pediatric skull fractures: the need for surgical intervention, characteristics, complications, and outcomes. *J Neurosurg Pediatr*. 14:205–211.
3. Donaldson K, Li X, Sartorelli KH, Weimersheimer P, Durham SR. Management of isolated skull fractures in pediatric patients a systematic review. *Pediatr Emerg Care*. 2019;35(4):301–308.
4. Kommaraju K, Haynes H, Ritter AM. Evaluating the role of a neurosurgery consultation in management of pediatric isolated linear skull fractures. *Pediatr Neurosurg*. 2019:21–27. https://doi.org/10.1159/000495792.

53 右侧肢体抽搐，喂养困难

会诊信息

2 月龄婴儿，右侧肢体抽搐，喂养困难。

初始影像

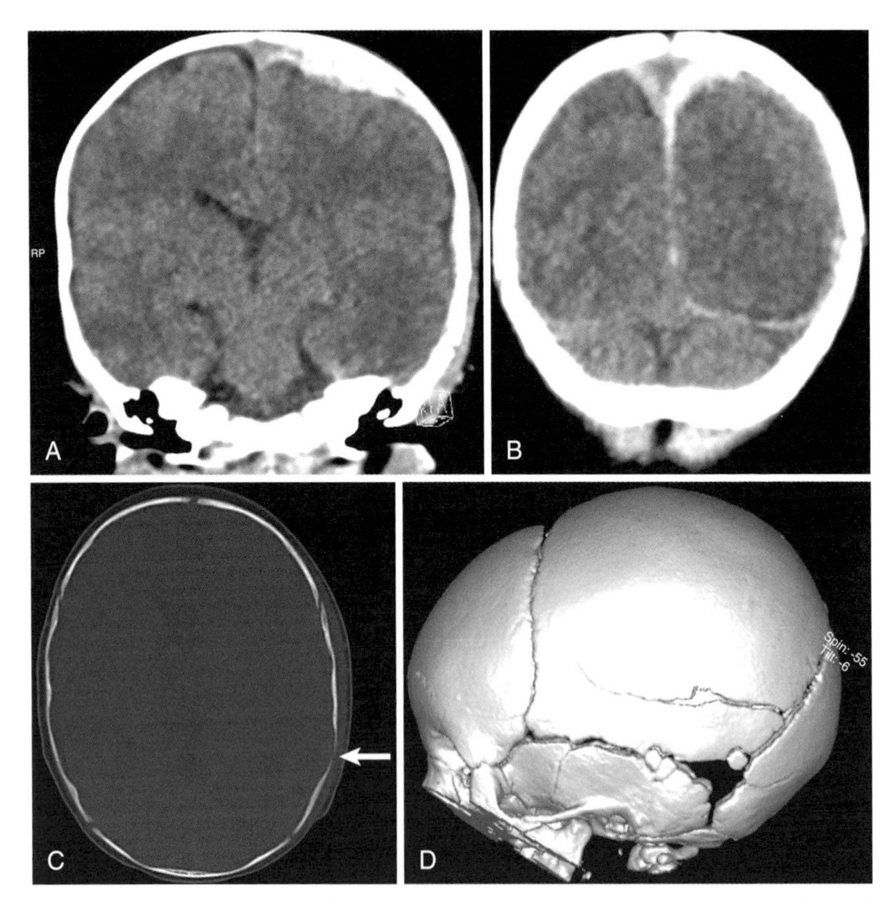

图 53.1 颅脑平扫 CT 显示左侧大脑凸面急性硬膜下血肿（A）延伸至大脑镰和左侧颞窝（B），右侧小脑幕镰状硬膜下血肿（B），可见线性非移位左侧颅骨骨折（C、D）

会诊前思考点

- 创伤小组是否对 ABC（气道、呼吸、循环）进行了初步评估？
- 引起伤害的机制是什么？
- 患儿的 GCS 和神经系统状况如何？
- 是否担心颅内压升高？
- 患儿既往史如何？
- 是否存在非虐待原因的危险因素或颅内出血的危险因素？
- 是否可疑非意外创伤？

现病史

一名 2 个月大的男婴（35 周，阴道分娩）因右侧肢体抽搐和喂养困难就诊于急诊科。孩子和母亲住在家里，其父母分居。在就诊前 3 天，他的母亲看到他的右臂和右腿在抽搐，在此之前其身体状况健康。患儿母亲还注意到母乳喂养时间变少，喂养困难。发病前的一个周末，他由父亲照顾，否认有任何行为改变或创伤。其父亲确实注意到患者的左侧头皮肿胀，他误认为这是由于患儿的正常“成长”。1 天前，患儿祖母照顾患儿时，同样发现了患儿口角流口水并伴有右侧肢体抽搐的症状，发作期间，他与祖母无眼神接触。由于持续的右侧抽搐，他的母亲今天把他带到了当地的一家医院。

在急诊室，他有间歇的右臂和右下肢抽搐（2 分钟）。给予劳拉西泮和磷苯妥英负荷剂量，以缓解症状。头部 CT 显示左侧 5 cm 无移位的线性顶骨骨折，厚 6 mm 的急性左侧大脑凸面硬膜下血肿，3 mm 的急性右侧硬膜下血肿，无明显的中线移位。他被转到我院急诊科进行进一步的就诊。

生命体征

T 36.8℃，HR 131 次 / 分（正常 120 ~ 180 次 / 分），BP 89/42 mmHg（正常 SBP 65 ~ 85 mmHg），SpO_2 100%。

相关实验室检查

Hb 6.7 g/dl、WBC 7.1×10^9/L、Plt 500×10^9/L、Na 143 mmol/L、Cr 0.2 mg/dl、INR 1.0、PT 10.6 s。

Glasgow 昏迷评分

运动：6（自发移动，有目的）；语言：3（刺痛哭泣）；睁眼：2（刺激睁眼); GCS 总分: 11。

体格检查

左顶部头皮肿胀和擦伤
前囟饱满，但张力不高
闭眼，但刺激可睁眼
无凝视
双侧瞳孔等大等圆，对光反射灵敏
面纹对称
双侧上、下肢对称移动，力量良好
上肢和下肢有多处不同时间段的淤伤

会诊分级

2 个月大的婴儿患者，预计不会有高强度活动，患者有多种体征和症状，并有关于非意外创伤（nonaccidental trauma，NAT）的病史。患儿母亲没有提供明确的受伤机制，没有摔倒或发生事故，并延迟求医。目前，患者的癫痫发作已经通过抗癫痫药物得到了控制，他的神经系统检查平稳。由于他的双侧硬膜下血肿体积较小，目前不需要手术。然而，考虑到他最近的癫痫发作和硬膜下血肿扩张的可能性，他需要在儿科重症监护病房进行密切监测。他需要神经科治疗，请眼科评估视网膜出血情况，并寻求从事 NAT 工作的人员的帮助。这是一个紧急的、非手术的会诊。

病情评估

这是一个 2 个月大的男婴，癫痫发作和影像学表现是非意外创伤，包括左侧 5 cm 无移位线性顶骨骨折和双侧硬膜下血肿（左侧大于右侧），没有明确的损伤机制。

治疗计划

- 收入儿科重症监护病房，密切评估神经功能
- 实施机构性非意外创伤治疗方案
  - 硬颈托固定颈部，直到颈椎损伤可以排除
  - 骨骼检查
- 完成凝血检查评估凝血相关疾病和其他原因的颅内出血
- 脑和颈椎平扫 MRI（图 53.2）

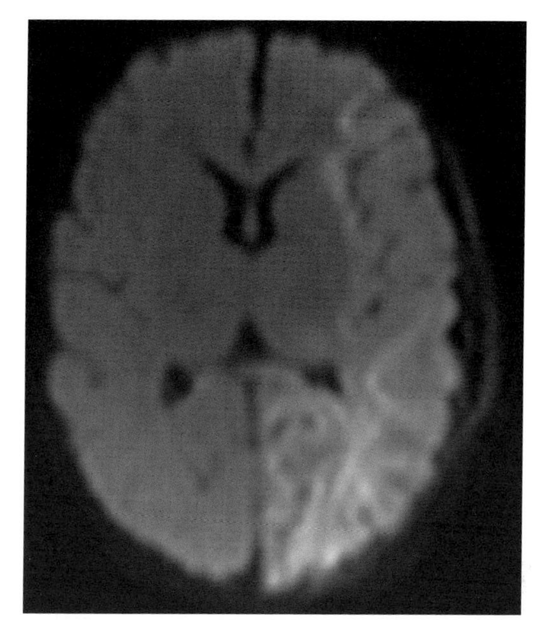

图 53.2 弥散序列的脑 MRI 显示左侧额叶、颞叶、顶叶和枕叶广泛弥散受限，与急性梗死相符。当与患者的双侧硬膜下血肿联合分析，患者符合非意外创伤的表现

- 动态复查评估硬膜下血肿稳定性
- 神经科会诊指导癫痫治疗
- 眼科评估视网膜出血
- 向社会工作人员寻求咨询
- 维持禁食禁水状态、静脉补液

学习要点

- 婴儿摇晃综合征，现在被称为虐待性头部创伤，发生在婴儿的头部。因以一种“挥鞭”方式（加速和减速运动）摇晃婴儿后发生[1]。
- 事故相关创伤后前往急诊科就诊的 10 岁以下儿童中，约有 10% 实际上是儿童虐待的受害者[1]。虐待性头部创伤最常发生在 2 岁以下的婴儿，在出生后的前几个月发病率最高[5]。
- 虐待性头部创伤的危险因素包括围产期疾病和早产。实施虐待的风险因素包括父母年龄、父母经历过童年虐待、精神障碍和不稳定的家庭关系。

当发现包括视网膜出血、双侧慢性硬膜下血肿、多发性颅骨骨折（或与颅内损伤相关的骨折）、显著的神经损伤但外部创伤轻微的情况时，应想到儿童虐待的可能。

- 虐待性头部创伤的受害者通常表现为癫痫发作、呼吸系统损害，包括呼吸暂停、嗜睡、易怒、呕吐和喂养不良。在儿童虐待的情况下，高达90%的颅骨骨折涉及顶骨[3]。
  - NAT患者颅骨骨折的特征包括多发骨折、双侧骨折和骨折线交叉。
- 视网膜出血被认为是因为儿童被连续击打损伤所引起，多合并多发伤且存在多次采集病史不一致的现象。它也可见于婴儿的良性硬膜下积液、急性高原病、急性颅内压升高或Purtscher's视网膜病变（重大创伤后失明）
- 还应考虑到颅内出血的其他原因或危险因素，包括凝血功能障碍（血友病、维生素K缺乏症）、成骨不全症、出生创伤、先天性血管畸形和罕见的代谢缺陷[2]。
- 对疑似虐待性头部创伤患者的初步管理包括建立并密切跟踪GCS，同时评估颅内压升高的迹象。内科和外科治疗原则与其他严重的创伤性脑损伤相同。
- 报告的虐待性头部创伤的死亡率高达35%。与致命性儿童虐待相关的临床特征包括初始GCS为3～5、视网膜出血、实质内出血或脑水肿。患者长期神经认知功能缺陷的发病率较高[4]，死亡最常见的原因是颅内高压。

（Jose Luis Porras，Ann Liu 著　吴　超 译　林国中 审校）

参考文献

1. Duhaie AC, Gennarelli TA, Thibault LE, Bruce DA, et al. The shaken baby syndrome: a clinical, pathological, and biomechanical study. *J Neurosurg*. 1987;66:409–415. #2.
2. Eisenbrey AB. Retinal hemorrhage in the battered child. *Childs Brain*. 1979;5:40–44. #3.
3. Meservy CJ, Towbin R, McLaurin RL, et al. Radiographic characteristics of skull fractures resulting from child abuse. *AJR*. 1987;149:173–175.
4. Shein SL, Bell MJ, Kochanek PM, et al. Risk factors for mortality in children with abusive head trauma. *J Pediatr*. 2012;161(4):716–722.
5. Vinchon M, Defoort-Dhellemmes S, Desurmont M, Dhellemmes P. Accidental and nonaccidental head injuries in infants: a prospective study. *J Neurosurg*. 2005;102:380–384. 12.

54 头部碰撞后肢体麻木无力

会诊信息

男性儿童，足球运动时头颈部受伤，听到颈部的爆裂声。目前右侧肢体的肌力 / 感觉下降。

初始影像

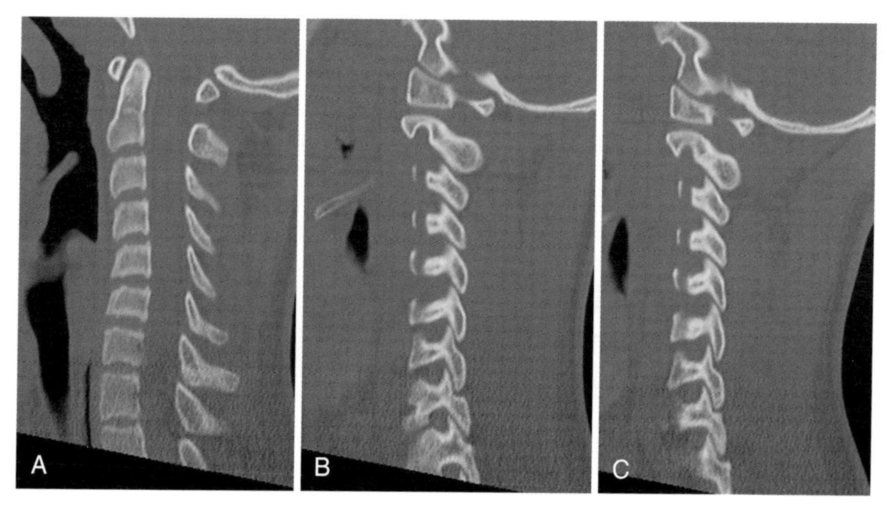

图 54.1 正中（A）、右侧（B）和左侧（C）颈椎矢状位 CT 在初次会诊时就已完成，显示正常颈椎前凸轻度反弓，但无骨折（胸椎和腰椎未显示，但无异常表现）

会诊前思考点

- 患者的神经系统检查如何？
- 患者损伤的机制是什么？
- 患者还有其他伤吗？
- 患者创伤评估完成了吗？
- 患者是否佩戴颈托？
- 患者已经完成了什么影像学检查？

现病史

一名 15 岁男性，既往体健，在打橄榄球时头部和颈部受伤后被送往急诊室。患者和他的父母说，他在担任四分卫时，他的两名队友在全速奔跑时击中了他的头部和右侧颈部，他的头向左侧摆动，立刻感到颈部疼痛和少许背部疼痛。他随后出现上肢无力。他倒在地上，头部撞到地面，却没有失去知觉。他一开始还能站起来，然后走了几步后又倒在了地上。

目前，患者诉右臂麻木，右肘感到疼痛。他的腿也有麻木，但下肢没有感到疼痛或无力。他没有二便失禁，也没有鞍区麻木。他未服用阿司匹林或接受抗凝治疗。对他的颈椎、胸椎和腰椎的 CT 扫描均无明显异常。对其他部位损伤的创伤评估均为阴性。

生命体征

T 37.2℃，HR 87 次 / 分，BP 114/55 mmHg，SpO_2 96%。

体格检查

警觉，清醒

对人物、地点及时间定向力正常

颈托佩戴在位，颈部疼痛，活动受限

上肢肌力

	三角肌	肱二头肌	肱三头肌	屈腕	伸腕	握力
右上肢	4/5	4/5	4/5	4-/5	4-/5	3/5
左上肢	4/5	4/5	4/5	4-/5	4-/5	3/5

下肢肌力

	屈髋	伸膝	屈膝	足背伸	足跖屈
右下肢	4+/5	4/5	4/5	3/5	3/5
左下肢	4+/5	4/5	4/5	3/5	3/5

右臂和胸部：C5 至 T5 分布的感觉下降；

右下肢：相对左侧下肢感觉功能下降（非皮肤分布）

直肠张力正常

无阵挛，霍夫曼征阴性

无反射亢进

会诊分级

患者似乎有脊髓损伤的体征和症状，并伴有四肢疼痛、麻木和无力。他的血流动力学稳定，在其他方面，儿科创伤小组对他的评估均为阴性。他佩戴硬颈托固定颈部并应该继续固定。他需要进一步的影像学检查来评估脊髓损伤情况，并密切监测。这是一个紧急但非手术的会诊。

病情评估

患者为 15 岁男性，既往体健，在打橄榄球时头颈部受伤后出现肢体无力和麻木。他的四肢肌力都有一些下降，但至少在所有的肌肉群中都可以抗重力；其右侧的肢体感觉有所下降。全脊柱的 CT 扫描没有任何骨折或异常。他的临床表现为没有影像学异常的脊髓损伤（spinal cord injury without radiographic abnormality，SCIWORA），继发于颈椎过伸损伤。

治疗计划

- 进入神经外科重症监护病房进行观察和神经检查
- 监测直肠 / 膀胱功能障碍
- 始终佩戴硬颈托固定颈部和严格的脊柱预防措施
- 完善全脊柱平扫 MRI、颈椎屈伸位 X 线片

病情追踪

患者接受了全脊柱 MRI 检查，韧带损伤、血肿、骨折或脊髓信号改变均为阴性（图 54.2）。颈椎屈伸 X 线片未显示不稳定或活动异常（图 54.3）。在 24 h 内，他的肌力慢慢恢复，并被转至普通病房。他接受了物理治疗评估，出院后 1 周门诊随访和复查颈椎屈伸 X 线片。医生建议他严格佩戴硬颈托，并暂时不参加比赛。

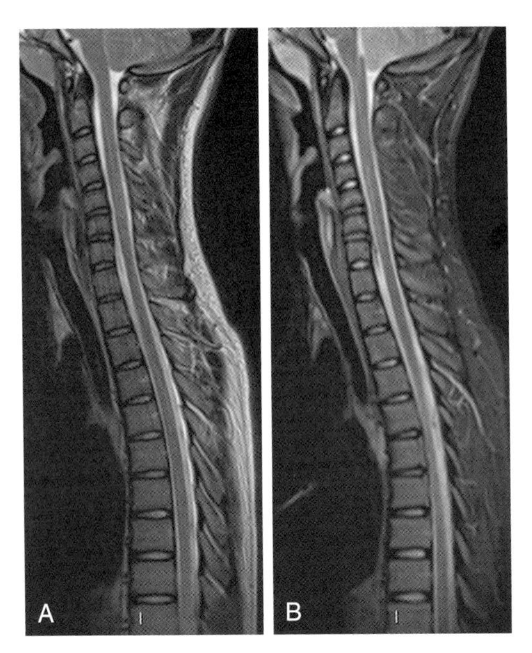

图 54.2 颈椎和上胸椎矢状面 T2 加权（A）和 STIR（B）MRI 显示，未见韧带损伤、血肿、骨折或脊髓信号改变

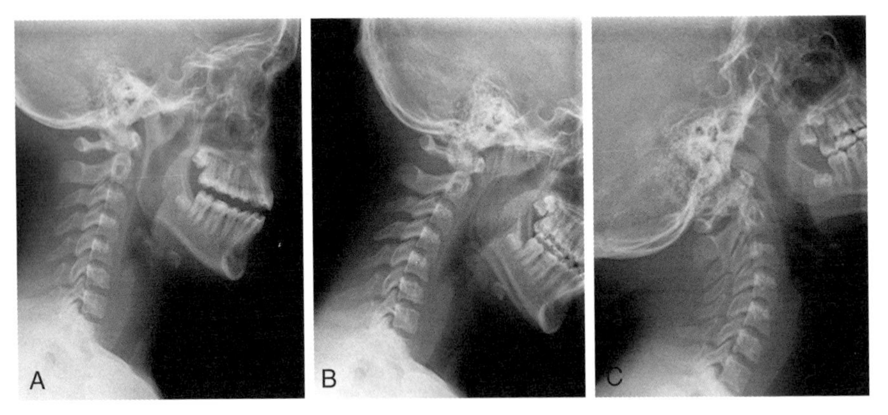

图 54.3 颈椎中立位（A）、屈曲位（B）和仰伸位（C）未见颈椎不稳定表现

学习要点

- SCIWORA 首次由 Pang 和 Wilberger 在 1982 年提出，并定义为“创伤后存在客观的脊髓病的表现，但是普通 X 线片及 X 线断层扫描检查显示没有骨骼损伤或半脱位的证据。”[1]
- SCIWORA 在儿童中发病率较高，特别是 9 岁以下的儿童，被认为是由于韧带弹性的增加和幼年脊柱的过度活动导致[1]。
- 2013 年神经外科医生创伤指南，3 级评估和治疗建议如下：
  - 在疑似神经损伤区域推荐进行 MRI 检查。在紧急情况下和晚期随访时（即使 MRI 为阴性），推荐使用 MR 检查。
  - 完善屈曲位 X 线片检查，以评估脊柱的稳定性。
  - 不推荐进行脊髓血管造影和脊髓造影。
  - 建议外固定最长达 12 周。
  - 应避免非接触性和接触性运动（“高风险活动”）6 个月
- 迟发性神经恶化可能发生在创伤后几天，因此，儿童应该密切监测，应向其父母充分宣教。没有关于儿童在诊断 SCIWOR 后出现脊柱不稳定的报道。
- SCIWORA 的定义诞生在 MRI 尚不普及的时代。而在现代，SCIWORA 儿童的 MRI 可显示正常，亦可显示完全的脊髓断裂[2]。SCIWORA 的预后似乎与神经系统功能及 MRI 表现密切相关。总的来说，MRI 正常的患者预后良好[2]。

（Ann Liu 著　吴　超 译　司　雨 审校）

参考文献

1. Pang D, et al. Spinal cord injury without radiographic abnormalities in children. *J Neurosurg*. 1982;57:114–129.
2. Pang D. Spinal cord injury without radiographic abnormalities in children, 2 decades later. *Neurosurg*. 2004;55:1325–1343.
3. Rozzelle CJ, et al. Spinal cord injury without radiographic abnormality (SCIWORA). *Neurosurg*. 2013;72:227–233.

55 进行性下肢疼痛、无力

会诊信息

9 岁男童，既往脊髓栓系病史，伴进行性下肢疼痛、无力。

初始影像

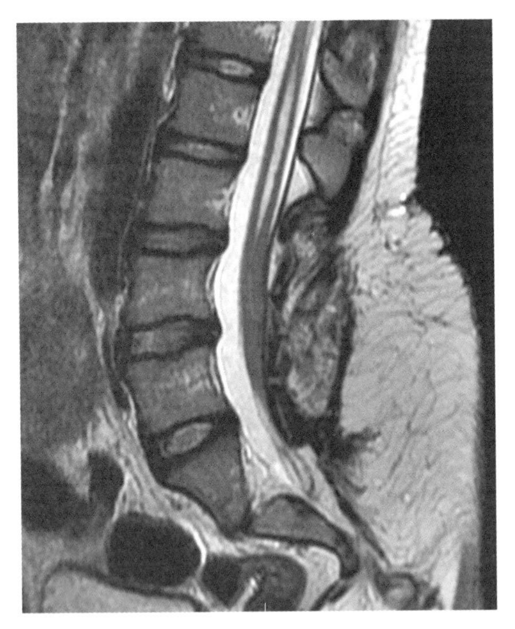

图 55.1 腰椎平扫矢状位 MRI T2 加权像可见既往腰椎椎板切除术后，部分骶骨发育不全，脊髓低位及脊髓末端空洞。以上影像学表现与 1 年前患者无症状时没有变化

会诊前思考点

- 患者的既往病史，脊髓栓系的病史如何？
- 患者既往是否做过脊髓栓系松解或相关手术？
- 患者的症状有哪些（下肢无力、疼痛、二便功能障碍）？
- 患者出现症状的时间有多久？
- 患者已经完善了哪些检查？和既往影像学资料对比有何变化？

现病史

此患者为 9 岁男童，既往曾因腰骶部脂肪瘤、脊髓栓系在婴儿时行腰椎椎板切除术及脊髓栓系松解术，此次就诊表现为进行性右下肢无力和左下肢疼痛。患者平素运动正常，但近几个月出现右下肢无力，且近期活动时出现左下肢疼痛，目前跑步时步态异常。他的父母注意到他的右脚出现内翻表现，否认存在感觉异常及二便功能异常表现。

患者在妊娠 37 周时出生，分娩时没有并发症，但出生时发现有尿道下裂、骶尾部凹陷和异常皮斑。患者最终接受了腰椎 MRI 检查，结果显示 L5-S1 处有低位脊髓圆锥，该区域有一个小脂肪瘤，伴脊髓空洞，脊柱骨分割异常，以及骶窝处有一个背侧真皮窦道。在 7 个月大时，他接受了腰骶椎板切除术以使脊髓减压，同时行脂肪瘤切除和真皮窦道切除术。后来他恢复良好，在此次发病之前，他在体育方面非常活跃。

生命体征

T 36.7℃，HR 80 次 / 分，BP：113/64 mmHg，SpO_2 99%。

体格检查

神清，定向力正常，言语流利、对答切题，发育正常
瞳孔等大等圆，对光反射灵敏
双侧上肢肌力正常

	屈髋	伸髋	屈膝	足背伸	足跖屈	足外翻
右下肢	5/5	5/5	5/5	4+/5	4+/5	4+/5
左下肢	5/5	5/5	5/5	5/5	5/5	5/5

走路时右脚向内旋转，脚尖着地
轻触觉正常
两侧髌骨反射 2+
双侧无阵挛
巴氏征阴性
先前的后路腰椎切口愈合良好，无感染表现

会诊分级

这不是一个紧急的会诊。患者的症状长达几个月，急诊手术干预并不必要。然而，有足够的证据支持脊髓栓系综合征的诊断，并在几周至几个月的时间内着手计划手术探查和脊髓栓系松解。当症状较轻时，越早干预，神经功能缺陷的可逆性就越大。虽然患者有腰脊髓空洞，但相对稳定，如果脊髓空洞是导致其症状的原因，脊髓空洞一般会增大。如果脊髓空洞增大，并被认为是导致他的症状的原因，那么可能需要考虑进行脊髓空洞的手术治疗（例如空洞 - 蛛网膜下腔分流）。这是一个非紧急但需要手术的会诊。

病情评估

这是一名 9 岁男童，有腰骶脂肪瘤切除术、脊髓栓系和腰脊髓空洞症的病史。目前表现为进行性右下肢无力和左下肢疼痛，与脊髓栓系综合征有关。腰椎 MRI 显示的结果与一年半前患者无症状时的 MRI 相似。然而，脊髓栓系综合征是一种临床诊断，他不断恶化的症状提示可能需要手术干预。

治疗计划

- 无须神经外科急诊干预
- 完善膀胱残余尿检查
- 完善门诊尿动力学检查
- 疼痛对症治疗
- 在门诊进行专业的物理治疗
- 门诊随访，如病情需要，在门诊制订手术计划

学习要点

- 脊髓栓系是一种脊髓与周围组织的异常附着，是一种解剖学和结构上的发现，通常与脊髓闭合障碍有关。当出现临床症状时，它被称为脊髓栓系综合征。
- 脊髓栓系综合征的症状被认为是脊髓拉伸引起的[6]，其表现与年龄有关[4]：
  - 10 岁以下的儿童通常表现为步态困难、足部畸形或尿失禁。
  - 青少年更典型的发展是脊柱侧弯或尿失禁。
  - 成人通常表现为疼痛，通常表现在会阴部位。

- MRI 是诊断和随访的影像学检查方式。MRI 的典型表现包括低位脊髓圆锥、终丝增粗（ >2 mm ）或脂肪浸润、终丝贴后壁分布、远端脊髓空洞、脊柱后壁隐性脊柱裂以及任何典型的闭合异常 [2]。
  - 影像学检查在症状出现或进展时不一定发生改变，因为 MRI 不一定显示牵拉的程度。
- 如果脊髓脊膜膨出的患者痉挛症状加重、脊柱侧弯程度增加、步态恶化或尿动力学恶化，应怀疑脊髓栓系综合征 [3]。如患者有脊髓脊膜膨出的病史，无论患者是否有症状，都有可能有脊髓栓系的影像学证据。
  - 对于曾行脑积水分流和（或）Chiari Ⅱ 畸形的脊髓脊膜膨出患者，在有症状时应首先考虑分流器功能障碍和（或）脑干受压。
  - 如果患者的症状被认为是由于栓系引起的脊髓拉伸（如终丝牵张或尾侧脂肪脊膜膨出），最有可能随着栓系的松解而症状改善；如症状是由于结构性脊髓损伤所致，如局部压迫或缺血因素，虽及时进行栓系松解，症状仍可能持续 [5]。

（Ryan P. Lee，Ann Liu 著　吴　超 译　陈晓东 审校）

参考文献

1. Hoving E. Pathophysiology and management of tethered cord (including myelomeningocele). In: Jallo G, Kothbauer K, Recinos V, eds. *Handbook of Pediatric Neurosurgery*. New York, NY: Thieme; 2018.
2. Hinshaw DB, Jacobson JP, Hwang J, Kido DK. Imaging of tethered spinal cord. In: Yamada S, ed. *Tethered Cord Syndrome in Children and Adults*. 2nd ed. New York, NY: Thieme; 2010:51–64.
3. Park TS, Cail WS, Maggio WM, et al. Progressive spasticity and scoliosis in children with myelomeningocele: radiological investigation and surgical treatment. *J Neurosurg*. 1985;62:367–375.
4. Schneider S. Neurological assessment of tethered spinal cord. In: Yamada S, ed. *Tethered Cord Syndrome in Children and Adults*. 2nd ed. New York, NY: Thieme; 2010:43–50.
5. Yamada S, Won DJ. What is the true tethered cord syndrome? *Childs Nerv Syst*. 2007;23(4):371–375.
6. Yamada S, Zinke DE, Sanders D. Pathophysiology of “tethered cord syndrome.” *J Neurosurg*. 1981;54:494–503.

56 持续性头痛

会诊信息

13 岁男孩，有“脑内囊肿”病史，此次因头痛、恶心、呕吐就诊。

初始影像

暂未获得。

会诊前思考点

- 患者的 GCS 和神经系统检查如何？
- 既往的“脑内囊肿”病史具体如何？
- 患者是否有颅内压升高或由囊肿的占位效应导致的症状？
- 患者脑内囊肿的位置？囊肿的大小？
- 患者之前做过哪些影像学检查？发现多长时间了？
- 囊肿是否破裂或出血？如果有，是否需要手术干预？

现病史

一名 13 岁男孩，在罗马尼亚诊断有“脑内囊肿”病史，在就诊前一晚因持续性全头头痛 3 天和 1 次恶心、呕吐就诊于急诊科。他目前的头痛与他的平素慢性头痛相似，疼痛为非体位性，并与畏光和恶心有关。他否认麻木、无力、额外的恶心或呕吐、视力改变、复视、癫痫发作样或意识丧失。

1 年多前，他在另一家医院的脑部 MRI 显示有一个左侧 4 cm × 3 cm 的颅中窝蛛网膜囊肿，占位效应轻微，无中线移位、脑积水或血管源性水肿。

生命体征

T 37.1℃，HR 82 次 / 分，BP 126/73 mmHg，SpO_2 99%。

Glasgow 昏迷评分

运动：6；语言：5；睁眼：4；GCS 总分：15。

体格检查

警觉，清醒，对人物、地点及时间定向力正常
瞳孔等大等圆，对光反射灵敏
无视乳头水肿
视野完整
眼球运动正常，面纹对称，伸舌居中
旋前肌漂移征阴性
双侧上肢肌力 5/5 级
双侧下肢肌力 5/5 级
全身轻触觉正常

会诊分级

患者表现为持续头痛，既往已知脑内蛛网膜囊肿并与 1 年前行颅脑 MR 检查。他目前的头痛与他平时的头痛相似，目前尚不清楚是否与蛛网膜囊肿有关。患者无颅内压升高的其他迹象或症状。新的影像学检查评估蛛网膜囊肿的变化，并更好地了解他的症状是否与囊肿有关。根据影像学表现以及他的症状是否继发于囊肿，需要与家属讨论手术干预的风险和益处，因为仅针对头痛进行蛛网膜囊肿手术，术后并不一定能缓解症状。

病情评估

这是一名 13 岁的男孩，患有一个已知的左颞部蛛网膜囊肿，表现为持续 3 天的全头头痛和一次恶心、呕吐。他的神经系统检查同基线水平，头痛可能和患者患有偏头痛有关；然而，如果没有进一步的影像学检查，我们不能排除他的症状可能是继发于蛛网膜囊肿的改变。这是一个非紧急的会诊。

治疗计划

- 此时没有急诊神经外科干预的指征
- 复查平扫及增强的脑 MRI
- 如果 MRI 显示蛛网膜囊肿稳定，那么患者可以临床随访
- 头痛对症治疗

病情随访

在急诊复查了平扫及增强的脑 MRI（图 56.1），显示患者已知的蛛网膜

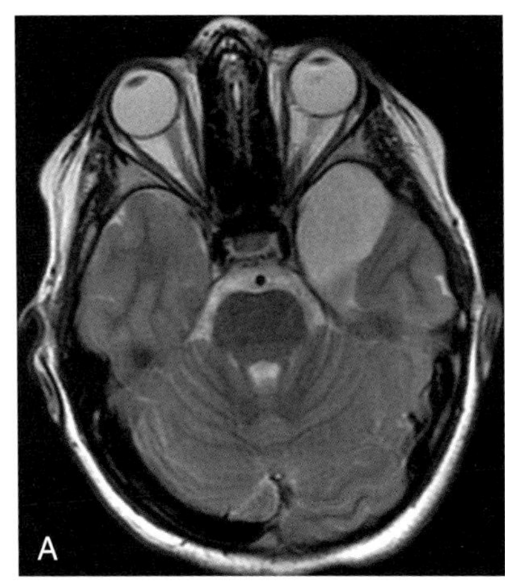

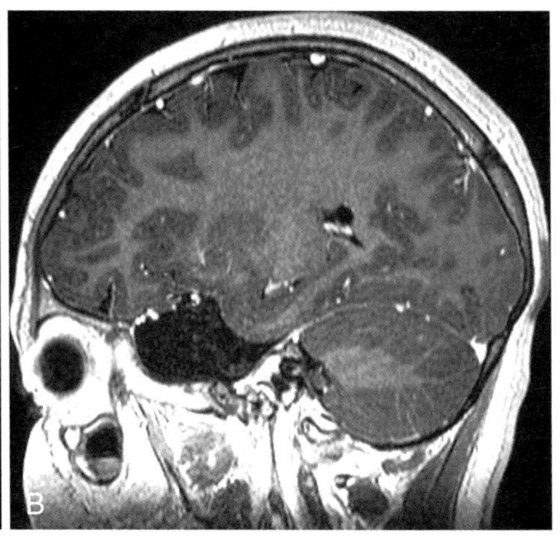

图 56.1 平扫及增强的脑 MRI。（A）轴向 T2 加权图像显示左颅中窝有 4 cm × 3 cm 脑外囊性病变，与脑脊液等信号。无占位效应、无脑组织血管源性水肿、脑积水或中线移位。（B）矢状面 T1 加权图像未见对比度增强

囊肿的大小和外观稳定，没有出血或对邻近脑实质的占位效应增加。他接受了止痛药治疗，头痛得到了缓解。他从急诊科出院，并定期随访。

学习要点

- 原发性颅内蛛网膜囊肿（intracranial arachnoid cysts，IACs）是因在发育过程中由蛛网膜的分裂引起。IACs 通常无症状，通常是偶然发现的。2.6% 的儿童被确诊，而成人为 1.4%。在一个大型的儿科系列研究中，6.8% 的囊肿有症状[1]。蛛网膜囊肿的保守治疗与手术治疗相比都是存在争议的，这取决于许多因素，包括患者是否有症状和囊肿的大小[3]。
- 体征和症状取决于囊肿位置，但并不总是与大小相关。50% ~ 60% 的蛛网膜囊肿发生于颅中窝，根据 Galassi 系统进行分类分为以下 3 型[3]：
  - Ⅰ型：小的梭形囊肿，局限于颅中窝前部，无占位效应；
  - Ⅱ型：囊肿体积中等，三角形或四边形，占据颞窝前中部，沿侧裂向上推开侧裂，岛叶多暴露；
  - Ⅲ型与蛛网膜下腔部分连通：囊肿体积较大，多为卵圆形，多占据半球大部分，颞叶及额顶叶广泛受压，颞叶严重萎缩。

  其他常见的部位包括颅后窝和鞍上区。

- IACs 可表现为颅内压升高（如头痛、恶心、呕吐和嗜睡）、癫痫发作、局灶性体征或症状、进行性大头畸形或局灶性颅骨扩大的症状。鞍上区囊肿还可表现为脑积水、视力障碍和包括性早熟在内的内分泌症状。
- 偶尔会发生囊肿内出血或囊肿破裂，导致硬膜下积液或明显的硬膜下出血，引发突然的临床恶化。
- 对于有明显症状的囊肿，如引起脑积水、神经功能缺损、局灶性癫痫发作或引发颅骨畸形等，建议进行手术干预。
- 对于症状可疑的囊肿，是否手术存在争议，例如：①头痛或非局灶性癫痫发作的患者；②囊肿大且无症状（围手术期囊肿内出血风险高）。小的无症状囊肿可以进行定期随访。
- IACs 的手术治疗选择包括：①穿刺或钻孔引流；②通过开颅切除囊肿并开放基底池；③内镜下通过锁孔进行囊肿开窗；④放置分流器引流并使囊肿闭合[2-4]。尽管进行了手术，囊肿复发是常见的。分流术有很高的囊肿消除率，但受到分流术相关并发症的限制。值得注意的是，蛛网膜囊肿患者的头痛往往在囊肿手术治疗后持续存在[1]。

（Lydia Ju-mi Bernhardt，Ann Liu 著　吴　超 译　马长城 审校）

参考文献

1. Al-Holou W, Yew A, Boomsaad Z, Garton H, Muraszko K, Maher C. Prevalence and natural history of arachnoid cysts in children. *J Neurosurg Pediatr*. 2010;5:578–585. https://doi.org/10.3171/2010.2.PEDS09464.
2. Ali ZS, Lang S, Bakar D, Storm PB, Stein SC. Pediatric intracranial arachnoid cysts: comparative effectiveness of surgical treatment options. *Childs Nerv Syst*. 2014:461–469. https://doi.org/10.1007/s00381-013-2306-2.
3. Jafrani R, Raskin JS, Kaufman A, Lam S. Intracranial arachnoid cysts: pediatric neurosurgery update. *Surg Neurol Int*. 2019. https://doi.org/10.4103/sni.sni.
4. Mustansir F., Bashir S., & Darbar A. (20158). Management of arachnoid cysts: a comprehensive review. *Cureus*. 2018;10;10(4):e2458. https://doi.org/10.7759/cureus.2458.

57 发热和前额肿胀

会诊信息

7 岁男孩，发热 2 周，前额中线处急性肿胀 1 天。

初始影像

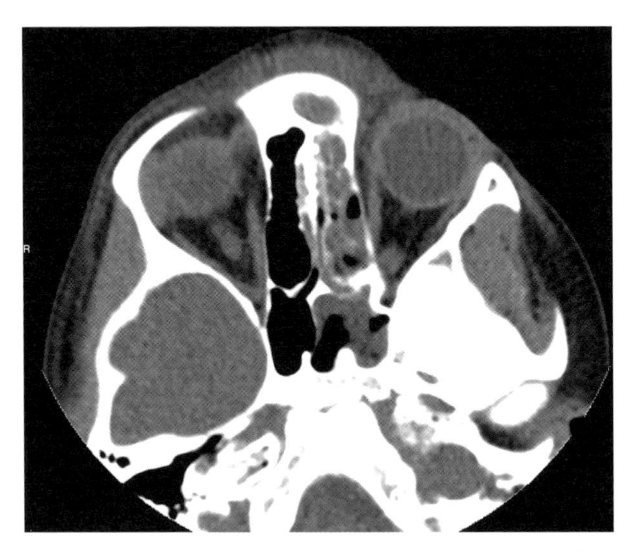

图 57.1 颅脑平扫 CT 显示左鼻窦炎，额窦、蝶窦内混杂密度影，感染 / 炎症延伸至额部颅骨外软组织

会诊前思考点

- 患者的 GCS 和神经系统状况如何？
- 患者的生命体征如何？
- 患者是否有鼻窦感染的危险因素？
- 患者是否有眼眶受累、颅内受累、脑膜炎或脑炎的体征或症状？
- 患者服用过抗生素吗？
- 还有什么其他科室（耳鼻喉科、眼科）查看过患者？

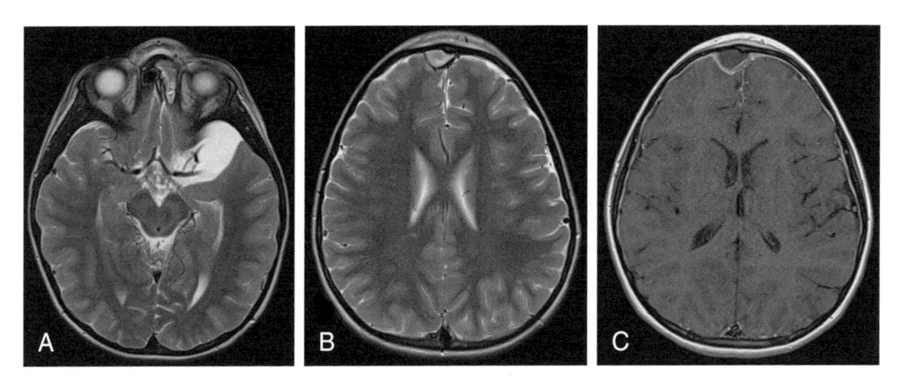

图 57.2 颅脑轴位 MRI。（A）T2 加权序列显示额窦和筛窦内含气的混浊影。值得注意的是，该患者有一个左颞部蛛网膜囊肿。（B）平扫 T2 加权序列显示右额硬膜外积液。（C）T1 加权增强序列显示右额叶硬膜外积液，伴反应性脑膜增厚增强

现病史

7 岁男孩，无明显既往病史，就诊于急诊科，因发热、疲劳、头痛 2 周，前额突然肿胀 1 天就诊。患者的母亲说，大约 2 周前，他出现了恶心、呕吐、发热和头痛，并在他患有流感的假设下进行了保守治疗。他的恶心和呕吐有所改善，但发热和头痛仍然存在。在 1 周没有改善后，他在当地急诊科就诊，在被诊断鼻窦炎后给予阿奇霉素抗感染治疗。昨天，他从午睡中醒来，前额中线部肿胀，再次去当地急诊科就诊，头部 CT 显示严重的左鼻窦炎，前额软组织肿胀和硬膜外脓肿，并开始使用头孢曲松、万古霉素、甲硝唑，后转至我院进行进一步治疗。目前，患者有头痛，但否认恶心、呕吐、吞咽困难、颈部僵硬、视力改变及鼻腔分泌物。

生命体征

T 36.5℃，HR 108 次 / 分，RR 22 次 / 分，BP 97/51 mmHg，SpO_2 98%。

相关实验室检查

Na 140 mmol/L，Cr 0.3 mg/dl，Hb 9.6 g/dl，WBC 15.66×10^9/L，Plt 332×10^9/L，INR 1.1，aPTT 24.5s，ESR 79 mm/h，CRP 5.5 mg/L。

Glasgow 昏迷评分

运动：6；语言：5；睁眼：4；GCS 总分：15。

体格检查

前额中线区肿胀
神清，对人物、地点及时间定向力正常
瞳孔等大等圆，对光反射灵敏
眼球运动正常，面纹对称，伸舌居中
旋前肌漂移征阴性
双侧上肢肌力 5/5 级
双侧下肢肌力 5/5 级
浅感觉正常
Kernig 征、Brudzinski 征阴性

会诊分级

患者在过去 2 周内表现为进展性鼻窦感染，尽管之前对鼻窦炎进行了抗生素治疗，但现在仍有向颅内蔓延趋势。幸运的是，他的神经系统完好无损，没有严重的脑膜炎或脑炎的症状。硬膜外脓肿很小，因此不需要紧急手术干预，但也应尽快接受手术。与此同时，需要密切监测患者硬膜外脓肿、癫痫和（或）脓毒症的发展，继续使用广谱抗生素治疗感染。可以请耳鼻喉科和（或）整形外科会诊，制订多学科手术计划，并将联系感染科团队指导抗生素使用。这是一个紧急的手术会诊。

病情评估

这是一名 7 岁男孩，无明显的既往病史。发热、疲劳及头痛 2 周，突发前额肿胀 1 天；影像学表现为鼻窦炎、软组织肿胀和硬膜外脓肿，符合波特氏头皮肿块（Pott’s puffy tumor）表现。

治疗计划

- 入儿科重症监护病房密切神经监测
- 行脑 MRI（平扫、强化）更好地评估颅内感染的程度
- 请耳鼻喉科和（或）整形外科会诊
- 请感染科会诊
- 继续使用静脉广谱抗生素
- 在预期手术前禁食禁水并维持静脉补液
- 完善术前实验室检查；备血（2 个单位红细胞）

- 急诊进行脓肿清除、鼻窦炎清除、冲洗和清创术
  - 要点：
    - 术中留取细菌培养
    - 抗生素水冲洗
    - 麻醉：广谱抗生素静脉注射

学习要点

- 波特氏头皮肿块是额窦前壁的一种骨膜下脓肿，并伴有额骨骨髓炎[2]。感染可通过从额窦直接侵蚀或通过脓毒性物质通过额窦黏膜静脉回流导致感染迁移而传播[3]。
- 轻度症状包括头痛、发热、眶周肿胀和流涕（可能是脓性，也可能不是脓性）[1,3]。
- 并发症可能包括脑膜炎，硬膜外、硬膜下和（或）脑内脓肿以及静脉窦血栓形成。嗜睡、精神状态改变、癫痫发作、恶心和呕吐的症状与颅内受累有关[1]，约72%的病例发生[2]。
- CT是初始检查方式，可能显示骨吸收、骨膜反应和病变增强。
- 最常见的病原微生物是链球菌，其次是葡萄球菌种[1,3]。术中培养阴性很可能是由于术前使用抗生素所致[3]。
- 手术的目的包括引流脓肿、骨髓炎清创、去除硬膜上的肉芽组织以防止感染扩散[3]。如果需要开颅，可在初次清创后，二期进行钛网颅骨成形术[1]。
- 随着抗生素的出现，该病死亡率已从60%下降到3.7%[3]。

（Jose Luis Porras，Ann Liu 著　司　雨 译　吴　超 审校）

参考文献

1. Bambakidis NC, Cohen AR. Intracranial complications of frontal sinusitis in children: Pott's puffy tumor revisited. *Pediatr Neurosurg*. 2001;35:82–89.
2. Flamm ES. Percivall Pott: an 18th-century neurosurgeon. *J Neurosurg*. 1992;76:319–326.
3. Koltsidopoulos P, Papageorgiou E, Skoulakis C. Pott's puffy tumor in children: a review of the literature. *Laryngoscope*. 2018;2018:20.

第六部分

脑积水

58 步态不稳

会诊信息

73 岁女性，正常压力脑积水（NPH）病史，此次因行走障碍就诊。

初始影像

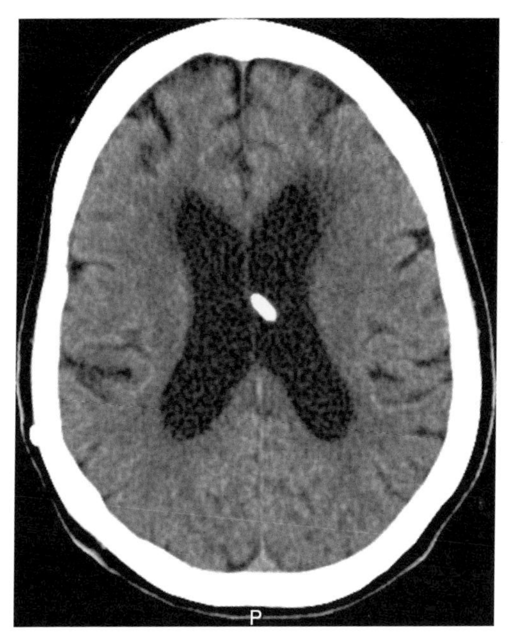

图 58.1 头颅平扫 CT 提示脑室轻度扩张，右侧经额穿刺的脑室引流管末端位于左侧脑室体部。与之前的 CT（未提供）相比变化不大

会诊前思考点

- 患者神经系统检查如何？为何出现行走障碍？
- 患者是否合并其他疾病？
- 患者是否有其他症状？
- 患者症状的发展顺序是怎样的？

- 患者既往正常压力脑积水（NPH）病史是什么?
- 患者植入过分流器吗? 如果有，分流器是什么时候放置的? 什么类型?
- 分流器被调整过吗? 如果有，最后一次调整是什么时候，其压力参数是多少?
- 患者是否存在分流功能故障?
- 患者是否需要手术，如果需要，手术的时机?
- 患者是否服用抗血小板或抗凝药物?

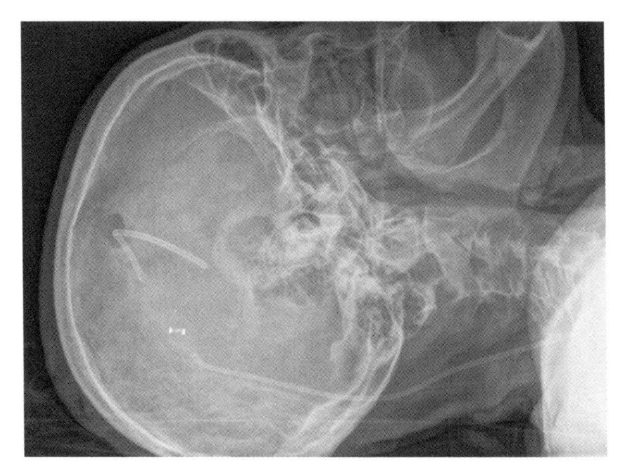

图 58.2　分流系统的 X 线检查显示患者使用的分流器型号是 Certas，压力设置为 5。腹部平片显示远端分流管没有扭结或断开（未显示）

现病史

73 岁女性，1 年前因正常压力脑积水行右脑室腹腔分流术，既往糖尿病、高血压病史。此次因步态不稳、频繁摔倒就诊于急诊科。

患者最开始发病时表现为进行性步态异常、行走不稳、尿失禁和记忆下降，症状持续 1 年后于神经内科门诊就诊，并进行了正常压力脑积水（normal pressure hydrocephalus，NPH）的相关评估。医生对其进行了腰椎穿刺脑脊液释放试验，并在脑脊液释放前后对多种神经功能评估的结果进行了对比，评估内容包括蒙特利尔认知评估、数字符号替代测试、10 米步行时间、计时起立行走（Timed Up and Go，TUG）测试、起立行走双重任务测试、6 分钟步行距离、平衡感觉交互改良临床试验和迷你平衡评估系统测试（Balance Evaluation Systems Test，BEST）等。8 次测试项目中 7 次有显著的改善，患者及其家人希望进行分流术。1 年前，患者接受了右侧脑室腹腔分流术（使用 Certas 分流泵，压力设置为 5）。在分流术后 6 个月的随访中，她的步态不稳和记忆力下降有所改善。

此次就诊急诊科前 1 周，患者开始出现行走困难、步态不稳，就诊当天摔倒两次，无头部撞击。患者否认尿失禁、新发精神异常、头痛、乏力、肢体麻木或刺痛。其家属表示，除了步态不稳，患者神经系统基本同前。自分流术以来，未出现过分流故障，也未进行过翻修手术。患者未服用抗凝药物或抗血小板药物。

生命体征

T 37.2℃，HR 67 次 / 分，BP 125/53 mmHg，SpO_2 100%。

相关实验室检查

WBC 5.3×10^9/L，对尿路感染的尿分析呈阴性。

体格检查

神清，对人物、地点及时间定向力正常
双侧瞳孔等大等圆，直径 3 mm，对光反射灵敏
眼球运动正常
面纹对称、伸舌居中
双上肢伸直平衡测试正常
四肢肌力同基线水平
头皮和腹部切口干净，干燥，无渗出及红肿
在床边询问，确认 Certas 泵设置为 5。

会诊分级

该患者因 NPH 行分流术，并表现出可能与分流有关的症状。她的白细胞计数正常，而且没有尿路感染。经评估，患者神经功能处于基线水平，无局灶性神经功能缺陷。头部 CT 显示脑室大小稳定，分流器的 X 线影像证实 Certas 泵设置为 5，没有分流管的扭结或断裂，她的症状可能是由于分流器功能障碍或引流系统引流障碍所致。为了排除分流器故障，在床边进行了分流器穿刺测试（操作细节见第 77 章），经测试发现患者分流系统有自发脑脊液流动、穿刺管内测压为 15 且可见脑脊液波动，这表明她的分流器工作正常，她的症状可能是由于分流不足所致。这是一个非紧急的、非手术的会诊。

病情评估

这是一名 73 岁女性，有 NPH 病史并行右侧脑室腹腔分流术，无翻修史，表现为步态异常和频繁跌倒。头部 CT 与既往成像相比，脑室大小稳定。在床边进行了分流穿刺测试，排除了分流故障的因素。将泵的参数由 5 调整到 4。

治疗计划

- 将 Certas 分流泵的参数由 5 调整到 4
- 患者可离院回家，并建议其家属如发现病情变化及时就诊
- 门诊随访 1 ~ 2 周

病情追踪

患者 2 周后门诊就诊，步态明显改善。将继续密切随访，以监测是否会出现过度引流。

学习要点

- 正常压力脑积水是一种临床诊断，主要发生在老年患者，典型的症状为步态障碍、小便失禁和认知功能障碍的三联征。其诊断基于临床表现、神经影像学检查和患者对脑脊液引流后的反应[2,3]。
- 由于患者可能存在神经退行性病变、脑血管病和骨科疾病，门诊检查对评估分流术的效用至关重要。
  - 测试包括脑脊液穿刺试验（引流大量脑脊液），通过输注试验测定脑脊液流出阻力，以及延长腰穿外引流的时间[3,4]。
  - 其他的脑脊液引流前后测试包括：蒙特利尔认知评估、数字符号替代测试、10 米步行时间、计时起立行走（TUG）测试、起立行走双重任务测试、6 分钟步行距离、平衡感觉交互改良临床试验和迷你平衡评估系统测试。
- 分流术治疗特发性 NPH 时，术后 6 个月的定时步行测试中有 96% 的患者得到主观改善，83% 的患者得到实际改善。然而，分流术后严重的不良事件（如硬膜下血肿或积液、感染）的风险约为 11%。考虑到这一重大风险，在准备对患者进行分流术前，应仔细权衡风险和获益[3]。
- 过度分流在 NPH 患者中尤其值得关注，颅内压的过度降低会导致头痛、恶心的症状，甚至发展为硬膜下积液或慢性硬膜下血肿。

- 特发性 NPH 分流术后成功的一个重要预测因素是患者对腰穿外引流或反复腰椎穿刺的积极反应。目前尚不清楚年龄是否是预后因素[3]。
- NPH 患者分流术后分流功能障碍的体征和症状通常和患者分流术前最初的症状（如步态异常、认知功能障碍、尿失禁）一致。
- 如果存在分流器故障，可使用床边分流穿刺测试来评估分流压力[5]，并评估近端和远端导管的功能。

（Ann Liu，Dimitrios Mathios 著 吴 超译 杨 军审校）

参考文献

1. Factora R, et al. NPH: diagnosis and new approaches to treatment. *Clin Geriatr Med.* 2006;22(3):645–657.
2. Hakim S, et al. The special clinical problem of symptomatic hydrocephalus with normal cerebrospinal fluid pressure: observations on cerebrospinal fluid hydrodynamics. *J Neurol Sci.* 1965;2:307–327.
3. Halperin JJ, et al. Practice guideline: idiopathic NPH: response to shunting and predictors of response: report of the guideline development, Dissemination, and Implementation Subcommittee of the American Academy of Neurology. *Neurology*. 2015;85(23):2063–2071.
4. Marmarou A, et al. The value of supplemental prognostic tests for the preoperative assessment of idiopathic normal-pressure hydrocephalus. *Neurosurgery*. 2005;57(3):S17–S28.
5. Rocque BG, et al. Ventricular shunt tap as a predictor of proximal shunt malfunction in children: a prospective study. *J Neurosurg Pediat*. 2008;1(6):439–443.

59 分流术后呕吐及嗜睡

会诊信息

13 岁男孩，既往行 VP 分流术及摔倒病史，现出现呕吐和嗜睡。

初始影像

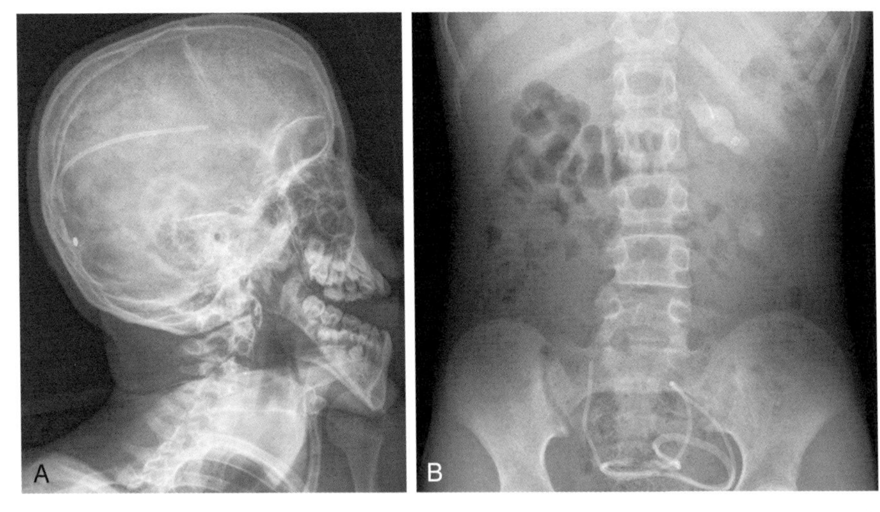

图 59.1 分流系统的 X 线检查。（A）颅脑侧位平片可显示右侧的分流系统近端导管和 Strata 分流泵，未见远端导管。（B）腹部平片显示远端分流管盘绕在盆腔内，值得注意的是，患者的腹部左上象限可见胃造瘘 G 管

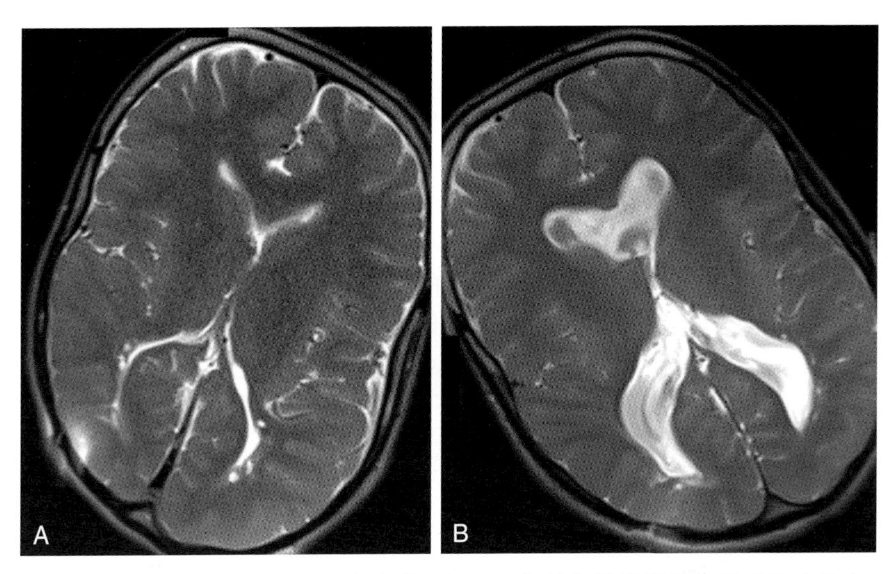

图 59.2 颅脑平扫 MR 轴向 T2 加权像。（A）1 年前的影像学检查提示脑室较小。（B）与之前相比，目前的成像显示脑室明显增大

会诊前思考点

- 患者的神经系统检查和目前的生命体征如何？
- 患者的症状是什么？症状出现的时间？
- 为什么这个患者会植入分流器？
- 分流器的类型？
- 患者的分流术病史？
  - 分流器是什么时候放置的？
  - 患者是否做过分流翻修术，如果有，最后一次是什么时候？
  - 是否出现过分流器故障？如果有，患者当时有什么症状？
  - 分流器的参数最近是否有所调整？
- 是否有之前的脑室影像学检查资料？如果有，患者的脑室大小是否因既往分流功能障碍而发生变化？
- 患者是否需要紧急床边手术？
- 患者是否需要去手术室进行分流术翻修手术？如果需要，手术的时机如何？
- 患者是否合并其他疾病？
- 患者是否正在服用抗血小板或抗凝药物？

现病史

13 岁男孩，患有 Joubert 综合征、发育迟缓和 Dandy-Walker 畸形，因先天性脑积水行右侧脑室腹腔分流（VPS）。患者从床上跌落，随后出现呕吐和进行性嗜睡，进一步急诊科就诊。跌落过程无人目击，他的父母发现他在床旁的地板上。他的母亲说，他在当天早些时候可以通过胃造口管进食，但在过去的 10 个小时里没有经口进食。他的母亲否认有新发局灶性神经功能障碍、癫痫样发作或发热表现。患者的神经功能处于平时基线水平：可以发声，但无语言活动，自主活动少，并伴有异常的凝视。

患者因先天性交通性脑积水导致头围增加，于 2 岁时接受了脑室腹腔分流术。由于分流装置故障，曾经历 3 次远端分流管翻修术，最近的一次是 1 年前因远端导管断开而进行翻修手术。他先前的分流术失败的临床表现是恶心、呕吐、头痛和嗜睡，以及影像学上的脑室增大。他目前分流泵的压力设计为 1.5，最近没有任何调整。患者没有服用任何抗血小板或抗凝药物。

生命体征

T 36.8℃，BP 106/59 mmHg，HR 50 ~ 70 次 / 分，SpO_2 97%。

相关实验室检查

Na 138 mmol/L，WBC 6.6×10^9/L，Plt 183×10^9/L，INR 1.1，aPTT 25.0 s。

体格检查

因发育障碍患者无语言能力，无法遵嘱查体（基线水平）
嗜睡，呼唤可睁眼；异常凝视，无强迫下视偏离（基线水平）
患者拒绝检查瞳孔
可见四肢自主活动
手术切口清洁、干燥、完整
分流泵和近端导管可触及，无任何肿胀或皮下积液
分流泵远端导管不可触及
腹软、无压痛

会诊分级

该患者有先天性脑积水、右侧 VP 分流和远端分流管断裂的病史。目前，他表现为进行性嗜睡、呕吐和间歇性心动过缓，这与他之前的分流功能障碍

表现一致。急诊检查脑成像和分流管X线检查显示脑室扩大、分流管导管在分流泵远端断开，导管在腹部盘绕。患者有远端分流管功能故障，需要进行紧急翻修手术。由于患者脑室增大，症状为颅内压升高（如嗜睡和间歇性心动过缓）。医生将在严格无菌操作下床旁恢复分流装置的引流功能，以引流脑脊液（脑脊液）降低颅内压，作为手术准备期间的一种临时措施。因儿科手术团队参与了他之前的腹部远端导管放置的手术，将再次请他们会诊协助。术后当天或第二天入住儿科重症监护病房进行密切的神经系统和生命体征（特别是心动过缓）的监测。

病情评估

13岁男孩，患有Joubert综合征、发育迟缓和Dandy-Walker畸形，因先天性脑积水行右侧脑室腹腔分流术（VPS），表现为远端分流功能障碍。

治疗计划

- 因为使用磁共振而不是CT对患者脑室进行了评估，所以分流泵的参数需要重新进行确认和设置，以避免磁共振对分流泵的干扰。
- 在急诊科床旁按压分流器的储液囊，评估近端导管的通畅性。
  - 如果他的颅内压升高，可以抽吸脑脊液暂时降低他的ICP
- 请儿科手术团队术中会诊，协助远端导管放置
- 计划于当天或第二天对脑室腹腔分流装置进行翻修手术，开腹或腹腔镜下放置新的远端导管，去除旧的远端导管
  - 要点
    - 远端分流导管
    - 准备好可能的近端导管或分流泵翻修
    - 压力计
    - 麻醉：使用抗生素
- 计划手术时，应收入儿科重症监护病房密切监测生命体征和神经检查
  - 如果担心神经功能恶化，则应尽快手术进行翻修。

学习要点

- 分流术后功能障碍是脑积水分流术患者常见的并发症。文献中的故障发生率差异很大；然而，一项荟萃分析描述了以下年度失败率[6]：

	第1年	1年以上
儿童	31.3%	4.5%
成人	16.2%	5.2%

- 分流器故障的非感染性原因包括阻塞、断开、导管断裂、导管移位和分流泵的机械故障。分流器感染在第64章中进行了讨论。
- 在评估分流器功能障碍时，了解患者的脑积水和分流器相关病史是至关重要的。特别需要从病史中明确以下问题：为什么做分流术？用的哪种类型的分流器？分流泵是可调压的还是不可调压的？分流泵的位置？患者最后一次翻修手术是什么时候？为什么进行翻修？如果患者既往有分流故障，其症状是什么？如果患者既往有分流功能障碍，脑室是否扩大？
  - 根据患者的年龄和功能障碍的类型，分流器功能障碍的表现有所差异。因急性故障可导致灾难性的后果，包括神经损伤、脑疝和死亡。分流术后患者出现任何神经功能症状，都应评估并排除分流功能障碍[1]。
  - 常见的症状包括头痛、恶心、呕吐和意识水平下降[2, 4]。儿童可表现为易怒、囟门突出、头围增加和发育障碍[2]。其他症状可包括癫痫发作频率增加、视力改变和步态异常[1]。
  - 对于怀疑有分流功能障碍的患者，了解既往分流功能障碍的临床表现是至关重要的，因为患者往往会出现相同的症状。
  - 家庭成员（例如患儿的父母）应充分知晓分流器功能障碍的症状[1]。
- 体格检查的重点包括[1]：
  - 生命体征：心动过缓、血压和呼吸频率异常，常和颅内压升高相关
  - 沿着其整个分流装置的走行进行触诊，评估有无皮肤红肿及皮下积液
  - 触诊囟门（如可行）估计ICP；如囟门鼓起则考虑存在高颅压
  - 眼底检查评估视乳头水肿作为慢性颅内压升高的表现
  - 颅神经异常，如展神经麻痹或上视麻痹等
- 影像学检查通常是诊断分流管功能障碍的必要条件：
  - 颅脑CT或MRI评估脑室系统的大小。
    - 在患者没有出现故障时，将这些图像与之前的影像进行比较是很重要的。
    - 如果患者的脑室较既往有所扩大，则高度怀疑为功能障碍。
    - 了解患者的脑室是否增大也很重要。

- 患者的脑室大小可能不会因为分流功能障碍而改变，所以患者的脑室大小同前，并不排除分流管功能障碍。
- 如果患者的脑室大小因分流功能障碍而改变，那么患者的脑室大小和之前相同，则分流管功能障碍的可能性较小。
- 了解患者最近是否有分流泵调整是很重要的，因为分流泵引流量的减少可能会导致脑室增大，并伴有或不伴有分流功能障碍的症状。
- X 线平片可评估分流系统中的管路断开、断裂或扭结。
- 当怀疑有远端故障时，腹部 CT 或超声可能显示假性囊肿、腹水、内脏穿孔或导管位置不当。
- 放射性核素或分流器通畅研究可用于评估管路是否有堵塞，但很少用于急诊环境。

- 分流器储液囊测试是一种床边操作，可以帮助诊断和评估分流器故障。第 77 章描述了该程序的步骤。
  - 通常在按压储液囊之前完成影像学检查，以评脑室的大小。当脑室小或呈裂隙样时，导管与脑组织之间贴敷阻塞导管或脑室壁塌陷，从而导致近端导管功能障碍。在这种情况下，按压储液囊存在风险。
  - 在储液囊测试中，有时可以通过手动封闭分流泵的入口部分，然后穿刺储液囊，允许液体向远端流动来诊断远端故障。远端液体流动缓慢或缺失可表明远端功能障碍。
  - 如果近端导管通畅，将储液囊内的脑脊液引流至正常压力的分流管可以治疗急性升高的 ICP 并暂时缓解脑积水。
- 如果患者病情不稳定或有脑疝的问题，应优先考虑 ABCs，随后进行头部成像和患者稳定后行紧急分流穿刺。
  - 预测远端或近端分流失败仍然具有挑战性[5]，但危险因素包括既往分流失败、先天性脑积水、心脏危险因素、癫痫发作史或神经肌肉疾病史[3]。
  - 远端功能障碍发生在分流泵和远端导管的水平。它们通常不像近端故障那样紧急，因为它们可以在计划手术修复时通过重复按压储液囊临时发现。
  - 多次远端翻修患者的腹部通路建立可能受益于普外科团队的帮助。

（Tej D. Azad，Dimitrios Mathios 著 吴 超译 杨 军审校）

参考文献

1. Awad AJ, Iyer RR, Jallo GI. Acute shunt malfunction. In: Loftus C, ed. *Neurosurgical Emergencies*. 3rd ed. Thieme; 2017.
2. Garton HJ, Kestle JR, Drake JM. Predicting shunt failure on the basis of clinical symptoms and signs in children. *J Neurosurg*. 2001;94(2):202–210.
3. Gonzalez DO, Mahida JB, Asti L, et al. Predictors of ventriculoperitoneal shunt failure in children undergoing initial placement or revision. *Pediatr Neurosurg*. 2017;52(1):6–12.
4. Khan F, Rehman A, Shamim MS, Bari ME. Factors affecting ventriculoperitoneal shunt survival in adult patients. *Surg Neurol Int*. 2015;6:25.
5. Rossi NB, Khan NR, Jones TL, Lepard J, McAbee JH, Klimo Jr P. Predicting shunt failure in children: should the global shunt revision rate be a quality measure? *J Neurosurg Pediatr*. 2016;17(3):249–259.
6. Stein SC, Guo W. Have we made progress in preventing shunt failure? A critical analysis. *J Neurosurg Pediatr*. 2008;1(1):40–47.

60 分流术后恶心及精神不振

会诊信息

25 岁男性，VP 分流病史，因嗜睡和恶心就诊。

初始影像

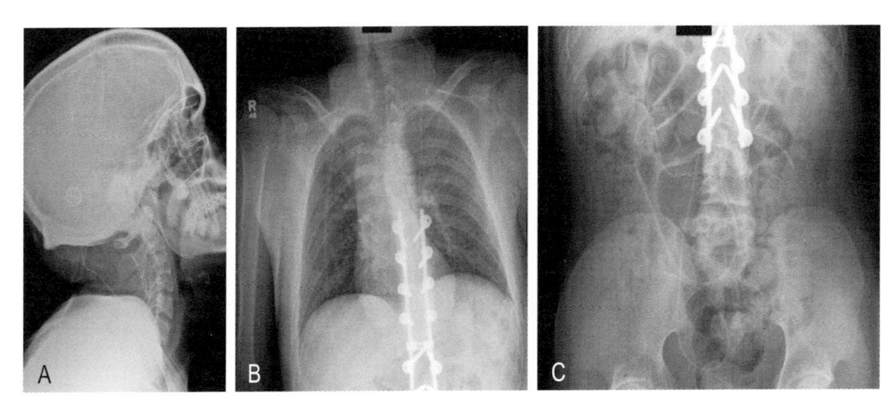

图 60.1 分流系统的 X 线检查。颅骨侧视图（A）、胸部（B）和腹部（C）前后视图显示患者左侧近端导管、Certas 分流泵、ProSa 装置和左侧远端导管无明显的扭结、断裂或不连续。影像学检查可发现颅骨、胸部和腹部上的分流装置，也可见到既往脊柱畸形矫正手术的内固定装置

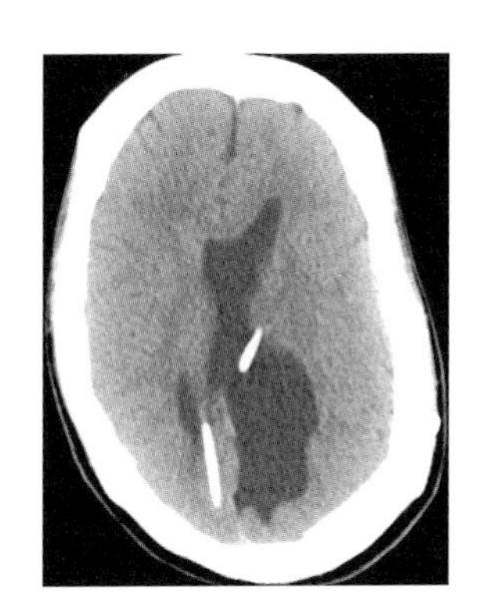

图 60.2 头颅平扫 CT 轴位显示脑室大小中等，和既往检查相比大小稳定；脑室内可见患者的左近端导管和一根废弃的右侧导管

会诊前思考点

- 患者的神经系统检查和目前的生命体征怎样？
- 患者的症状是什么？症状的发展顺序是怎样的？
- 患者为什么做分流手术？
- 目前有什么类型的分流器？
- 患者的分流术病史是什么？
  - 分流器是什么时候放置的？
  - 患者是否曾行分流翻修手术，如果有，最后一次是什么时候？
  - 患者曾有过分流器故障吗？如果有，当时患者有什么症状？
  - 分流器的设置最近有改变吗？
- 患者是否有脑室成像？如果有，患者的脑室大小是否因既往分流功能障碍而发生变化？
- 患者是否需要紧急床旁处置（例如分流器储液囊穿刺）？
- 患者是否需要去手术室进行分流术翻修？如果需要，手术的时机？
- 患者是否有其他合并症？
- 患者是否正在服用抗血小板或抗凝药物？

现病史

25岁男性，有轻度发育迟缓、癫痫发作、甲状腺功能减退、脊柱侧弯矫正术后病史，曾因先天性脑积水行左额穿刺脑室腹腔分流术（ventriculoperitoneal shunt，VPS），近3天出现进展性嗜睡和恶心。他的母亲报告说，3天前，他开始出现头痛和轻度疲劳，但没有呕吐。从那以后，他的头痛和嗜睡越来越严重，还伴有恶心。他的母亲否认有任何局灶性缺陷、癫痫发作样的活动或发热。

他最初在婴儿时期接受了分流术，并曾经历了多次分流失败和翻修手术。他最后一次分流器故障是在8个月前，当时也表现出类似的恶心、头痛和嗜睡的症状，但他的脑室大小没有变化，分流器的X线片显示远端断开。手术中发现脑室开口端压力超过30 cmH_2O，术后症状消失，动态复查头部成像显示脑室大小稳定。他目前的分流阀压力设置是Certas 6和ProSa 22。他没有服用任何抗血小板或抗凝药物。

生命体征

T 36.8℃，BP 118/78 mmHg，HR 52次/分，RR 16次/分，SpO_2 99%。

相关实验室检查

WBC 9.2×10^9/L，Plt 188×10^9/L，INR 1.2，aPTT 27.1s。

体格检查

呼唤睁眼，嗜睡但可唤醒；唤醒后对自我、医院和时间定向力正常
存在不良共轭凝视（基线水平时为斜视），但瞳孔对光反射灵敏且对称
眼球运动正常，面纹对称，伸舌居中
四肢肌力正常；切口清洁、干燥、完整
按压储液囊内的脑脊液后，储液囊凹陷，但再充盈非常缓慢

会诊分级

该患者为先天性脑积水左侧 VPS 术后的患者，表现为分流术失败的症状。虽然他的头部成像没有显示他的脑室大小的变化，但不能排除分流器故障，因为他在之前存在分流故障时脑室变化不大。患者有轻微的心动过缓，HR 52 次 / 分，而在之前的门诊中，他的心率通常在 80 次 / 分。神经系统检查发现，患者存在嗜睡，但仍可遵嘱。按压储液囊内的脑脊液后，储液囊再充盈非常缓慢，提示存在近端分流故障。计划在床边进行紧急分流器穿刺，以进行进一步评估。这是一个紧急的和可能的手术会诊。

分流器穿刺测试

在床边进行分流器穿刺（严格无菌操作）。当将 25 号蝶形针插入分流泵储液囊时，没有液体自发流动，将针管置于分流泵水平以下仍不见液体流动。

病情评估

这是一名 25 岁男性，患有先天性脑积水和左侧 VPS 病史，表现为近端分流功能障碍。已确认了是分流器没有脑脊液流动的近端阻塞。紧急手术计划立即进行分流术修复。

治疗计划

- 急诊行左脑室腹腔分流的翻修手术
  - 要点：
    - 近端分流导管
    - 准备可能的远端导管或分流泵翻修手术

    - 压力测试装置
    - 麻醉：围手术期应用抗生素
- 术后，患者可以入住普通病房

学习要点

- 在第 59 章中讨论了分流器故障的一般检查方法。
- 分流系统近端功能障碍更常见。近端导管阻塞是急性功能障碍的常见原因，可由于脑室沉积物或脑组织（如脉络膜丛）阻塞所致[1]。
- 对于分流依赖的患者，近端分流功能障碍是一种神经外科急症，因为无法通过穿刺储液囊来缓解症状，未经治疗的脑积水会导致颅内压升高和脑疝。评估和检查必须迅速进行。
- 如果患者病情不稳定或有脑疝的问题，应优先考虑 ABC（气道、呼吸及循环），随后进行头部成像和患者稳定后可能的紧急分流穿刺。
- 对近端分流管功能障碍的体格检查的一个重要方法是按压分流泵的储液囊——这一操作是有争议的，如果脑室较小，应谨慎进行。对有症状的患者来说，如按压储液囊内的脑脊液后，储液囊缓慢充盈或不再充盈，提示存在分流系统近端功能障碍。
- 分流器储液囊穿刺试验是一种床旁操作，可以帮助诊断和评估分流器故障，第 77 章描述了该程序的步骤。在近端分流器故障中，不会发现或仅发现非常缓慢的自发性脑脊液流动。
- 如果担心近端导管部分梗阻，在仔细选择的情况下，在计划手术时调整分流泵设置以增加分流量可能是一种暂时的措施。
- 在手术室中，由于近端导管可能难以取出，应准备放置一个全新的导管。
- 对于可能弃用分流硬件的复杂患者，确保对功能系统进行评估。

（Tej D. Azad，DimitriosMathios 著　吴　超 译　刘　彬 审校）

参考文献

1. Awad AJ, Iyer RR, Jallo GI. Acute shunt malfunction. In: Loftus C, ed. *Neurosurgical Emergencies*. 3rd ed. Thieme; 2017.
2. Browd SR, Ragel BT, Gottfried ON, Kestle JR. Failure of cerebrospinal fluid shunts: part I: obstruction and mechanical failure. *Pediatr Neurol*. 2006;34(2):83–92.

61 假性脑瘤视力恶化

会诊信息

37 岁女性，假性脑瘤病史伴视力恶化，就放置分流进行会诊。

初始影像

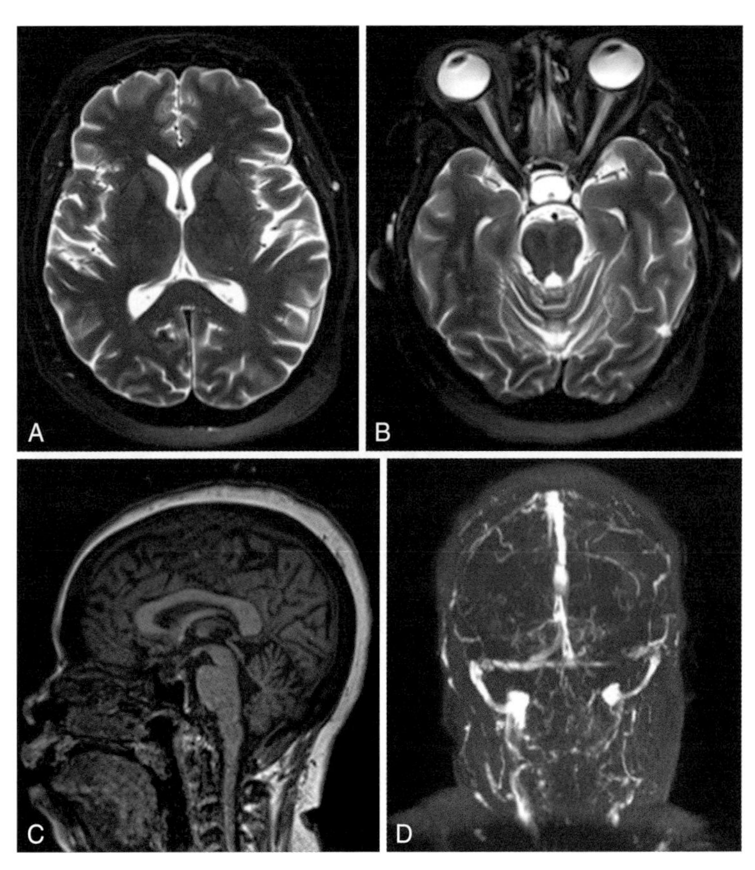

图 61.1　术前脑部平扫 MRI。轴位 T2 加权序列显示正常大小的脑室（A），伴双侧视神经萎缩，右侧较左侧明显（B）。矢状位 T1 加权序列可以看到一个空蝶鞍（C）。没有肿块或病变的迹象。冠状位渡越时间 MRV 显示左侧横窦发育不全但未闭（D）

会诊前思考点

- 患者的神经系统检查结果如何?
- 患者现在的视力如何? 视力恶化得有多快?
- 眼科是否对患者进行过视乳头水肿评估?
- 她还有什么其他症状?
- 患者的假性脑瘤(PTC)病史是怎样的? 她是如何以及何时被诊断出来的?
- 她尝试过哪些治疗 PTC 的方法(如乙酰唑胺、连续腰椎穿刺)?
- 患者是否患有静脉窦狭窄?
- 患者有哪些并发症?
- 如果她需要分流术，患者是否有脑室腹腔分流术、腰椎腹腔或脑室心房分流术的禁忌证(如多次腹部手术、Chiari 畸形、菌血症、静脉解剖异常、颈静脉或锁骨下静脉血栓、心脏易激惹)?

现病史

一名 37 岁的女性，已知患有假性脑瘤(pseudotumor cerebri，PTC)、糖尿病、高血压、高脂血症、继发于 IgA 肾病的终末期肾病(end stage renal disease，ESRD)、局灶性节段性肾小球硬化症和病态肥胖症，患者因头痛和视力急剧下降到急诊科就诊。

2 年前，患者因头痛和左侧视力进行性恶化而诊断出患有 PTC。当时，她的腰椎穿刺(lumbar puncture，LP)初压 > 30 cmH_2O，建议她接受脑室腹腔分流术治疗PTC，但她拒绝了。最终，她接受了左侧视神经鞘开窗术(optic nerve sheath fenestration，ONSF)，视力有所改善。她开始服用乙酰唑胺，由于她患有 ESRD，药物清除缓慢，很快就停止服用该药物。虽然她已预约了门诊治疗性 LP，但她错过了好几次预约。

就诊前两天，她出现了压迫样头痛、急性视力下降和“管状视野”。此外，她否认有无力、麻木、刺痛、恶心或呕吐等症状。在急诊室进行的眼科检查显示，双侧视乳头苍白，眼底出现终末期水肿，严重的周围视力下降，右眼视力下降更严重。在床边进行了 LP，取侧卧位，双腿伸直，初压为 37 cmH_2O。她引流了 20 ml 脑脊液，终压小于 10 cmH_2O，随后她的视力暂时得到恢复。

她未服用任何抗凝剂或抗血小板药物。因 ESRD 正在接受腹膜透析治疗。

生命体征

T 35.6℃，HR 92 次 / 分，BP 144/72 mmHg，SpO_2 97%。

相关实验室检查

Na 142 mmol/L，K 5.7 mmol/L，Cr 15.7 mg/dl，Hb 9.7 g/dl，P1t 352 × 10^9/L，INR 1.0，aPTT 25.7s。

体格检查

体重指数：42.1 kg/m^2
清醒，警觉，对人物、地点和时间定向力正常
瞳孔等大等圆，对光反射灵敏
所有象限的周围视力严重下降，右眼视力比左眼更差
眼球运动正常，面纹对称，伸舌居中
旋前肌漂移征阴性
双侧上肢和下肢肌力正常
轻触觉正常

会诊分级

该患者患有暴发性 PTC[5]，经 LP 证实颅内压（intracranial pressures，ICPs）升高，视力急剧恶化，并伴有严重的终末期视乳头水肿。MRI 显示双侧视神经萎缩，部分空泡蝶鞍和小（尽管不是狭缝状）脑室。为评估 PTC 的原因是否是静脉窦狭窄，完成了 MR 静脉造影，显示左横窦发育不全但未闭，右侧横窦正常，因此患者不适合横窦支架植入。尽管患者之前拒绝放置分流管作为 PTC 的治疗方法，但她的视神经鞘开窗术保守治疗还是失败了，因肾脏疾病不能耐受乙酰唑胺，对预定的治疗性 LPs 依从性差。

考虑到她的症状和视力下降的严重程度，患者可能从紧急的脑脊液（CSF）分流术中受益，以保留她剩余的视力。在与患者就手术的目标、风险和益处经过坦率的讨论后，她现在同意进行分流手术。目前，她的视力在大剂量 LP 放液后有所改善，并且可以在进行外科规划和术前优化的同时通过连续 LP 继续暂时控制症状。考虑到她的腹膜透析、理论上的感染风险和（或）脑室 - 腹腔分流术（ventriculoperitoneal shunt，VPS）导致的液体转移，脑室 - 心房分流术（ventriculoatrial shunt，VAS）是首选的手术选择。她需要进一步的血管成像（CT 血管造影或超声）来评估锁骨下静脉和颈静脉的通畅性。考虑到她复杂的病史，她将接受医学团队的术前风险评估，腹膜透析将由肾脏科团队管理。这是一次紧急手术会诊。

病情评估

这是一位 37 岁的女性，患有 ESRD 和 PTC，先前接受过保守治疗，此次出现头痛 2 天和急性周围视力丧失（右眼比左眼更严重），并被发现患有终末期视乳头水肿。LP 初压为 37 cmH_2O，大量释放 CSF 后视力有所改善。

治疗计划

- 收入神经外科
- 考虑到脑室并无明显扩大，应行头部 CT 平扫，并采用导航规划方案
- 进行颈部 CTA 或超声检查，以评估用于放置脑室 - 心房分流管的颈静脉和锁骨下静脉的解剖结构和通畅情况
- 请医疗团队会诊，进行术前风险评估
- 请肾内科会诊指导腹膜透析事宜
- 计划放置右侧脑室 - 心房分流管
  - 要点：头架、马蹄形或圆形头枕，开颅钻，神经导航，近端和远端分流导管，分流阀，导管穿刺器，中心管路接入套件，超声

术后影像

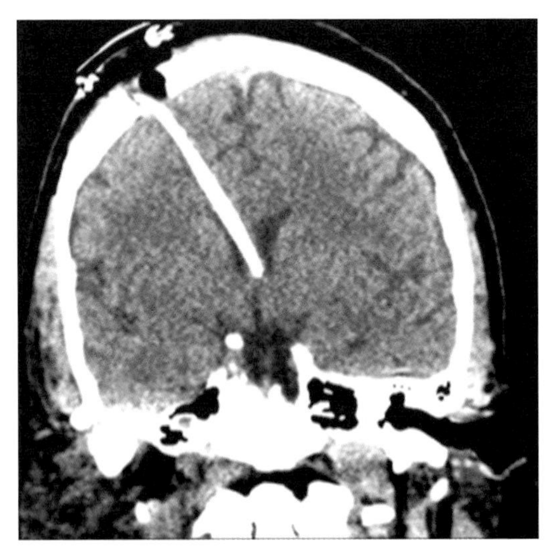

图 61.2　术后头部冠状位 CT 平扫显示近端分流导管位置良好

学习要点

- 假性脑瘤是一种 ICP 升高的综合征，无脑室扩大、肿块病变或 CSF 异常。它通常与年轻或育龄的肥胖女性有关，但可能发生在任何年龄、性别或种族。
- 诊断标准包括：
  - 视乳头水肿
  - 可能有颅神经异常，其他神经系统检查正常
  - 神经影像学显示脑实质正常，无脑积水、肿块或结构异常性病变，无异常脑膜增强
  - CSF 成分正常
  - 在正确进行腰椎穿刺时，LP 初压升高（成人＞25 cmH_2O，儿童＞28 cmH_2O）
- 假性脑瘤的次要原因包括脑静脉窦血栓形成或狭窄和药物（如维生素 A/类视黄醇、四环素等抗生素）。病因不明的假性脑瘤可被描述为“特发性颅内高压”[2]。
- 在没有阻塞性或肿块病变证据的情况下，正常至“裂隙状”脑室的影像值得注意。虽然头部 CT 扫描可以作为初始检查，但建议进行增强 MRI，以排除可能导致 ICP 升高的其他病因。
  - MRI 也可显示 ICP 升高的其他迹象，如空泡蝶鞍或视乳头水肿。
  - CISS（稳态构成干扰）和 CINE 序列可能有助于评估 CSF 流动受阻和 LP 的安全性。
  - MR 或 CT 静脉造影也可以显示静脉窦狭窄或血栓形成，这被认为是大多数继发性 PTC 患者颅内高压的原因[4]。
- 最常见的症状是头痛，通常是双侧额部压迫样头痛。它可能与脑瘤伴颅内压升高所引起的头痛相混淆（因此被称为“假瘤”）。第二种最常见的症状是视力下降，表现为短暂性视力下降、复视、周围视力受限、模糊或黑斑，在慢性病例中表现为管状视野[2]。
- 几乎所有 PTC 患者都有一定程度的视乳头水肿。严重的视乳头水肿和急性或显著的视力下降需要紧急治疗[2]。
- 对于头痛、视力正常或稳定的患者，可采用减肥、减少 ICP 分泌的药物（如乙酰唑胺）和连续 LP 等保守治疗。
- 对于视力丧失和顽固性头痛的患者，需要进行手术干预。治疗的目的是保留视力和减轻症状（通常是头痛）。

- 视神经鞘开窗术可用于紧急减压视神经；然而，经脑室 - 腹腔、脑室 - 心房或腰大池 - 腹腔的 CSF 分流在治疗头痛的同时也能有效地保留视力 [1]。
- 对于有横窦狭窄，狭窄段两端有显著压力梯度的患者，静脉窦支架植入术在急性和慢性情况下也可能有效 [4]。
- 关于难治性 PTC 的最佳手术治疗的数据有限。在最近的一项系统综述中，汇总分析表明，视神经鞘开窗术、分流术和静脉窦支架置入术对视力改善的效果，总体上是类似的；然而，没有足够的证据来推荐或拒绝 PTC 的任何治疗方式 [3]。

- 腰椎 CSF 压力的测量在满足以下条件时最准确 [2]：
  - 患者侧卧，双腿伸展
  - 压力计的底座必须与右心房齐平（或应用高度校正）
  - 最低限度的镇静作用，因为高碳酸血症可以人为升高 CSF 压力测量值
  - 避免 Valsalva 动作（可人为升高 ICP）
- 各类分流手术的禁忌证包括：
  - 脑室 - 腹腔分流术：腹膜感染、腹膜粘连、大面积腹部手术
  - 脑室 - 心房分流术：菌血症或感染、充血性心力衰竭、肺动脉高压、静脉解剖异常、心脏畸形、心脏易激惹、既往颈静脉或锁骨下静脉血栓形成
  - 腰椎 - 腹腔分流：存在 Chiari 畸形、梗阻性脑积水、背部皮下感染、腰椎融合术史、腹膜感染、腹膜粘连、大面积腹部手术

（Jennifer E. Kim，Dimitrios Mathios 著 陈志永 译 林国中 审校）

参考文献

1. Fonseca PL, Rigamonti D, Miller NR, Subramanian PS. Visual outcomes of surgical intervention for pseudotumour cerebri: optic nerve sheath fenestration versus cerebrospinal fluid diversion. *Br J Ophthalmol*. 2014;98(10):1360–1363.
2. Friedman DI, Liu GT, Digre KB. Revised diagnostic criteria for the pseudotumor cerebri syndrome in adults and children. *Neurology*. 2013;81(13):1159–1165.
3. Lai LT, Danesh-Meyer HV, Kaye AH. Visual outcomes and headache following interventions for idiopathic intracranial hypertension. *J Clin Neurosci*. 2014;21(10):1670–1678.
4. Radvany MG, Solomon D, Nijjar S, et al. Visual and neurological outcomes following endovascular stenting for pseudotumor cerebri associated with transverse sinus stenosis. *J Neuro Ophthalmol*. 2013;33(2):117–122.
5. Thambisetty M, Lavin PJ, Newman NJ, Biousse V. Fulminant idiopathic intracranial hypertension. *Neurology*. 2007;68(3):229–232.

62 头痛、精神错乱和慢性鼻漏

会诊信息

14 岁女性，慢性鼻窦炎，既往有脑膜炎病史，头痛，精神错乱，鼻漏。头部 CT 未发现明显异常。影像学记录不详。

初始影像

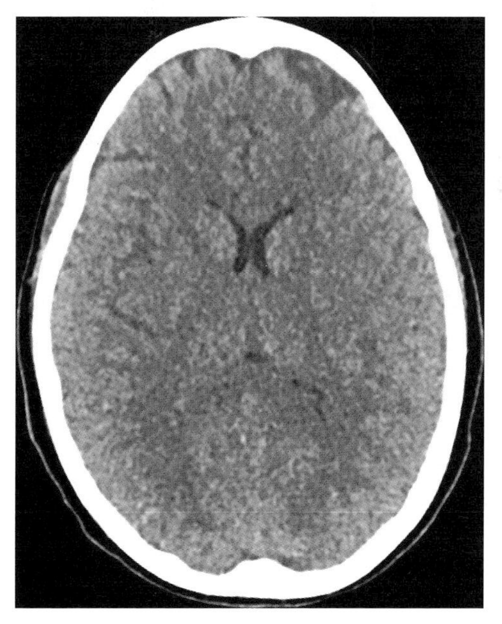

图 62.1　轴位平扫颅脑 CT 未见急性异常或气颅

会诊前思考点

- 患者目前的神经系统检查结果如何？
- 患者目前的生命体征如何？
- 患者出现了哪些症状，症状的发展顺序是什么样的？
- 患者的鼻漏如何？是透明的吗？渗漏有多久了？

- 她是什么时候患上脑膜炎的？病因是什么，如何治疗的？
- 此次是否有脑膜炎或脑脊液漏的隐患？
- 报告说头部 CT 检查呈阴性，她还需要做哪些其他检查？

现病史

一名曾患脑膜炎和慢性鼻窦炎的 14 岁女性到急诊室就诊时，患者已头痛和全身酸痛数日。早些时候，她早餐后呕吐了几次，似乎有精神错乱。她的父母否认在家里有传染病接触史，并诉其他方面都很健康，否认有任何局灶性神经系统缺陷或癫痫样活动。目前，患者主诉头痛、颈部僵硬和光敏感。

她的父母报告说，大约 1 年前，她在急诊科也有类似的表现，最终被发现患有肺炎链球菌败血症和脑膜炎。她接受了长时间的静脉注射抗生素治疗，但最终出院回家，没有遗留任何后遗症。针对她的脑膜炎病因检查结果是阴性的，因此被认为是社区获得性的。值得注意的是，她已经有几年的鼻窦炎和间歇性的鼻腔透明流液病史。她的父母注意到，每次她前倾（例如刷牙）时，她都会抱怨鼻子闷，嘴里有一种奇怪的味道。

生命体征

T 39.6℃，BP 128/82 mmHg，HR 60 次 / 分，SpO_2 99%。

相关实验室检查

Na 136 mmol/L，WBC 27.3×10^9/L，ESR 105 mm/h，CRP 26.4 mg/L。

Glasgow 昏迷评分

运动：6；语言：4；睁眼：3；GCS 总分：13。

体格检查

嗜睡，但可呼唤睁眼

惧光

对人物和时间定向力尚可，但有精神错乱

瞳孔等大等圆、对光反射灵敏

眼球运动正常，面纹对称，伸舌居中

四肢可遵嘱活动但无力

鼻腔无活动性流液

屈颈会引起髋关节和膝关节屈曲

会诊分级

患者曾患脑膜炎，目前出现精神状态改变、发热、炎症指标升高，这与复发性脑膜炎有关。虽然她的血流动力学稳定，她需要紧急采集脑脊液（CSF）样本，以评估脑膜炎，并被送入儿科重症监护病房（PICU）接受密切监护。一旦完成脑脊液和血液采样进行病原菌培养后，可开始使用广谱抗生素。一个原本健康的年轻女孩反复患上脑膜炎令人担忧，她有鼻窦炎和透明鼻腔流液病史，这提示有 CSF 漏，这可能是脑膜炎的原因。如果在入院期间发现有鼻腔流液，可以收集鼻腔流液并送去化验 β_2 转铁蛋白。脑膜炎的治疗将优先进行，在 PICU 病情稳定后，她将接受额外的头部影像检查，以评估是否存在颅底缺损和（或）CSF 漏。这是紧急和可能需要手术的会诊。

病情评估

这是一名 14 岁女性，出现精神状况改变、发热和反复脑膜炎等症状。她有慢性鼻窦炎和透明鼻腔流液的病史，因此需要进行颅底缺损（可能导致 CSF 漏）的检查。

治疗计划

- 入住 PICU，每小时接受一次神经系统检查
- 早期腰椎穿刺（LP）留取 CSF 进行监测（细胞计数、葡萄糖、蛋白质）和培养
- 血液培养
- 一旦完成脑脊液和血培养标本采集，立即使用广谱抗生素
- 请传染病小组会诊指导抗生素管理
- 收集鼻腔渗漏液，送去检测 β_2 转铁蛋白
- 行颌面部平扫 CT 以评估颅底缺损和（或）脑膨出

病情追踪

患者被收入 PICU，成功接受了腰椎穿刺，并开始使用广谱抗生素。她的脑脊液培养出了肺炎链球菌，根据传染病小组的建议，缩小了她使用的抗生素的抗菌谱。高分辨率颌面部平扫 CT 显示左侧筛板前部有疑似骨质缺损，有可疑的大的脑膨出（图 62.2），脑平扫 MRI 证实了脑膨出。她随后接受了脑池造影检查，结果证实存在脑脊液漏，造影剂从左侧筛板缺损处漏至左侧嗅球窝和鼻腔（图 62.3）。

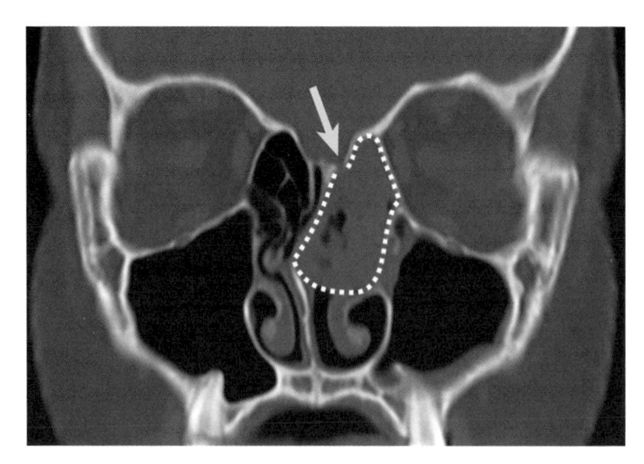

图 62.2　颌面部冠状位平扫 CT 显示左侧有一小块筛板缺损（箭头）。其下可见液体信号，提示脑膨出（虚线）

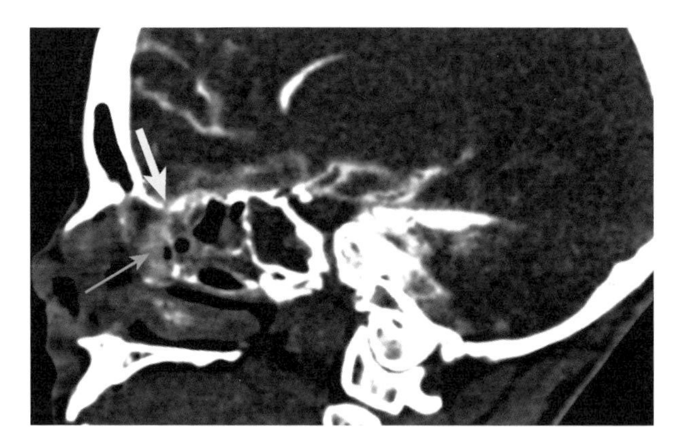

图 62.3　矢状面 CT 脑池造影显示小的筛板缺损（粗箭头），伴造影剂延伸至鼻腔（细箭头）

经过几天的静脉注射抗生素治疗后，她的脑膜炎病情稳定下来。她接受了扩大鼻内入路 CSF 漏修补手术。在手术前放置腰大池引流管并在术后保留 7 天，以保护重建修复的颅底。在腰大池引流管断流试验期间，观察到在 20 cmH_2O 的压力下，腰大池引流管的引流量很高，这提示，患者可能有特发性颅内高压。患者接受了 CT 静脉造影检查，以评估是否有静脉窦狭窄，结果是阴性的。在腰大池引流管断流期间，甚至在拔除腰大池引流管后，患者通过服用大剂量的乙酰唑胺维持治疗。该患者恢复良好，没有再出现鼻腔流液，在完成静脉注射抗生素的疗程后最终出院回家。

学习要点

- 颅底的 CSF 漏是由于颅骨、硬脑膜、软脑膜和蛛网膜破裂造成的。目前有多种分类方案，但脑脊液漏一般可以根据解剖部位或病因进行分类。脑脊液漏可能是由于创伤（意外或医源性）、肿瘤、感染或先天性缺损造成的[3-5]。
- 当脑脊液漏位于颅前窝时，可表现为鼻漏（类似于过敏、鼻窦炎和其他炎症情况引起的鼻腔流液）。当位于颅中窝时，脑脊液漏可表现为中耳积液、耳闷胀感、通过咽鼓管引起的鼻漏[4]。随着位置和活动的改变，导致颅内压增加时（如咳嗽、打喷嚏或其他 Valsalva 动作），脑脊液漏可能会恶化。考虑到与颅内空间的联系，病因不明的复发性脑膜炎也可能提示 CSF 漏。
- $β_2$ 转铁蛋白是一种仅在脑脊液、眼房水和外淋巴中发现的蛋白质。它经常被用作 CSF 漏的标志物。鼻或耳的任何渗漏都可以送检 $β_2$ 转铁蛋白，以区分 CSF 和其他体液。$β_2$ 转铁蛋白可能需要几天到几周的时间才能得出结果，在等待实验室结果的同时，脑膜炎的治疗不应延迟。
- 有多种影像方法可帮助诊断 CSF 漏。
  - 高分辨率计算机断层扫描可以识别颅底的骨缺损。
  - 大脑平扫 MRI 可以识别通过骨缺陷疝出的大脑（脑膨出）或脑膜（脑膜膨出）。
  - CT 脑池造影包括将造影剂注入硬膜囊，随后进行 CT 成像，以确定造影剂的流动以及是否存在任何渗漏。
  - 拭子研究是一项核医学研究，需要耳鼻喉科团队在鼻腔中放置棉质拭子，以确认是否存在 CSF 漏。通过腰椎穿刺鞘内注射放射性示踪剂，然后对拭子进行放射性分析[1]。
  - 鞘内荧光素注射包括放置腰椎引流管和缓慢注射荧光素，用于术中检测 CSF 漏。
- CSF 漏的识别和修复通常需要神经外科和耳鼻喉科团队的共同努力，手术可以通过鼻内入路或开颅入路进行。
- 自发性 CSF 漏是指没有可识别原因的情况；然而，现在已知其中很大一部分是由于颅内压升高引起的。与 CSF 漏的其他原因（如创伤、肿瘤）相比，自发性 CSF 漏在手术修复后的复发率最高。
  - 自发性 CSF 漏与女性、肥胖、ICP 增加和阻塞性睡眠呼吸暂停有关[3]。
  - 第 61 章讨论了 ICP 升高或假性脑瘤的检查方法。

- 对于自发性 CSF 漏的患者，放置腰大池引流管和持续测量 ICP 可能有助于提高成功修复的机会[2,4]。
- 减少 ICP 的药物，如乙酰唑胺，可以延缓泄漏。在因 ICP 增加而导致的持续性或复发性 CSF 漏的严重病例中，可能需要使用腰大池引流管甚至永久性分流管进行 CSF 分流，来作为手术修复的辅助手段。

（Dimitrios Mathios 著 任情森 译 林国中 审校）

参考文献

1. Grantham VV, Blakley B, Winn J. Technical review and considerations for a cerebrospinal fluid leakage study. *J Nucl Med Technol*. 2006;34(1):48–51.
2. Iyer RR, Solomon D, Moghekar A, et al. Venous sinus stenting in the management of patients with intracranial hypertension manifesting with skull base cerebrospinal fluid leaks. *World Neurosurgery*. 2017;106:103–112.
3. Lobo BC, Baumanis MM, Nelson RF. Surgical repair of spontaneous cerebrospinal fluid (CSF) leaks: a systematic review. *Laryngoscope Investig Otolaryngol*. 2017;2(5):215–224.
4. Reh DD, Gallia GL, Ramanathan M, et al. Perioperative continuous cerebrospinal fluid pressure monitoring in patients with spontaneous cerebrospinal fluid leaks: presentation of a novel technique. *Am J Rhinol Allergy*. 2010;24(3):238–243.
5. Woodworth BA, Prince A, Chiu AG, et al. Spontaneous CSF leaks: a paradigm for definitive repair and management of intracranial hypertension. *Otolaryngol Head Neck Surg*. 2008;138(6):715–720.

63 跌倒后失忆伴发热

会诊信息

57 岁女性，来院时高热，并有跌倒后失忆史。颅脑 CT 提示脑积水。腰椎穿刺是否安全？

初始影像

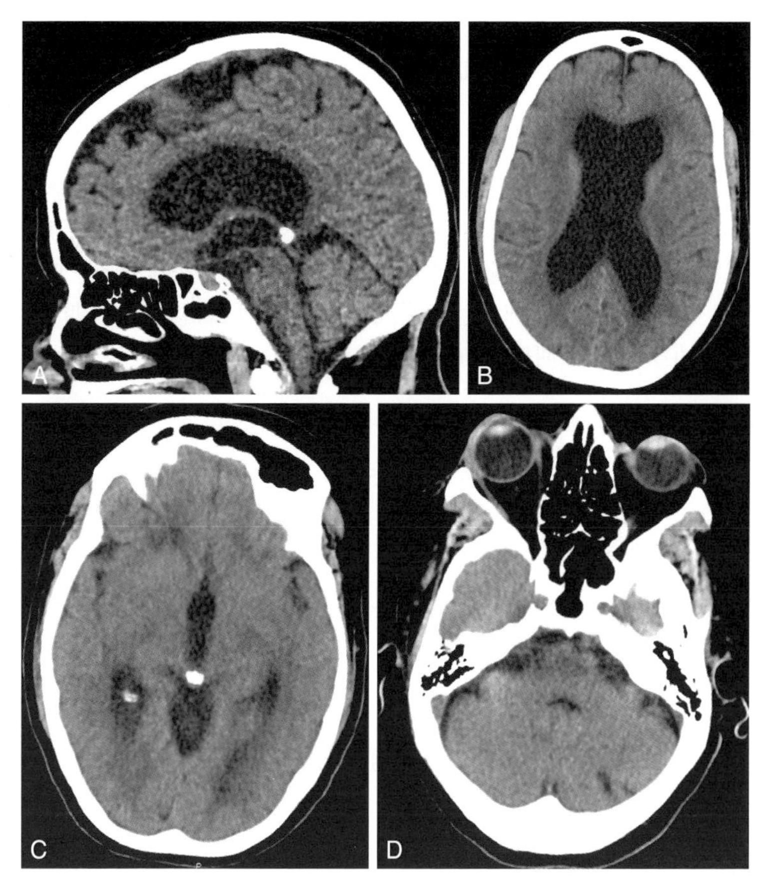

图 63.1 颅脑平扫 CT 矢状位（A）和轴位（B～D）显示侧脑室（B）和第三脑室（C）增大，第四脑室（D）正常，以及大脑导水管附近高密度影（C）

会诊前思考点

- 患者目前的神经系统检查结果如何？
- 患者的关键问题是什么?
- 患者是否存在急性颅内压增高或脑疝的风险？
- 患者还有什么其他症状，症状发展的顺序是怎样的？
- 脑积水的诊断是现存的还是新发的？
- 患者患有哪种类型的脑积水（例如：交通性脑积水、梗阻性脑积水）？
- 是否考虑感染？如果是，应该做什么血液化验？
- 为什么要考虑做腰椎穿刺？
- 患者还需要做哪些影像学检查？
- 患者是否服用抗血小板或抗凝血药物？

现病史

57 岁女性患者，既往有肾移植和类风湿关节炎病史，以发热和腹痛就诊于急诊科。几天前间断出现发热、寒战、腹痛、食欲下降和乏力。头痛、记忆力减退、平衡力下降一年余。目前，头痛症状同前，否认恶心、呕吐、畏光、恐声、局灶性无力、麻木、刺痛或视力改变。因肾移植而长期服用免疫抑制药物，但未服用任何抗凝血或抗血小板药物。

生命体征

T 38.9℃，BP 115/59 mmHg，HR 75 次 / 分，SpO_2 97%。

相关实验室检查

Na 135 mmol/L，WBC 9.4×10^9/L，Plt 213×10^9/L，INR 1.04，APTT 23.7 s。尿培养结果革兰阴性杆菌阳性。

Glasgow 昏迷评分

运动：6；言语：5；睁眼：4；GCS 总分：15。

体格检查

易唤醒，时间和空间定向力尚可

瞳孔等大等圆、对光反射灵敏

眼球运动正常，面纹对称，伸舌居中

四肢可遵嘱活动

无脑膜刺激征（颈软无抵抗）

会诊分级

因肾移植后免疫抑制药物的使用，患者免疫功能低下，并可能因泌尿系感染导致菌血症。急诊团队可疑患者存在脑膜炎导致其头痛及发热，并准备进行腰椎穿刺留取脑脊液（CSF）标本。头颅 CT 显示侧脑室和第三脑室不对称增大，第四脑室大小正常。此外，中脑导水管附近有高密度影。这些影像学表现提示存在梗阻性脑积水，因此腰椎穿刺是禁忌。

患者的头痛并不是新发的，她有长达 1 年的头痛、记忆力减退和平衡力下降等病史，其症状可能是由于慢性脑积水引起的。她需要行脑脊液磁共振流动成像来评估是否存在梗阻。目前，患者神经功能正常，血流动力学稳定。目前的检查结果提示导致菌血症的病因是尿路感染，患者无任何脑膜炎的征象或症状。由于感染来源已知，且不考虑脑膜炎的诊断，目前不需要行腰椎穿刺检查。在进行进一步的脑成像检查前，可开始对她的菌血症和泌尿道感染进行治疗。这是一个需要择期手术的非急诊手术案例。

病情评估

57 岁中年女性患者，既往肾移植、类风湿关节炎病史，服用免疫抑制药物，表现为急性发热、慢性头痛、平衡力下降和记忆力减退。患者被证实存在尿路感染引发的菌血症。关于慢性头痛的检查，颅脑影像学显示有梗阻性脑积水。

治疗计划

- 住院进行菌血症和尿路感染的药物治疗
- 现阶段不需要行腰椎穿刺
- 平扫颅脑磁共振成像（因肾移植病史未注射造影剂），行结构性干扰稳态序列（CISS）和 CINE 脑脊液电影序列
- 如果磁共振成像证实为梗阻性脑积水，腰椎穿刺的风险高。当感染几近完全治愈，可以安排患者择期行脑脊液分流术（如内镜下第三脑室造瘘术）。

随访

患者入院接受药物治疗，开始使用广谱抗生素治疗感染。脑脊液磁共振流动成像证实导水管狭窄（图 63.2），中脑导水管和第四脑室的脑脊液流量减

少。未对患者行腰椎穿刺，患者在接受了较长时间的抗生素治疗后最终出院回家。出院 1 个月后，她成功地接受了择期内镜下第三脑室造瘘术，她的头痛、平衡力下降和记忆力减退得到改善。

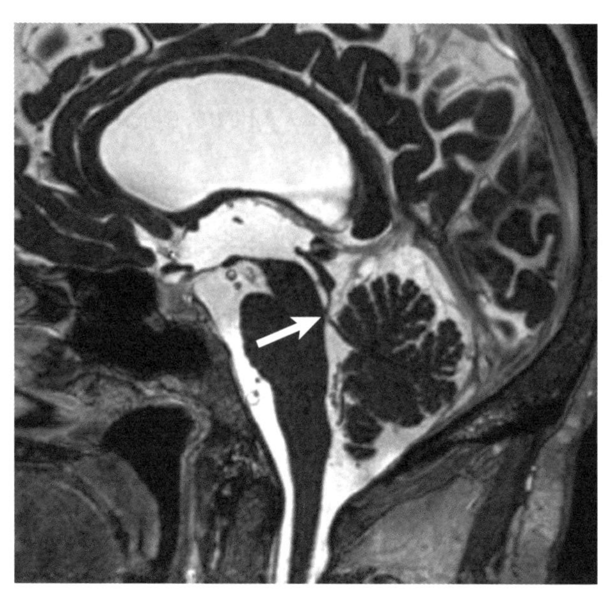

图 63.2 正中矢状位磁共振 CISS 序列成像证实中脑导水管处有梗阻（图中箭头所指）。CINE 脑脊液电影序列（此处未显示）显示导水管和第四脑室脑脊液流量减少

学习要点

- 当患者出现脑积水时，关键是要确定脑积水是交通性的还是梗阻性的。
- 中脑导水管狭窄可导致梗阻性脑积水。因为它是脑室系统最狭窄的部分，所以它是一个常见的梗阻部位[1]。
- 导水管狭窄的原因包括先天性异常、感染 / 炎症、出血和肿瘤。导水管狭窄也可见于罕见的遗传综合征，如 X- 连锁脑积水综合征或神经纤维瘤病[1]。
- 导水管狭窄是先天性脑积水的常见原因，在宫内就可诊断。早期诊断很重要，因为即使采取理想的手术治疗手段，也可能伴随中至重度发育迟缓[1]。
- 临床表现因年龄和脑积水的严重程度而异，但通常发病是隐匿的。儿童可表现为头围迅速增大、头痛、神经功能发育迟缓、智力下降和内分泌异常。成人可表现为头痛、视力改变和与正常压力脑积水类似的症状（记忆力下降、步态不稳和尿失禁）[1]。

- 影像学诊断包括以下内容[1]：
  - 超声检查可用于胎儿或新生儿。
  - 平扫 CT 显示脑室不对称性扩张提示为梗阻性脑积水。
  - 高分辨率 MRI 对于确认导水管的通畅性很重要。脑脊液磁共振流动成像是一个有用的辅助手段。
- 手术是通过脑脊液分流来治疗脑积水，而不是打开导水管[1]。脑脊液分流通常用内镜下第三脑室造瘘术（endoscopic third ventriculostomy，ETV）来实现；然而，在非常严重的脑积水病例中，正常的大脑结构变形，脑干被挤向鞍区，放置分流器可能更适宜。ETV 的成功取决于年龄、病因和既往的分流史（ETV 成功评分）[2]。据文献报道，在导水管狭窄中，ETV 成功率为 23% ~ 94%[3]。
- 对梗阻性脑积水患者行腰椎穿刺是有风险的，因为可能导致小脑幕切迹疝。

（Dimitrios Mathios 著 孙 雨 译 耿仁强 审校）

参考文献

1. Cinalli G, Spennato P, Nastro A, et al. Hydrocephalus in aqueductal stenosis. *Childs Nerv Syst.* 2011;27(10):1621–1642.
2. Kulkarni AV, Drake JM, Kestle JR, et al. Predicting who will benefit from endoscopic third ventriculostomy compared with shunt insertion in childhood hydrocephalus using the ETV Success Score. *J Neurosurg Pediatr*. 2010;6(4):310–315.
3. Spennato P, Tazi S, Bekaert O, Cinalli G, Decq P. Endoscopic third ventriculostomy for idiopathic aqueductal stenosis. *World Neurosurgery,* 79 suppl 2: S21.e13–S21.e20.

64 脑室－腹腔分流术后腹痛及发热

会诊信息

48 岁女性，表现为腹痛及低热。腹部 CT 检查显示多发脓肿。

初始影像

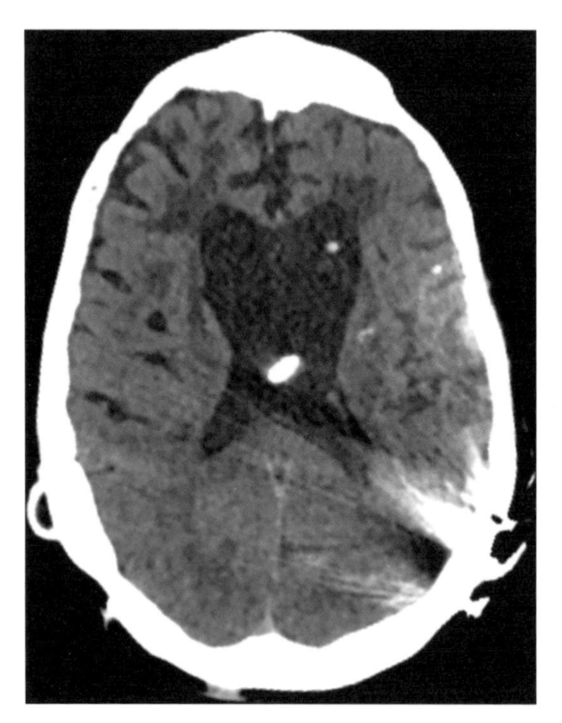

图 64.1 颅脑平扫 CT 显示可见右侧脑室分流管，对比既往影像，脑室系统相对稳定；值得注意的是，CT 上还可见患者左侧的人工耳蜗，和经左侧额叶穿刺已经废弃使用的分流管；并可见脑实质内钙化灶

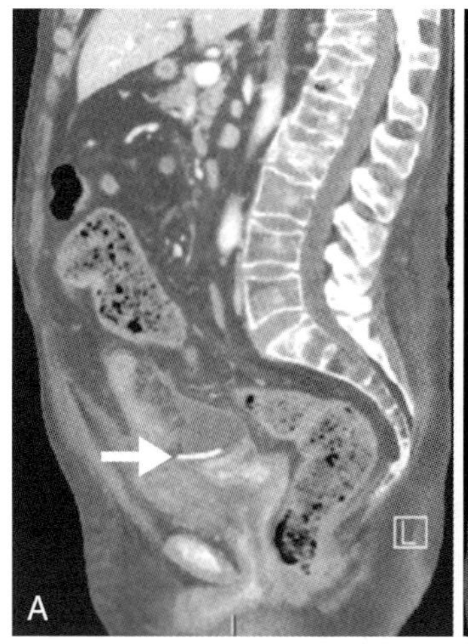

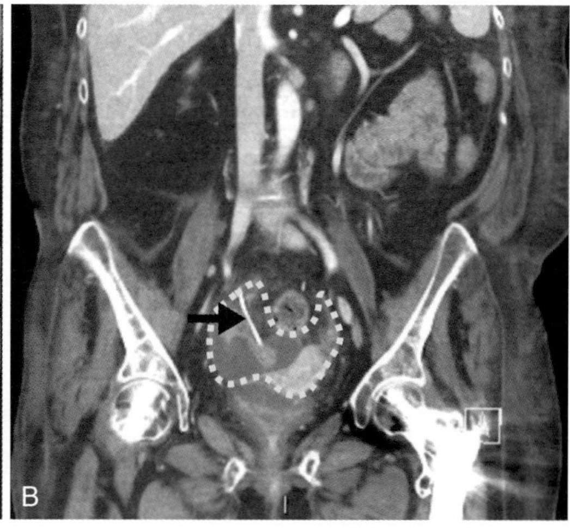

图 64.2　腹部增强 CT 矢状位（A）和冠状位（B）显示下腹部和骨盆内多个边缘强化的病灶，伴内部液平（虚线），病变邻近分流导管的末端（箭头）

会诊前思考点

- 患者的神经系统检查和目前的生命体征如何？
- 患者有何神经系统症状？是否有脓毒症或脑膜炎的临床表现？症状的发展顺序是怎样的？
- 患者为什么做分流手术？患者的分流术病史是什么？
- 分流器是什么时候放置的？
- 有什么类型的分流器？
- 患者是否做过分流术的翻修或调整手术，如果有，最后一次是在什么时候？
- 患者有过分流器故障吗？如果有，当时患者有什么症状？
- 患者之前是否有与分流器相关的感染？
- 患者近期做过腹部手术吗？
- 患者目前进行了哪些血液检查？还需要完善哪些影像学检查？
- 患者是否需要紧急床边手术？
- 患者是否需要去手术室进行分流翻修手术？如果需要，手术的时机是什么时候？
- 患者是否有其他合并症？
- 患者是否正在服用抗血小板或抗凝药物？

现病史

48 岁女性，患有高血压、高脂血症和复杂的神经外科病史，以腹痛和低热就诊于急诊科。

她在 9 岁时被诊断为丘脑毛细胞星形细胞瘤，并接受了手术和放射治疗。手术后继发了脑积水并在 10 岁时做了分流手术，并经历了多次翻修手术。最近一次分流功能障碍发生在 7 年前，当时患者表现为嗜睡、精神状态改变和言语不清，医生发现当时出现了分流系统的阻塞，但在脑成像上脑室系统并没有扩张。医生对其进行了翻修手术，此后分流系统一直工作良好。目前患者使用的是右侧的脑室 - 腹腔分流（VPS）系统，Strata 分流器（美敦力公司，可调压分流器）设定压力值为 1.5。患者因有癫痫病史，目前正在服用拉可酰胺和氯巴赞。患者因左侧听力丧失植入了人工耳蜗，患者有轻度发育迟缓，平时和她的兄弟姐妹住在一起，多年来一直使用胃造口管（G-管）进行营养支持。

患者近日出现了右下腹痛和食欲下降，但患者无恶心或呕吐。由于疼痛加重及今日出现发热，其家人带她来急诊科就诊。患者既往有反复尿路感染（UTIs）病史，近期无腹部手术或 G-管障碍的相关病史。家属诉患者有嗜睡（感染时很常见）和头痛表现，但无言语不清、乏力或其他新的局灶性神经功能障碍。患者无抗凝药物或抗血小板药物服用史。

急诊腹部 CT 显示下腹部和盆腔内有多个边缘强化的液体包裹信号，符合脓肿表现，脑室 - 腹腔引流导管的末端接近脓肿。颅脑 CT 显示脑室系统大小稳定，分流系统的 X 射线检查显示分流系统没有任何连接断开、扭结或管路断裂。

生命体征

T 38.2℃，BP 95/56 mmHg，HR 69 次 / 分，RR 16 次 / 分，SpO_2 97%。

相关实验室检查

Na 140 mmol/L、Hb 12 g/dl、WBC 21×10^9/L、Plt 190×10^9/L、INR 1.1、aPTT 25 s，ESR 114 mm/h、CRP 12.9 mg/L。尿液分析支持存在尿路感染。

Glasgow 昏迷评分

运动：6；语言：5；睁眼：3；GCS 总分：14。

体格检查

自主睁眼

对人物、地点及时间定向力正常

双侧瞳孔等大等圆，对光反射灵敏

眼球运动正常

面纹对称，伸舌居中

四肢遵嘱活动

腹部切口清洁干燥，触诊无肿胀腹痛

会诊分级

这是一个分流依赖性脑积水患者，表现为多发性腹部脓肿和可疑分流系统感染。虽然患者无脑膜炎的症状，但考虑到脑室系统和腹部通过分流器之间的直接联系，患脑膜炎的风险很高。在接受腹部脓肿治疗期间，患者需要接受脑脊液（CSF）取样并将分流管从腹部取出。由于患者属于分流依赖性脑积水，在腹部感染治疗期间确保继续脑脊液的引流是很重要的。在腹腔感染的情况下，脑脊液引流的选择包括分流管外化（在床边或手术室）或完全取出分流系统并在手术室放置脑室外引流（EVD）。无论是哪种选择，她都需要接受严密的监护。如果患者的血流动力学不稳定，可以使用广谱抗生素；如血流动力学稳定，则可在脑脊液取样后使用抗生素。应完善普外科团队会诊，协助治疗腹腔脓肿，而感染科团队将指导抗生素的使用。这是一次紧急的手术会诊。

病情评估

这是一名 48 岁女性，患有分流依赖性脑积水，曾行右侧脑室 - 腹腔分流术。此次就诊表现为腹痛、食欲下降和低热。检查发现多发性腹腔脓肿，并有分流器感染的风险。

治疗计划

- 收入神经外科病房（加强看护单元）或神经重症监护单元密切监测神经功能和生命体征
- 在神经监护病房床旁进行分流外化手术和脑脊液采样
    - 要点：
        - 完善的术前准备

  - 无菌敷料及铺巾
  - 局麻药
  - 蚊氏钳
  - 弯阻断夹
  - 丝线
  - 直接头
  - 远端导管
  - 外引流装置（可以固定在患者的腹部）
  - 脑脊液采集管，并满足基本实验室（细胞计数、葡萄糖、蛋白、培养）检查
  - 导管尖端送检进行微生物学分析
  - 与神经重症团队密切协调进行止痛治疗
- 血液培养
- 脑脊液取样和血液培养后，可以开始使用广谱抗生素（可覆盖脑膜炎治疗）
- 请普外科团队会诊管理腹腔脓肿
- 请感染科团队会诊指导抗生素管理和尿路感染的治疗
- 继续抗癫痫药物治疗

学习要点

- 分流器感染是分流术后常见的并发症，因感染性质的原因，治疗上往往存在难度。不同文献中报道的分流器感染的发生率存在差异，但其致死率和致残率是非常高的[2,5]。
- 分流器感染的发生有四种机制[5]：
  - 手术过程中细菌定植感染
  - 从分流器的远端逆行感染
  - 皮肤感染累及（如皮肤感染侵及分流器接头或累及导管）
  - 血行感染
- 分流器感染的危险因素包括患者因素及手术本身相关的因素[5]：
  - 患者因素：早产、低龄、既往分流感染、脑积水原发病因（化脓性脑膜炎、出血和脊髓脊膜膨出）。
  - 手术相关的因素：手术室内人员超标，手术手套破裂，术中使用神经内镜，手术时间较长，患者皮肤准备不正确、皮肤剃须不充分，以及在手术过程中皮肤暴露范围过大。

- 可以降低分流器感染发生率的措施：手术严格无菌，围手术期预防使用抗生素，使用带抗生素涂层的分流设备。
- 分流感染的症状根据感染的发病机制、感染的微生物和分流感染的类型而有所差异。临床表现包括发热、头痛、嗜睡、恶心/呕吐、沿分流道分布的红斑和（或）可能出现癫痫发作。远端导管位于腹腔的患者，特别是在腹部形成假性囊肿的情况下，可能会出现腹痛、食物不耐受和腹膜炎症状[5]。
- 在评估分流感染的患者的病情时，常需获得标准的神经成像（颅脑平扫CT和分流相关影像学检查）以排除其他疾病。脑部增强MRI有助于诊断脑室感染，腹部超声或CT成像可显示腹部脓肿或假性囊肿[5]。
  - 与脑室-腹腔分流相关的腹腔假性囊肿是围绕远端导管的纤维性、非上皮化的囊肿，囊肿的形成会阻碍脑脊液吸收。虽然假性囊肿是因为机械刺激及腹膜炎因素导致的无菌液体的包裹，但许多假性囊肿同时会合并脑脊液感染。
  - 如果在有脑室-腹腔分流术的患者中发现假性囊肿，则要高度怀疑发生分流术后感染[1]。
- 脑脊液培养是诊断感染的最重要的检测方法。如脑脊液分析显示白细胞计数升高、蛋白质水平升高及葡萄糖水平下降，可能存在细菌感染[5]。
  - 如果最初的脑脊液培养为阴性，应保持至少10天，以分离更惰性细菌，如痤疮杆菌（以前称为痤疮丙酸杆菌）。
  - 阴性培养不排除感染，如果高度怀疑感染，可重复进行细菌培养。
- 脑脊液可以通过分流装置穿刺或腰椎穿刺获得，如行分流管外置或取出，则可直接取样。脑脊液取样有三种结果：样本污染、定植菌或感染[5]。
  - 污染：细菌培养阳性，但脑脊液特征正常，无相关临床症状。最常见的样本污染相关微生物是凝固酶阴性的葡萄球菌。如培养的细菌少量生长、仅在富营养培养基中生长，以及仅在少数培养基中才能培养出细菌，也提示可能是样本污染。
  - 定植：多次脑脊液培养呈阳性，但脑脊液表现正常，缺乏临床症状。
  - 感染：脑脊液培养阳性，脑脊液监测异常和（或）出现相应临床症状。
- 与分流感染相关的最常见的微生物包括凝固酶阴性葡萄球菌（特别是表皮葡萄球菌）、金黄色葡萄球菌、痤疮梭菌和革兰阴性菌。根据病原菌的毒性，感染可在分流管植入术或翻修术后几周到几个月内发生。真菌感染罕见，最常见的病原真菌是念珠菌，如果可疑真菌感染，可以检测脑脊液中β-d-葡聚糖含量[5]。

- 治疗方案包括单独使用抗生素或多种抗生素联合治疗，并部分或完全去除分流装置[5]。
  - 不建议单独使用抗生素治疗，但可用于不能耐受手术的患者。
  - 在允许情况下，最好将患者的分流管外化或将分流装置去除，或替换为脑室外引流（EVD）[3, 4]，文献中没有足够的证据证明哪一种方式更佳。在近端分流管感染时，需将分流管去除以控制感染源。如果患者为非分流依赖性脑积水（如正常压力脑积水），则可不需要更换新的分流替代装置。如果患者为分流依赖性脑积水，在感染治理期间需要进行分流管外化或 EVD 替代治疗以继续转移脑脊液。
- 对临床疗效进行监测，重复脑脊液取样以清除感染的脑脊液和改善脑脊液循环[5]。对于分流管感染的患者，在其血流动力学稳定的情况下，不需立即开始使用广谱抗生素。理想情况下，在开始使用抗生素前应进行脑脊液取样和血液培养。
- 感染科团队应参与指导抗生素的选择、持续时间和分流管再植入体内的时机。抗生素的持续时间取决于微生物的种类、感染程度和脑脊液检测结果。分流管再内化的时间也取决于微生物种类、感染的严重程度以及重复取样时脑脊液的好转 / 细菌数目等情况。
- 其他学科的辅助治疗：如普外科或介入放射学团队参与治疗腹部脓肿，在手术室协助进行分流再植入手术。

（Nancy Abu-Bonsrah，DimitriosMathios 著 吴 超 译 耿仁强 审校）

参考文献

1. Mobley 3rd LW, Doran SE, Hellbusch LC. Abdominal pseudocyst: predisposing factors and treatment algorithm. *Pediatr Neurosurg*. 2005;41(2):77–83.
2. Prusseit J, Simon M, von der Brelie C et al. Epidemiology, prevention and management of ventriculoperitoneal shunt infections in children. *Pediatr Neurosurg*. 45(5): 325–336.
3. Schreffler RT, Schreffler AJ, Wittler RR. Treatment of cerebrospinal fluid shunt infections: a decision analysis. *Pediatr Infect Dis J*. 2002;21(7):632–636.
4. Tamber MS, Klimo Jr P, Mazzola CA, Flannery AM, Pediatric Hydrocephalus Systematic Review and Evidence-Based Guidelines Task Force. Pediatric hydrocephalus: systematic literature review and evidence-based guidelines. Part 8: management of cerebrospinal fluid shunt infection. *J Neurosurg Pediatr*. 2014;14(suppl 1):60–71.
5. Tunkel AR, Hasbun R, Bhimraj A, et al. 2017 Infectious Diseases Society of America's clinical practice guidelines for healthcare-associated ventriculitis and meningitis. *Clin Infect Dis*. 2017;64(6):e34–e65.

第七部分

功能神经外科

65 痉挛加重和巴氯芬泵报警

会诊信息

18 岁男性，巴氯芬泵报警。

初始影像

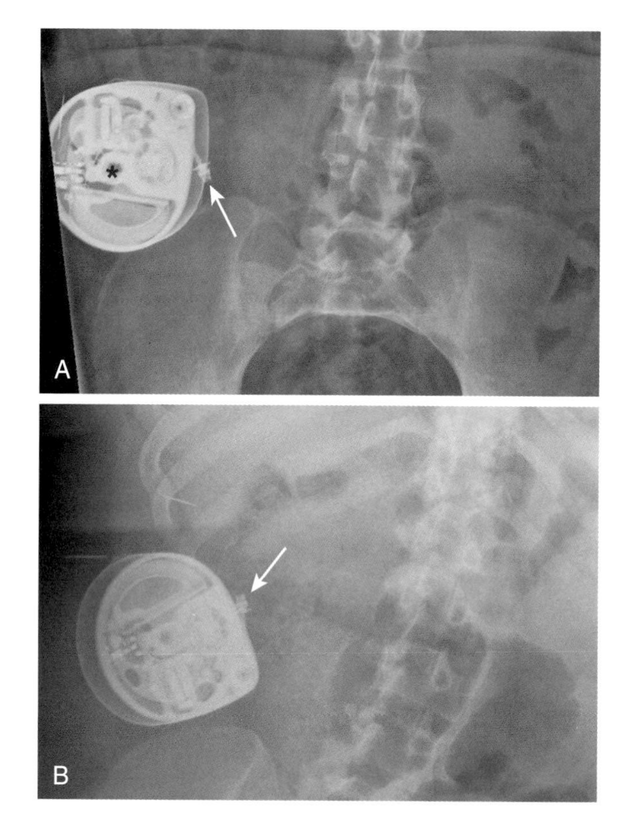

图 65.1 腹部 X 线正位平片显示 1 年前（A）巴氯芬泵位置正常，目前巴氯芬泵位置较前有翻转（B）。注意导管进入端口的方向（箭头），表明巴氯芬泵已发生翻转，导管无法进入储液器端口（星号）

会诊前思考点

- 患者的生命体征如何？
- 他的血流动力学是否稳定？
- 患者的神经系统检查如何？患者为什么植入巴氯芬泵？泵报警有多久了？泵内最后一次填充药物及监测是在什么时候？
- 患者的巴氯芬泵之前出过故障吗？
- 患者是否有巴氯芬戒断的症状？如果有，症状有多久了？有过药物治疗相关症状吗？
- 还需要完善哪些影像检查（如 X 射线、CT）？

现病史

18 岁男性，2 年前交通事故后导致痉挛性截瘫，后植入了鞘内给药的巴氯芬泵，此次因巴氯芬泵报警来到急诊科就诊。2 周前，他计划在门诊进行泵内注药，但未完成。医生建议其去急诊科注药，但患者未遵嘱执行。

几天前，泵的补充警报开始发出“哔哔声”，神经内科医生给他开始口服巴氯芬 100 mg，每天 4 次。与基线水平相比，他目前腿部的痉挛和张力都有所增加。他否认大汗、发热、精神错乱或其他与巴氯芬戒断或过量有关的症状。在基线水平时，他的下肢无随意活动。他的巴氯芬泵以前没有出现过任何故障。

生命体征

T 36.9℃，HR 103 次 / 分，RR 18 次 / 分，BP 101/55 mmHg，SpO_2 96%。

相关实验室检查

WBC 8.4×10^9/L。

尿液分析和尿液毒理学检测结果呈阴性。

体格检查

自主睁眼，对人物、地点及时间定向力正常

双侧瞳孔等大等圆，对光反射灵敏

眼球运动正常

面纹对称、伸舌居中

四肢遵嘱活动

双侧上肢肌力 5/5 级
双下肢在被动活动时肌张力增高、痉挛加重
腹部和背部切口清洁干燥、完整、没有肿胀或红斑
无瘙痒或立毛征

巴氯芬泵参数检测

巴氯芬浓度：2000 μg/ml
输注模式：单纯连续
输注率：NA
每日剂量：1199.2 μg/d
残余药量：0
估计可使用时间：70 个月

会诊分级

该患者鞘内巴氯芬泵植入后，目前泵内药物耗尽，必须紧急评估是否存在巴氯芬戒断的临床表现，因巴氯芬戒断可能会危及生命。与基线水平相比，患者有轻度心动过速，肌张力和痉挛程度略有增加。幸运的是，患者的精神状态正常且血流动力学稳定，因此没有出现急性巴氯芬戒断的表现。在影像学上发现，患者的泵已经发生翻转，接入端口转向内部，需要紧急的手术来调整泵的位置和补充药物。患者应在神经重症监护病房密切监测，警惕急性巴氯芬戒断症状的出现。这是一个紧急的手术会诊。

病情评估

这是一名 18 岁男性，植入鞘内巴氯芬泵治疗痉挛性截瘫，表现为肌张力增加和泵内药物耗尽。影像学上发现泵发生翻转，阻碍了药物进入泵内。

治疗计划

- 紧急（当天或第二天）进行巴氯芬泵调整手术和进行药物填充
- 如果患者入院第二天进行手术，需要在神经重症监护病房密切监测生命体征和神经系统功能，警惕巴氯芬戒断症状的出现
- 口服或静脉注射巴氯芬；如果患者出现戒断症状恶化，也可以给予苯二氮䓬类药物
- 禁食水、静脉补液
- 手术前化验凝血

- 术前进行薄层脊柱 CT 扫描以评估导管位置
- 术后患者可转入普通病房，密切监测是否出现巴氯芬药物过量的体征和症状。如果担心药物过量，患者将需要更高水平的监护

学习要点

- 巴氯芬是一种用于治疗痉挛的药物，可以口服、静脉注射或鞘内注射。对于痉挛瘫痪患者，相对口服药物，鞘内泵通常作为首选，因为后者可直接将巴氯芬输送到脑脊液。
- 鞘内巴氯芬泵故障有多种原因，包括泵断开、鞘内导管移位、尖端纤维化包裹、导管断裂 / 扭结 / 出现裂孔、导管近端和远端之间断开、电池故障、泵故障和可编程芯片故障。
- 巴氯芬过量的症状包括头昏欲睡、嗜睡、神志不清、肌肉萎缩和共济失调。治疗措施包括标准的生命支持措施，使用拟副交感神经药物、可逆胆碱酯酶抑制剂，植豆碱 2 mg（静脉用），以及通过腰穿置管引流脑脊液[1]。
- 巴氯芬戒断症状的产生是由于中枢神经系统过度兴奋所致。
  - 轻度症状可为非特异性的，包括痉挛的突然增加、无皮疹的瘙痒、发热、癫痫发作、心动过速和立毛征[1]。
  - 更严重的症状包括高热、血流动力学不稳定和精神状态改变。然后可发展为横纹肌溶解、弥散性血管内凝血、多器官衰竭、心搏骤停、昏迷和死亡[1]。
  - 高剂量的苯二氮䓬类药物和口服 / 静脉注射巴氯芬可用于鞘内停药患者的治疗，同时诊断鞘内泵系统故障[1]。
  - 在有危及生命症状的情况下，支持性治疗是至关重要的，治疗要点是在重症监护环境中维持气道、通气和循环[2]。
  - 因泵并发症而停药的，最终治疗是恢复正常的鞘内输送。
- 应用鞘内巴氯芬泵患者的基线功能状态可能有很大差异，了解巴氯芬的适应证（如脑瘫、创伤性麻痹）是很重要的。
- 急性巴氯芬戒断和过量服用的症状是非特异性的，并可被其他病情如感染 / 脓毒症、药物反应、代谢异常和麻醉后恢复等掩盖，所以同时评估这些可治疗和可逆的病因是很重要的。
- 对比观察患者的巴氯芬泵与导管影像学检查是很重要的，以评估装置的位置是否有变化，有的变化是很微小的。

- 确定鞘内给药装置故障的部位[1]：
  - 用系统遥测技术检查泵的编程和加注状态，以排除编程错误和（或）空泵状态。
  - 进行 X 线正位片和侧位片检查，判断导管是否存在断开、扭转和脱位。
  - 如果 X 线片诊断困难，可使用实时透视检查判断泵的转子功能，检查时将泵的转子预设为 90° 旋转状态。
  - 如果泵有功能，可尝试从侧口吸入 2 ~ 3 ml 的脑脊液（需要从导管中移除巴氯芬，以防止在随后的测试中出现巴氯芬过量）。如果可以顺利吸入，鞘内巴氯芬团注可以通过泵 - 导管系统编程进行治疗试验。
  - 通过辅助端口注射 3 ml 碘造影剂可用于分析导管连续性、连通性和鞘内位置（同样，应抽吸 2 ~ 3 ml 脑脊液以避免鞘内巴氯芬大剂量注入）。在注射造影剂后，有时会发现导管与泵断开、泄漏或穿孔，以及导管尖端的移位。整个泵和导管系统的 CT 成像在揭示潜在的异常方面，比平片或透视更准确。

（Nancy Abu-Bonsrah，Ann Liu 著 于 涛 译 吴 超 审校）

参考文献

1. Chapter 37 Recognition and Management of Intrathecal Baclofen and Narcotic Withdrawal Syndromes. In: Loftus C, ed. *Neurosurgical Emergencies*. 3rd ed. Thieme; 2017.
2. Saulino M, Anderson DJ, Doble J, et al. Best practices for intrathecal baclofen therapy: troubleshooting. *Neuromodulation*. 2016;19(6):632–641.

66 伤口裂开导致巴氯芬泵感染

会诊信息

54 岁女性，鞘内巴氯芬泵植入术后，腹部伤口裂开。

初始影像

无。

会诊前思考点

- 患者的生命体征如何？血流动力学是否稳定？
- 患者的神经系统检查如何？
- 患者是否存在脓毒症和（或）脑膜炎表现？
- 患者是否正在服用抗生素，或者是否需要立即开始服用抗生素？
- 患者为什么植入巴氯芬泵？
- 伤口裂开在哪个位置？有多久了？
- 伤口是否有化脓、渗出和（或）红斑？
- 巴氯芬泵的硬件是否暴露在体外？
- 是否存在泵故障？是否存在巴氯芬过量或戒断症状？
- 患者还需要完善哪些辅助检查（如 X 线、CT、腰椎穿刺、血液检查）？
- 患者的伤口问题是否可以通过局部伤口处理来控制，还是需要手术进行翻修？如果需要翻修，手术时机如何选择？
- 如果需要完全移除鞘内巴氯芬泵，是否可以改用口服巴氯芬？

现病史

54 岁女性患者，C5 水平远端脊髓损伤，导致四肢痉挛性瘫痪并植入鞘内巴氯芬泵。合并肾积水、神经源性膀胱并曾进行右肾造瘘，此次因尿毒症及进行肾造瘘管置换术而住院。在住院期间，治疗团队发现腹部巴氯芬泵植入部位的伤口破裂。

1 个月前，患者接受了右腹部皮下巴氯芬储药泵的置换术。2 周前，患者发现右肾造口管移位，因此入院进行置换。本例患者病情复杂，因复杂性尿路感染（urinary tract infection，UTI）而引起脓毒性休克，并正在用阿米卡星治疗多药耐药尿路感染。目前，她否认痉挛加重、腹部切口疼痛、发热或寒战。她没有服用任何抗血小板或抗凝药物。

生命体征

T 35.8℃，HR 97 次 / 分，RR 20 次 / 分，BP 107/65 mmHg，SpO_2 100%。

相关实验室检查

WBC 8.3×10^9/L，ESR 75 mm/h，CRP 4.8 mg/L。

体格检查

身体消瘦
对人物、地点及时间定向力正常
双侧瞳孔等大等圆，对光反射灵敏
眼球运动正常
面纹对称、伸舌居中
上肢及下肢的痉挛程度同基线水平
右腹部切口裂开、巴氯芬泵硬件外露，伴脓液形成
后背部伤口愈合良好
右侧尿路造口处完好
巴氯芬泵监测显示没有故障

会诊分级

本患者表现为鞘内巴氯芬泵植入处腹部伤口裂开。她目前血流动力学稳定，但需要密切监测全身感染、脓毒症或脑膜炎的迹象。巴氯芬泵的功能似乎没有故障，也没有任何巴氯芬过量或戒断的迹象或症状。考虑到腹部切口靠近她的尿路造口术，所以应特别注意，避免切口不被尿液污染。将对其进行腰椎穿刺（LP）进行脑脊液（CSF）取样以评估是否存在中枢感染；如果可疑脑膜炎，则需要升级抗生素级别。应请感染科会诊，以指导抗生素的治疗方案。

由于她的腹部切口已经完全裂开，且严重化脓，她需要进行手术行伤口清创并移除巴氯芬泵，以促使该部位组织愈合，并在更换巴氯芬泵系统之前完全治愈她的感染。在准备过程中，巴氯芬的给药将从鞘内给药过渡到静脉注射和口服给药。在此期间，将密切监测患者是否存在巴氯芬过量或戒断症

状。虽然目前患者可在普通病房或中级护理病房住院治疗，但如果需要，可提高监护及护理水平（例如神经重症护理病房）。这是一个紧急的手术会诊。

病情评估

这是一名54岁女性，患有痉挛性四肢瘫，最近更换了巴氯芬泵，腹部切口出现伤口裂开和感染。目前，她的临床状况稳定，将停用鞘内巴氯芬。一旦她口服巴氯芬稳定，她将接受巴氯芬泵移除和伤口清创手术。她还需要长期使用抗生素来治疗伤口感染。

治疗计划

- 留取血液和尿液培养
- 行LP留取CSF，检测脑脊液细胞计数、葡萄糖、蛋白质含量，留取细菌培养以评估是否合并脑膜炎
  - 进行LP时必须特别注意避免穿刺或切割巴氯芬泵鞘内导管
  - 可以考虑在透视引导下进行LP
- 请感染科团队会诊指导抗生素的使用及感染管理，特别考虑到患者合并耐多药UTI
- 请康复科或神经内科团队会诊，指导鞘内巴氯芬的用量、口服或静脉巴氯芬的用量
- 收入神经外科病房并进行神经系统检查
  - 如患者出现脓毒症或巴氯芬过量/戒断表现，则立即升级护理及监护水平
  - 如果担心发生巴氯芬戒断，则可增加口服巴氯芬的药量、静脉注射巴氯芬，和（或）静脉注射苯二氮䓬类药物
- 巴氯芬泵移除和切口清创的手术计划：由于患者相对稳定，没有出现泵故障、药物过量、戒断或脓毒症的紧急问题，因此有足够时间进行术前优化（因为整个泵将被移除）。

学习要点

- 巴氯芬泵感染可涉及浅表组织和深部组织，由于与蛛网膜下腔相通，可导致脑膜炎。
- 研究表明，儿童与成人相比，巴氯芬泵感染的风险更高。一般和以下几个因素有关：伤口愈合不良发生率高、胃造口管置入比例高、二便失禁

者占比高，以及儿童的翻修率更高[2]。

- 应充分评估患者是否存在巴氯芬戒断、巴氯芬过量、脑膜炎和（或）脓毒症的体征和症状。因上述病情复杂且潜在危险程度大，如病情变化，则急需转入重症监护病房进行密切监测。
- LP 可以用来评估是否存在脑膜炎。既往有关脑膜炎合并泵感染的报道有限，相对罕见[3]。
- 巴氯芬泵感染的治疗通常包括抗生素治疗并立即移除设备。既往报道过的避免移除巴氯芬泵的抢救措施包括：长期静脉注射抗生素、静脉注射和泵内抗生素的组合使用，以及局部抗生素药物冲洗。感染科团队可以帮助指导抗生素的使用类型和治疗的时间。
- 如果移除泵，应考虑在移除前逐渐降低鞘内巴氯芬剂量。口服 / 静脉注射巴氯芬和（或）静脉注射苯二氮䓬类药物可用于减少戒断症状的出现。康复学团队或神经病学团队可以帮助调整巴氯芬的剂量和给药途径。

（Nancy Abu-Bonsrah，Ann Liu 著 吴 超 译 于 涛 审校）

参考文献

1. Hester SM, Fisher JF, Lee MR, Macomson S, Vender JR. Evaluation of salvage techniques for infected baclofen pumps in pediatric patients with cerebral palsy. *J Neurosurg Pediatr*. 2012;10(6):548–554.
2. Spader HS, Bollo RJ, Bowers CA, Riva-Cambrin J. Risk factors for baclofen pump infection in children: a multivariate analysis. *J Neurosurg Pediatr*. 2016;17(6):756–762.
3. Wunderlich CA, & Krach LE. Gram-negative meningitis and infections in individuals treated with intrathecal baclofen for spasticity: a retrospective study. *Dev Med Child Neurol*, 48(6), 450–455.

67 眼球运动异常

会诊信息

5 岁女孩，眼球运动异常。MRI 提示 Chiari 畸形。

初始影像

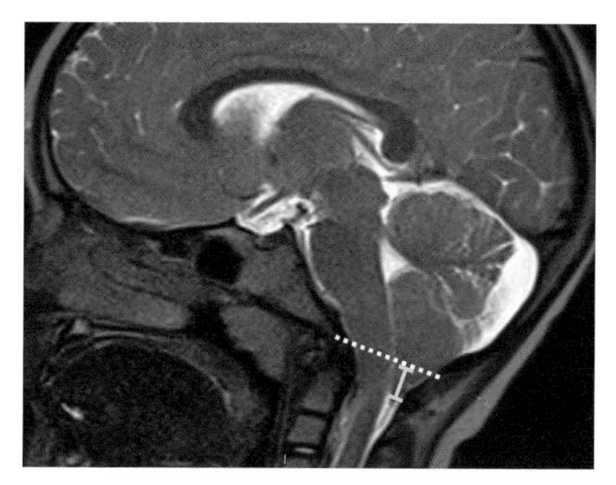

图 67.1 颅脑平扫矢状位 T2 加权 MRI 显示小脑扁桃体疝，枕骨大孔缩窄及小脑扁桃体向下疝出 11 mm。脊髓或脑干信号未见异常

会诊前思考点

- 患者患有哪种类型的眼球运动异常？患者还有其他症状吗（如头痛、感觉异常、乏力）？
- 患者有脑积水的体征或症状吗？
- 患者是否有脑干受压的体征或症状？
- Valsalva 试验会加重这些症状吗？
- 患者的病史和检查结果与影像学检查结果是否相符？患者的症状是 I 型 Chiari 畸形导致的还是偶然的发现？
- 患者主要的病史是什么？是否有先天畸形（如脊柱裂）？
- 患者是否需要其他的影像学检查（如脊柱 MRI）？

现病史

既往体健的 5 岁女孩因间歇性右眼内斜视就诊于急诊科。她的母亲第一次注意到这一点是在几天前患者晚上睡觉前。症状只持续了几分钟就自行缓解。患者母亲打电话给医生，医生建议 1 周后门诊随访。然而，今天晚上早些时候，内斜视复发，患者母亲将患者送到急诊科。患者母亲说，患者没有任何头痛、恶心、呕吐、复视、行走困难、进食困难、感觉变化、二便功能异常。急诊 MRI 显示小脑扁桃体向下疝出枕骨大孔平面 11 mm，符合 I 型 Chiari 畸形。

生命体征

T 37.8℃，HR 110 次 / 分（正常 70 ~ 115 次 / 分），RR 22 次 / 分，BP 95/50 mmHg。

相关实验室检查

无。

体格检查

神清，查体合作
对人物、地点及时间定向力正常
瞳孔等大等圆，对光反射灵敏
右眼轻度内斜视
其余眼球各项运动正常
面纹对称，伸舌居中
四肢活动良好

会诊分级

本例患者偶然检查发现 I 型 Chiari 畸形。神经系统查体显示患者右眼内斜视，但其余眼球运动完好。她的内斜视间歇发作，没有颅内压增高等其他警示征象，也没有典型的 I 型 Chiari 畸形症状，如咳嗽性头痛，这表明影像学发现很可能与患者的症状无关。与脊髓空洞相关的细微症状可能很难仅通过查体发现，因此她需要做颈椎和胸椎 MRI 来评估。她还将进一步接受眼科针对内斜视的评估。这是一个非急诊案例。她目前不需要手术，她的 I 型 Chiari 畸形的进一步检查可以在门诊进行。

病情评估

5 岁女孩，既往体健，表现为单纯性右眼内斜视。她的颅脑 MRI 显示Ⅰ型 Chiari 畸形，与她的临床表现关联不大。

治疗计划

- 无须神经外科紧急干预
- 咨询眼科，评估患者眼球运动异常（门诊患者也可进行）
- 门诊患者行颈椎和胸椎平扫 MRI 检查，评估脊髓空洞情况
- 神经外科门诊随诊

学习要点

- Ⅰ型 Chiari 畸形被认为是继发性发育缺陷，导致颅后窝狭小，继而小脑扁桃体疝出（定义为＞5 mm 的小脑疝出），轻微疝出也可导致明显症状，但严重疝出也可以无明显症状。
- 常见症状包括枕部疼痛，Valsalva 动作（如咳嗽、笑、哭、用力排便）时加重。
  - 其他症状可能与严重突出的齿突压迫脑干、颅骨沉降或脊髓空洞的形成有关。
  - 在儿科人群中，症状可能是模糊和不典型的，包括持续哭泣、吞咽功能障碍、发育停滞、窒息和发育迟缓。
- 脑脊液循环阻塞和脑积水可发生视乳头水肿。
- 脊髓空洞是脊髓（脊髓空洞症）或脑干（延髓空洞症）内充满液体的腔，被认为是由脑脊液循环障碍发展而来。与Ⅰ型 Chiari 畸形相关的脊髓空洞被认为是进行性的，如果脊髓空洞不治疗，无症状的患者也会出现症状。因此，无论症状如何，大的和（或）分叶状空洞的存在都可以作为手术的指征。
- Ⅰ型 Chiari 畸形的检查，包括相关的影像学检查，通常在门诊进行，时间为几周到几个月。有一些例外：由于Ⅰ型 Chiari 畸形、脑积水或存在延髓空洞症而出现进行性神经功能症状的患者可能需要加快检查和减压的进程。
- 如果存在空洞，或担心脑积水或颈髓脑脊液循环异常，MRI 序列评估脑脊液动力学（如 CISS 和 CINE）可能有帮助。

- 颅后窝减压伴或不伴硬脑膜成形术被认为是一线治疗。有一项正在进行的随机临床试验，比较颅后窝减压伴和不伴硬脑膜成形术治疗有脊髓空洞的Ⅰ型 Chiari 畸形的疗效。
- 一个常见的会诊问题是，对Ⅰ型 Chiari 畸形患者进行腰椎穿刺的安全性。这种担忧来自于颅腔通过枕骨大孔与腰大池之间产生的巨大压力梯度。理论上，小脑扁桃体进一步突出可能导致急性颈椎或脊髓压迫。对Ⅰ型 Chiari 畸形患者行腰椎穿刺是否安全尚无共识，每个病例都必须在个体基础上进行评估。一般来说，低容量的腰椎穿刺对于无症状患者可能是安全的。对于有严重相关症状或检查涉及脑干或脊髓压迫的患者，应当只有在减轻症状的情况下并极其谨慎地进行腰椎穿刺。

（Kurt Lehner，Ann Liu 著 孙 雨 译 杨 军 审校）

参考文献

1. Engelborghs S, Niemantsverdriet E, Struyfs H, et al. Consensus guidelines for lumbar puncture in patients with neurological diseases. *Alzheimers Dement (Amst)*. 2017; 2017:8, 111–126.
2. Entezami P, Gooch MR, Poggi J, Perloff E, Dupin M, Adamo MA. Current management of pediatric Chiari type 1 malformations. *Clin Neurol Neurosurg*. 2019;176:122–126.
3. Milhorat TH, Chou MW, Trinidad EM, et al. Chiari I malformation redefined: clinical and radiographic findings for 364 symptomatic patients. *Neurosurgery*. 1999;44(5):1005–1017.
4. Posterior fossa decompression with or without duraplasty for Chiari type I malformation with syringomyelia. https://clinicaltrials.gov/ct2/show/NCT02669836.

68 右面部疼痛

会诊信息

51 岁女性患者，右面部持续疼痛 3 天。

初始影像

无。

会诊前思考点

- 患者面部疼痛的特点和分布是什么？是刺痛还是电击样疼痛？
- 患者以前有过这种疼痛发作吗？
- 患者还有其他症状吗？
- 患者有影像学检查吗？
- 治疗方法是什么？如果有，患者尝试过吗？
- 患者的合并症是什么？

现病史

一位 51 岁女性，高血压控制良好，因右面部电击样、针刺样疼痛 3 天就诊于急诊科。患者 4 个月前开始疼痛，神经科医生对她进行了评估，给她开了卡马西平。患者的疼痛最初用药物是可以控制的，但患者的疼痛骤然加剧并通过加大卡马西平的用药量和加用加巴喷丁已经得到控制。患者已经接受了 1 个月的最大剂量的药物治疗，她的疼痛无法缓解。在过去的 3 天里，患者无法说话、进食，因为这些行为会引发疼痛。患者否认头痛、视力改变、面部麻木、听力改变和乏力。患者没有口腔科手术史和颌面部病变。

生命体征

T 37.6℃，HR 85 次 / 分，RR 30 次 / 分，BP 170/60 mmHg，SpO_2 98%。

相关实验室检查

Na 130 mmol/L，Cr 1.1mg/dl，Hb 15 g/dl，白细胞 11×10^9/L，血小板 200 ×

10^9/L，INR 1.0，APTT 27.4 s。

体格检查

急性疼痛面容
神清，警觉
对人物、地点及时间定向力正常
因疼痛不能说话和做面部表情
右侧下颌支区疼痛，未过中线
面部感觉正常
面纹对称，伸舌居中
旋前肌漂移征阴性
四肢肌力正常

会诊分级

一位中年患者，表现为面部疼痛的急性面容，符合三叉神经痛的特点。她还没有行颅脑的影像学检查，需要行颅脑 MRI 评估引起她疼痛的解剖结构原因。她的低钠血症可能是卡马西平所致。尽管进行了最大剂量的一线药物治疗，但剧烈的疼痛影响了她的生活质量。在 MRI 结果出来之前就需要手术治疗。这是一个需要手术的非急会诊。

病情评估

51 岁女性患者，尽管接受了最大剂量的一线药物治疗，右侧下颌支的三叉神经痛仍出现急性严重发作。

治疗计划

- 收入神经外科接受疼痛治疗，提高药物治疗剂量，可能手术干预
- 可考虑类固醇（地塞米松 4 mg 每 6 小时）治疗
- 颅脑 MRI 平扫，高分辨双稳态自由进动（CISS）序列（图 68.1）
- 经皮神经根切断术（如甘油根切断术、热射频根切断术）或微血管减压术，等待 MRI 结果

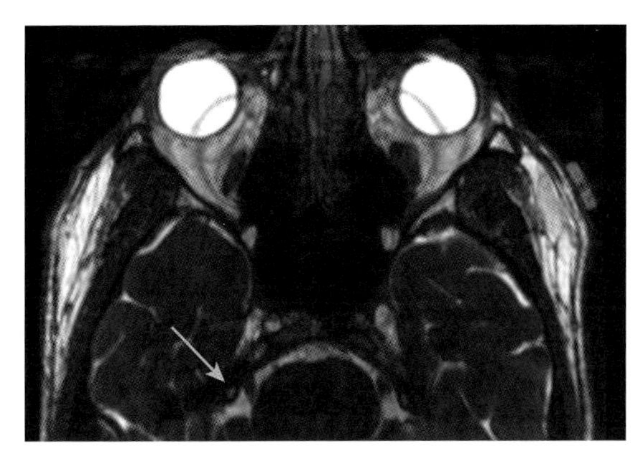

图 68.1　轴位 CISS 序列颅脑平扫 MRI 显示右三叉神经被右侧小脑上动脉压迫（箭头）

学习要点

- 三叉神经痛（trigeminal neuralgia，TN）又称痉挛性疼痛，临床诊断为一种慢性疼痛综合征。Ⅰ型 TN 也称为典型 TN，其特征是尖锐的刺痛感，通常有“扳机点”和明确的诱发动作，如剃须、进食、梳头、温度变化或说话。Ⅱ型 TN 也称为非典型 TN，其特征是持续的钝痛、烧灼痛。
- TN 的机制包括血管或肿瘤压迫神经，或在多发性硬化症中神经脱髓鞘。也可能是特发性的。
- 1932 年首次假设微血管压迫是 TN 的一种机制，后来由 Peter Janeta 博士[3]证实并推广。典型的是小脑上动脉压迫三叉神经。颅神经Ⅶ和Ⅸ分别被小脑前下动脉和小脑后下动脉压迫，可导致面肌痉挛或舌咽神经痛。其他脑干血管，包括静脉或固有原始血管，也可能涉及。
- TN 的一线治疗是卡马西平或奥卡西平的药物治疗。也可以考虑使用巴氯芬、拉莫三嗪和静脉滴注苯妥英钠[2]。药物治疗的长期疗效有限，但如果疼痛变得难以治疗，则可以采用其他几种方法，包括立体定向放射外科（stereotactic radiosurgery，SRS）、经皮神经根切断术和微血管减压术（microvascular decompression，MVD）。
- 微血管减压术治疗三叉神经痛（TN）是三叉神经和责任血管的显微手术分离。经皮神经根切断术通过化学或热的方法损伤三叉神经以减轻痛觉。
- 如果 MRI 上有三叉神经结构压迫的证据，MVD 是治疗该病的首选。MVD 可以实现 70%～90% 的患者疼痛缓解[1,4,6]。当比较 MVD 和 SRS 时，MVD 的短期和长期疼痛缓解率更高，复发率更低。但术后并发症发生率较高，包括脑脊液漏、听力下降、伤口感染等[4]。

- 对于有多种合并症的患者，可能不耐受 MVD，放射治疗和经皮神经根切断术是安全的选择。
- SRS 方法包括伽玛刀、直线加速器和射波刀。放射治疗在不服药的情况下无痛率的中位数为 43%～58%，缓解时间的中位数为 8.5～90 天，复发率的中位数为 23%～29%。并发症包括感觉减退、感觉异常、感觉迟钝、干眼和角膜炎[7]。
- 经皮治疗包括甘油根切断术（glycerol rhizotomy，GR）、热射频根切断术（radiofrequency thermocoagulation，RF）和球囊压迫术。一项比较这三种技术的系统综述发现，与 GR 相比，RF 实现无痛的概率更高[5]。
- 治疗的选择必须针对每个患者量身定制，并考虑患者的合并症、对手术风险的接受程度，以及对目前或延迟症状缓解的预期。
- MVD、SRS 或经皮治疗后的复发性面部疼痛可能会消失，尽管疼痛的控制率较低。
- 一般来说，Ⅱ型 TN 更顽固，术后疼痛随即缓解率较低，复发率较高[8]。
- 痛性麻木或去传入性疼痛是 TN 治疗的一种罕见但可怕的并发症。它表现为持续的神经性疼痛，而且极其难以治疗。
- 由于 TN 是一种慢性疼痛，患者术后可能需要服用多种止痛药，患者需要与他们的疼痛科医生或神经科医生配合以便降低服药剂量。

（Brendan F. Judy，Ann Liu 著　孙　雨 译　吴　超 审校）

参考文献

1. Barker 2nd FG, Jannetta PJ, Bissonette DJ, Larkins MV, Jho HD. The long-term outcome of microvascular decompression for trigeminal neuralgia. *N Engl J Med*. 1996;334(17):1077–1083.
2. Cruccu G, Gronseth G, Alksne J, et al. AAN-EFNS guidelines on trigeminal neuralgia management. *Eur J Neurol*. 2008;15(10):1013–1028.
3. Jannetta PJ. Arterial compression of the trigeminal nerve at the pons in patients with trigeminal neuralgia. *J Neurosurg*. 1967;26(1):159–162.
4. Lu VM, Duvall JB, Phan K, Jonker BP. First treatment and retreatment of medically refractive trigeminal neuralgia by stereotactic radiosurgery versus microvascular decompression: a systematic review and meta-analysis. *Br J Neurosurg*. 2018;32(4):355–364.
5. Texakalidis P, Xenos D, Tora MS, Wetzel JS, Boulis NM. Comparative safety and efficacy of percutaneous approaches for the treatment of trigeminal neuralgia: a systematic review and meta-analysis. *Clin Neurol Neurosurg*. 2019;182:112–122.
6. Theodros D, Goodwin C, Bender MT, et al. Efficacy of primary microvascular decompression versus subsequent microvascular decompression for trigeminal neuralgia. *J Neurosurg*. 2017;126(5):1691–1697.
7. Tuleasca C, Régis J, Sahgal A, et al. Stereotactic radiosurgery for trigeminal neuralgia: a systematic review. *J Neurosurg*. 2018;130(3):733–757.
8. Tyler-Kabara EC, Kassam AB, Horowitz MH, et al. Predictors of outcome in surgically managed patients with typical and atypical trigeminal neuralgia: comparison of results following microvascular decompression. *J Neurosurg*. 2002;96(3):527–531.

第八部分

术后并发症

69 术后右侧上肢肿胀

会诊信息

患者近期行脊柱手术，目前出现右臂肿胀。

初始影像

无。

会诊前思考点

- 患者做的什么手术？什么时候做的手术？
- 术后恢复如何？何时出院？
- 患者行动能力如何？
- 目前的生命体征如何？血流动力学是否稳定？
- 手臂肿胀的机制及发生时间？是否有过创伤？是否有高凝状态的危险因素？
- 需要进一步完善哪些检查（超声、胸部 CTA）？
- 是否需要立即进行抗凝治疗？如果需要，相关的风险和获益如何？
- 最合适的抗凝药物是什么？

现病史

30 岁女性患者，近期接受了颈胸椎手术，此次因右臂肿胀 1 天到急诊科就诊。患者因双侧下肢无力伴尿潴留，检查发现髓内室管膜瘤并伴脊髓空洞（图 69.1）。随后患者接受了“髓内肿瘤切除、C5-T4 椎板成形及 C4-T5 内固定融合术”。术后出现上肢和下肢无力（右侧比左侧差，下肢比上肢差），无法独自行走。术后病情平稳并于术后第 6 天出院，接受康复治疗。在康复过程中，出现右上肢肿胀，不伴感觉异常。否认其他肢体有肿胀、疼痛、感觉过敏、瘙痒或红斑，否认有呼吸短促或近期出现静脉输液外渗。

生命体征

T 36.8℃，HR 88 次 / 分，BP 108/55 mmHg，SpO_2 97%。

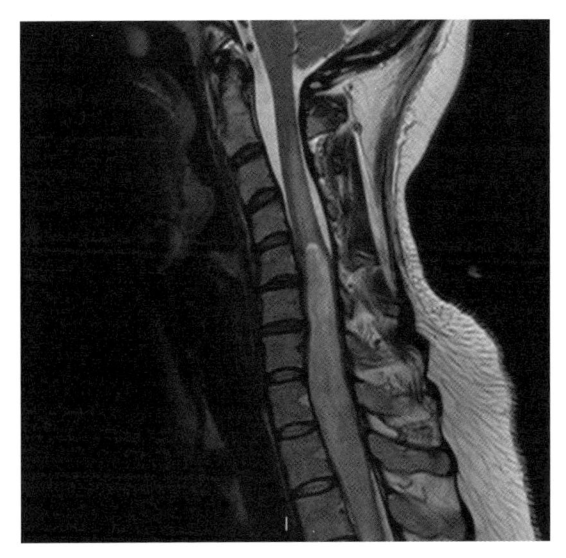

图 69.1 术前颈胸椎 MRI（T2 加权矢状位）显示：C5 至 T4 的长 T2 信号占位性病变，脊髓增粗、脊髓空洞形成；自 C2-C5 也有长 T2 信号脊髓水肿的信号

相关实验室检查

Na 146 mmol/L、Hb 10.4g/dl、WBC 8.63×10^9/L、Plt 233×10^9/L、INR 1.1、aPTT 21.7s。

体格检查

神清，对人物、地点及时间定向力正常

双侧瞳孔等大等圆，光反射灵敏

眼球运动正常

面纹对称，伸舌居中。

上肢肌力：

	三角肌	肱二头肌	肱三头肌	屈腕	伸腕	握力
右上肢	4/5	4/5	4/5	4-/5	4-/5	4-/5
左上肢	5/5	4/5	4/5	4/5	4/5	4/5

下肢肌力：

	屈髋	伸膝	屈膝	足背伸	足跖屈
右下肢	1/5	1/5	1/5	1/5	1/5
左下肢	2/5	3/5	4/5	4/5	4/5

会诊分级

患者最近接受了颈胸段脊髓髓内室管膜瘤切除术，神经外科出院后于康复科进行康复治疗，康复科住院期间深静脉血栓表现为右臂肿胀。患者术后出现活动能力下降，加之肿瘤病史使其处于高凝状态。目前，患者血流动力学稳定，无心动过速或呼吸短促，但需要进一步完善影像学检查来评估是否出现深静脉血栓。此外，也需要排除肺栓塞（pulmonary embolism，PE）。这是一个紧急但非神经外科手术的会诊。

进一步影像学检查

在急诊科，右上肢超声显示右侧锁骨下静脉、腋静脉和上臂深静脉的近闭塞性深静脉血栓形成。右下肢超声显示广泛的、急性闭塞性深静脉血栓，血栓累及整个右下肢静脉；左上肢及左下肢的超声检查均正常。

病情评估

这是一名 30 岁的女性，颈胸段脊髓髓内肿瘤切除术后 1 周，检查发现检查发现深静脉血栓（deep vein thrombosis，DVT）。虽然术后时间短，但考虑到存在广泛的 DVT，抗凝的获益超过手术部位出血的风险。目前患者血流动力学稳定，神经功能相对稳定，将入院接受抗凝治疗。抗凝治疗的时机和选择将与血液学科共同讨论后实施。

治疗计划

- 收入神经外科病房，严密观察神经系统功能变化
- 必要时完善胸部 CTA 并排除 PE
- 请血液科会诊并讨论抗凝的时机和药物选择

病情追踪

在请血液科会诊后，患者开始接受肝素注射治疗，使 aPTT 目标值为 50 ~ 65 s，入院时先不建议行下腔静脉（inferior vena cava，IVC）滤器植入术。在开始使用肝素后一天但 aPTT 尚未达到治疗目标前，患者突发低血压和缺

氧。通过吸氧治疗和使用升压药物治疗后，患者恢复稳定。急查胸部 CTA 显示双侧肺动脉急性多发闭塞性肺栓塞，伴右心室、心房扩张及心力衰竭表现。患者被紧急转移到神经重症监护病房进行密切监测，并继续进行呼吸和血压支持以纠正心源性休克。请介入科和心胸外科团队评估是否行取栓术，但考虑到患者最近刚进行过脊柱手术，目前尚不是最佳时机。医疗团队增加了患者的肝素治疗剂量并提高了 aPTT 的目标值，其心源性休克逐渐好转，几天后转至普通病房。之后，抗凝药物由肝素过渡到华法林，患者在入院 10 天后出院回到康复机构。在治疗期间，患者的神经系统功能检查保持稳定。

学习要点

- 脊柱手术患者的 DVT 和 PE 发生率为 0.3% ~ 31%，急性脊髓损伤的患者发生比例甚至更高（在一项研究中为 41%）[3]。PE 是危及生命的急症，且患者很容易出现急性失代偿，故确保患者的血流动力学稳定是至关重要的。
- 脊柱术后患者由于活动能力受限、高凝状态和术前合并症（如恶性肿瘤、术前活动障碍、既往 DVT/PE 病史）使患者术后发生 DVT 和（或）PE 的风险增加 [3,6]。
- 降低围手术期 DVT 和 PE 风险的策略包括肢体应用加压装置、术后早期活动和药物预防（如普通肝素、低分子量肝素等）。对于术前 DVT 和（或）PE 患者，血液科团队可以帮助决定抗凝的时机和抗凝药物类型，在极少数情况下，需要术前放置下腔静脉过滤器 [1,2-4]。
- 传统的观点认为，术后使用药物预防 DVT，最担心的是出现手术部位的出血。尤其对于脊柱手术，硬膜外血肿是最严重的并发症之一，可以导致显著和永久性的神经功能的丧失。然而，有研究表明，即使术后预防性使用抗凝药物，脊柱手术后发生硬膜外血肿的风险仍很低（＜1%）[1,3]。
- 对于近期进行开颅手术的患者，可以在开始抗凝治疗前进行颅脑 CT 获得基线数据。可用于与抗凝治疗后 aPTT 达标时的颅脑 CT 进行对比，或与神经功能紧急改变时的 CT 进行比较。
- 在脊柱手术后早期的患者中，获得基线数据存在困难，因为出血往往在 CT 像上显示不佳，在 MRI 上也常常因为术后改变掩盖出血。
- 抗凝后潜在的出血风险、对 DVT/PE 患者不进行抗凝治疗，这两种情况的权衡至关重要。抗凝治疗的时机和药物应该由外科医生和血液科团队讨论后决定。

- 抗凝药物的选择包括普通肝素、低分子量肝素、维生素 K 拮抗剂（如华法林）和新型口服抗凝药物（NOACs）。虽然在神经外科患者中的数据有限，但现有文献表明，患者通常能很好地耐受这些药物，而没有危及生命的颅内或椎管内出血。
- DVT/PE 治疗通常最先使用普通肝素或低分子量肝素，最终过渡为口服抗凝药物。抗凝药物中，肝素和维生素 K 拮抗剂较容易逆转，在临床上其长期的安全性和有效性均较好。NOACs 在神经外科患者中的应用尚未得到充分的研究，目前逆转药物获得较难且价格昂贵。

（Nancy Abu-Bonsrah，Daniel Lubelski 著 朱明柯 译 吴 超 审校）

参考文献

1. Cloney MB, Hopkins B, Dhillon ES, Dahdaleh NS. The timing of venous thromboembolic events after spine surgery: a single-center experience with 6869 consecutive patients. *J Neurosurg Spine*. 2018;28(1):88–95.
2. Hamilton MG, Hull RD, Pineo GF. Venous thromboembolism in neurosurgery and neurology patients: a review. *Neurosurgery*. 1994;34(2):280–296; discussion 296.
3. Kepler CK, McKenzie J, Kreitz T, Vaccaro A. Venous thromboembolism prophylaxis in spine surgery. *J Am Acad Orthop Surg*. 2018;26(14):489–500.
4. Khan NR, Patel PG, Sharpe JP, Lee SL, Sorenson J. Chemical venous thromboembolism prophylaxis in neurosurgical patients: an updated systematic review and meta-analysis. *J Neurosurg*. 2018;129(4):906–915.
5. Passer JZ, Loftus CM. Postoperative anticoagulation after neurologic surgery. *Neurosurg Clin N Am*. 2018;29(4):575–583.
6. Tominaga H, Setoguchi T, Tanabe F, et al. Risk factors for venous thromboembolism after spine surgery. *Medicine (Baltim)*. 2015;94(5):e466.

70 开颅术后嗜睡及左侧无力

会诊信息

患者开颅术后出现嗜睡及左侧无力。

初始影像

无。

会诊前思考点

- 患者做了什么手术？手术是什么时候做的？
- 患者目前在哪种病房（普通病房还是神经重症监护病房）？
- 患者术后即刻的神经功能如何？目前症状是新发的还是预期的结果？
- 患者目前的神经系统检查是怎样的？
- 患者什么时候出现的症状？是突然出现的吗？最后一次检查是什么时候？
- 患者的生命体征如何？
- 患者最近是否使用过可能会影响神经功能检查的药物（如止痛药）？
- 患者需要做什么影像学检查？

现病史

60 岁女性患者，既往焦虑、抑郁和眩晕病史，近期出现认知功能障碍。此次发病当天进行了右额颞入路开颅 - 颅内动脉瘤（3 个）显微夹闭术，手术过程顺利，术中脑血管造影显示 3 个动脉瘤均完全夹闭且载瘤血管无狭窄。患者麻醉苏醒后神经功能正常，被转到神经重症监护病房进行监护和术后护理。到达病房 1 小时后，护士常规检查时发现，患者出现昏睡及左上肢无力。随即紧急呼叫神经外科住院医师查看患者。

生命体征

T 36.8℃，HR 55 次 / 分，BP 113/59 mmHg，RR 13 次 / 分、SpO_2 100%（面罩吸氧，4 L/min）。

相关实验室检查

Na 141 mmol/L、Hb 10.0 g/dl、WBC 11.9×10^9/L、Plt 208×10^9/L、INR 0.9、aPTT 29.5 s。

Glasgow 昏迷评分

运动：6；语言：3；睁眼：3；GCS 总分：12。

体格检查

昏睡，对人物有定向力，但地点及时间定向力差
双侧瞳孔等大等圆，直径 3 mm，对光反射灵敏
因昏睡无法评估眼球运动功能
左侧轻度面瘫，伸舌居中
右上肢遵嘱活动，左上肢刺痛无反应，双下肢遵嘱活动
手术敷料清洁干燥且完整
引流管引出少量浆液性液体
右侧股动脉鞘部位清洁干燥且完整

会诊分级

这是术后当天患者，刚刚做完右侧开颅动脉瘤夹闭术时，患者的人、物及时间定向力正常，四肢遵嘱活动且可以抗重力。手术虽然不算复杂，但是手术时间长，术中广泛开放了基底池和进行了充分的脑脊液引流。手术后采用平卧位，以保护右侧股动脉鞘部位，也为了防止因脑脊液过度引流出现小脑扁桃体疝或“脑下垂”。在神经重症监护病房的临床病程中，患者没有发生低血压或使用如静脉阿片类药物等镇静药物。她在术中接受了一剂左乙拉西坦预防癫痫。

患者的突然病情变化需要引起重视，需要紧急行颅脑 CT 来查明出现新发神经功能障碍的原因。可能需要的鉴别诊断包括颅内出血、缺血性卒中、癫痫发作和静脉梗死。针对此例患者，动脉瘤破裂出血也必须考虑。虽然患者目前的自我气道保护能力尚可，但是相对脆弱。另外一个要点是，在转运过程中随时准备可稳定病情的药物（如甘露醇、高渗盐水和稳定血压药物），以防患者病情进一步恶化。这是一个紧急的潜在的手术会诊。

进一步影像学检查

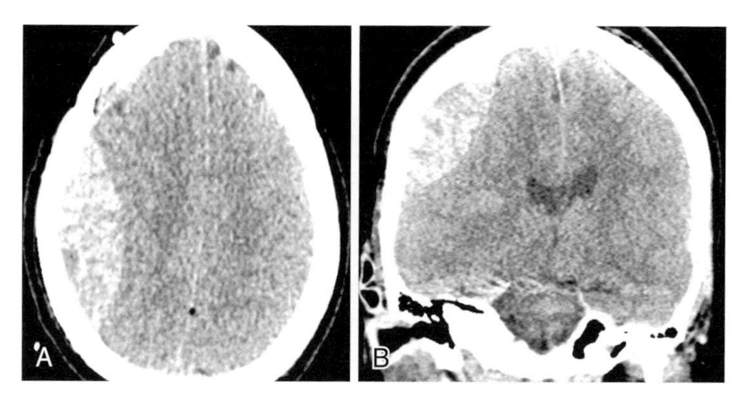

图 70.1 颅脑平扫 CT 轴位（A）和冠状位（B）显示右侧顶部急性硬膜外血肿，厚度 2.3 cm，中线移位 9 mm。可见沿颅底方向的动脉瘤夹伪影。可见引流管从帽状腱膜下穿出头皮

病情评估

这是一位 60 岁女性，右侧开颅动脉瘤夹闭手术后突发嗜睡和左上肢无力。头颅平扫 CT 显示右顶部厚度 2.3 cm 的急性硬膜外血肿，伴明显占位效应及中线移位，患者需要紧急手术清除硬膜外血肿。

治疗计划

- 患者病情紧急，需要进行紧急讨论，结合患者病情及影像学发现，需要紧急手术并获得家属知情同意
- 紧急行右侧开颅硬膜外血肿清除术
- 要点：
  - 颅骨固定头架或马蹄形头托
  - 改锥去除颅骨固定装置
  - 开颅钻及铣刀
  - 止血剂
  - 颅骨边缘钻孔用于悬吊硬膜
  - 放置引流管
  - 麻醉：预防应用抗生素及抗癫痫药物；去除颅骨前，维持 PCO_2 30 ~ 35 mmHg；维持正常血压。
- 保持床头升高 30° 以上，但同时注意保护右侧股动脉鞘部位，可在神经

重症监护病房采用反 Trendelenberg 体位

- 返往危重医学病房途中复查颅脑 CT（图 70.2）
- 标准的动脉瘤夹闭术后管理

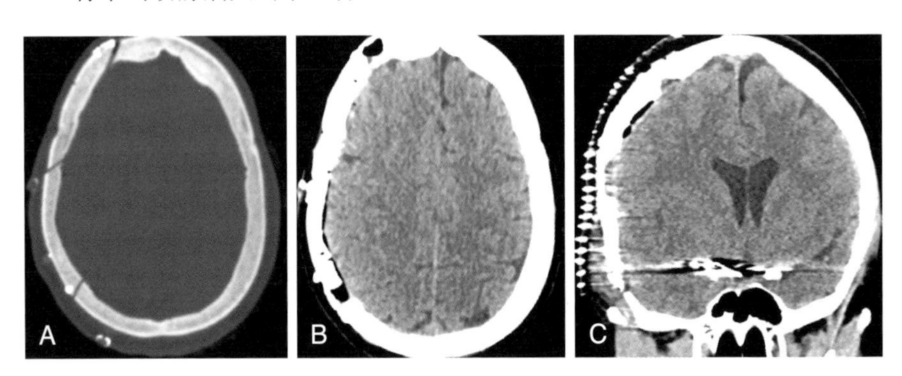

图 70.2 （A）术后颅脑平扫 CT 轴位骨窗显示在原先手术的骨瓣位置向后扩大了开颅范围；脑窗的轴位（B）和冠状面（C）显示硬膜外血肿清除满意；靠近颅底的位置可以看到因动脉瘤夹导致的水平条状伪影；CT 上也可以看到皮钉的影像

学习要点

- 约 1% 的颅脑手术和 2% 的开颅动脉瘤夹闭手术术后会发生硬膜外血肿且需要手术清除。
- 回顾性分析显示，较大的开颅手术（切口长度＞10 cm，开颅面积＞70 cm^2）和术中失血量较大（＞800 ml）与术后硬膜外出血发生率显著相关[5]。
- 意识水平的下降是术后出血最常见的临床表现，应立即进行颅脑 CT 检查进行评估[4]。颅脑术后患者应限制性使用镇静药物使用，以避免药物作用影响神经功能的评判，硬膜外血肿常表现为迟发性神经功能障碍[2]。
- 术后硬膜外血肿伴有新发神经功能障碍，需要手术清除血肿[3]。

（Landon J. Hansen，Daniel Lubelski 著　王英杰 译　杨　军 审校）

参考文献

1. Fukamachi A, Koizumi H, Nagaseki Y. Postoperative extradural hematomas: computed tomographic survey of 1105 intracranial operations. *Neurosurg*. 1986;19:589.
2. Ganz JC. The lucid interval associated with epidural bleeding: evolving understanding. *J Neurosurg*. 2013;118:739.
3. Heit JJ, Iv M, Wintermark M. Imaging of intracranial hemorrhage. *Journal of Stroke*. 2017;19:11.
4. Kalfas I, Little J. Post-operative hemorrhage: a survey of 4992 intracranial procedures. *Neurosurgery*. 1988;23:343.
5. Kim S, Lee J, Joo W. Analysis of the risk factors for development of post-operative extradural hematoma after intracranial surgery. *Br J Neurosurg*. 2015;29(20):243–248.

71 术后下肢麻木无力、尿失禁

会诊信息

58 岁男性患者，神经外科术后，急性双侧下肢无力和尿失禁。

初始影像

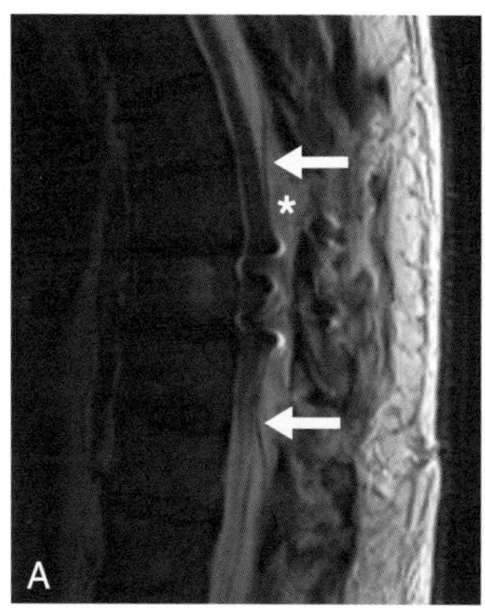

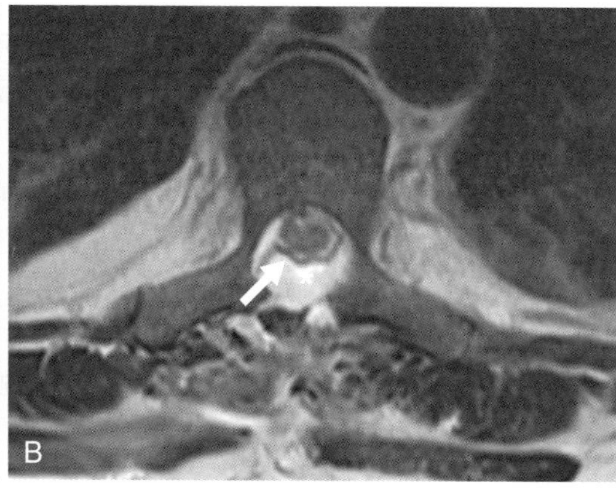

图 71.1 胸椎平扫 MR 矢状面（A）和轴向（B）T2 加权像显示：T6-T10 有大量的背侧硬膜外积液（星号）。硬膜（箭头）向腹侧移位，硬膜囊消失

会诊前思考点

- 患者做了什么手术？是什么时候做的手术？
- 此前手术是否有并发症？
- 术后恢复过程如何？何时何地出院？
- 手术前的基线神经功能如何，术后功能如何？
- 患者目前的神经功能如何？神经系统症状严重程度和进展情况如何？
- 患者是否有术后出血的危险因素（如凝血功能障碍或肝病）？
- 患者是否有凝血实验室检查结果？
- 患者影像学表现是否与其症状和神经系统检查相一致？
- 患者是否需要再手术，如果需要，手术时机如何选择？

现病史

58 岁男性患者，最近进行了 T8 脊髓硬脊膜动静脉瘘（dural arteriovenous fistula，dAVF）夹闭术，此次因出现双侧下肢无力、麻木和尿失禁来到急诊就诊。

患者最初表现为 6 个月的背痛、双侧下肢麻木、平衡能力差、行走困难和尿潴留病史。4 天前，患者接受了 T7 至 T9 椎板成形术和 dAVF 夹闭术。手术过程顺利，术中行神经电生理监测，术中血管造影证实瘘管消失，术后患者肢体活动正常，恢复良好并出院回家。

术后病情一直很平稳，直到今天早上就诊前 3 个小时，患者出现下肢无力，无法步行去洗手间。同时还出现了双侧腿麻木和尿失禁，但否认背部疼痛，否认发热、寒战或切口问题。除此之外，无其他病史，未服用任何抗血小板或抗凝药物。

急诊科的胸椎 MRI 显示硬脊膜背侧有大量硬膜外积液，压迫硬膜囊并使之显影消失。

生命体征

T 36.4℃，HR 71 次 / 分，BP 132/75 mmHg，SpO_2 98%。

相关实验室检查

Hb 12.1g/dl、WBC 8.3×10^9/L、Plt 216×10^9/L，INR 0.9，aPTT 25.2 s。

体格检查

神清，对人物、地点及时间定向力正常。

上肢肌力

	三角肌	肱二头肌	肱三头肌	屈腕	伸腕	握力
右上肢	5/5	5/5	5/5	5/5	5/5	5/5
左上肢	5/5	5/5	5/5	5/5	5/5	5/5

下肢肌力

	屈髋	伸膝	屈膝	足背伸	足跖屈	展趾
右下肢	4/5	5/5	5/5	5/5	5/5	5/5
左下肢	4/5	5/5	5/5	5/5	4/5	4/5

腹股沟水平（L1 感觉水平）以下感觉下降；脊柱触痛（－）；阵挛（－）/霍夫曼征（－）；直肠张力完整，残余尿 400 ml；切口干燥，愈合良好，伤口无肿胀及波动感。

会诊分级

患者除了麻木和尿失禁外，还有突发的肢体无力。考虑到他术后神经功能良好，此次就诊表现相比基线水平有明显的变化。影像学显示大量硬膜外液体聚集，硬膜囊消失，脊髓（T7 下缘至 T10）前移，考虑硬膜外血肿形成。由于患者没有发热、寒战、白细胞升高和切口问题，暂不考虑脓肿形成。患者需要做紧急手术来进行减压。给予患者高剂量地塞米松静脉注射，并留置导尿管。这是一次紧急的手术会诊。

病情评估

这是一名 58 岁男性，胸椎 dAVF 夹闭术后第 4 天，表现为急性下肢无力、麻木、尿潴留伴充盈性尿失禁。胸椎 MRI 显示术后从 T6 到 T10 水平大量硬膜外积液。在征得患者知情同意后，决定对患者进行紧急伤口探查和减压。

治疗计划

- 紧急行伤口探查，血肿清除及胸椎管减压可能
  - 要点：
    - 去除椎板固定物
    - 止血剂
    - 放置引流
    - 麻醉：预防性使用抗生素，平均动脉压（MAP）＞80 mmHg
- 手术后进入神经重症监护室
- 术后 MAP 目标＞80 mmHg，以避免脊髓灌注不足
- 地塞米松逐渐减量
- 早期活动和进行康复理疗评估

学习要点

- 术后无症状脊髓硬膜外血肿的发生率很高（60%～90%），有症状的血肿很少见，发生率约为0.2%[3]。
- 危险因素包括年龄＞60岁、术前应用非甾体抗炎药、手术涉及节段＞5个、术后48 h内INR＞2及术前凝血功能障碍[2,4]。
- 大多数病例发生在术后的最初几个小时内，也说明了术后早期几个小时内神经功能严密监测和记录神经系统状态的重要性[1]。
- 脊柱的平扫及增强MRI是诊断脊髓硬膜外积液的重要诊断手段。血肿在影像学上表现为T1高信号、不和硬膜囊连通以及椎间盘不受累，易和感染、假性脊膜膨出或其他病因相区分[6]。如紧急情况下或患者不能忍受MRI时，可以无须进行增强扫描以加快诊断。由于本病例中考虑感染可能性小，因此没有进行增强扫描。
- 针对有症状的脊髓硬膜外积液，通常需要手术治疗，特别是有明确的脊髓受压和神经功能恶化临床表现时[1]。
- 手术时机：紧急和及时的减压可以改善临床预后[5]。

（James Feghali，Daniel Lubelski 著 吴 超 译 陈晓东 审校）

参考文献

1. Amiri AR, Fouyas IP, Cro S, Casey ATH. Postoperative spinal epidural hematoma (SEH): incidence, risk factors, onset, and management. *Spine J*. 2013;13:134–140.
2. Awad JN, Kebaish KM, Donigan J, Cohen DB, Kostuik JP. Analysis of the risk factors for the development of post-operative spinal epidural haematoma. *J Bone Joint Surg Br*. 2005;87:1248–1252.
3. Glotzbecker MP, Bono CM, Wood KB, Harris MB. Postoperative spinal epidural hematoma: a systematic review. *Spine (Phila Pa 1976)*. 2010;35:E413–E420.
4. Kou J, Fischgrund J, Biddinger A, Herkowitz H. Risk factors for spinal epidural hematoma after spinal surgery. *Spine (Phila Pa 1976)*. 2002;27:1670–1673.
5. Lawton MT, Porter RW, Heiserman JE, Jacobowitz R, Sonntag VK, Dickman CA. Surgical management of spinal epidural hematoma: relationship between surgical timing and neurological outcome. *J Neurosurg*. 1995;83:1–7.
6. Radcliff K, Morrison WB, Kepler C, et al. Distinguishing pseudomeningocele, epidural hematoma, and postoperative infection on postoperative MRI. *Clinical Spine Surgery*. 2016;29:E471–E474.

72 开颅手术切口处渗液

会诊信息

47 岁女性，近期行颅脑手术，手术切口处渗液。

初始影像

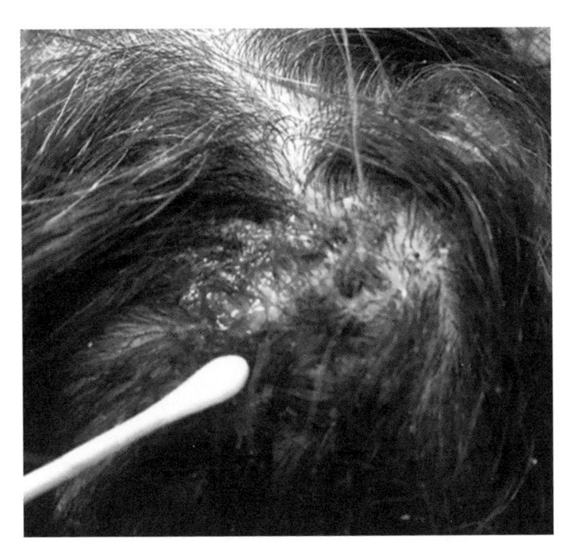

图 72.1 照片显示手术切口裂开，轻轻挤压伤口周围可见黄色液体渗出

会诊前思考点

- 患者之前做的什么手术？手术是什么时候做的？
- 患者的术后病程如何？
- 患者的切口处渗液有多长时间？
- 伤口是否裂开？如果裂开，裂开的深度如何？
- 渗出液是什么样子的（脓性、浆液性还是血性）？是否有脑脊液漏？
- 患者是否有发热、寒战、脑膜炎或其他全身感染迹象？
- 患者目前的神经系统检查如何？是否有提示颅内受累的神经功能缺损？

- 患者是否有伤口愈合不良或感染的危险因素（如糖尿病、肥胖、吸烟、癌症史、既往放疗史）？
- 术中是否存在感染的危险因素（如手术时间延长、使用植入物、翻修手术、既往感染）？

现病史

47 岁女性，有偏头痛病史，既往因偶然发现左侧矢状旁脑膜瘤（直径 3 cm）而行左侧开颅手术，此次因发现切口有黄色渗出就诊于急诊科。患者在 1 个月前接受了开颅脑膜瘤切除术，术中和术后使用标准的围手术期抗生素预防感染。术后 MRI 未见肿瘤残余，术后第 3 天出院回家。就诊当天患者洗头时发现切口处结痂脱落并感到这个区域有一些渗出物，患者最开始打电话给神经外科诊所，并被建议去急诊就诊。

除此之外，患者手术后恢复良好，否认发热、寒战、头痛、颈部僵硬、恶心、呕吐、癫痫发作、肢体无力、麻木或其他局灶性神经功能缺陷。既往无糖尿病、肥胖、吸烟、癌症或既往放疗史，没有服用抗血小板或抗凝药物，术后类固醇类药物已逐渐减量并停用。

颅脑平扫 CT 显示左侧开颅术后的改变和少量硬膜外等密度影，无明显的占位效应（图 72.2）。

生命体征

T 36.6℃，HR 73 次 / 分，BP 115/66 mmHg，SpO_2 97%。

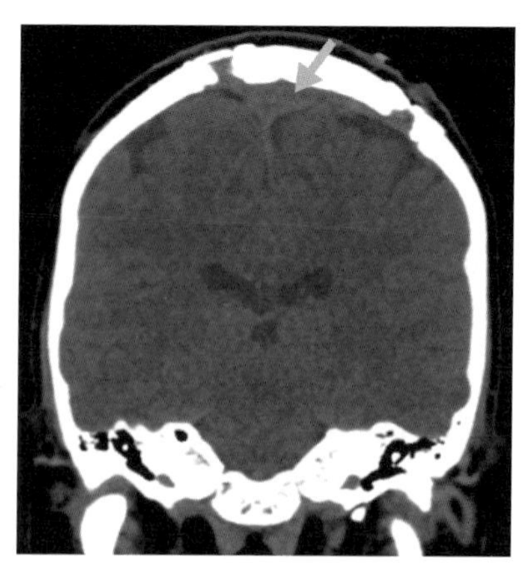

图 72.2 颅脑平扫 CT 冠状面显示左侧开颅手术后改变和少量硬膜外等密度影（箭头），无明显占位效应

相关实验室检查

Hb 12.0 g/dl，WBC 5.85×10^9/L，Plt 321×10^9/L，ESR 23 mm/h，CRP 0.1 mg/L。

体格检查

神清，对人物、地点及时间定向力正常

双侧瞳孔等大等圆，对光反射灵敏

眼球运动正常

面纹对称，伸舌居中

双上肢平衡功能良好，四肢肌力 5/5 级，浅感觉正常

顶部切口处有一约 1 cm 的裂开，深度及颅骨，裂口内可见浓稠、黄白色脓性分泌物渗出

无脑脊液漏表现

会诊分级

患者 1 个月前进行了开颅手术，目前情况良好，没有局灶性神经功能缺陷或精神状态改变，无脑膜炎或硬膜下脓肿表现。虽涉及到局部伤口感染，但目前血流动力学稳定，没有脓毒症表现。考虑患者有明显的脓液和全层伤口裂开，将需要进行伤口冲洗。由于头部 CT 显示硬膜外等密度影聚集，患者将急查 MRI 以评估是否合并更深层次的感染。患者将被收入神经外科病房并做手术前准备，如患者有菌血症或脑膜炎表现，需要更高水平的监护治疗。可请整形外科会诊，以协助处理复杂伤口的闭合，必要时也可请感染科会诊，协助抗生素的使用。这是一例非紧急的手术会诊。

进一步影像学检查

在急诊科完善了颅脑 MRI（平扫 + 增强）显示手术部位硬膜外增强灶（图 72.3），无弥散受限。在回顾最初手术的手术记录时，术中使用了硬脑膜胶和纤维蛋白胶。由于 MRI 没有显示明显的脓肿（无弥散受限表现），CT 和 MRI 上的硬膜外异常组织可能为最初手术中使用的材料。

病情评估

这是一名 47 岁的健康女性，因矢状窦旁脑膜瘤术后 1 个月，伤口裂开及脓性分泌物就诊。根据体格检查和头部影像学特点，提示感染是浅表性的，没有明显的颅内脓肿。患者将入院接受手术冲洗和抗生素治疗。

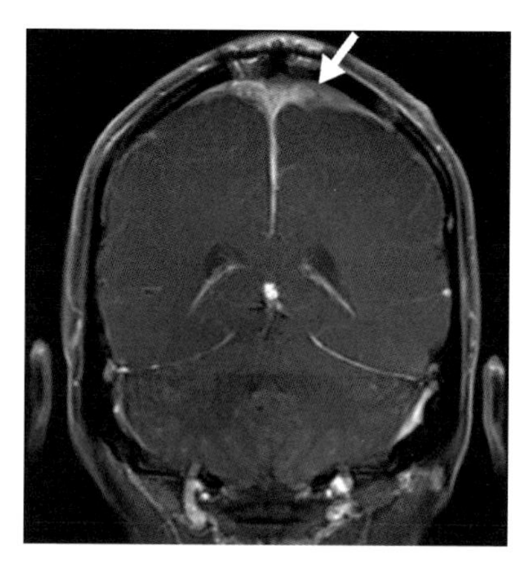

图 72.3　脑 MRI T1 加权增强扫描冠状位显示手术部位硬膜外增强灶（箭头）。弥散加权序列（此处未显示）没有显示出弥散受限

治疗计划

- 收入神经外科普通病房密切监测神经功能
- 血液培养
- 术前凝血检测
- 禁食禁水、静脉补液
- 请感染科会诊指导抗生素使用（时机及药物选择）
- 计划行伤口冲洗
  - 要点
    - 多次留取培养拭子（脓肿腔每个腔隙）
    - 充分冲洗（用含有或不含有抗生素的液体）
    - 麻醉：一旦获得术中培养，可以使用广谱静脉抗生素抗感染治疗

学习要点

- 开颅术后感染发生率为 1%～25%。
- 多项研究探索了可能与开颅术后发生手术部位感染的高风险相关的因素。Fang 等[3]的一项包含 26 项研究中的 meta 分析发现，术后部位感染与原手术中脑脊液漏、手术时间长、静脉窦受累、多次手术等因素相关。在个别研究中已证明，其他因素，如急诊手术、抗生素使用、类固醇使用，以及糖尿病和肥胖等合并症与伤口感染相关，但在本 meta 分析中没有达到统计学意义[3]。

- 对于术后出现发热但无手术部位问题的患者，必须评估术后发热的其他原因，包括尿路感染、肺炎、深静脉血栓形成、肺栓塞和药物热等。
- 当对术后伤口裂开的患者会诊时，首先需要重点识别是浅表感染（病情相对稳定），还是会导致神经功能障碍或引发全身病情危重的深层次感染。
- 浅表感染（如蜂窝织炎、缝合点脓肿）无伤口裂开或明显脓性分泌物的患者，最开始可通过口服抗生素、局部伤口护理（如抗生素软膏、换药）和密切门诊随访进行保守治疗。
- 如果担心持续性、更深层次或全身性感染，手术治疗和广谱抗生素可能是必要的。手术类型、抗生素疗程、监护水平和预期的术后恢复可能因感染的程度而有所不同。广泛的抗生素覆盖和感染源控制至关重要。
- 在手术中，每个颅内的每个层次（帽状腱膜下、硬膜外，或硬膜下）均要进行感染评估和留取细菌培养[2]。根据骨瓣的受累程度，术中可以考虑几种策略：将骨浸泡在碘伏中，对受感染的骨进行钻孔，用钛网行颅骨修补替代，或完全去除颅骨。
- 术后感染中最常见的微生物是革兰氏阳性细菌，如金黄色葡萄球菌、表皮葡萄球菌和痤疮丙酸杆菌。阴沟肠杆菌、肺炎克雷伯菌和铜绿假单胞菌等革兰氏阴性菌则相对少见[4]。
- 手术部位感染与再入院率增加、住院时间延长和再手术风险增加相关[1]。
- 对于有多次手术、放疗或美容史的患者，可能需要在整形科的协助下进行复杂的伤口闭合。

（Alice L. Hung，Daniel Lubelski 著　姚　尧 译　杨　军　吴　超 审校）

参考文献

1. Chiang HY, Kamath AS, Pottinger JM, et al. Risk factors and outcomes associated with surgical site infections after craniotomy or craniectomy. *J Neurosurg*. 2014;120(2):509–521. https://doi.org/10.3171/2013.9JNS13843.
2. Dashti SR, Baharvahdat H, Spetzler RF, et al. Operative intracranial infection following craniotomy. *Neurosurg Focus*. 2008;24(6):E10. https://doi.org/10.3171/FOC/2008/24/6/E10.
3. Fang C, Zhu T, Zhang P, Xia L, Sun C. Risk factors of neurosurgical site infection after craniotomy: a systematic review and meta-analysis. *America Journal Infection Control*. 2017;45(11):e123–e134. https://doi.org/10.1016/j.ajic.2017.06.009.
4. Jiménez-Martínez E, Cuervo G, Hornero A, et al. Risk factors for surgical site infection after craniotomy: a prospective cohort study. *Antimicrob Resist Infect Control*. 2019;8(1):69. https://doi.org/10.1186/s13756-019-0525-3.

73 脊柱术后伤口肿胀及渗出

会诊信息

61 岁女性，腰椎术后切口渗出。

初始影像

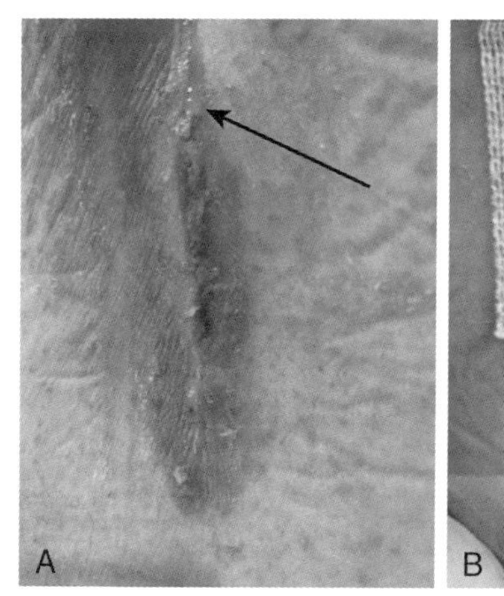

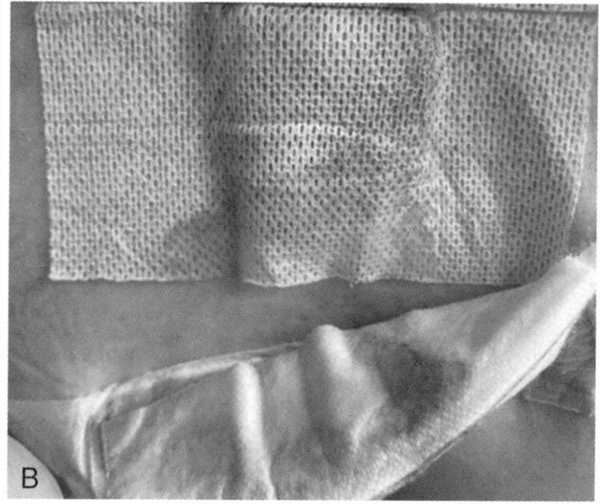

图 73.1 （A）腰部切口下触诊波动感，伴红斑，肿胀，有少量脓性分泌物（箭头）在切口处渗出；（B）患者敷料上有大量分泌物

会诊前思考点

- 患者以前做过什么手术？什么时候做的手术？
- 是否有植入物？
- 术后病程如何？
- 患者的切口是什么样的（如红斑、肿胀），是否有分泌物？
- 如果有渗出，渗出物是什么样子的？
- 患者是否有发热、寒战、脑膜炎或其他全身感染症状？
- 患者目前的神经系统检查结果如何？
- 患者还有什么其他症状？

- 患者是否有脑脊液漏的症状（如体位性头痛、恶心或呕吐）？
- 患者是否存在伤口愈合不良或感染的危险因素（如糖尿病、肥胖、吸烟、癌症史、既往放疗史、营养不良）？
- 患者是否存在免疫功能不全？
- 术中是否存在感染的危险因素（如手术时间过长、使用植入物、翻修手术、既往感染）？

现病史

一名 61 岁女性，有糖尿病、肥胖、丙型肝炎、高血压和吸烟史，曾接受过 L3-L4 椎板切除术和椎间盘切除术。患者在急诊科就诊时出现切口处渗液的症状。她最初因数月的放射性疼痛就诊，疼痛放射到她的双腿，左腿比右腿更严重，检查发现 L3-L4 有严重的狭窄。大约 2 周前，她接受了 L3-L4 椎板切除术和椎间盘切除术。她术中没有出现并发症，术后恢复也很顺利，她的双腿疼痛缓解。手术当天她就出院回家了。

3 天前，患者发现手术部位发痒、肿胀，但没有渗出。她的儿子检查了切口，发现切口上部有一个小裂口。她给医生打了电话，医生建议她使用非处方抗生素软膏进行局部伤口护理并每天换药。然而，今天她感到切口有渗液流出，于是来到急诊科就诊。患者否认发热、畏寒、恶心、呕吐、体位性头痛、无力、麻木、刺痛或直肠膀胱功能障碍。她术前的双下肢疼痛没有复发。她最近没有使用抗血小板或抗凝药物

生命体征

T 36.3℃，BP 123/78 mmHg，HR 81 次 / 分，SpO_2 98%。

相关实验室检查

Hb 11.1 g/dl，WBC 12.6×10^9/L，Plt 421×10^9/L，INR 0.9，aPTT 21.2 s，Glu 294 mg/dl，ESR 55 mm/h，CRP 2.3 mg/L。

体格检查

神志清醒，自主意识，对人物、地点及时间定向力正常

瞳孔等大等圆，对光反射灵敏

眼球运动正常，面纹对称，伸舌居中

旋前肌漂移征阴性

双侧上肢肌力 5/5 级；双侧下肢肌力 5/5 级

全身轻触觉正常
肌阵挛或霍夫曼征阴性
无腱反射亢进
切口压软，伴红斑、肿胀，切口上方有少量脓性分泌物

会诊分级

该患者有多个手术部位感染的危险因素，包括糖尿病、吸烟和肥胖。患者在进行择期脊柱手术术后几周可能出现了浅表伤口感染。患者的一般体格检查和生命体征不提示存在脓毒症、脑膜炎或脑脊液漏。虽然患者的 WBC、ESR 和 CRP 轻度升高，但可能是因为近期行手术的反应。这些因素有助于指导对患者进行哪种级别的监护水平以及是否进行急诊手术。鉴于患者切口有明显的脓液，需要进入手术室进行切口探查并进行伤口冲洗，如可疑存在菌血症或脑膜炎，患者可能需要更高级别的监护水平。可以请传染病小组会诊来指导抗生素使用。这是一个非紧急的手术会诊。

病情评估

这是一名 61 岁女性，有肥胖症、糖尿病、丙型肝炎、高血压和吸烟史，患者在择期行 L3-L4 椎板切除术和椎间盘切除术后 2 周就诊，伴有手术部位感染。患者无发热，血流动力学稳定，检查无新发的局灶性神经功能缺损。

治疗计划

  - 入住神经外科病房
  - 进行血培养
  - 禁食，静脉输液
  - 如果担心深部感染，可考虑行 MRI 检查，来评估感染程度
  - 请传染病小组会诊指导抗生素使用的时机和种类
- 持续使用抗生素，等待细菌培养结果。有任何全身感染的迹象或者培养阳性时，都应该积极抗生素治疗。
- 请内分泌科会诊处理糖尿病
- 当天或次日行伤口探查和冲洗术
- 要点：
  - 留取多个培养拭子（用于每个组织腔隙）
  - 冲洗（用或不用抗生素）
  - 麻醉：围手术期抗生素（术中留取细菌培养后使用）

学习要点

- 据报道，术后脊柱切口感染或手术部位感染（surgical site infections，SSI）发生率少于 15%[3]，因初次手术的类型、位置和复杂性而有所不同。脊柱手术部位感染可表现为假关节形成、神经损伤、瘫痪和全身感染。
- 脊柱手术部位感染可表现为浅表伤口裂开或渗出、深部伤口裂开、硬膜外脓肿、椎间盘炎和（或）骨髓炎。
- 脊柱 SSI 的危险因素包括内科合并症、手术指征和手术特异性因素[3]。
  - 内科合并症，如贫血、糖尿病、冠状动脉疾病、凝血障碍、肿瘤、营养不良、美国麻醉师协会评分较高、吸烟和肥胖，是 SSI 的潜在危险因素。脊柱特异性 SSI 风险因素与体重指数无关，包括作为脂肪组织分布和厚度衡量标准的皮肤褶皱厚度和 L4 棘突皮肤厚度。
  - 手术适应证也可能影响脊柱 SSI 的风险。与择期手术病例相比，创伤病例感染的风险更高。在择期手术病例中，与畸形疾病相比，接受退行性疾病手术的患者感染率可能更低。
  - 涉及更广泛的组织解剖、失血增加和手术时间延长的复杂手术可能会增加脊柱 SSI 的风险。手术顺序也可能很重要：一项研究发现，与当天第一个病例相比，当天晚些时候进行的手术病例 SSI 的发生率更高。
- 尽量减少脊柱 SSI 的术中措施已得到广泛的研究。在系统综述中，唯一被证明可以降低脊柱 SSI 发生率的冲洗剂是碘伏的稀释溶液。在手术部位局部应用万古霉素粉末可能对 SSI 的发生率有保护作用，而没有显著的副作用[2]。
- 脊柱手术部位感染常见的分离病原体包括金黄色葡萄球菌、表皮葡萄球菌、耐甲氧西林菌（在翻修手术中更常见）和革兰氏阴性菌[1]。
- 在可能发生脊柱手术部位感染的情况下，除常规实验室检查外，还可进行以下化验：包括红细胞沉降率、C 反应蛋白和血培养在内的血液检查。MRI 平扫和增强检查可用于评估感染的范围和程度。
- 如果患者血流动力学稳定，没有全身感染的证据，可在伤口培养后开始经验性使用覆盖葡萄球菌的静脉抗生素治疗。疗程持续时间长短不一，取决于是否有植入物、感染程度和培养结果等因素。
- 脊柱手术部位感染的治疗方案包括伤口护理、初次清创和缝合、密闭负压式伤口系统和抗生素。对这些患者的治疗取决于感染的程度[3]。
  - 出现浅表伤口感染（筋膜以上）的患者可以尝试局部伤口护理和（或）口服抗生素治疗。如果担心伤口化脓或裂开，可在整形外科团队或伤口护理团队的指导下，对浅表伤口进行清创，并允许二期愈合。

• 深部感染（延伸至筋膜以下）可能需要术中探查和冲洗。较大的伤口可能需要整形外科团队的协助来重建和（或）使用肌瓣。

（Jose Luis Porras，Daniel Lubelski 著 李 凡 译 吴 超 林国中 审校）

参考文献

1. Abdul-Jabbar A, Berven SH, Hu SS, et al. Surgical site infections in spine surgery: identification of microbiologic and surgical characteristics in 239 cases. *Spine (Phila Pa 1976)*. 2013;38(22):E1425–E1431.
2. Kang DG, Holekamp TF, Wagner SC, Lehman Jr RA. Intrasite vancomycin powder for the prevention of surgical site infection in spine surgery: a systematic literature review. *Spine J*. 2015;15(4):762–770.
3. Radcliff KE, Neusner AD, Millhouse PW, et al. What is new in the diagnosis and prevention of spine surgical site infections. *Spine J*. 2015;15(2):336–347.

74 脊柱切口渗漏并伴有头痛

会诊信息

55 岁女性，脊柱手术后，因手术伤口渗漏和头痛就诊。

初始影像

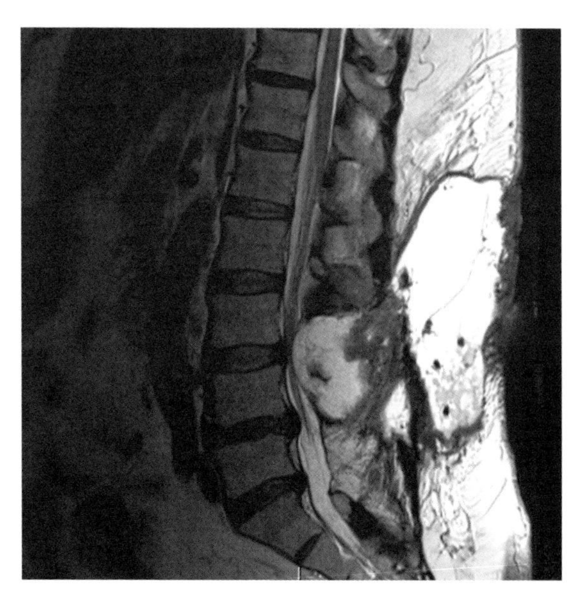

图 74.1 腰椎矢状面平扫 MRI 显示术后术区大量积液，符合假性脊膜膨出表现并压迫硬膜囊（中度压迫），积液从硬膜外一直延伸至皮下。增强序列（无图）没有显示任何增强，无骨、椎间盘或关节感染的表现

会诊前思考点

- 这个患者做了什么手术？是什么时候做手术的？
- 手术中有什么并发症？在手术过程中是否发现了硬膜破裂或脑脊液漏？
- 患者术后恢复如何？何时出院？
- 患者的基线神经功能怎样？术后神经功能如何？

- 患者目前的神经学检查如何？
- 伤口渗漏的量、性状？
- 患者是否有伤口愈合不良的危险因素？患者的头痛是体位性的还是有其他特征？
- 患者是否有感染的迹象？
- 患者是否需要手术？如果需要，手术时机如何选择？
- 患者是否正在服用抗凝药物或抗血小板药物？

现病史

一位55岁女性，近期行L3-L4椎板切除术和椎间盘切除术，既往有L4-L5椎板切除术和椎间盘切除术手术史，合并肥胖和糖尿病，此次因手术切口渗漏和体位性头痛就诊于急诊科。

患者最初表现为下肢放射性疼痛6个月，发现L3-L4椎间盘突出，并在1周前接受了L3-L4椎板切除术和椎间盘切除术。术中无并发症发生，术后恢复平稳，右腿疼痛得到缓解。术后第1天拔除引流管，术后第2天出院回家。

2天前开始出现右下肢神经根性疼痛以及新发的头痛。她的头痛是体位性的，站立时加重，仰卧时缓解。今天早些时候，在用力上厕所后，发现手术切口底部有液体渗漏。患者否认有畏光、恐音、发热、寒战、无力、麻木、刺痛或肠/膀胱功能障碍。近期血糖控制情况不详，手术前最新的糖化血红蛋白是9.7%。她没有服用任何抗凝药物或抗血小板药物。

生命体征

T 37.8℃，HR 90次/分，BP 125/78 mmHg，SpO_2 99%。

相关实验室检查

WBC 12.2×10^9/L，ESR 45 mm/h，CRP 1.4 mg/L，Glu 356 mg/dl。

体格检查

平躺，痛苦貌

神清，对人物、地点及时间定向力正常

双侧上肢、下肢肌力均为5/5级

全身轻触觉正常

腰椎切口下部有持续的透明液体渗漏，有2 cm浅表裂开，无红斑或脓疱。该部位无压痛，伤口下触诊有波动

会诊分级

该患者的手术部位伤口裂开，并伴有液体渗漏和潜在的波动感。MRI 提示术区积液及假性脊膜膨出形成，可能与持续性脑脊液漏有关。虽然在她最近接受的手术中没有发现脑脊液漏或进行硬膜切开的操作，但她既往腰椎手术史确实增加了脑脊液漏的风险，血糖控制不佳以及肥胖也是伤口愈合不良的风险因素。

目前，她的 WBC、ESR 和 CRP 轻度升高，但这可能是因为近期手术应激所致。幸运的是，她的血流动力学很稳定，似乎没有任何脓毒症或脑膜炎的迹象或症状。然而，她有进一步的伤口裂开和脑膜炎的风险，她的开放性伤口必须迅速处理。由于她存在体位性头痛和下肢的根性疼痛，说明存在脑脊液漏的症状。考虑到她的表现和存在大量脑脊液漏的表现，保守措施（如切口加固缝合，乙酰唑胺抑制脑脊液分泌）不太可能成功阻止脑脊液漏或缓解症状，患者将被收入神经外科病房接受手术治疗。如果可疑存在感染或脑膜炎，可能需要更高水平的医学管理，并开始使用抗生素。必要时请整形外科团队会诊，以协助复杂的伤口闭合，请感染疾病科团队协助抗生素的使用。并请内分泌科会诊协助血糖的管理。这是一个非紧急的手术会诊。

病情评估

55 岁女性，既往有腰椎手术史、糖尿病（控制不佳）、肥胖史。L3-L4 椎板切除术和椎间盘切除术后 1 周，伴有体位性头痛，伤口裂开并见持续渗液。存在脑脊液漏及持续引流，她将入住神经外科病房并进行伤口探查及相关修补手术。

治疗计划

- 收入神经外科病房
- 床头摇平，尽量减少脑脊液漏
- 如果手术没有立即进行，在手术前可以考虑使用无菌敷料覆盖伤口并无菌条件下缝合皮肤漏口
- 留取血培养
- 术前凝血功能检查
- 禁食禁水，静脉补液
- 请感染疾病科团队协助抗生素的使用时机及种类；根据细菌培养结果选择敏感的抗生素。如患者存在全身感染或培养阳性的迹象，应积极进行

抗生素治疗

- 考虑到她的糖尿病风险因素和多次脊柱手术史，可以考虑请整形手术团队会诊，以帮助复杂伤口的闭合
- 入院当天或第二天进行伤口探查和冲洗手术，术中尽可能修补脑脊液漏口
  - 要点：
    - 留取多个培养拭子（用于每个组织间隔腔）
    - 冲洗（用或不用抗生素）
    - 进行硬膜修复。直接缝合或者用纤维蛋白胶封闭
    - 如果硬脑膜缺陷没有发现或不适合水密修复，则可能需要置入腰大池引流
    - 麻醉：围手术期抗生素（术中留取细菌培养后使用）

学习要点

- 多达 2% 的脊柱手术可偶发硬脊膜破裂，并可致术中和术后脑脊液漏。在需要硬膜下探查的病例中，术后脑脊液漏和伤口裂开的发生率会更高[4, 5]。
- 区分术中和术后脑脊液漏是很重要的，因为不是所有的术中脑脊液漏都会导致术后持续漏。术中脑脊液漏的细致、水密的硬膜缝合和伤口闭合是预防术后脑脊液漏的关键。
- 术后脑脊液漏可导致体位性头痛、假性脊膜膨出、皮下瘘管形成和（或）伤口裂开或破裂。假性脊膜膨出是一种硬膜外脑脊液的聚集，由硬膜破裂处延伸到软组织而不穿透皮肤。如果硬膜外积液与外部环境或其他体腔沟通，则导致脑脊液漏。
- 假性硬膜膨出的患者通常无症状，但在做 Valsalva 动作（如打喷嚏、咳嗽）后症状可能会恶化。如果假性脊膜膨出占位效应明显且张力高，患者可表现为神经根病或脊髓病的体征和症状。
- 持续脑脊液漏的患者患脑膜炎的风险极高，需要入院治疗。针对脑脊液漏患者预防性使用抗生素的益处尚不清楚，但会增加耐药菌的发生率[2]。然而，如果有任何全身性感染的迹象，都应开始积极的抗生素治疗。
- MRI 是检查积液或假性脊膜膨出的首选成像方式。增强扫描可用于评估感染情况。
- 术后脑脊液漏的处理根据漏的严重程度和患者的症状而策略不同。

- 对于没有持续脑脊液漏或开放性伤口的患者，不需要使用抗生素，绕腹部伤口加压包扎及卧床休息可阻止脑脊液漏，并有助于减少假性脊膜膨出的发生。
- 对于仅有症状性头痛而没有持续脑脊液漏的病例，可以使用血凝块补片进行封堵[1]。
- 如伤口有小的裂口，可以在床边用无菌技术缝合。
- 可酌情使用减少脑脊液产生的药物，如乙酰唑胺。
- 咖啡因药物和充分补液治疗可以缓解体位性头痛。

- 如果患者有神经或脊髓受压的症状，或有持续脑脊液漏和不能通过简单的伤口缝合而闭合伤口缺损，则需要探查伤口和进行硬脊膜修补。
- 大面积或多处脑脊液漏不能直接修复的患者可能需要用腰大池引流甚至脑室外引流进行脑脊液分流。在严重的情况下，可能需要永久性的脑脊液分流来促进伤口愈合，但这种情况罕见[1,3]。

（Kurt Lehner，Daniel Lubelski 著　吴　超 译　陈晓东 审校）

参考文献

1. Couture D, Branch Jr CL. Spinal pseudomeningoceles and cerebrospinal fluid fistulas. *Neurosurg Focus*. 2003;15(6):E6.
2. Eljamel MS. Antibiotic prophylaxis in unrepaired CSF fistulae. *Br J Neurosurg*. 1993;7(5):501–505.
3. Kitchel SH, Eismont FJ, Green BA. Closed subarachnoid drainage for management of cerebrospinal fluid leakage after an operation on the spine. *J Bone Joint Surg Am*. 1989;71(7):984–987.
4. Mehta AI, Adogwa O, Karikari IO, et al. Anatomical location dictating major surgical complications for intradural extramedullary spinal tumors: a 10-year single-institutional experience. *J Neurosurg Spine*. 2013;19(6):701–707.
5. Williams BJ, Sansur CA, Smith JS, et al. Incidence of unintended durotomy in spine surgery based on 108,478 cases. *Neurosurgery*. 2011;68(1):117–124.

75 动静脉畸形治疗后患者出现偏瘫

会诊信息

已知患有动静脉畸形（AVM）的患者，出现偏身肢体无力。

初始影像

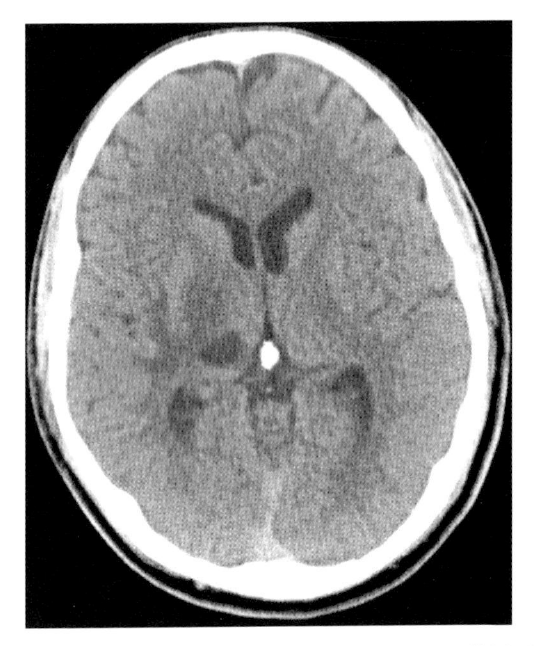

图 75.1 颅脑轴位平扫 CT 显示右侧丘脑有一圆形低密度灶，其周围有水肿带，但无颅内出血

会诊前思考点

- 患者肢体无力有多严重？患者哪些部位出现了无力？症状有多长时间了？
- 检查患者时是否发现了其他功能障碍？
- 患者的动静脉畸形病史如何？他以前是否有过出血或接受过治疗？
- 此次 AVM 是否伴有出血？

现病史

一名 18 岁男性，有右丘脑 Spetzler-Martin 3 级动静脉畸形（arteriovenous malformation，AVM）病史，因右额头痛、恶心、呕吐和进行性左侧肢体无力 1 周而到急诊科就诊。

他的 AVM 最初是在 1 年前被发现的，当时他出现头痛和恶心，并被发现颅内有出血。当时进行的脑 MRI 和脑血管成像显示，右侧丘脑 AVM 为 3 cm × 2 cm，伴有深部静脉引流（图 75.2）。他病情稳定，出血情况得到监测，没有神经系统功能障碍，并出院回家。该患者随后被安排为门诊随访，并接受立体定向放射外科手术（stereotactic radiosurgery，SRS），该手术于 11 个月前完成。这一过程很顺利。

他最近 1 周表现为进行性左臂和左腿无力，伴头痛、恶心和呕吐 1 天。他否认有任何类似癫痫发作的活动。他否认双侧肢体麻木或颤抖，右侧肌力正常。

生命体征

T 37℃，HR 90，BP 136/62 mmHg，SpO_2 99%。

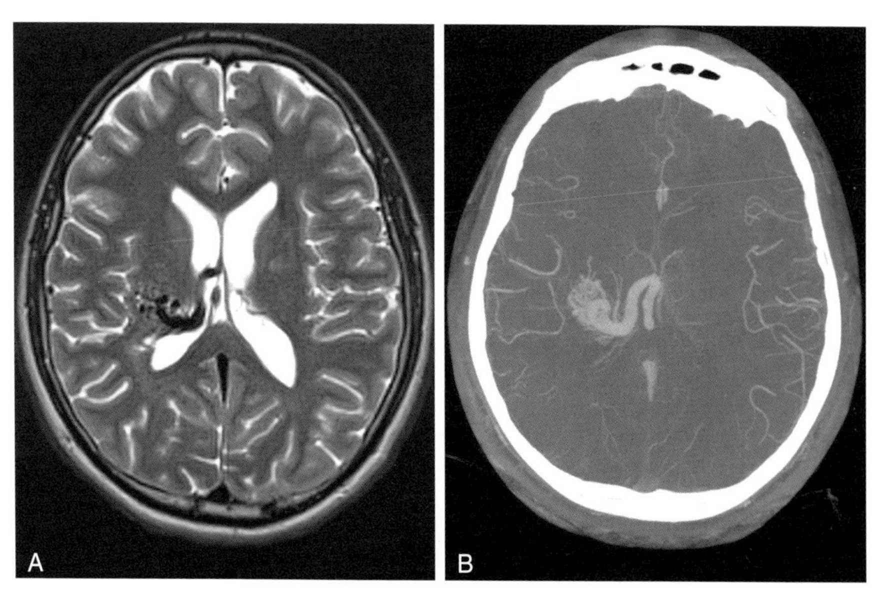

图 75.2　轴位平扫 T2 加权颅脑 MRI（A）和 CT 血管造影（B）显示了原来的 Spetzler-Martin 3 级 AVM，有一条大的深部引流静脉

相关实验室检查

Na 139 mmol/L，Glu 95 mg/dl。

体格检查

神清，对人物、地点及时间定向力正常
瞳孔等大等圆，对光反射灵敏
眼球运动正常
面纹对称，伸舌居中
右侧上下肢肌力 5/5 级
左侧上下肢肌力 4-/5 级
全身轻触觉正常

分诊分级

患者患有 Spetzer-Martin 3 级 AVM，11 个月前接受了放射外科手术治疗。最初的头部 CT 显示没有颅内出血。在急诊完成了脑部平扫 + 增强 MRI（图 75.3）和 MRA，显示出明显的水肿，并伴有中线移位。他的进行性无力很可能是继发于放射治疗导致的 AVM 部分血栓形成继发的水肿。他神志清醒，将收入神经外科病房进行密切监测。他目前的血钠水平正常；虽然他不需要使用高渗盐水，应监测他的血钠水平确保血钠正常。鉴于 MRI 上有明显水肿，他需要服用类固醇。如果他在检查时出现无力加重、精神改变或嗜睡，那么他可能需要更高级别的护理，以进行更密切的监测。这是一次紧急但非手术的会诊。

病情评估

这是一名 18 岁的男性，患有右丘脑 Spetzler-Martin 3 级 AVM，现在已经 SRS 术后 11 个月了。患者出现左侧肢体偏瘫、MRI 上可见 AVM 部分血栓形成、明显水肿和中线移位，但没有颅内出血。他将入院接受皮质类固醇治疗并接受观察和监测。

治疗计划

- 收入神经外科病房
- 避免低钠血症
- 皮质类固醇（地塞米松静脉注射，即刻 10 mg，此后每 6 小时 4 mg）。

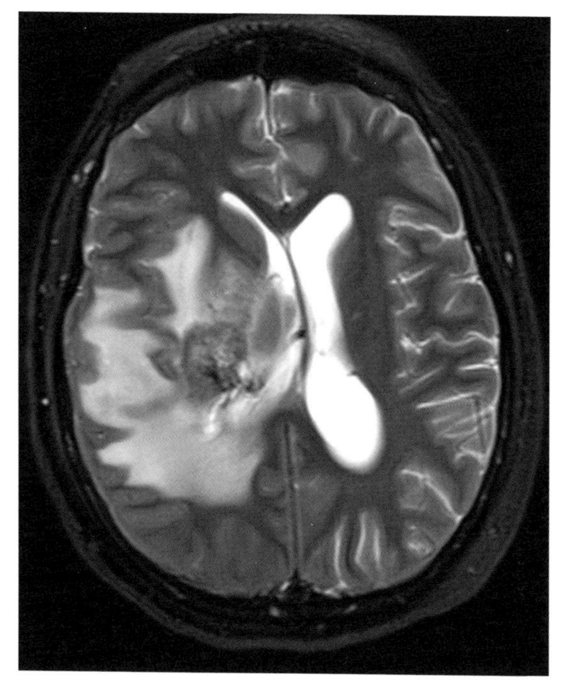

图 75.3 轴位平扫 T2 加权颅脑 MRI 显示右侧丘脑 AVM，并伴有明显的周围水肿和中线移位

- 质子泵抑制剂
- 物理治疗和职业治疗
- 不需要抗癫痫药物

学习要点

- 通常推荐 SRS 用于治疗深部或接近高级语言皮层的中小型 AVMs。
- 放射导致 AVM 血管变窄和闭塞。接受 SRS 治疗的 AVM 中，75% ~ 86% 在照射后 2 ~ 3 年内消失 [1, 2]。所有经 SRS 治疗的 AVMs 的总体消失率为 70% ~ 80%[3]。
- 患者可能在治疗后 8 ~ 12 个月出现与放射外科相关的血栓形成或 AVMs 血流量变化。
- 放疗副作用包括偏瘫、头痛、癫痫发作、感觉功能障碍、共济失调、短期记忆丧失和视力变化 [1]。

- 在一个纳入 755 名 AVM 患者的大型系列研究中，这些患者接受了单次 SRS 手术并进行了至少 2 年的随访，在 1 年、2 年、3 年和 5 年时，症状性放疗不良反应的累计发生率分别为 3.2%、5.8%、6.7% 和 7.5%[1]。
- 与更高的症状性放疗不良反应发生率相关的因素包括更大的 AVMs 体积、更高的边际剂量和更高的 Spetzler-Martin 分级。脑干（22%）或丘脑（16%）出现症状性放疗不良反应的比率高于其他大脑部位的 AVMs（4%～8%）。丘脑、脑干和其他部位不可逆症状性放疗不良反应的 5 年累计发生率分别为 9.1%、12.1% 和 1.4%[1]。

（Risheng Xu，Daniel Lubelski 著　林国中 译　尹晓亮 审校）

参考文献

1. Kano H, et al. Estimating the risks of adverse radiation effects after gamma knife radiosurgery for arteriovenous malformations. *Stroke*. 2017;48:84–90.
2. Schneider BF, Eberhard DA, Steiner LE. Histopathology of arteriovenous malformations after gamma knife surgery. *J Neurosurg*. 1997;87(3):325–327.
3. Starke RM, Yen CP, Ding D, Sheehan JP. A practical grading scale for predicting outcome after radiosurgery for arteriovenous malformations: analysis of 1012 treated patients. *J Neurosurg*. 2013;119(4):981–987.

76 脑部肿瘤活检后神经功能障碍

会诊信息

21 号病房患者，术后嗜睡，请神经外科医生评估。

初始影像

无。

会诊前思考点

- 患者为何入院？患者是否做过手术，如果是，是哪种类型的手术，什么时候做的手术？
- 患者目前在哪里（例如病房还是神经重症监护室）？
- 如果适用，患者术后立即进行了哪些检查？这些症状是新出现的还是预期内的？
- 患者目前的神经系统检查结果如何？患者最近一次检查是什么时候，做了什么检查？
- 患者意识障碍的程度如何？出现症状的时间是什么时候？是突然发生的变化还是进行性的？
- 患者的 ABCs 状况如何？气道保护能力如何？
- 患者的生命体征如何？
- 患者需要进行哪些影像学检查？
- 患者最近是否服用了可能会影响检查的药物（例如止痛药）？
- 患者是否有手术后并发症的危险（如癫痫发作或出血）？
- 患者需要转到重症监护病房吗？
- 患者是否正在服用抗凝或抗血小板药物？

现病史

一名健康的 63 岁男性最近接受了右侧脑内病灶立体定向活检，目前已入住神经外科病房。他最初是从外院转院来的，有几个月的进行性左侧无力。大约 5 个月前，他醒来时左臂麻木、刺痛。从那以后，他的左臂和左腿变得越来越无力。在入院1周前，他无法再移动左臂和左腿，被送往外院。MRI显示右侧丘脑、基底节、半卵圆中心和中脑有4 cm大小的肿块，伴有轻度脑积水。他开始服用地塞米松和左乙拉西坦，然后转到我们医院。2天前，他接受了右侧病灶的立体定向活组织检查，并获得了初步病理结果，符合高级别胶质瘤表现。手术后没有并发症，患者从麻醉中醒来时，他的神经系统功能与术前一致，偏瘫情况稳定。术后立即做的头部CT显示术后改变，没有新的出血或异常。他在神经重症监护室住了1天，恢复得很好，然后被转到了普通病房。在术后第2天，护士在常规查房时发现患者变得嗜睡，于是紧急呼叫值班的神经外科医生。

生命体征

T 36.5℃，BP 205/92 mmHg，HR 122次/分，RR 24次/分，SpO_2 97%（呼吸室内空气）。

相关实验室检查

Na 139 mmol/L，Glu 236 mg/dl，Hb 15g/dl，WBC 12×10^9/L，Plt 194×10^9/L，INR 1.2，aPTT 23.2s（晨间值）。

Glasgow昏迷评分

运动：6；语言：3；睁眼：1；GCS总分：10。

体格检查

昏睡，双眼紧闭
可对人物选择性定向
瞳孔等大，对光反射灵敏
右侧上下肢可遵嘱活动
左侧上下肢只能小幅度活动（同基线水平）
手术部位伤口清洁、干燥、完好

会诊分级

这名患者2天前接受了右侧基底节深部巨大肿块的立体定向脑活检。虽然他术后最初恢复良好，并被转到了神经外科普通病房，但今天护士发现他变得嗜睡。这种变化可能有多种病因（如癫痫发作、药物、出血、脑积水），需要迅速对他进行评估。脑活检后患者的精神状态发生变化时，需要立即进行头部 CT 检查以排除出血等急性病变。护士将检查一组最新的生命体征，并开始准备将患者送去做影像学检查。

到达患者病房后，检查 ABCs 是第一步。患者仍能遵嘱和回答定向问题，他似乎有较好的气道保护能力。值得注意的是，他的收缩压在 200 mmHg 左右，HR 120 次 / 分左右：这需要通过静脉注射降压药物进行紧急治疗。如果血流动力学稳定，可以进行影像学检查，需要快速将他送往放射科进行 CT 扫描。但护士报告说他只接受了对乙酰氨基酚，并拒绝使用任何镇静止痛药物。术后，他一直在服用地塞米松和左乙拉西坦；最后一次服药是在 2 h 之前。他今天早上接受了一剂皮下肝素。患者没有高血压病史，未服用任何其他抗凝或抗血小板药物。

后续治疗

患者接受了急诊头部 CT 平扫检查（图 76.1），显示活检部位出血，脑室比术后即刻复查时增大。

做完头颅 CT 返回时，患者变得呼之不应，瞳孔放大固定。由于体格检查结果发生了变化，他需要紧急气管插管以保护气道，并且需要呼叫快速反应小组。经 ABC 重新评估。尽管接受了静脉注射降压药，他的血压持续升

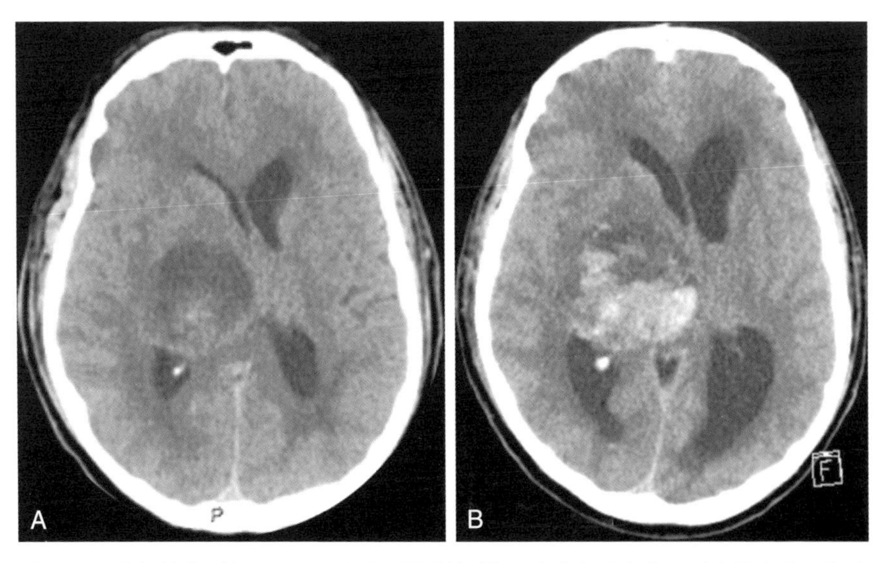

图 76.1 头部轴位平扫 CT。（A）术后即刻扫描，显示术后变化，无急性出血。轻度脑积水和中线移位与术前相似。（B）在他的精神状态发生急性变化后的扫描显示活检部位出现急性出血，脑积水加剧

高，需要额外用药。

鉴于大面积脑出血和对脑疝的担忧，采取治疗急性颅内压（ICP）升高的医疗措施。抬高床头，并给患者注射23%的高渗盐水和1 g/kg体重的甘露醇。还为他注射了额外剂量的地塞米松和抗癫痫药物。最新的化验结果已经出来。气管插管后，可考虑过度通气。有必要紧急转入神经重症监护病房。

由于影像学显示他的脑积水情况恶化，因此为他紧急放置了脑室外引流管（external ventricular drain，EVD）以监测ICP和引流CSF。尝试联系家属，并与其讨论患者病情意外恶化的情况，并征得其对手术的同意。除非有明确的高级指示反对进一步措施或家属拒绝，否则均应进行EVD。患者将被转移到神经重症监护病房，以放置和管理其EVD，并治疗其出血和高血压。需注意，如果头部CT没有显示急性改变，我们将进一步检查其体格检查改变的原因，包括癫痫发作或脑卒中的评估。这是一次紧急的手术会诊。

病情评估

这是一名63岁的男性，最近接受了右侧基底节巨大病变的立体定向活检。他的体格检查结果出现急性变化，疑似脑疝。他的头部CT显示在活检部位有新的脑出血，并导致梗阻性脑积水加重。

治疗计划

- 紧急气管插管
- 转入神经重症监护病房，每小时进行一次神经系统检查
- 急性颅内高压的药物治疗：过度换气、床头抬高、高渗疗法、高渗盐水
- 术前使用抗生素后紧急放置EVD
- 复查头部CT以确定EVD位置
- 放置动脉导管和Foley导尿管
- 将收缩压维持在160 mmHg以下，必要时注射尼卡地平
- 维持血钠升高（如 > 145 mmol/L）
- 使用维持性（等渗或高渗）静脉输液维持禁食禁水
- 继续使用地塞米松和左乙拉西坦
- 暂停皮下肝素；用顺序压缩装置预防深静脉血栓形成
- 在采取其他积极措施（如半侧颅骨切除术）时，必须与家属就风险和益处进行坦率的讨论，特别是考虑到患者的病变可能是一个高级别胶质瘤的情况下

学习要点

- 立体定向脑活检通常是安全的，发生并发症的风险相对较低。最近的一项系统综述发现，总体发病率为 3%～13%，死亡率为 0.7%～4%。发病率和死亡率通常都与出血性并发症有关，但也可能由急性脑水肿引起[4]。
- 大多数并发症表现为神经损伤（短暂或永久）、癫痫发作和（或）意识不清的症状。
- 立体定向脑活检后发生并发症的危险因素包括糖尿病、丘脑和基底节病变以及深部病变。死亡率与基底节或额颞叶的病变以及组织学上呈淋巴瘤有关[4]。
- 出血是立体定向脑活检后最常见的并发症之一。据报道，立体定向脑活检后症状性脑出血（intracerebral hemorrhage，ICH）的发生率低于 10%[2]。无症状出血的发生率各不相同，但可能更高[4]。
- 描述的风险因素包括位置深在和淋巴瘤。
- 活检后出血与年龄较大、术前脑积水、术前脑水肿、Plt＜150×10^9/L 以及术后 48 h 内使用抗血小板药物有关[3,4]。
- 尽管围手术期高血压被认为是脑外科手术后 ICH 的潜在危险，但尚未证实其因果关系。此外，尽管高血压可能是 ICH 的先兆，但系统性高血压也可能是 ICH 和颅内高压的结果[1]。因此，伴随高血压的精神状态变化值得高度怀疑是脑出血。
- 手术后与原发性 ICH（见第 21 章）的处理方法类似。急性 ICP 升高的初始处理包括处理 ABCs、床头抬高、高渗治疗、高渗盐水、过度通气、血压控制和潜在的有创 ICP 监测，通常采用脑室切开术。
- 如果出血量大，可能需要进一步的手术干预，包括半侧颅骨切除术或血肿清除术。

（Andrew Luksik，Daniel Lubelski 著　林国中 译　马长城 审校）

参考文献

1. Basali et al. Relation between perioperative hypertension and intracranial hemorrhage after craniotomy. *Anesthesiology*. 2000;93:48–54.
2. Kreth FW et al. The risk of haemorrhage after image guided stereotactic biopsy of intra-axial brain tumours—a prospective study. *Acta Neurochir*. 2001;143(6):539–546.
3. Malone et al. Complications following stereotactic needle biopsy of intracranial tumors. *World Neurosurg*. 2015;84(4):1084–1089.
4. Riche M, Amelot A, Peyre M, Capelle L, Carpentier A, Mathon B. Complications after frame-based stereotactic brain biopsy: a systematic review [published online ahead of print, 2020 Jan 4]. *Neurosurgery Review*. 2020. https://doi.org/10.1007/s10143-019-01234-w.

第九部分

神经外科操作

77 分流器储液囊测试试验

适应证和禁忌证

分流器储液囊测试有诊断和治疗的功能。进行此测试一般有两个目的：判断分流器内是否有脑脊液流动，以及对脑脊液进行取样协助诊断。也可以向分流泵储液囊注入放射性示踪剂用于通畅性研究。

分流器储液囊测试的禁忌证包括菌血症、分流器表面头皮感染、分流器储液囊无法触及、分流器无储液囊和凝血功能障碍[1]。脑室体积小是相对禁忌证。

操作程序

术前注意事项

- 确保已获得患者或家属的同意。
- 回顾患者颅脑影像学检查和实验室检查，以评估该操作是否存在禁忌证。
- 特别要密切关注近端导管的位置、患者脑室的大小和分流泵储液囊的位置，以确定穿刺的位置。
- 术前不常规使用抗生素或镇痛药。

物品

无菌手术设备 / 无菌巾，备皮刀，消毒溶液，23 号或 25 号蝴蝶针头，5 ml 注射器，无菌生理盐水，测压计，脑脊液收集管

体位及准备

- 平卧位，头部转向分流器的对侧。触及皮肤下的储液囊。
- 如果通过触诊难以识别储液囊，在皮肤表面行超声检查可以帮助识别储液囊的位置。
- 对储液囊区域上方的头皮进行备皮。
- 用消毒液清洁皮肤。
- 穿无菌手术服、戴无菌手套。
- 备皮区域铺巾。

测试

- 将蝴蝶针（不连接注射器）穿刺头皮插入储液囊，将蝴蝶针管的末端固定在患者的头上。
- 观察蝴蝶针的管道内是否有自发的液体流动。可以根据管中液体柱的高度来估算 ICP，也可以连接压力计，以获得更精确的 ICP 测量值
- 缺乏自发性脑脊液流动可能是由于低颅内压或分流器近端功能障碍。区分方法包括：
    - 将导管的末端降至患者头部以下。
    - 诱导患者进行 Valsalva 动作（例如，要求患者负重或咳嗽）。
    - 将空注射器固定在管路末端并轻轻抽吸。注意：如果患者的脑室较小，或近端导管部分位于或与脑组织贴敷，该操作可能有导致近端引流障碍的风险。
    - 尽管进行了上述操作，但仍无或仅有缓慢的脑脊液流动，则考虑存在分流器近端的故障。
- 评估是否存在远端梗阻：脑脊液通过穿刺针进入管内后，抑制分流阀的近端部分（阻碍近端脑脊液向远端流动，达到隔离分流系统远端部分的目的）。
    - 如果管内的液体容易被引流，那么远端梗阻的可能性就会降低。
    - 如果管内的液体不容易排出，那么极有可能存在分流器远端的故障。

并发症

并发症主要包括：感染、因抽吸将脉络丛或脑组织吸入近端导管诱发近端分流管故障。如果因治疗目的而进行分流穿刺以清除脑脊液（如正常压力脑积水或远端功能障碍时的临时颅内压危象），过度引流也是一种罕见的并发症。

分流评估和调整的其他考虑事项

- 大多数分流泵具有放射学标记特征，可以帮助判断分流泵的类型和参数设置[2]。
- 如通过 X 线确定分流泵的设置时，有以下注意事项：
    - 为了准确评估参数设置，X 线应垂直于分流泵。
    - 在读取设置参数前，请注意参考指示器标记以及泵的近端和远端部分，以正确定位分流阀。

- 对于校准困难的分流器，可以反复多次透视进行调整，以确保分流器调整至合适参数。

（Ann Liu 著 朱明柯 译 吴 超 审校）

参考文献

1. Herschman Y. Shunt tap and shunt externalization. In: Jallo J, Slottje D, eds. *Neuro ICU Procedure Atlas*. Thieme; 2021.
2. https://www.ispn.guide/hydrocephalus-and-other-anomalies-of-csf-circulation-in-children/the-ispn-shunt-guide/.
3. Miller JP, Fulop SC, Dashti SR, Robinson S, Cohen AR. Rethinking the indications for the ventriculo-peritoneal shunt tap. *Journal Neurosurgery Pediatric*. 2008;1(6):435–438.
4. Spiegelman L, Asija R, Da Silva SL, Krieger MD, McComb JG. What is the risk of infecting a cerebrospinal fluid-diverting shunt with percutaneous tapping? *Journal Neurosurgery Pediatric*. 2014;14(4):336–339.

78 颅内压监护

适应证和禁忌证

颅内压（intracranial pressure，ICP）监测仪可直接测量硬膜外、硬膜下、脑实质内或脑室内压力。与脑室外引流（external ventricular drains，EVD）不同，ICP 监护不能直接引流脑脊液（CSF），但相关并发症（如出血、脑室炎）的风险较低，在创伤性颅脑损伤后发生脑室移位或脑室消失的情况下是首选[5]。基于不同原理，ICP 监护包括压电应变型、光纤监测型和气动监测型，其植入位置相似。情况紧急和需紧急放置 ICP 监测仪的情况通常发生在创伤或卒中时，但其他 ICP 监测仪的适应证包括静脉窦血栓形成、假性脑瘤和脑出血等。

关于放置 ICP 监测仪，目前有几项建议，但在过去通常参考脑创伤基金会（Brain Trauma Foundation，BTF）联合 AANS/CNS 发布的重度创伤性脑损伤管理指南[1]。Ⅱb 级证据推荐建议，对复苏后 Glasgow 昏迷评分（GCS）为 3 ~ 8 分且 CT 扫描异常的所有可挽救的重度创伤性脑损伤（traumatic brain injury，TBI）患者置入 ICP 监测仪。BTF 将异常的头部 CT 扫描定义为显示血肿、挫伤、肿胀、脑疝或基底池受压。在 CT 扫描正常的情况下，如果符合以下两条或两条以上标准，则考虑置入 ICP 监测仪：年龄大于 40 岁，单侧或双侧运动异常，或收缩压小于 90 mmHg。在 2017 年更新的第 4 版 BTF/AANS/CNS 指南[2]中，建议在重度 TBI 患者的管理中进行 ICP 监测，以降低院内和伤后 2 周的死亡率（Ⅱ级证据，b 级推荐）。指南还支持脑灌注压监测以降低伤后 2 周死亡率（Ⅱ级证据，b 级推荐），以及 $AVDO_2$（动静脉氧含量差）的颈静脉球部监测以降低伤后 3 个月和 6 个月死亡率（Ⅲ级推荐）。

实际上，ICP 监测仪对于头部 CT 异常且有神经功能恶化风险以及无法对其神经系统检查进行密切监测（例如，因呼吸机不同步而采用重度镇静；全身麻醉下延长手术时间）的患者，均可以考虑。

ICP 监测仪的禁忌证包括凝血功能障碍（INR/aPTT/PT 异常）、血小板减少、血小板功能障碍（如：INR/aPTT/PT 异常）、血小板功能异常（如同时使用阿司匹林）以及置入部位的局部感染[5]。

操作步骤

术前注意事项

- 尽可能确保获得患者或家属的同意。
- 复查头部 CT 和实验室检查，以评估该手术的禁忌证。
  - 评估解剖结构以计划 ICP 监测仪的安装位置和管道轨迹。
- 确保在操作过程中有生命体征监测、基础管理和镇静的计划。这可以与重症监护病房团队或急诊科团队一起完成。
  - 如果患者处于气管插管状态，确保患者处于压力或容量控制通气模式。
  - 如果患者没有气管插管，用面罩或鼻导管给患者吸氧。
- 在手术切皮肤前给予围手术期静脉抗生素。

物品准备

无菌手术设备 / 无菌敷料，备皮刀，消毒液，注射器与针头，局麻药，无菌生理盐水，手术刀，纱布 / 海绵，止血钳，颅骨钻及钻头，穿刺针（例如硬膜外穿刺针），ICP 传感器和换能器，缝合针线，敷料。

ICP 监测仪的置入

- 患者仰卧位。
- 用湿的清洁刷清洁头发和头皮，置入口处刮除头发，通常是非优势侧。
- 测量并标记 Kocher 点：距鼻根后约 11 cm，距中线外侧约 3 cm（约瞳孔中间）。
- 使用无菌的皮肤消毒液。
- 穿上无菌手术服 / 手套，铺无菌的手术巾。
- 头皮注射局麻药。
- 在头皮上切一个切口，然后从颅骨上刮除骨膜（例如用纱布和止血钳的尖端）。
- 准备开颅钻头。将钻头深度定为距离钻头尖端约 1 ~ 2 cm（这也取决于患者头部 CT 测量的颅骨厚度），将钻头垂直于颅骨表面放置，转动钻柄，感觉钻头穿过坚硬的外皮质骨，然后是柔软的松质骨，再穿过坚硬的内层皮质骨。
- 取出钻头。无菌生理盐水冲洗清除骨碎片。
- 用针头刺穿硬脑膜。

ICP 监测仪设置

- 打开换能器，将传感器连接到换能器。这需要助手的帮助，因为传感器不是无菌的。
- 将传感器 / 导线尖端置于无菌生理盐水中。
  - 在整个插入过程中避免触摸传感器尖端，以免损坏。
- 将 ICP 监测仪“调零”或校准（如适用，记录参考编号。）
- 如果使用螺栓将 ICP 监测器固定在颅骨上：
  - 把螺栓拧紧到颅骨上。
  - 将 ICP 传感器 / 导线穿过螺栓，使 ICP 传感器嵌入 1 ~ 2 cm 的软组织中，并将导线固定在螺栓上（通常拧紧螺栓顶部的盖子）。
- 如果没有使用螺栓，可以使用穿刺针将 ICP 监测仪从插入部位穿入皮下。
  - 将针从皮肤上取出。
  - 将 ICP 传感器从钻孔中插入 1 ~ 2 cm 的软组织中。
  - 将 ICP 监测仪缝合在出口部位的皮肤上（以减少意外脱出或移除的机会）。
- 关闭切口。
- 覆盖无菌敷料。
- 手术后进行头部 CT 检查，以评估监测仪的正确放置和评估是否有新的出血。

波形和颅内压监测

- 正常 ICP 范围为 0 ~ 20 mmHg。
- 轻柔地压迫颈静脉，低下头，或做 Valsalva 动作使 ICP 稳步上升。
- 检查 ICP 波形中是否存在 P1（脉首波）、P2（潮汐波）、P3（重搏波）——正常波形应该有从 P1 到 P3 的连续下降（图 78.1）。
- 波形中 P2 高于 P1 提示顺应性差，可能提示颅内高压。
- 多模态 ICP 监测仪可同时测量包括其他参数如脑氧合、温度、脑代谢和脑灌注。

潜在并发症

并发症包括出血、感染、ICP 读数异常或不可靠、移除监测仪时相关设备在脑内残留和脑脊液漏。

- 在置入 ICP 监护仪的过程中可能会发生出血，必须纠正术前的凝血功能障碍[5]。皮肤或颅骨出血可以用皮肤缝合或骨蜡分别处理解决。

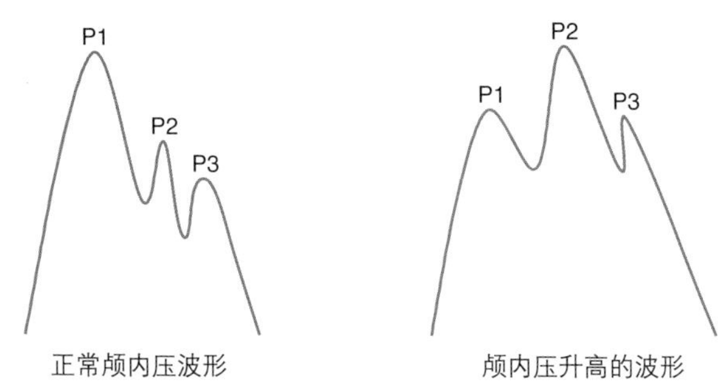

P1（脉首波）：动脉搏动引发；P2（潮汐波）：移位的颅内内容物遇到来自形成顺应性储备的结构的阻力；P3（重搏波）：来自主动脉瓣关闭的重搏波

图 78.1 在正常和升高的颅内压条件下的颅内压波形

- 无菌技术的使用大大降低了感染的风险，一些医疗机构可能会建议围手术期使用抗生素（例如青霉素过敏患者可以使用头孢唑林或克林霉素静脉给药），但目前尚无这方面的共识指南。相关报告显示 ICP 监护相关感染率低，为 0%～0.8%[3, 4]。
- 如没有 ICP 波形，应确认换能器与传感器是否充分连接。
- 如果波形或 ICP 读数与临床检查或放射学检查结果不一致，ICP 监测仪可能需要更换或移除。
- 需要注意的是，脑实质内 ICP 监测仪在 4～5 天后可靠性降低，而且可能需要更换。
- 拆卸 ICP 监测仪时，应确保探头尖端和监测仪各部件完好无损，并将各部件全部拆卸。
- 为了最大限度地减少脑脊液漏的风险，可能在 ICP 取出后需要在伤口处缝一针或钉合皮肤。

（A. Karim Ahmed 著　李　凡　朱明柯　译　吴　超　审校）

参考文献

1. Bratton SL, Chesnut RM, Ghajar J, et al. Guidelines for the management of severe traumatic brain injury. VI. Indications for intracranial pressure monitoring. *J Neurotrauma*. 2007;24:S37–S44.
2. Carney N, Totten AM, O'Reilly C, et al. Guidelines for the management of severe traumatic brain injury, Fourth Edition. *Neurosurgery*. 2017;80:6–15.
3. Dimitriou J, Levivier M, Gugliotta M. Comparison of complications in patients receiving different types of intracranial pressure monitoring: a retrospective study in a single center in Switzerland. *World of Neurosurgery*. 2016;89:641–646. 2016.
4. Guyot LL, Dowling C, Diaz FG, Michael DB. Cerebral monitoring devices: analysis of complications. *Acta Neurochir Suppl*. 1998;71:47–49.
5. Marcus HJ, Wilson MH. Videos in clinical medicine. Insertion of an intracranial-pressure monitor. *N Engl J Med*. 2015;373(22):e25.

79 脑室外引流

适应证和禁忌证

脑室外引流（external ventricular drain，EVD，是一种非常常见的神经外科床旁手术操作。EVD 通常用于治疗脑积水和监测颅内压（ICP）。尽管临床应用场景广泛，但有关 EVD 规范安置及管理却缺乏高质量的循证学建议。一些可参考的指南包括：Brain Trauma Foundation[1，2]、American Heart and Stroke Associations[5]、American Association of Neurological Surgeons、Congress of Neurological Surgeons committee 以及 Neurocritical Care Society guidelines[4]。

EVD 放置的主要指征包括外伤性颅脑损伤时的颅内压监测和急性症状性脑积水的治疗。症状性脑积水的常见原因有颅内和脑室出血（intraventricular hemorrhage，IVH）、动脉瘤性蛛网膜下腔出血、肿瘤、脑膜炎/脑炎，或颅脑减压切除术后的急性脑卒中。EVD 的另一个常见用途是缓解分流器故障或中枢感染患者的脑积水症状。尚可放置 EVD 来代替腰大池引流，以保持术中脑组织松弛；也可用于针对性的治疗干预，如使用脑室内注射组织纤溶酶原激活剂治疗 IVH，或脑室内注射抗生素治疗颅内感染。

目前有许多不同类型的 EVD 导管，包括抗生素或银涂层的导管。与其他神经外科手术不同，EVD 的放置可能会在不同的临床场地进行（例如急诊科、重症监护室、手术室），并可能由不同类型的执业者（例如神经重症护理团队、神经外科住院医师、执业护师、医生助理等）实施。神经重症症管理协会委员会建议，实施 EVD 的地点（手术室或床边）应该由患者病情和临床情况决定。委员会没有发现证据表明实施者的培训类型、经验或专业会影响 EVD 置入时发生并发症的概率。然而，他们仍建议神经外科医生参与相关培训和方案制订，并指出需要在神经外科医生的指导下完成。放置 EVD 的禁忌证包括凝血功能障碍或血小板减少症及置管部位的头皮感染[4]。

操作前注意事项

- 确保获得患者或家属的知情同意。
- 回顾头部 CT 和实验室检查结果，评估手术的禁忌证。

    - 必要时纠正凝血功能障碍。
    - 评估颅骨厚度以确定颅骨钻孔的深度。
    - 评估解剖结构（例如是否存在中线移位），以规划钻孔位置和导管轨迹。
- 确保在手术过程中有 ABCs 的监测和管理，并有镇静的相关措施，这些可以与重症监护室团队或急诊科团队一起完成。
    - 如果患者气管插管状态，确保患者处于压力或容积控制通气状态。
    - 如果患者未气管插管，给患者经面罩或鼻导管吸氧
- 切皮前给予围手术期静脉注射抗生素。
- 确认引流袋、转接器安装到位。
- 与急诊室、重症监护和护理团队良好沟通，团结协作，协助手术过程中患者的管理。

手术用品准备

手术器械（无菌手术衣、手套、护目镜、口罩、帽子），医用胶带，无菌毛巾和手术洞巾，皮肤标记笔和尺子，理发剪 / 剃须刀，消毒液，带针注射器，局麻药（推荐利多卡因和肾上腺素），无菌生理盐水，手术刀，蚊式钳，小型自持式牵开器，纱布 / 海绵 / 棉签，止血材料，持针器，套管穿刺针或隧道装置，医用剪刀，手摇开颅钻，开颅钻有自停功能，带导丝的脑室穿刺导管，带帽的 Luer 连接器，缝线（建议尼龙线和丝线），敷料，脑脊液引流装置、压力监测系统及脑脊液收集系统。

手术台的准备和器械摆放是手术的关键，这样手术中可以保证手术器械的及时应用。如果时间允许，可以完善一些操作细节，比如在注射器中注入生理盐水，准备好钻头并调整至合适的长度，并在开始之前整理好所用器械并按顺序摆放，这将有助于在紧张的情况下有条不紊地进行操作。

操作步骤

- 将患者平卧，床头抬高约 30°，床高度置于操作者舒适的最佳水平。
- 清洁头发和头皮，并刮除穿刺点周围的毛发，建议剃除较大范围毛发。
- 确保患者的头部在手术过程中处于固定状态（例如，可采取镇静措施，用胶带固定头部在床上，或让助手协助固定头部）。
- 测量并标记 Kocher 点：距鼻部后方约 11 cm、距中线外侧约 3 cm 处，确保该点位于冠状缝线前方 1 cm 处，可以通过手触摸确定冠状缝位置。标记各方位穿刺轨迹线，以确定最佳的导管轨迹
- 操作者双手涂抹无菌消毒液。

- 穿上无菌手术服和手套。
- 手术区域消毒以后，以手术部位为中心，铺无菌洞巾。
- 在头皮注射局麻药。利多卡因和肾上腺素可有助于减少头皮出血，提供干净术野。
- 切开约 2 cm 的皮肤，直到颅骨。
- 刮除颅骨上的骨膜（可用纱布和止血钳尖端进行刮除）。
- 如果持续的头皮出血妨碍了视觉，这些操作可能会有帮助：用止血钳压住动脉，使用更多的局麻药（含肾上腺素），或在头皮上缝合；放置牵开器也有助于减少出血。
- 将小型自持式牵开器置于切口内，把手朝向前方。确保牵开皮肤全层，以提高手术视野。
- 准备颅骨钻孔。将钻固定在钻头上，距离钻头尖端约 1 ~ 2 cm（这也取决于患者头部 CT 测量的颅骨厚度）。钻孔的轨迹应与导管的穿刺轨迹相匹配。要做到这一点，一个简单的方法是将钻头垂直于颅骨表面。转动钻柄，感觉钻头穿过坚硬的外层皮质骨，然后是柔软的松质骨，再一次穿过坚硬的内层皮质骨。
- 取出钻头。骨碎片可以用装有无菌生理盐水的注射器冲洗清除，或者用针或棉签尖端从钻孔中挑出。注意不要将骨碎片推入硬膜外腔。
- 用针头或探针刺穿硬脑膜。确保硬脑膜被多次穿刺，以便导管轻松通过。如果导管压迫硬脑膜，可能会导致硬膜外血肿。穿刺硬膜时要避免穿刺太深，以防止损伤皮层静脉，后者会导致硬膜下血肿。
- 引流管出头皮处的处理：导管远端套入一个锋利穿皮针，穿刺头皮并戳孔引出引流管。穿皮针出口点距离切口部位几厘米。这个步骤可在导管插入脑室之前或之后进行。

导管轨迹

- EVD 导管的最佳放置位置：导管的尖端位于靠近 Monro 孔的同侧侧脑室，或在第三脑室。因为 EVD 的放置往往是盲穿，所以达不到上述最佳位置也是常见的。
- 有助于正确定位的重要标志有：
  - Kocher 点：钻孔和 EVD 插入的入口点通常位于鼻孔后 11 cm 处，中线外侧 3 cm 处。这与矢状面的同侧瞳孔中线大致一致。
  - 推荐的穿刺轨迹垂直于颅骨，经典的穿刺方向为指向同侧内眦。
  - 如果脑室解剖扭曲（如严重的中线移位），则根据术前成像或可用的术中导航设备进行指导。

插入导管

- 确保穿刺导管内的硬质导丝在位，并抵达导管的尖端，并且不通过任何侧孔退出。
- 穿刺时时刻关注导管上刻度，避免手遮挡刻度。确认穿刺指向的标记，并与指向标记点对齐以优化轨迹。缓慢且稳定地推进穿刺导管，中途不改变轨迹。
- 一旦导管推进约5 cm，在穿透脑室壁时会有突破感，并且可见脑脊液流出。
- 根据术前影像测量值（在正常解剖中距离穿刺点约6～7 cm）推进导管直至插入适当的长度。一些脑室导管有刻度线或数字来显示导管的长度。
- 一旦达到最佳深度，取出硬质导丝，同时固定导管。
  - 如果有脑脊液流出，可以将导管末端连接到传感器或者将导管保持在钻孔上方并目视检查水柱高度获得脑室初始压力。
  - 如果压力较低，可降低导管末端的高度，以利于脑脊液流出。
  - 如果第一次穿刺后没有脑脊液流出，则将导管完全拔出，并选择新的穿刺轨迹再次穿刺。单纯盲目地将导管推深可能会对重要结构造成伤害，当导管嵌入脑实质时，不要试图改变穿刺轨迹。重新调整穿刺轨迹是二次穿刺的要点。
- 一旦看到脑脊液流出，通过挤压导管出口部位来防止大量脑脊液的丢失（这对于减少破裂动脉瘤再出血的风险尤为重要）。确保每个步骤（例如制作皮肤隧道、皮肤闭合阶段）都要检查脑脊液是否有流出。
- 将导管的末端连接到套管针或穿皮器的钝性侧。
- 轻轻拉动皮肤通道穿刺针，将导管置到皮肤下，与此同时，用钝尖钳将导管固定在颅骨孔的适当位置，以避免导管意外脱出。如果导管有测量标记，可以心里默记骨孔水平和皮肤出口部位的长度。这可以在整个剩余的手术过程中进行检查，以确保导管没有脱出。
- 从导管上拆卸或切断通道穿刺针，同时防止脑脊液过度引流。
- 将一个适配器或Luer锁连接器与脑室导管的末端连接，并用丝线固定。
- 此时，脑室导管可以连接到引流袋，或暂时连接到Luer锁连接器（用注射器或保护帽封堵开口）。
- 在皮肤出口处设计一个固定针线，以确保导管固定到位。
- 规范地关闭切口，同时确保缝线不触碰导管。
- 额外长度的无菌导管可在切口周围弯曲，用针线或皮钉固定。

- 如果导管未连接到引流袋，应立即连接。
- 放置无菌敷料以覆盖切口、出口部位和剩余的无菌导管。
- 确保 EVD 在过程结束时引流管是通畅的，且 ICP 波形良好。
- ICP 监测和波形特征见第 78 章。
- 术后进行头部 CT 检查，以评估脑室引流导管的正确放置，并动态评估脑室形态变化。

EVD 的去除

- 一旦临床病情允许，建议尽早停止引流、夹闭及去除 EVD。
- 小心去除敷料、固定装置或缝线。
- 轻轻地从出口处拉出引流管。应感到最小的阻力。如果遇到大阻力，确保导管不被切口部位的针线固定，此时需要打开原切口。
- 用缝合线关闭出口部位，以减少脑脊液漏的风险。

临床要点及紧急方案

- 虽然非优势侧是首选，但如果这一侧脑室有血铸型，在优势侧插入导管有助于减少导管阻塞的概率并可增加持续脑脊液引流的时间。
- 当出现脑室内出血时，大口径导管可能是一个很好的选择。
- 确保传感器与耳屏对齐，以便准确监测 ICP。
- 患者在体位变化或做 Valsalva 动作时，必须夹闭 EVD，以防止意外的过度引流。除非患者病情不稳定，否则建议在运输过程中夹闭引流管。
- 导管梗阻很常见。ICP 波形减小、缺乏脑脊液流或液面缺乏脑脊液搏动可能表明存在堵塞。可以使用几种方法来排除导管阻塞，包括改变引流系统、冲洗导管或更换近端导管。一般情况下，首先检查远端堵塞。可能需要复查颅脑影像检查，特别是在考虑冲洗近端导管时。在这种情况下，必须使用最少的液体，以避免颅内高压恶化。

潜在的并发症

与 EVD 放置相关的并发症是常见的。并发症包括感染、出血、导管位置不当和脑脊液漏。

- EVD 系统的感染率一般约为 10%。因此，在临床上应尽快停用和去除 EVD。虽然不建议在 EVD 保留期间继续使用抗生素，但建议使用一种围手术期剂量的抗生素。严格遵循无菌操作和使用抗生素涂层的导管、限制脑脊液收集系统的相关操作、标准的无菌敷料覆盖，并避免常规的脑脊液取样，可以降低导管相关感染的发生率[4]。如果怀疑有感染，需要进行脑脊液分析、更换 EVD 系统和全身使用抗生素。在一些严重的情况下，可能需要在脑室内使用抗生素。

- 与 EVD 放置相关的出血风险各不相同，据报道为 0%～41%[3-4]。出血经常发生在 EVD 穿刺道，很少有症状。然而，EVD 相关的出血会使可能需要抗凝的患者的管理变得复杂化。在插入 EVD 前需要对患者的凝血功能进行评估，并逆转任何凝血功能障碍，以降低出血性并发症的风险。
- 强烈推荐 EVD 患者使用药物预防静脉血栓栓塞（VTE）。在存在出血的情况下停止进行 VTE 预防时，可以将在这一患者群体中发生 VTE 的高风险与发生出血的低风险进行仔细权衡[4]。
- 导管位置不佳也是常见的并发症。在某些情况下，如果导管放置不当，但功能良好（如对侧脑室、蛛网膜下腔），考虑到重新穿刺的潜在风险，导管可留在原位。
- 过度引流可导致硬膜下血肿、导管功能障碍、脑疝或未干预的破裂动脉瘤的再出血。
- 为了减少脑脊液通过插入部位渗漏的风险，可以在去除时缝合管口。值得注意的是，脑脊液漏的存在可能表明存在脑脊液聚集和脑积水。

（Wataru Ishida，JordinaRincon-Torroella 著
马凯明 译 吴 超 杨 军 审校）

参考文献

1. Bratton SL, Chesnut RM, Ghajar J, et al. Guidelines for the management of severe traumatic brain injury. VI. Indications for intracranial pressure monitoring. *J Neurotrauma*. 2007;24:S37–S44.
2. Carney N, Totten AM, O'Reilly C, et al. Guidelines for the management of severe traumatic brain injury, fourth edition. *Neurosurgery*. 2017;80:6–15.
3. Dey M, Stadnik A, Riad F, et al. Bleeding and infection with external ventricular drainage: a systematic review in comparison with adjudicated adverse events in the ongoing Clot Lysis Evaluating Accelerated Resolution of Intraventricular Hemorrhage Phase III (CLEAR-III IHV) trial. *Neurosurgery*. 2015;76(3):291–301. https://doi.org/10.1227/NEU.0000000000000624.
4. Fried HI, Nathan BR, Rowe AS, et al. The insertion and management of external ventricular drains: an evidence-based consensus statement: a statement for healthcare professionals from the Neurocritical Care Society. *Neurocritial Care*. 2016;24(1):61–81. https://doi.org/10.1007/s12028-015-0224-8.
5. Hemphill 3rd JC, Greenberg SM, Anderson CS, et al. Guidelines for the management of spontaneous intracerebral hemorrhage: a guideline for healthcare professionals from the American Heart Association/American Stroke Association. *Stroke*. 2015;46(7):2032–2060. https://doi.org/10.1161/STR.0000000000000069.
6. Lele AV, Hoefnagel AL, Schloemerkemper N, et al. Perioperative management of adult patients with external ventricular and lumbar drains: guidelines from the Society for Neuroscience in Anesthesiology and Critical Care. *J Neurosurg Anesthesiol*. 2017;29(3):191–210.
7. Mayhall CG, Archer NH, Lamb VA, et al. Ventriculostomy-related infections. A prospective epidemiologic study. *N Engl J Med*. 1984;310(9):553–559. https://doi.org/10.1056/NEJM198403013100903.

80 腰椎穿刺和腰大池置管引流

适应证

腰椎穿刺（lumbar puncture，LP）适用于神经系统疾病的诊断和治疗。用于脑脊液（CSF）采样，以帮助诊断感染性、炎性、出血性和肿瘤性疾病[3]。急诊 LP 适用于头颅 CT 阴性的脑膜炎 / 脑炎和疑似蛛网膜下腔出血的患者的诊断[4]。治疗指征包括释放脑脊液和鞘内注射给药，另外，LP 也可用于测量颅内压（ICP）。通过临时放置腰大池引流（lumbar drain，LD）可以增加脑脊液采样量和（或）持续外引流[2]，用于管理颅内压增高的疾病，评估对脑脊液分流术的症状变化（如特发性颅内高压、正常压力性脑积水），促进颅内或脊柱部位脑脊液漏的愈合，并在主动脉手术中促进脊髓灌注。LD 也用于脑脊液间隙减压，在颅内和经蝶手术中，当难以进入蛛网膜下腔池时，可以使大脑处于松弛状态。

禁忌证

疑似或已知穿刺点及附近的皮肤和软组织感染是腰椎穿刺和腰大池引流的绝对禁忌证。对于有梗阻性脑积水或颅内压增高导致脑疝的患者，应避免使用 LP 或 LD。如果担心颅内病变引起占位效应和（或）ICP 增高，可以在手术前进行头部影像学检查，以评估梗阻性脑积水和中线移位情况。必要时，取绝对最小脑脊液量（3 ml）进行诊断性检测。遗传性或获得性凝血功能障碍性疾病是 LP 或 LD 的相对禁忌证，因为 LD 增加了脊髓血肿的风险。推荐的阈值包括 Plt $> 500 \times 10^9$/L 和 INR 1.4[4, 6]。最后，先天性脊柱或脊髓异常（如脊髓栓系）可能是一个禁忌证，这取决于解剖结构的具体情况。

操作步骤

LP 和 LD 的放置采用无菌技术，在患者床边或手术室进行。LP 和 LD 的一些步骤是一致的，下文中详述了两种操作的相同步骤和差异。

操作前注意事项

- 确保已获得患者或家属的同意。

- 查阅头颅、腰椎影像学（如有）和实验室检查，以评估穿刺的禁忌证。
- 注意患者在 LP 和 LD 操作过程中可能会有中度不适和焦虑，包括局部背部疼痛，牵涉腿部疼痛，或由于体位变化引起的心肺症状。
- 至少使用局部麻醉。对于 LD，镇静药或镇痛药可能有帮助。
- 由于 LD 的感染风险高于 LP，患者可以在插入导管时给一次性剂量的抗菌药物预防（如头孢唑林静脉注射）。

物品准备

使用市售的 LP 或 LD 穿刺包，必要时准备其他用品（表 80.1）。用品包括无菌手套、无菌手术衣、口罩、头帽、无菌皮肤消毒液、洞巾、记号笔、局部麻醉药和 5 ~ 10 ml 注射器。

表 80.1 腰椎穿刺和腰大池置管引流用品清单

腰椎穿刺	腰大池引流
腰椎穿刺包	腰大池引流包
无菌手套	无菌手套
手术服	手术服
口罩	口罩
帽子	帽子
含碘的皮肤消毒剂	含碘的皮肤洗消毒剂
无菌的洞巾和治疗巾	无菌的洞巾和治疗巾
记号笔	记号笔
5 ml 1% ~ 2% 利多卡因注射液	5 ml 1% ~ 2% 利多卡因注射液
5 ml 注射器	5 ml 注射器
Quincke 或 Sprotte 脊椎穿刺针（20 g 或 22 g，8.9 cm 长），带针头	Tuohy 穿刺针（14 号或 16 号，8.9 cm 长）
	导管
	导丝（如适用）
4 个 10 ml 脑脊液收集管	Luer 锁连接器
压力计	腰椎外引流系统（管、引流袋）
纱布垫	压力计
	2-0 丝缝线
	3-0 尼龙缝线
	穿刺针或凯利夹
	剪刀
	无菌不含防腐剂的盐水
	纱布垫
	敷料
	在插入时一次性给予抗菌药物预防（例如静脉注射 2 g 头孢唑林）
	全身镇静或镇痛

对于LP，使用Quincke或Sprotte脊椎穿刺针（20 G或22 G，8.9 cm长），带有针头、10 ml CSF收集管和压力计。根据患者的年龄（如儿科）和体质使用不同长度的脊椎穿刺针。

LD需要准备一根Tuohy穿刺针（14 G或16 G，8.9 cm）、针头、导管、导丝（如果有，只能与闭合的导管一起使用）、连接器、缝线、敷料、止血装置和外部引流系统（测压仪、管道、引流袋）。外引流系统的软导管和导管应灌注无菌生理盐水。

体位

- 患者的体位为侧卧位或坐位。
- 为获得准确的初始压力，建议采用侧卧位[3]。
- 将患者的背部和膝保持在屈曲状态（例如胎儿体位），以加宽棘突之间的椎板间隙。
- 患者的背部靠近床边。
- 在操作过程中，确保患者的髋部保持对齐并垂直于床面，避免患者向前或向后倾斜。
- 如果是坐位，患者可以趴在桌子上支撑。
- 床的高度可以调整到让实施手术的医务人员舒适的程度。

解剖标志

- 识别和触诊髂骨的上侧面。L4-L5水平通过髂骨连线来近似辨认和触诊棘突以及中线棘间隙。
- L3-L4或L4-L5之间的空隙是安全入路，因为此位置在脊髓圆锥（L1-L2）以下。
- 针刺位置用记号笔标明。

准备和局部麻醉

- 穿戴个人防护装备、无菌手术服和手套。
- 用乙醇和消毒剂从手术野中心开始向周围涂擦皮肤。
- 提供最大无菌屏障（髂骨可作为解剖标志纳入无菌区域内）。
- 确认患者的体位并触诊之前确定的标志点。
- 局麻药由皮下注射到腰椎间隙，包括棘突表面及深层。

腰椎穿刺并进入蛛网膜下腔

- 将带针芯的脊椎穿刺针沿局麻穿刺的路径从头端到尾端插入，针的斜角边缘与韧带纤维、神经根平行。
- 穿刺针插入正中线。推进针头并使针头向患者肚脐方向倾斜。
- 针头应穿过以下结构：皮肤，皮下组织，棘突上、棘突间韧带、黄韧带，硬膜外间隙，硬脑膜，蛛网膜，以及进入蛛网膜下腔的马尾神经根之间[3]。
- 当针穿过黄韧带进入硬膜囊时，会感觉到阻力的变化。
- 取出针芯引流脑脊液。如果没有流出脑脊液，重新插入针芯，并以较小力度进针或重新定位针的位置。每次改变时检查是否有脑脊液流出。
- 如果早期发现穿入骨质（比如穿中椎板），将针抽回皮下组织，然后改变入针轨迹。
- 一旦进入蛛网膜下腔，就会有脑脊液流出。要特别注意不要让脑脊液流失过多，要迅速重新插入针芯。
- 将针旋转 90°，使针尖斜面朝向头侧，以加速脑脊液流出。
- 如果是外伤或出血，脑脊液可能出现红色。穿刺出血常因累及椎管内静脉丛而引起，应与蛛网膜下腔出血相鉴别。穿刺引发出血时，带血的 CSF 的颜色通常在第一和第二收集管后变清，CSF 离心后产生的上清液是清亮的。

腰椎穿刺：测量压力和标本采集

- 理想的测量方法是患者保持侧卧位，双腿伸直。将压力计连接到针尾接头上。在脑脊液压力停止上升后进行测量。成人腰部脑脊液开放压力的 95% 参考区间为 12 ~ 25 cmH_2O[7]。
- 将 CSF 持续滴入收集管；确保不要反流。用于诊断性 LP 的液体收集量一般为 8 ~ 15 ml。有时如果需要特殊的实验室检查（例如细胞学、分枝杆菌或真菌培养）或对正常压力的脑积水进行腰椎穿刺试验，则可以安全地引流较大容量的 CSF（40 ~ 50 ml）。
- 如果脑脊液停止流出，可以尝试重新放置穿刺针。重新定位穿刺针时，确保针芯在位。
- 常规实验室检查包括细胞计数和分类、葡萄糖、蛋白质、需氧 / 厌氧培养和革兰氏染色。CSF 特征的解读见表 80.2。
- 标本采集后，重新插入针芯并拔出针管。伤口消毒并加压包扎覆盖。

表 80.2 脑脊液特征解读

脑脊液分析						
疾病类型	初始压力	性状	白细胞计数（cells/μl）	细胞数	蛋白质（mg/dl）	葡萄糖（mg/dl）
正常值参考范围	12～25 cmH_2O	清亮	0～5	没有中性粒细胞，很少淋巴细胞	＜45	40～80
蛛网膜下腔出血	升高	血性或发黄	升高	白细胞和红细胞	升高	正常 - 低
细菌性脑膜炎	升高	浑浊	升高＞100	中性粒细胞为主	中至显著升高（50～500）	低（5～40）
结核性脑膜炎	多变（一般会升高）	浑浊 / 不透明	多变（升高范围 5～1000）	早期是中性粒细胞，之后以淋巴细胞为主	升高（100～500）	低（5～40）
真菌性脑膜炎	多变（一般会升高）	清亮或浑浊	多变（升高范围 10～500）	淋巴细胞为主	正常至显著升高（20～500）	低（5～40）
病毒性脑膜炎	正常或轻度升高	清亮	多变（升高范围 5～1000）	早期是中性粒细胞，之后以淋巴细胞为主	正常或轻度升高（＜100）	正常
癌性脑膜炎	正常或轻度升高	清亮或浑浊	多变（升高范围 5～1000）	单核细胞和非典型 / 恶性肿瘤细胞	升高（＞50）	正常 - 偏低
吉兰 - 巴雷综合征	正常或轻度升高	清亮或发黄	正常	无中性粒细胞，淋巴细胞为主	升高（45～1000）	正常

引自[5, 7]

腰大池引流：导管置入和引流

- 一旦取出针芯并确认脑脊液流出后，将 Tuohy 穿刺针旋转 90°，使斜面开口朝头端。
- 如果无脑脊液或流出很少，可尝试将患者摆放为头低脚高位，以增加脑脊液流量。这可能对 ICP 低的患者（如脑脊液漏）有帮助。
- 将导管通过穿刺针置入硬膜囊。为便于导管置入，可在导管中预先插入导丝，并将导丝先行送入穿刺针内，但是导丝只能用于尖头的导管。
- 边旋转边置入导管，以尽量减少导管脱出的风险。如果遇到阻力，停止送管；如果导管置入的长度不够，导管可能需要完全移除并重新置入。
- 如果需要拔除导管，应将导管和 Tuohy 穿刺针一起拔出。如果拔导管时没有将 Tuohy 穿刺针一同拔出，会存在针尖刺断导管的可能，这可能导致导管断裂滞留在硬膜囊内。这种情况可能需要外科手术来移除滞留的导管。
- 一旦导管置入预定的深度，便将其固定在适当的位置，然后拔出 Tuohy 穿刺针。如果通过导丝置入导管，应先取出 Tuohy 针，然后从导管中拔出导丝，一般情况下，移除导丝时存在阻力。
- 一旦拔除 Tuohy 穿刺针，捏住导管以避免脑脊液流失过多。
- 在腰大池引流管末端插入转接接头，并用缝线固定。
- 用胶带或缝线将导管固定在患者背部。可在 LD 导管末端使用肝素帽或注射器，以避免在此过程中脑脊液丢失。
- 导管连接 LD 引流装置。并检查引流袋中是否可以引出脑脊液。
- 放置无菌敷料。
- 合理的 LD 管理，避免引流不足或引流过度。根据不同病情，设定不同的引流量或维持一定的颅内压。

腰大池引流管的拔出

- 拔除腰大池引流管时，患者处于胎儿体位可能有助于拔除。
- 确认导管尖端完好。
- 为了尽量减少脑脊液漏的风险，可以使用缝线或皮肤胶来封闭出口部位。
- 拔除 LP 或 LD 后，建议患者平躺至少 1 h。

并发症

LP 术后最常见的并发症是穿刺部位脑脊液漏导致的术后低颅压性头痛。

多达 1/3 的患者会在手术后 48 h 内发生这种情况，站立 / 坐着时头痛更严重，躺下时头痛改善。相关症状包括恶心、呕吐、头晕、耳鸣和头皮感觉异常。这种头痛通常在 1 ~ 3 天内缓解。平躺、镇痛药、补液和咖啡因可能有助于治疗疼痛。如果头痛不缓解，怀疑持续渗漏，可能需要硬膜外血凝块封堵。患者也可能会患有 LD 相关的低颅压头痛，这可能是由于过度引流、LD 导管周围的脑脊液漏或移除后持续的脑脊液漏引起。如果 LD 导管周围有脑脊液漏，则引流计量或 ICP 测量不可靠。

LP 和 LD 的罕见但严重的并发症包括脑疝综合征（脑幕切迹疝或枕骨大孔疝）、脊髓血肿和感染 / 脑膜炎。当颅内压和腰椎硬膜囊内压力差异很大时，就会发生脑疝。对于有颅内压增高和局灶性神经系统体征的患者，应谨慎进行 LP 和 LD。如果有上述担心，可以在手术之前进行头部影像学检查（包括脑脊液流量检查）。LD 过度引流的并发症还包括硬膜下 / 脑内血肿形成和颅内积气。

由于血小板减少、凝血障碍或获得性凝血障碍性疾病（抗凝或抗血小板治疗）而具有出血倾向的患者，发生脊髓血肿的风险略有增加。在建议的时间内停用全身性抗凝或抗血小板药物，并确认血小板计数大于 50×10^9/L 和 INR 小于 1.4[4, 6]。重要的一点是，如患者高度可疑中枢神经系统感染或神经系统疾病，并需要腰椎穿刺进行确诊，上述风险需要重新权衡。

最后，如果该操作具有挑战性或多次失败，则可以在介入放射科医师的影像引导下执行操作。肥胖、晚期强直性脊柱炎、严重退行性疾病、脊柱侧后凸和既往腰椎手术的患者可能需要这种辅助。

（Jawad M. Khalifeh 著　李　凡 译　吴　超　杨　军 审校）

参考文献

1. Bonadio WA. The cerebrospinal fluid: physiologic aspects and alterations associated with bacterial meningitis. *Pediatr Inf Disord J*. 1992;11(6):423–431.
2. Cohen-Gadol A, Lumbar D. *The Neurosurgical Atlas Web Site*; 2018. Published September 27, Accessed April 23, 2020.
3. Ellenby MS, Tegtmeyer K, Lai S, Braner DA. Videos in clinical medicine. Lumbar puncture. *N Engl J Med*. 2006;355(13):e12.
4. Johnson KS, Sexton DJ. Lumbar puncture: technique, indications, contraindications, and complications in adults. In: Aminoff MJ, ed. *UpToDate*. Waltham, MA 2018; 2018.
5. Seehusen DA, Reeves M, Fomin D. Cerebrospinal fluid analysis. *Am Fam Physician*. 2003;68(6):1103–1108.
6. van Veen JJ, Nokes TJ, Makris M. The risk of spinal haematoma following neuraxial anaesthesia or lumbar puncture in thrombocytopenic individuals. *Br J Haematol*. 2010;148(1):15–25.
7. Whiteley W, Al-Shahi R, Warlow CP, Zeidler M, Lueck CJ. CSF opening pressure: reference interval and the effect of body mass index. *Neurology*. 2006;67(9):1690–1691.